U0309451

航天科工出版基金资助出版

航天基地医疗保健手册

王旭东　等　编著

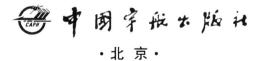

中国宇航出版社

·北京·

版权所有　侵权必究

图书在版编目（CIP）数据

航天基地医疗保健手册 / 王旭东等编著. -- 北京：
中国宇航出版社，2023.5
ISBN 978-7-5159-2169-3

Ⅰ．①航… Ⅱ．①王… Ⅲ．①航天基地－医疗保健－
手册 Ⅳ．①R851-62

中国版本图书馆CIP数据核字(2022)第248652号

责任编辑 张丹丹　　　　**封面设计** 王晓武

出　版 发　行	**中国宇航出版社**
社　址	北京市阜成路8号　**邮　编** 100830 (010) 68768548
网　址	www.caphbook.com
经　销	新华书店
发行部	(010) 68767386　(010) 68371900 (010) 68767382　(010) 88100613（传真）
零售店	读者服务部　(010) 68371105
承　印	北京中科印刷有限公司

版　次 2023年5月第1版
2023年5月第1次印刷
规　格 787×1092
开　本 1/16
印　张 26　　　　**彩　插** 1面
字　数 633千字
书　号 978-7-5159-2169-3
定　价 158.00元

本书如有印装质量问题，可与发行部联系调换

《航天基地医疗保健手册》
编 委 会

主　　编　王旭东

名誉主编　杜继臣　李继来

副 主 编　李甲辰　丁明超　张　萌　李成义　刘丽娜

编　　委　（按姓氏笔画排序）

　　　　　于俊叶　王连馥　王培福　王瑞彤　田永胜

　　　　　刘　伟　刘　桦　刘占肖　刘伟刚　刘冠杉

　　　　　刘晓芳　闫　昕　邹外龙　宋　佳　张　磊

　　　　　张海滨　陈永国　林财威　凌　宇　涂　隽

前　言

中国航天事业自创建以来，得到了突飞猛进的发展。1956 年，中国第一个火箭导弹研制机构成立，开始了航天人邀游太空的梦想。从神舟五号到神舟十三号，从天宫一号到中国空间站，彰显了一代又一代航天人的梦想、智慧与力量，谱写了航天人矢志不渝的奋斗历程。其中，也凝聚了航天医务人员默默的奉献。我国航天基地位于甘肃、山西、四川、海南等地，包括沙漠、高原、山区和海洋等多种自然环境，地理条件复杂，环境艰苦，医疗资源有限，医疗保障任务艰巨……航天医务工作者数十年如一日，始终如一、坚持不懈地为有效保障航天人的身心健康而不断努力奋斗着。

本书从切实解决基地医疗保障资源相对不足的实际出发，走群众路线，优化基地医疗条件。全书共五篇，囊括了诊断学、内科学、外科学、眼科学、皮肤科学、心理学、护理学和管理学等多方面内容，充分体现了基地的医疗保障任务需要多学科、多专家团队共同参与，且任重道远。本书对基地特殊人群、特殊环境中的常见病、多发病、危重症的临床表现、预防、治疗及诊疗流程做了系统归纳总结，将临床疾病诊治、应急救援理论与航天基地实际工作有机结合，指导基地医疗保障医生在特殊环境、特定医疗条件下"第一时间"抓住最主要临床信息，迅速评估病情严重程度，及时做好救治、上报、转运等工作，培养敏锐临床救治的思维，防止漏诊、误诊、延误病情，使常见疾病的诊治、急危重症的救治以及突发事件应急救援过程专业化、规范化、程序化，确保航天基地人员获得最佳的医疗保障。全书内容重点突出，便于快速检索，对航天医疗应急保障工作具有十分重要的指导意义。本书是具有航天特色的医疗专业用书，是航天基地医疗保障的"红宝书"。

本书的成功出版源于航天相关部门及领导的大力支持、航天中心医院各科室的鼎力合作以及医疗专家团队的辛勤付出，在此，对参与本书编写工作的同志们表示衷心的感谢！

作者

2023 年 4 月

目　　录

第一篇　航天基地常见症状 ·································· 1

  第一章　发热 ··· 1

  第二章　水肿 ··· 5

  第三章　咳嗽与咳痰 ······································· 7

  第四章　咯血 ·· 10

  第五章　胸痛 ·· 13

  第六章　呼吸困难 ·· 15

  第七章　心悸 ·· 19

  第八章　恶心与呕吐 ······································· 21

  第九章　呕血 ·· 24

  第十章　便血 ·· 27

  第十一章　腹痛 ··· 29

  第十二章　腹泻 ··· 32

  第十三章　血尿 ··· 35

  第十四章　尿频、尿急与尿痛 ························· 37

  第十五章　头痛 ··· 39

  第十六章　晕厥 ··· 46

  第十七章　意识障碍 ······································· 50

第二篇　航天基地常见疾病及急危重症的救治 ········· 53

  第一章　心肺复苏 ·· 54

  第二章　创伤 ·· 61

    第一节　创伤及急救处理 ······························ 61

    第二节　创伤 4 大技术——止血、包扎、固定、搬运 ···· 71

    第三节　四肢创伤的急诊处理 ························· 78

    第四节　锁骨骨折 ······································· 79

    第五节　肱骨干骨折 ···································· 80

    第六节　前臂双骨折 ···································· 80

    第七节　桡骨远端骨折 ································· 81

    第八节　股骨颈骨折 ···································· 81

    第九节　股骨干骨折 ···································· 82

    第十节　髌骨骨折 ······································· 83

    第十一节　胫腓骨干骨折 ······························ 83

    第十二节　脊柱外伤的急诊处理 ····················· 84

第十三节　腹部外伤 ……………………………………………… 85

第十四节　泌尿系统外伤 ………………………………………… 91

第十五节　胸部损伤 ……………………………………………… 93

第十六节　头外伤 ………………………………………………… 98

第十七节　破伤风 ………………………………………………… 99

第十八节　狂犬病 ………………………………………………… 102

第三章　常见危重症及其处理 ……………………………………… 107

第四章　呼吸系统 …………………………………………………… 114

第一节　急性上呼吸道感染 ……………………………………… 114

第二节　流行性感冒 ……………………………………………… 116

第三节　急性气管-支气管炎 …………………………………… 119

第四节　肺炎 ……………………………………………………… 121

第五节　过敏性鼻炎 ……………………………………………… 124

第六节　支气管哮喘 ……………………………………………… 125

第七节　急性肺血栓栓塞症 ……………………………………… 130

第八节　气胸 ……………………………………………………… 132

第九节　新型冠状病毒感染 ……………………………………… 136

第五章　消化系统常见疾病 ………………………………………… 142

第一节　急性胃炎 ………………………………………………… 142

第二节　感染性腹泻 ……………………………………………… 143

第三节　细菌性痢疾 ……………………………………………… 145

第四节　急腹症 …………………………………………………… 147

第五节　功能性胃肠病 …………………………………………… 156

第六节　胆石症 …………………………………………………… 159

第七节　急性胰腺炎 ……………………………………………… 161

第八节　消化道出血 ……………………………………………… 165

第九节　肛裂 ……………………………………………………… 171

第十节　痔 ………………………………………………………… 172

第六章　循环系统常见疾病 ………………………………………… 175

第一节　高血压 …………………………………………………… 175

第二节　恶性高血压 ……………………………………………… 179

第三节　心绞痛 …………………………………………………… 182

第四节　急性心肌梗死 …………………………………………… 188

第五节　急性左心衰竭 …………………………………………… 192

第六节　心律失常 ………………………………………………… 195

第七章　神经系统常见疾病 ………………………………………… 199

第一节　急性脑血管病 …………………………………………… 199

第二节　失眠 ……………………………………………………… 208

第八章　内分泌系统常见疾病 ……………………………………… 212

第一节　糖尿病……………………………………………… 212

第二节　糖尿病酮症酸中毒…………………………………… 216

第三节　甲状腺功能亢进……………………………………… 219

第四节　甲状腺炎……………………………………………… 221

第九章　周围血管疾病………………………………………… 225

第一节　急性下肢动脉栓塞…………………………………… 225

第二节　下肢静脉血栓形成…………………………………… 228

第十章　泌尿系统常见疾病…………………………………… 233

第一节　泌尿系统感染………………………………………… 233

第二节　泌尿系统结石………………………………………… 236

第十一章　眼部常见疾病……………………………………… 244

第一节　眼睑病………………………………………………… 244

第二节　结膜病………………………………………………… 245

第三节　角膜病………………………………………………… 250

第四节　晶状体病……………………………………………… 251

第五节　青光眼疾病…………………………………………… 252

第六节　玻璃体及视网膜疾病………………………………… 253

第七节　屈光不正……………………………………………… 258

第八节　职业性眼病…………………………………………… 261

第十二章　皮肤病……………………………………………… 265

第一节　荨麻疹………………………………………………… 265

第二节　湿疹…………………………………………………… 268

第三节　带状疱疹……………………………………………… 270

第四节　日晒伤………………………………………………… 272

第五节　冻疮…………………………………………………… 273

第六节　过敏性紫癜…………………………………………… 274

第七节　毛囊炎………………………………………………… 275

第十三章　心理健康…………………………………………… 277

第十四章　中毒………………………………………………… 280

第一节　急性有机磷酸酯类农药中毒………………………… 283

第二节　百草枯中毒…………………………………………… 286

第三节　刺激性气体中毒……………………………………… 288

第四节　氰化物中毒…………………………………………… 290

第五节　一氧化碳中毒………………………………………… 291

第六节　强酸类中毒…………………………………………… 292

第七节　强碱类中毒…………………………………………… 294

第八节　急性酒精中毒………………………………………… 295

第九节　毒蕈中毒……………………………………………… 296

第十节　亚硝酸盐中毒………………………………………… 298

第十五章　其他……………………………………………………… 300

　　第一节　高原病…………………………………………………… 300

　　第二节　减压病…………………………………………………… 302

　　第三节　晕动病…………………………………………………… 305

　　第四节　淹溺……………………………………………………… 306

　　第五节　高温综合征……………………………………………… 308

　　第六节　低温综合征……………………………………………… 310

　　第七节　毒蛇咬伤………………………………………………… 311

　　第八节　毒虫咬伤………………………………………………… 314

　　第九节　电击伤…………………………………………………… 316

　　第十节　烧伤……………………………………………………… 318

第三篇　　航天基地护理常规……………………………………… 322

　第一章　意识障碍护理常规……………………………………… 322

　第二章　疼痛护理常规…………………………………………… 324

　第三章　头痛护理常规…………………………………………… 326

　第四章　急性胸痛患者护理常规………………………………… 328

　第五章　神经痛护理常规………………………………………… 330

　第六章　咳嗽、咳痰护理常规…………………………………… 332

　第七章　咯血护理常规…………………………………………… 336

　第八章　气道异物梗阻护理常规………………………………… 338

　第九章　呼吸困难护理常规……………………………………… 340

　第十章　恶心、呕吐护理常规…………………………………… 343

　第十一章　腹泻护理常规………………………………………… 345

　第十二章　便秘护理常规………………………………………… 347

　第十三章　尿潴留护理常规……………………………………… 349

　第十四章　尿失禁护理常规……………………………………… 351

　第十五章　高热护理常规………………………………………… 353

　第十六章　水肿护理常规………………………………………… 355

　第十七章　休克护理常规………………………………………… 357

　第十八章　焦虑护理常规………………………………………… 360

　第十九章　睡眠形态紊乱护理常规……………………………… 361

第四篇　　航天基地常备药品……………………………………… 362

　第一章　抗微生物药物…………………………………………… 362

　第二章　解热镇痛、抗焦虑药物………………………………… 367

　第三章　抗胆碱药物……………………………………………… 370

　第四章　防治心绞痛、降血压、抗休克的血管活性药物……… 373

　第五章　呼吸系统的药物………………………………………… 382

　第六章　消化系统的药物………………………………………… 384

　第七章　抗组胺药物……………………………………………… 386

第八章　电解质平衡调节药及葡萄糖 …………………………………………… 387

第九章　解毒药、外用药物 ……………………………………………………… 390

第十章　中成药 …………………………………………………………………… 393

第五篇　基地医疗保障岗位职责及卫生突发事件应急预案 …………………… 396

一、总则 …………………………………………………………………………… 396

二、基地医疗保障岗位职责 ……………………………………………………… 396

三、卫生突发事件应急预案 ……………………………………………………… 397

四、组织机构 ……………………………………………………………………… 397

五、日常管理与防范 ……………………………………………………………… 397

六、预警与应急 …………………………………………………………………… 398

七、应急响应 ……………………………………………………………………… 399

八、后期处置 ……………………………………………………………………… 401

九、报告与信息发布 ……………………………………………………………… 401

十、安全防护 ……………………………………………………………………… 401

十一、奖惩 ………………………………………………………………………… 402

第一篇　航天基地常见症状

症状是指患者主观感受到的不适或痛苦的异常感觉，或某些客观病态改变。症状表现有多种形式，有些只能靠患者主观感受，如疼痛、眩晕等；有些既有主观感觉，客观查体也能发现，如发热、黄疸、呼吸困难等；也有主观无异常感觉，通过客观检查才可发现，如黏膜出血、肝脾肿大等。凡此种种，广义上均可视为症状。症状是医师向患者进行检查前的描述，是问诊的主要内容，是诊断、鉴别诊断的线索和依据，也是反映病情的重要指标之一。航天基地医疗条件有限，保健医生在诊断疾病时必须客观、翔实地紧密围绕症状学，做出正确的判断和处理。

第一章　发　　热

人的体温受体温调节中枢所调控，并通过神经、体液因素使产热和散热过程呈动态平衡，保持体温在相对恒定的范围内。当机体在致热源（Pyrogen）的作用下或由其他原因引起体温调节中枢的功能障碍时，体温升高超出正常范围，称为发热（Fever）。正常人的体温一般为 $36\sim37℃$，不同个体之间略有差异，且受机体内、外因素的影响而稍有波动。在 24h 内，下午体温较早晨稍高，剧烈运动、劳动或进餐后体温也可略微升高，但一般波动范围不超过 $1℃$。妇女月经前及妊娠期体温会略高于正常。老年人因代谢率偏低，体温相对低于青壮年。另外，在高温环境下体温也可能稍有升高。

【发生机制】

在正常情况下，人体的产热和散热过程保持动态平衡。由于各种原因导致产热增加或散热减少，则会出现发热。

1. 致热源性发热

致热源性发热的致热源包括外源性和内源性两大类。

（1）外源性致热源（Exogenous Pyrogen）：外源性致热源的种类甚多，既包括各种微生物病原体及其产物，也包括某些体内产物，如炎性渗出物、无菌性坏死组织、抗原抗体复合物、某些类固醇物质。外源性致热源多为大分子物质，特别是细菌内毒素，其分子量非常大，不能通过血脑屏障直接作用于体温调节中枢，而是通过激活血液中的中性粒细胞和单核吞噬细胞系统，使其产生并释放内源性致热源作用于体温调节中枢，引起发热。

（2）内源性致热源（Endogenous Pyrogen）：又称白细胞致热源（Leukocytic Pyrogen），如白介素（IL-1）、肿瘤坏死因子（TNF）和干扰素等。它们通过血-脑脊液屏障直接作用于体温调节中枢，引起发热。

2. 非致热源性发热

非致热源性发热常见于以下几种情况：

（1）体温调节中枢直接受损：如颅脑外伤、出血、炎症等。

（2）引起产热过多的疾病：如癫痫持续状态、甲状腺功能亢进等。

（3）引起散热减少的疾病：如广泛性皮肤病、心力衰竭等。

【病因】

发热的病因有很多，临床上可分为感染性与非感染性两大类，前者更多见。

1. 感染性发热（Infective Fever）

各种病原体（如病毒、细菌、支原体、立克次体、螺旋体、真菌、寄生虫等）引起的感染，不论是急性、亚急性或慢性，局部性或全身性，均可出现发热。

2. 非感染性发热（Non-infective Fever）

非感染性发热主要有下列几类原因：

（1）无菌性坏死物质的吸收：由于组织细胞坏死、组织蛋白分解及组织坏死产物的吸收，所致的无菌性炎症，常可引起发热，也称为吸收热（Absorption Fever）。常见于：

①机械性、物理性或化学性损害，如大手术后组织损伤、内出血、大血肿、大面积烧伤等；

②因血管栓塞或血栓形成而引起的心肌、肺、脾等内脏梗死或肢体坏死；

③组织坏死与细胞破坏，如癌、白血病、淋巴瘤、溶血反应等。

（2）抗原-抗体反应：如风湿热、血清病、药物热、结缔组织病等。

（3）内分泌与代谢疾病：如甲状腺功能亢进、重度脱水等。

（4）皮肤散热减少：如广泛性皮炎、鱼癣及慢性心力衰竭等而引起的发热，一般为低热。

（5）体温调节中枢功能失常：有些致热因素不通过内源性致热源而直接损害体温调节中枢，使体温调定点上移后发出调节冲动，造成产热大于散热，体温升高，称为中枢性发热（Centris Fever）。病因常见于：

①物理性：如中暑；

②化学性：如重度安眠药中毒；

③机械性：如脑出血、脑震荡、颅骨骨折等。

上述各种原因可直接损害体温调节中枢，致使其功能失常而引起发热，高热无汗是这类发热的主要特点。

（6）自主神经功能紊乱：自主神经功能紊乱影响正常的体温调节过程，使患者产热大于散热，体温升高（多为低热），且常伴有自主神经功能紊乱的其他表现，属于功能性发热范畴。常见的功能性低热有：原发性低热、感染后低热、夏季低热和生理性低热。

【临床表现】

按发热的高低可分为：低热 37.3～38℃，中等度热 38.1～39℃，高热 39.1～41℃，超高热 41℃以上。发热的临床经过一般分为以下三个阶段：

1. 体温上升期

体温上升期常有疲乏无力、肌肉酸痛、皮肤苍白、畏寒或寒战等症状。体温上升有以下两种方式：

（1）骤升型：体温在几小时内达到 39～40℃ 或以上，常伴有寒战。常见于疟疾、大叶性肺炎、败血症、流行性感冒、急性肾盂肾炎、输液或某些药物反应等所致的发热。

（2）缓升型：体温逐渐上升，在数日内达到高峰，多不会伴有寒战，如伤寒、结核病、布鲁氏杆菌病等所致的发热。

2. 高热期

高热期是指体温上升达到高峰之后保持一定时间，持续时间的长短可因病因不同而有差异，如疟疾可持续数小时，大叶性肺炎、流行性感冒可持续数天，伤寒则可持续数周。在此期间，体温已达到或略高于上移的体温调定点水平，体温调节中枢不再发出寒战冲动，故寒战消失；皮肤血管由收缩转为舒张，使皮肤发红并有灼热感；呼吸加快变深；开始出汗并逐渐增多，使产热与散热过程在较高水平保持相对平衡。

3. 体温下降期

由于病因的消除，致热源的作用逐渐减弱或消失，体温中枢的体温调定点逐渐降至正常水平，产热相对减少，散热大于产热，体温降至正常水平。此期间人体表现为出汗多、皮肤潮湿。

【伴随症状】

1. 寒战

寒战症状常见于大叶性肺炎、败血症、急性胆囊炎、急性肾盂肾炎、流行性脑脊髓膜炎、疟疾、钩端螺旋体病、药物热、急性溶血或输血反应等。

2. 结膜充血

结膜充血症状常见于麻疹、流行性出血热、斑疹伤寒、钩端螺旋体病等。

3. 单纯疱疹

口唇单纯疱疹多出现于急性发热性疾病，常见于大叶性肺炎、流行性脑脊髓膜炎、间日疟、流行性感冒等。

4. 淋巴结肿大

淋巴结肿大的症状常见于传染性单核细胞增多症、风疹、淋巴结结核、局灶性化脓性感染、丝虫病、白血病、淋巴瘤、转移癌等。

5. 肝脾肿大

肝脾肿大的症状常见于传染性单核细胞增多症、病毒性肝炎、肝及胆道感染、布鲁氏杆菌病、疟疾、结缔组织病、白血病、淋巴瘤及黑热病、急性血吸虫病等。

6. 出血

发热伴皮肤黏膜出血可见于重症感染及某些急性传染病，如流行性出血热、病毒性肝炎、斑疹伤寒、败血症等。也可见于某些血液病，如急性白血病、重症再生障碍性贫血、恶性组织细胞病等。

7. 关节肿痛

关节肿痛症状常见于败血症、猩红热、布鲁氏杆菌病、风湿热、结缔组织病、痛风等。

8. 皮疹

皮疹症状常见于麻疹、猩红热、风疹、水痘、斑疹伤寒、风湿热、结缔组织病、药物热等。

9. 昏迷

先发热后昏迷症状常见于流行性乙型脑炎、斑疹伤寒、流行性脑脊髓膜炎、中毒性菌痢、中暑等；先昏迷后发热症状常见于脑出血、巴比妥类药物中毒等。

【问诊要点】

（1）起病时间、季节、起病情况（缓急）、病程、程度（体温高低）、频度（间歇性或持续性）、诱因。

（2）有无畏寒、寒战、大汗或盗汗。

（3）应包括多系统症状询问，是否伴有咳嗽、咳痰、咯血、胸痛；腹痛、恶心、呕吐、腹泻；尿频、尿急、尿痛；皮疹、出血、头痛、肌肉关节痛等。

（4）患病以来一般情况，如精神状态、食欲、体重改变、睡眠及大小便情况。

（5）诊治经过（药物、剂量、疗效）。

（6）传染病接触史、疫水接触史、手术史、流产或分娩史、服药史、职业特点等。

第二章　水　　肿

水肿（Edema）是指人体组织间隙有过多的液体积聚使组织肿胀。水肿可分为全身性与局部性。当液体在体内组织间隙呈弥漫性分布时呈全身性水肿（常为凹陷性）；液体积聚在局部组织间隙时呈局部水肿；发生于体腔内时称为积液，如胸腔积液、腹腔积液、心包积液。一般情况下，水肿这一术语，不包括内脏器官局部的水肿，如脑水肿、肺水肿等。

【发生机制】

在正常人体中，一方面，血管内液体不断地从毛细血管小动脉端滤出至组织间隙成为组织液；另一方面组织液又不断地从毛细血管小静脉端回吸收入血管中，两者经常保持动态平衡，因而组织间隙无过多液体积聚。保持这种平衡的主要因素如下：

①毛细血管内静水压；

②血浆胶体渗透压；

③组织间隙机械压力（组织压）；

④组织液的胶体渗透压。

当维持体液平衡的因素发生障碍，出现组织间液的生成量大于回吸收量时，则可产生水肿。产生水肿的主要因素如下：

①钠与水的潴留，如继发性醛固酮增多症等；

②毛细血管滤过压升高，如右心衰竭等；

③毛细血管通透性增高，如急性肾炎等；

④血浆胶体渗透压降低，如血清蛋白减少；

⑤淋巴回流受阻，如丝虫病等。

【病因与临床表现】

1. 全身性水肿

（1）心源性水肿（Cardiac Edema）：主要是右心衰竭的表现。水肿的特点是首先出现于身体下垂部位并伴有体循环淤血等其他表现，如颈静脉怒张、肝大、静脉压升高，严重时还会出现胸腔积液、腹腔积液等。

（2）肾源性水肿（Renal Edema）：症状可见于各型肾炎和肾病。水肿的特点是疾病早期晨间起床时有眼睑与颜面水肿，发展为全身水肿，肾病综合征中常出现中度、重度水肿，凹陷性明显，可伴有胸腹水。患者常有尿常规改变、高血压、肾功能损害的表现。肾源性水肿与心源性水肿相鉴别详见表1－1。

表1－1　肾源性水肿与心源性水肿相鉴别

水肿类别	肾源性水肿	心源性水肿
开始部位	从眼睑、颜面开始延及全身	从足部开始，向上延及全身
发展快慢	迅速	缓慢
伴随症状	尿检异常、高血压、肾功能异常	心脏增大、心脏杂音、肝大、静脉压升高

（3）肝源性水肿（Hepatic Edema）：常见于失代偿期肝硬化，主要表现为腹水，也

可首先出现踝部水肿，逐渐向上蔓延，而头部、面部及上肢常无水肿。门脉高压症、低蛋白血症、肝淋巴液回流障碍、继发醛固酮增多等因素是水肿与腹水形成的主要原因。

（4）营养不良性水肿（Nutritional Edema）：由于慢性消耗性疾病长期缺乏营养、蛋白丢失性胃肠病、重度烧伤等所致低蛋白血症或维生素缺乏，可产生水肿。其特点是水肿发生前常有消瘦、体重减轻等表现。皮下脂肪减少所致组织松弛，组织压降低，加重了水肿液的潴留。水肿常从足部开始逐渐蔓延至全身。

（5）其他原因的全身性水肿

①黏液性水肿：为非凹陷性水肿（是由于组织液含蛋白量较高），颜面及下肢较明显；

②经前期紧张综合征：特点为月经前7～14天出现眼睑、踝部及手部轻度水肿，可伴有乳房胀痛及盆腔沉重感，月经后水肿逐渐消退；

③药物性水肿：可见于糖皮质激素、雄激素、雌激素、胰岛素、甘草制剂等疗程中；

④特发性水肿：多见于妇女，主要表现在身体下垂部分，原因未明，被认为是内分泌功能失调与直立体位的反应异常所致，立卧位水试验有助于诊断；

⑤其他：可见于妊娠中毒症、硬皮病、血清病、间脑综合征、血管神经性水肿及老年性水肿等。

2. 局部性水肿

局部性水肿常由于局部静脉、淋巴回流受阻或毛细血管通透性增加所致，如肢体血栓形成致血栓性静脉炎、丝虫病致象皮腿、局部炎症、创伤或过敏等。

【伴随症状】

（1）水肿伴肝大者可为心源性、肝源性与营养不良性，而同时有颈静脉怒张者为心源性。

（2）水肿伴重度蛋白尿，常为肾源性，而轻度蛋白尿也可见于心源性。

（3）水肿伴呼吸困难与发绀者，常提示由于心脏病、上腔静脉阻塞综合征等所致。

（4）水肿与月经周期有明显关系者，可见于经前期紧张综合征。

（5）水肿伴消瘦、体重减轻者，可见于营养不良。

【问诊要点】

（1）水肿出现时间、急缓、部位（开始部位及蔓延情况）、全身性或局部性、是否是对称性、是否是凹陷性、与体位变化及活动的关系。

（2）有无心、肾、肝、内分泌及过敏性疾病史及其相关症状，如心悸、气促、咳嗽、咳痰、咯血、头晕、头痛、失眠、腹胀、腹痛、食欲、体重及尿量变化等。

（3）水肿与药物、饮食、月经及妊娠的关系。

第三章　咳嗽与咳痰

咳嗽（Cough）、咳痰（Expectoration）是临床最常见的症状之一。咳嗽是一种反射性防御动作，通过咳嗽可以清除呼吸道分泌物及气道内异物。但是咳嗽也有不利的一面，例如咳嗽可使呼吸道内感染扩散，剧烈咳嗽可导致呼吸道出血，甚至诱发自发性气胸等。因此，如果频繁咳嗽影响工作与休息，则为病理状态。痰是气管、支气管的分泌物或肺泡内的渗出液，借助咳嗽将其排出，称为咳痰。

【发生机制】

咳嗽是由于延髓咳嗽中枢受刺激引起的，来自耳、鼻、咽、喉、支气管、胸膜等感受区的刺激传入延髓咳嗽中枢，该中枢再将冲动传向运动神经，即喉下神经、膈神经和脊髓神经，分别引起咽肌、膈肌和其他呼吸肌的运动，来完成咳嗽动作。表现为深吸气后，声门关闭，继以突然剧烈地呼气，冲出狭窄的声门裂隙产生咳嗽动作和发出声音。

咳痰是一种病态现象。正常支气管黏膜腺体和杯状细胞只分泌少量黏液，以保持呼吸道黏膜的湿润。当呼吸道发生炎症时，黏膜充血、水肿，黏液分泌增多，毛细血管壁通透性增加，浆液渗出。此时，含红细胞、白细胞、巨噬细胞、纤维蛋白等的渗出物与黏液、吸入的尘埃和某些组织破坏物等混合而形成痰，随咳嗽动作排出。在呼吸道感染和肺寄生虫病时，痰中可查到病原体。另外，在肺淤血和肺水肿时，肺泡和小支气管内有不同程度的浆液漏出，也可引起咳痰。

【病因】

1. **呼吸道疾病**

当鼻咽部至小支气管整个呼吸道黏膜受到刺激时，均可引起咳嗽。刺激效应以喉部杓状间隙和气管分叉部黏膜最为敏感。当肺泡内有分泌物、渗出物、漏出物进入小支气管，或某些化学刺激物刺激分布于肺的 C 纤维末梢时，会引起咳嗽，如咽喉炎、喉结核、喉癌等可引起干咳，气管-支气管炎、支气管扩张、支气管哮喘、支气管内膜结核及各种物理（包括异物）、化学、过敏因素对气管、支气管的刺激以及肺部细菌、结核菌、真菌、病毒、支原体或寄生虫感染以及肺部肿瘤均可引起咳嗽和（或）咳痰。而呼吸道感染是引起咳嗽、咳痰最常见的原因。

2. **胸膜疾病**

如各种原因所致的胸膜炎、胸膜间皮瘤、自发性气胸或胸腔穿刺等均可引起咳嗽。

3. **心血管疾病**

二尖瓣狭窄或其他原因所致左心衰竭引起肺淤血或肺水肿时，因肺泡及支气管内有浆液性或血性渗出物，可引起咳嗽。另外，右心衰竭或体循环静脉栓子脱落造成肺栓塞时也可引起咳嗽。

4. **中枢神经因素**

从大脑皮质发出冲动传至延髓咳嗽中枢，可随意引起咳嗽反射或抑制咳嗽反射，如皮肤受冷刺激或三叉神经分布的鼻黏膜及舌咽神经支配的咽峡部黏膜受刺激时，可引起反射性咳嗽。脑炎、脑膜炎时也可出现咳嗽症状。

5. 其他因素所致慢性咳嗽

如服用血管紧张素转化酶抑制剂后咳嗽、胃食管反流病所致咳嗽和习惯性及心理性咳嗽等。

【临床表现】

1. 咳嗽的性质

咳嗽无痰或痰量极少，称为干性咳嗽。干咳或刺激性咳嗽常见于急性或慢性咽喉炎、喉癌、急性支气管炎初期、气管受压、支气管异物、支气管肿瘤、胸膜疾病、原发性肺动脉高压以及二尖瓣狭窄等。咳嗽伴有咳痰称为湿性咳嗽，常见于慢性支气管炎、支气管扩张、肺炎、肺脓肿和空洞型肺结核等。

2. 咳嗽的时间与规律

突发性咳嗽常由于吸入刺激性气体或异物、淋巴结或肿瘤压迫气管或支气管分叉处所引起。发作性咳嗽可见于百日咳、支气管内膜结核以及以咳嗽为主要症状的支气管哮喘（变异性哮喘）等。长期慢性咳嗽，多见于慢性支气管炎、支气管扩张、肺脓肿及肺结核。夜间咳嗽常见于左心衰竭和肺结核患者，引起夜间咳嗽的原因，可能与夜间肺淤血加重及迷走神经兴奋性增高有关。

3. 咳嗽的音色

咳嗽的音色指咳嗽声音的特点。

①咳嗽声音嘶哑，多为声带的炎症或肿瘤压迫喉返神经所致；

②鸡鸣样咳嗽，表现为连续阵发性剧咳伴有高调吸气回声，多见于百日咳，会厌、喉部疾患或气管受压；

③金属音咳嗽，常见于因纵隔肿瘤、主动脉瘤或支气管癌直接压迫气管所致的咳嗽；

④咳嗽声音低微或无力，常见于严重肺气肿、声带麻痹及极度衰弱者。

4. 痰的性质和痰量

痰按其性质不同可分为黏液性痰、浆液性痰、脓性痰和血性痰等。

黏液性痰多见于急性支气管炎、支气管哮喘及大叶性肺炎的初期，也可见于慢性支气管炎、肺结核等。

浆液性痰常见于肺水肿。

脓性痰常见于化脓性细菌性下呼吸道感染。

血性痰是由于呼吸道黏膜受侵害、损害毛细血管或血液渗入肺泡所致。

上述各种痰液均可带血。

健康人很少有痰，有急性呼吸道炎症时痰量较少，痰量增多常见于支气管扩张、肺脓肿和支气管胸膜瘘，且排痰与体位有关，痰量多时静置后可出现分层现象：上层为泡沫，中层为浆液或黏液脓性，下层为坏死物质。恶臭痰提示有厌氧菌感染；铁锈色痰为典型肺炎球菌肺炎的特征；黄绿色或翠绿色痰，提示铜绿假单胞菌感染；痰白黏稠且牵拉成丝难以咳出，提示有真菌感染；大量稀薄浆液性痰中含粉皮样物，提示棘球蚴病（包虫病）；粉红色泡沫痰是肺水肿的特征。若日咳数百至上千毫升浆液泡沫痰，还需考虑肺泡癌的可能。

【伴随症状】

（1）咳嗽伴发热，多见于急性上下呼吸道感染、肺结核、胸膜炎等。

（2）咳嗽伴胸痛，常见于肺炎、胸膜炎、支气管肺癌、肺栓塞和自发性气胸等。

（3）咳嗽伴呼吸困难，常见于喉头水肿、喉肿瘤、支气管哮喘、慢性阻塞性肺病、重症肺炎、肺结核、大量胸腔积液、气胸、肺淤血、肺水肿及气管或支气管异物。

（4）咳嗽伴咯血，常见于支气管扩张、肺结核、肺脓肿、支气管肺癌、二尖瓣狭窄、支气管结石、肺含铁血黄素沉着症等。

（5）咳嗽伴大量脓痰，常见于支气管扩张、肺脓肿、肺囊肿合并感染和支气管胸膜瘘。

（6）咳嗽伴有哮鸣音，多见于支气管哮喘、慢性喘息性支气管炎、心源性哮喘、弥漫性泛细支气管炎、气管与支气管异物等。当支气管肺癌引起气管与支气管不完全阻塞时可出现呈局限性分布的吸气性哮鸣音。

（7）咳嗽伴有杵状指（趾），常见于支气管扩张、慢性肺脓肿、支气管肺癌和脓胸等。

【问诊要点】

1. 性别与年龄

疾病的发生与性别和年龄有一定的关系。长期咳嗽对于青壮年来说首先需要考虑的是肺结核、支气管扩张，而对于男性 40 岁以上吸烟者则须考虑慢性支气管炎、肺气肿、支气管肺癌，对于青年女性患者须注意支气管结核和支气管腺瘤等。

2. 咳嗽的程度与音色

咳嗽的程度是重是轻；是单声还是连续性，或者是发作性剧咳；是否嗅到各种不同异味时咳嗽加剧，对咳嗽原因的鉴别有重要意义，如单声咳常出现在干性胸膜炎、大叶性肺炎等患者；声嘶多出现在声带的炎症或肿瘤压迫喉返神经的患者；鸡鸣样咳嗽多出现在百日咳、喉部疾病患者；金属音咳嗽多为胸部肿瘤患者的表现；发作性咳嗽或嗅到不同异味时咳嗽加剧多见于支气管哮喘患者。慢性干咳（3 个月以上）需注意有无后鼻部分泌物滴流、变异性哮喘、慢性支气管炎和胃食管反流及是否服用降压药物所致。

3. 咳嗽伴随症状

咳嗽伴随症状是鉴别诊断的重要依据，如肺炎、肺脓肿、脓胸、胸膜炎等患者咳嗽可伴高热、胸痛；支气管扩张、肺结核（尤其是空洞型）、支气管肺癌患者可伴咯血；伴大量脓臭痰，将痰收集静置后出现明显分层现象多见于支气管扩张和肺脓肿患者；伴随有进行性体重下降须考虑有无支气管肺癌或结核等。

第四章 咯　血

喉及喉部以下的呼吸道任何部位的出血，经口腔咯出称为咯血（Hemoptysis）。少量咯血有时仅表现为痰中带血，大量咯血时血液从口鼻涌出，常可阻塞呼吸道，甚至会造成窒息死亡。一旦出现经口腔排血，究竟是口腔、鼻腔、上消化道的出血还是咯血，是需要医生仔细鉴别的。鉴别时须先检查口腔与鼻咽部，观察局部有无出血灶：鼻出血多自前鼻孔流出，常在鼻中隔前下方发现出血灶；鼻腔后部出血，尤其是出血量较多，易与咯血混淆。此时，由于血液经后鼻孔沿软腭与咽后壁下流，使患者在咽部有异物感，用鼻咽镜检查即可确诊。咯血与呕血的鉴别见表1-2。

表 1-2　咯血与呕血的鉴别

	咯　血	呕　血
病因	肺结核、支气管扩张、肺癌、肺炎、肺脓肿、心脏病等	消化性溃疡、肝硬化、急性胃黏膜病变、胆道出血
出血前症状	喉部痒感、胸闷、咳嗽等	上腹部不适、恶心、呕吐等
出血方式	咯血	呕出，可为喷射状
血色	鲜红	暗红、棕黑、有时鲜红
血中混有物	痰、泡沫	食物残渣、胃液
反应	碱性	酸性
黑便	除非咽下，否则没有	有、可为柏油样便、呕血停止后仍可持续数日
出血后痰的性状	常有血痰数日	无痰

【病因与发生机制】

咯血的原因有很多，常见于呼吸系统和心血管疾病。

1. 支气管疾病

可导致咯血的支气管疾病常见的有支气管扩张、支气管肺癌、支气管结核和慢性支气管炎等；少见的有支气管结石、支气管腺瘤、支气管黏膜非特异性溃疡等。其发生机制主要是炎症、肿瘤、结石致支气管黏膜或毛细血管通透性增加，或黏膜下血管破裂所致。

2. 肺部疾病

可导致咯血的肺部疾病常见的有肺结核、肺炎、肺脓肿等；较少见于肺淤血、肺栓塞、肺寄生虫病、肺真菌病、肺泡炎、肺含铁血黄素沉着症和肺出血-肾炎综合征等。肺炎出现的咯血，常见于肺炎球菌肺炎、金黄色葡萄球菌肺炎、肺炎杆菌肺炎和军团菌肺炎，支原体肺炎有时也可出现痰中带血。在我国，引起咯血的病症大多数仍为肺结核。

3. 心血管疾病

心血管疾病咯血较常见于二尖瓣狭窄，其次为先天性心脏病所致肺动脉高压或原发性肺动脉高压，另有肺栓塞、肺血管炎、高血压病等。心血管疾病引起咯血可表现为小量咯血或痰中带血、大量咯血、粉红色泡沫样血痰和黏稠暗红色血痰。其发生机制多为肺淤血造成肺泡壁或支气管内膜毛细血管破裂和支气管黏膜下层支气管静脉曲张破裂所致。

4. 其他疾病

血液病（如白血病、血小板减少性紫癜、血友病、再生障碍性贫血等）、某些急性传染病（如流行性出血热、肺出血型钩端螺旋体病等）、风湿性疾病（如结节性多动脉炎、系统性红斑狼疮、Wegener 肉芽肿、白塞病等）或子宫内膜异位症等均可引起咯血。

【临床表现】

1. 年龄

青壮年咯血常见于肺结核、支气管扩张、二尖瓣狭窄等。40 岁以上有长期吸烟史（纸烟 20 支/日，20 年）者，应警惕支气管肺癌的可能。

2. 咯血量

咯血量大小的标准尚无明确的界定，但一般认为每日咯血量在 100mL 以内为小量，100～500mL 为中等量，500mL 以上或一次咯血 100～500mL 为大量。大量咯血主要见于空洞性肺结核、支气管扩张和慢性肺脓肿。支气管肺癌少有大量咯血，主要表现为痰中带血，呈持续或间断性。慢性支气管炎和支原体肺炎也可出现痰中带血或血性痰，常伴有剧烈咳嗽。

3. 颜色和性状

因肺结核、支气管扩张、肺脓肿和出血性疾病所致咯血，其颜色为鲜红色；铁锈色血痰可见于典型的肺炎球菌肺炎，也可见于肺吸虫病和肺泡出血；砖红色胶冻样痰见于典型的肺炎——克雷伯杆菌肺炎。二尖瓣狭窄所致咯血多为暗红色；左心衰竭所致咯血为浆液性粉红色泡沫痰；肺栓塞引起的咯血为黏稠暗红色血痰。

【伴随症状】

（1）咯血伴发热，多见于肺结核、肺炎、肺脓肿、流行性出血热、肺出血型钩端螺旋体病、支气管肺癌等。

（2）咯血伴胸痛，多见于肺炎球菌肺炎、肺结核、肺栓塞、支气管肺癌等。

（3）咯血伴呛咳，多见于支气管肺癌、支原体肺炎等。

（4）咯血伴脓痰，多见于支气管扩张、肺脓肿、空洞性肺结核继发细菌感染等。其中，干性支气管扩张仅表现为反复咯血而无脓痰。

（5）咯血伴皮肤黏膜出血，可见于血液病、风湿病及肺出血型钩端螺旋体病和流行性出血热等。

（6）咯血伴杵状指，多见于支气管扩张、肺脓肿、支气管肺癌等。

（7）咯血伴黄疸，须注意钩端螺旋体病、肺炎球菌肺炎、肺栓塞等。

【问诊要点】

1. 确定是否咯血

首先需鉴别是咯血还是呕血。注意询问出血有无明显病因及前驱症状，出血的颜色及其血中有无混合物等。

2. 发病年龄及咯血性状

仔细询问发病年龄及咯血性状对分析咯血病因有重要意义，如青壮年大量咯血多考虑肺结核、支气管扩张等；中年人间断或持续痰中带血则须高度警惕支气管肺癌的可能；中老年人有慢性潜在疾病，出现咳砖红色胶冻样血痰时，多考虑克雷伯杆菌肺炎等。

3. 伴随症状询问

询问有无伴随症状是鉴别诊断的重要步骤，如伴有发热、胸痛、咳嗽、咳痰首先考虑肺炎、肺结核、肺脓肿等；伴有皮肤黏膜出血注意血液病、风湿病及肺出血型钩端螺旋体病和流行性出血热等。

4. 个人史

注意有无结核病接触史、吸烟史、职业性粉尘接触史、生食海鲜史及月经史等，如肺寄生虫病所致咯血、子宫内膜异位症所致咯血均需结合个人史做出诊断。

第五章　胸　痛

胸痛（Chest Pain）是临床上常见的症状，主要由胸部疾病所致，少数由其他疾病引起。胸痛的程度因个体痛阈的差异而不同，与疾病轻重程度不完全一致。

【发生机制】

各种化学、物理因素及刺激因子均可刺激胸部的感觉神经纤维产生痛觉冲动，并传至大脑皮层的痛觉中枢引起胸痛。胸部感觉神经纤维有：肋间神经感觉纤维、支配主动脉的交感神经纤维、支配气管与支气管的迷走神经纤维、膈神经感觉纤维。

另外，除患病器官的局部疼痛外，还可见远离该器官的某部位体表或深部组织疼痛，称放射痛（Radiating Pain）或牵涉痛。其原因是内脏病变与相应区域体表的传入神经进入脊髓同一节段并在后角发生联系，故来自内脏的感觉冲动可直接激发脊髓体表感觉神经元，引起相应体表区域的痛感，如心绞痛时除出现心前区、胸骨后疼痛外，也可放射至左肩、左臂内侧或左颈、左侧面颊部。

【病因】

引起胸痛的原因主要为胸部疾病，常见的有：

（1）胸壁疾病：急性皮炎、皮下蜂窝织炎、带状疱疹、肋间神经炎、肋软骨炎、流行性肌炎、肋骨骨折、多发性骨髓瘤、急性白血病等。

（2）心血管疾病：冠状动脉硬化性心脏病（心绞痛、心肌梗死）、心肌病、二尖瓣或主动脉瓣病变、急性心包炎、胸主动脉瘤（夹层动脉瘤）、肺栓塞（梗死）、肺动脉高压以及神经症等。

（3）呼吸系统疾病：胸膜炎、胸膜肿瘤、自发性气胸、血胸、支气管炎、支气管肺癌等。

（4）纵隔疾病：纵隔炎、纵隔气肿、纵隔肿瘤等。

（5）其他：过度通气综合征、痛风、食管炎、食管癌、食管裂孔疝、膈下脓肿、肝脓肿、脾梗死等。

【临床表现】

1. 发病年龄

青壮年胸痛多考虑结核性胸膜炎、自发性气胸、心肌炎、心肌病、风湿性心瓣膜病，40 岁以上的人则注意心绞痛、心肌梗死和支气管肺癌。

2. 胸痛部位

大部分疾病引起的胸痛常有固定部位，例如胸壁疾病所致的胸痛常固定在病变部位，且局部有压痛；若为胸壁皮肤的炎症性病变，局部可有红、肿、热、痛的表现；带状疱疹所致胸痛，可见成簇的水泡沿一侧肋间神经分布伴剧痛，且疱疹不超过体表中线；肋软骨炎引起胸痛，常在第一、二肋软骨处见单个或多个隆起，局部有压痛，但无红肿表现；心绞痛及心肌梗死的疼痛多在胸骨后方和心前区或剑突下，可向左肩和左臂内侧放射，甚至达环指与小指，也可放射于左颈或面颊部，误认为是牙痛；夹层动脉瘤引起的疼痛多位于胸背部，向下放射至下腹、腰部与两侧腹股沟和下肢；胸膜炎引起的疼痛多在胸侧部；食管及纵隔病变引起的胸痛多在胸骨后；肝胆疾病及膈下脓肿引起的胸痛多在右下胸，侵犯膈肌中心部时疼痛放射至右肩部；肺尖部肺癌（肺上沟癌、Pancoast 癌）引起的疼痛多以肩部、腋下为主，向上肢内侧放射。

3. 胸痛性质

胸痛的程度可呈剧烈、轻微和隐痛。带状疱疹呈刀割样或灼热样剧痛；食管炎多呈烧灼痛；肋间神经痛为阵发性灼痛或刺痛；心绞痛呈绞榨样痛并有重压窒息感；心肌梗死则疼痛更为剧烈并有恐惧、濒死感；气胸在发病初期有撕裂样疼痛；胸膜炎常呈隐痛、钝痛和刺痛；夹层动脉瘤常呈突然发生胸背部撕裂样剧痛或锥痛；肺梗死也可突然发生胸部剧痛或绞痛，常伴有呼吸困难与发绀。

4. 疼痛持续

平滑肌痉挛或血管狭窄缺血所致的疼痛为阵发性，炎症、肿瘤、栓塞或梗死所致的疼痛呈持续性，如心绞痛发作时间短暂（持续 1～5min），而心肌梗死所致的疼痛持续时间很长（数小时或更长）且不易缓解。

5. 影响疼痛的因素

影响疼痛的因素主要为疼痛发生的诱因、加重与缓解的因素。心绞痛可在劳力或精神紧张时诱发，休息后或含服硝酸甘油或硝酸异山梨酯后于 1～2min 内缓解，而心肌梗死所致的疼痛则服此药无效。食管疾病多在进食时发作或加剧，服用抗酸剂和促动力药物，疼痛可减轻或消失。胸膜炎及心包炎的胸痛可因咳嗽或用力呼吸而加剧。

【伴随症状】

（1）胸痛伴有咳嗽、咳痰和（或）发热，常见于气管、支气管和肺部疾病。

（2）胸痛伴呼吸困难，提示病变累及范围较大，如大叶性肺炎、自发性气胸、渗出性胸膜炎和肺栓塞等。

（3）胸痛伴咯血，主要见于肺栓塞、支气管肺癌。

（4）胸痛伴面色苍白、大汗、血压下降或休克，多见于心肌梗死、夹层动脉瘤、主动脉窦瘤破裂和大面积肺栓塞。

（5）胸痛伴吞咽困难，多提示食管疾病，如反流性食管炎等。

【问诊要点】

（1）一般资料，包括发病年龄、发病急缓、诱因、加重与缓解的方式。

（2）胸痛表现，包括胸痛部位、性质、程度、持续时间及有无放射痛。

（3）伴随症状，包括呼吸、心血管、消化系统及其他各系统的症状和程度。

第六章　呼吸困难

呼吸困难（Dyspnea）是指患者主观感到空气不足、呼吸费力，客观表现为呼吸运动用力，严重时可出现张口呼吸、鼻翼煽动、端坐呼吸，甚至发绀、呼吸辅助肌参与呼吸运动，并且可有呼吸频率、深度、节律的改变。

【病因】

引起呼吸困难的原因繁多，主要为呼吸系统或心血管系统疾病。

1. 呼吸系统疾病

①气道阻塞：如喉、气管、支气管因炎症水肿，肿瘤或异物所致的狭窄或阻塞及支气管哮喘，慢性阻塞性肺疾病等；

②肺部疾病：如肺炎、肺脓肿、肺结核、肺不张、肺淤血、肺水肿、弥漫性肺间质疾病、细支气管肺泡癌等；

③胸壁、胸廓、胸膜腔疾病：如胸壁炎症、严重胸廓畸形、胸腔积液、自发性气胸、广泛胸膜粘连、结核、外伤等；

④神经肌肉疾病：如脊髓灰质炎病变累及颈髓、急性多发性神经根神经炎和重症肌无力累及呼吸肌，药物导致呼吸肌麻痹等；

⑤膈疾病与运动受限，如膈肌麻痹、大量腹腔积液、腹腔巨大肿瘤、胃扩张和妊娠末期。

2. 循环系统疾病

循环系统疾病常见于各种原因所致的左心或右心衰竭、心包压塞、肺栓塞和原发性肺动脉高压等。

3. 中毒性呼吸困难

中毒性呼吸困难由各种中毒所致，如糖尿病酮症酸中毒、吗啡类药物中毒、有机磷杀虫药中毒、氰化物中毒、亚硝酸盐中毒和急性一氧化碳中毒等。

4. 神经性、精神性呼吸困难

神经性、精神性呼吸困难，如脑出血、脑外伤、脑肿瘤、脑炎、脑膜炎、脑脓肿等颅脑疾病引起的呼吸中枢功能障碍，以及精神因素所致的呼吸困难，如癔症等。

5. 血液病

血液病常见于重度贫血、高铁血红蛋白血症、硫化血红蛋白血症等。

【发生机制及临床表现】

根据发生机制及临床表现的特点，将呼吸困难归纳为以下5种类型：

1. 肺源性呼吸困难

肺源性呼吸困难主要由呼吸系统疾病引起的通气、换气功能障碍导致的缺氧伴（或不伴）二氧化碳潴留引起。临床上常分为以下3种类型：

（1）吸气性呼吸困难：主要表现为吸气显著费力，严重者吸气时可见"三凹征"（Three Depression Sign），表现为胸骨上窝、锁骨上窝和肋间隙明显凹陷，此时也可伴有干咳及高调吸气性喉鸣。"三凹征"主要是由于呼吸肌极度用力、胸腔负压增加所致的。常见于喉部、气管、大支气管的狭窄与阻塞。

（2）呼气性呼吸困难：主要表现为呼气费力、呼气缓慢、呼吸时间明显延长，常伴有呼气期哮鸣音。主要是由于肺泡弹性减弱和（或）小支气管的痉挛或炎症所致。常见于慢性支气管炎（喘息型）、慢性阻塞性肺气肿、支气管哮喘、弥漫性泛细支气管炎等。

（3）混合性呼吸困难：主要表现为吸气期及呼气期均感呼吸费力、呼吸频率增快、深度变浅，可伴有呼吸音异常或病理性呼吸音。主要是由于肺或胸膜腔病变使肺呼吸面积减少导致换气功能障碍所致。常见于重症肺炎、重症肺结核、大面积肺栓塞（梗死）、弥漫性肺间质疾病、大量胸腔积液、气胸、广泛性胸膜增厚等。

2. 心源性呼吸困难

心源性呼吸困难主要是由左心和（或）右心衰竭引起的，尤其是左心衰竭时呼吸困难更为严重，左心衰竭发生的主要原因是肺淤血和肺泡弹性降低。其发生机制为：

①肺淤血，使气体弥散功能降低；

②肺泡张力增高，刺激牵张感受器，通过迷走神经反射性地兴奋呼吸中枢；

③肺泡弹性减退，使肺活量减小；

④肺循环压力升高对呼吸中枢的反射性刺激。

左心衰竭引起的呼吸困难特点如下：

①有引起左心衰竭的基础病因，如风湿性心脏病、高血压心脏病、冠状动脉硬化性心脏病等；

②呈混合性呼吸困难，活动时呼吸困难出现或加重，休息时减轻或消失，卧位明显，坐位或立位时减轻，故当病人病情较重时，往往被迫采取半坐位或端坐体位呼吸；

③两肺底部或全肺出现湿啰音；

④应用强心剂、利尿剂和血管扩张剂改善左心功能后呼吸困难症状随之好转。

急性左心衰竭时，常出现夜间阵发性呼吸困难，表现为在夜间睡眠中突感胸闷气急、被迫坐起、惊恐不安。轻者数分钟至数十分钟后症状逐渐减轻、消失；重者可见端坐呼吸、面色发绀、大汗、有哮鸣音，咳浆液性粉红色泡沫痰，两肺底有较多湿性啰音，心率加快，可有奔马律。此种呼吸困难称为"心源性哮喘"（Cardiac Asthma）。其发生机制为：

①睡眠时迷走神经兴奋性增高，冠状动脉收缩，心肌供血减少，心功能降低；

②小支气管收缩，肺泡通气量减少；

③仰卧位时肺活量减少，下半身静脉回心血量增多，致肺淤血加重；

④呼吸中枢敏感性降低，对肺淤血引起的轻度缺氧反应迟钝，当淤血加重、缺氧明显时，才刺激呼吸中枢做出应答反应。

右心衰竭严重时也可引起呼吸困难，但程度较左心衰竭轻，其主要原因为体循环淤血所致。其发生机制为：

①右心房和上腔静脉压升高，刺激压力感受器反射性地兴奋呼吸中枢。

②血氧含量减少，乳酸、丙酮酸等代谢产物增加，刺激呼吸中枢。

③淤血性肝大、腹腔积液和胸腔积液，使呼吸运动受限，肺交换面积减小。临床上主要见于慢性肺源性心脏病、某些先天性心脏病或由左心衰竭发展而来。

另外，也可见于各种原因所致的急性或慢性心包积液。其发生呼吸困难的主要机制是大量心包渗液致心包压塞或心包纤维性增厚、钙化、缩窄，使心脏舒张受限，引起体循环静脉淤血所致。

3. 中毒性呼吸困难

代谢性酸中毒可导致血中代谢产物增多，刺激颈动脉窦、主动脉体化学受体或直接兴奋刺激呼吸中枢引起呼吸困难。其主要表现为：

①有引起代谢性酸中毒的基础病因，如尿毒症、糖尿病酮症等；

②出现深长而规则的呼吸，可伴有鼾音，称为酸中毒大呼吸（Kussmaul 呼吸）。

某些药物（如吗啡类、巴比妥类等中枢抑制药物）和有机磷杀虫药中毒时，可抑制呼吸中枢引起呼吸困难。其主要特点为：

①有药物或化学物质中毒史；

②呼吸缓慢、变浅伴有呼吸节律异常的改变，如 Cheyne – Stokes 呼吸（潮式呼吸）或 Biots 呼吸（间停呼吸）。

化学毒物中毒可导致机体缺氧引起呼吸困难，常见于一氧化碳中毒、亚硝酸盐和苯胺类中毒、氰化物中毒。其发生机制分别为：

一氧化碳中毒时，吸入的一氧化碳与血红蛋白结合形成碳氧血红蛋白，失去携带氧的能力导致缺氧而产生呼吸困难；

亚硝酸盐和苯胺类中毒时，血红蛋白变为高铁血红蛋白，失去携带氧的能力导致缺氧；

氰化物中毒时，氰离子抑制细胞色素氧化酶的活性，影响细胞呼吸的作用，导致组织缺氧，引起呼吸困难，严重时引起脑水肿，抑制呼吸中枢。

4. 神经性、精神性呼吸困难

神经性呼吸困难主要是由于呼吸中枢受增高的颅内压和供血减少的刺激，呼吸变得慢而深，并常伴有呼吸节律的改变，如双吸气（抽泣样呼吸）、呼吸遏制（吸气突然停止）等。临床上常见于重症颅脑疾患，如脑出血、脑炎、脑膜炎、脑脓肿、脑外伤及脑肿瘤等。精神性呼吸困难的主要表现为呼吸频率快而浅，伴有叹息样呼吸或出现手足搐搦，临床上常见于癔症患者。病人可突然发生呼吸困难，其发生机制多为过度通气而发生呼吸性碱中毒所致，严重时也可出现意识障碍。

5. 血源性呼吸困难

血源性呼吸困难多由红细胞携氧量减少、血氧含量降低所致。表现为呼吸浅、心率快。临床常见于重度贫血、高铁血红蛋白血症、硫化血红蛋白血症。除此以外，大出血或休克时，因缺氧和血压下降，刺激呼吸中枢，也可使呼吸加快。

【伴随症状】

（1）发作性呼吸困难伴哮鸣音，多见于支气管哮喘、心源性哮喘；突发性重度呼吸困难常见于急性喉头水肿、气管异物、大面积肺栓塞、自发性气胸等。

（2）呼吸困难伴发热，多见于肺炎、肺脓肿、肺结核、胸膜炎、急性心包炎等。

（3）呼吸困难伴一侧胸痛，常见于大叶性肺炎、急性渗出性胸膜炎、肺栓塞、自发性气胸、急性心肌梗死、支气管肺癌等。

（4）呼吸困难伴咳嗽、咳痰，常见于慢性支气管炎、阻塞性肺气肿继发肺部感染、支气管扩张、肺脓肿等；伴大量泡沫痰可见于有机磷中毒；伴粉红色泡沫痰可见于急性左心衰竭。

（5）呼吸困难伴意识障碍，常见于脑出血、脑膜炎、糖尿病酮症酸中毒、尿毒症、肺性脑病、急性中毒、休克型肺炎等。

【问诊要点】

（1）呼吸困难发生的诱因：包括有无引起呼吸困难的基础病因和直接诱因，如心、肺疾病，肾病，代谢性疾病史和有无药物、毒物摄入史及头痛、意识障碍、颅脑外伤史。

（2）呼吸困难发生的快与慢：询问起病是突然发生、缓慢发生，还是渐进发生或者有明显的时间规律。

（3）呼吸困难与活动、体位的关系。

（4）伴随症状如发热、咳嗽、咳痰、咯血、胸痛等。

第七章　心　悸

心悸（Palpitation）是一种自觉心脏跳动的不适感或心慌感。当心率加快时感到心脏跳动不适，心率缓慢时则感到搏动有力。心悸时，心率可快、可慢，也可有心律失常，心率和心律正常者也可有心悸。

【发生机制】

心悸发生机制尚未完全清楚，一般认为心脏活动过度是心悸发生的基础，常与心率及心搏出量改变有关。在心动过速时，舒张期缩短、心室充盈不足，当心室收缩时，心室肌与心瓣膜的紧张度突然增加，可引起心搏增强而感到心悸；心律失常如过早搏动，在一个较长的代偿期之后的心室收缩，往往强而有力，会出现心悸。心悸出现与心律失常出现及存在时间长短有关，如突然发生的阵发性心动过速，心悸往往较明显，而慢性心律失常，如心房颤动可因逐渐适应而无明显心悸。心悸的发生常与精神因素及注意力有关，焦虑、紧张及注意力集中时易出现。心悸可见于心脏病者，但与心脏病不能完全等同，心悸不一定有心脏病，反之心脏病患者也可不发生心悸，如无症状的冠状动脉粥样硬化性心脏病，就无心悸发生。

【病因及临床表现】

1. 心脏搏动增强

心脏收缩力增强引起的心悸，可分为生理性和病理性。生理性者见于下列情况：

①健康人在剧烈运动或精神过度紧张时；

②饮酒、喝浓茶或咖啡后；

③应用某些药物，如肾上腺素、麻黄碱、咖啡因、阿托品、甲状腺片等。

病理性者见于下列情况：

（1）心室肥大：高血压性心脏病、主动脉瓣关闭不全、二尖瓣关闭不全等引起的左心室肥大，心脏收缩力增强。动脉导管未闭、室间隔缺损，回流量增多，增加心脏的负荷量，导致心室肥大，也可引起心悸。此外，脚气性心脏病，因维生素缺乏，周围小动脉扩张，阻力降低，回心血流增多，心脏工作量增加，也可出现心悸。

（2）其他引起心脏搏动增强的疾病：

①甲状腺功能亢进，系由于基础代谢增高，交感神经兴奋性增强，导致心率加快。

②贫血，以急性失血时心悸最为明显。贫血时血液携氧量减少，器官及组织缺氧，机体为保证氧的供应，通过增加心率、排出量来代偿，心率加快导致心悸。

③发热，基础代谢率增高，心率加快，心排血量增加，也可引起心悸。

④低血糖症、嗜铬细胞瘤等引起的肾上腺素释放增多，心率加快，也可发生心悸。

2. 心律失常

心动过速、过缓或其他心律失常，均可引发心悸。

（1）心动过速：各种原因引起的窦性心动过速、阵发性室上性或室性心动过速等，均可发生心悸。

（2）心动过缓：高度房室传导阻滞、窦性心动过缓或病态窦房结综合征，由于心率缓慢，舒张期延长，心室充盈度增加，心搏强而有力，引起心悸。

（3）其他心律失常：期前收缩、心房扑动或颤动等，由于心脏跳动不规则或有一段间歇，病人感到心悸，甚至有停跳的感觉。

3．心脏神经症

心脏神经症由自主神经功能紊乱所引起，心脏本身并无器质性病变，多见于青年女性。临床表现除心悸外，常有心率加快、心前区或心尖部隐痛，以及疲乏、失眠、头晕、头痛、耳鸣、记忆力减退等神经衰弱的表现，且在焦虑、情绪激动等情况下更易发生。β-肾上腺素能受体反应亢进综合征也与自主神经功能紊乱有关，易在紧张时发生，其表现除了心悸、心动过速、胸闷、头晕外，尚可有心电图的一些改变，出现窦性心动过速、轻度 ST 段下移及 T 波平坦或倒置，易与心脏器质性病变相混淆。本病进行普萘洛尔试验可以鉴别，β-肾上腺素能受体反应亢进综合征，在应用普萘洛尔后心电图改变可恢复正常，显示其改变为功能性。

【伴随症状】

（1）伴心前区痛，见于冠状动脉粥样硬化性心脏病（如心绞痛、心肌梗死）、心肌炎、心包炎，也可见于心脏神经症等。

（2）伴发热，见于急性传染病、风湿热、心肌炎、心包炎、感染性心内膜炎等。

（3）伴晕厥或抽搐，见于高度房室传导阻滞、心室颤动或阵发性室性心动过速、病态窦房结综合征等。

（4）伴贫血，见于各种原因引起的急性失血，此时常有虚汗、脉搏微弱、血压下降或休克。慢性贫血，心悸多在劳累后较明显。

（5）伴呼吸困难，见于急性心肌梗死、心肌炎、心包炎、心力衰竭、重症贫血等。

（6）伴消瘦及出汗，见于甲状腺功能亢进。

【问诊要点】

（1）发作诱因、时间、频率、病程。

（2）有无心前区疼痛、发热、头晕、头痛、晕厥、抽搐、呼吸困难、消瘦及多汗、失眠、焦虑等相关症状。

（3）有无心脏病、内分泌疾病、贫血性疾病、神经症等病史。

（4）有无嗜好浓茶、咖啡、烟酒情况，有无精神刺激史。

第八章　恶心与呕吐

恶心（Nausea）为上腹部不适和紧迫欲吐的感觉，可伴有迷走神经兴奋的症状，如皮肤苍白、出汗、流涎、血压降低及心动过缓等，常为呕吐的前奏。呕吐（Vomiting）是通过胃的强烈收缩迫使胃或部分小肠的内容物经食管、口腔而排出体外的现象。两者均为复杂的反射动作，可由多种原因引起。

【发生机制】

呕吐是一个复杂的反射动作，其过程可分为3个阶段，即恶心、干呕与呕吐。恶心时胃张力和蠕动减弱，十二指肠张力增强，可伴或不伴有十二指肠液反流；干呕时胃上部放松，而胃窦部短暂收缩；呕吐时胃窦部持续收缩，贲门开放，腹肌收缩，腹压增加，迫使胃内容物急速而猛烈地从胃反流，经食管、口腔而排出体外。呕吐与反食不同，后者系指无恶心与呕吐的协调动作，而胃内容物经食管、口腔溢出体外。呕吐中枢位于延髓，它有两个功能不同的机构，一是神经反射中枢，即呕吐中枢（Vomiting Center），位于延髓外侧网状结构的背部，接受来自消化道、大脑皮质、内耳前庭、冠状动脉以及化学感受器触发带的传入冲动，直接支配呕吐的动作；二是化学感受器触发带（Chemoreceptor Trigger Zone），位于延髓第四脑室的底面，接受各种外来的化学物质或药物（如阿扑吗啡、洋地黄、依米丁等）及内生代谢产物（如感染、酮中毒、尿毒症等）的刺激，并由此引发出神经冲动，传至呕吐中枢再引起呕吐。

【病因】

引起恶心与呕吐的病因有很多，按发病机制可归纳为下列几类：

1. 反射性呕吐

（1）咽部受到刺激：如吸烟、剧咳、鼻咽部炎症或溢脓等。

（2）胃、十二指肠疾病：急慢性胃肠炎、消化性溃疡、功能性消化不良、急性胃扩张或幽门梗阻、十二指肠雍滞等。

（3）肠道疾病：急性阑尾炎、各型肠梗阻、急性出血坏死性肠炎、腹型过敏性紫癜等。

（4）肝胆胰疾病：急性肝炎、肝硬化、肝淤血、急慢性胆囊炎或胰腺炎等。

（5）腹膜及肠系膜疾病：如急性腹膜炎。

（6）其他疾病：如肾输尿管结石、急性肾盂肾炎、急性盆腔炎、异位妊娠破裂等。急性心肌梗死早期、心力衰竭、青光眼、屈光不正等也可出现恶心、呕吐。

2. 中枢性呕吐

（1）神经系统疾病

①颅内感染，如各种脑炎、脑膜炎、脑脓肿；

②脑血管疾病，如脑出血、脑栓塞、脑血栓形成、高血压脑病及偏头痛等；

③颅脑损伤，如脑挫裂伤或颅内血肿；

④癫痫，特别是持续状态。

（2）全身性疾病：尿毒症、肝昏迷、糖尿病酮症酸中毒、甲亢危象、甲状旁腺危象、肾上腺皮质功能不全、低血糖、低钠血症及早孕均可引起呕吐。

（3）药物：如某些抗生素、抗癌药、洋地黄、吗啡等可因兴奋呕吐中枢而致呕吐。

（4）中毒：乙醇、重金属、一氧化碳、有机磷农药、鼠药等中毒均可引起呕吐。

（5）精神因素：胃神经症、癔症、神经性厌食等也可引起呕吐。

3. 前庭障碍性呕吐

凡呕吐伴有听力障碍、眩晕等耳科症状者，需考虑前庭障碍性呕吐。常见的疾病有迷路炎，是化脓性中耳炎的常见并发症；梅尼埃病，为突发性的旋转性眩晕伴恶心呕吐；晕动病，一般在乘机、乘船和乘车时发生。

【临床表现】

1. 呕吐的时间

育龄妇女晨起呕吐常见于早期妊娠，一般人群可见于尿毒症、慢性酒精中毒或功能性消化不良；鼻窦炎患者因起床后脓液经鼻后孔流出刺激咽部，也可致晨起恶心、干呕。晚上或夜间呕吐见于幽门梗阻。

2. 呕吐与进食的关系

进食过程中或餐后即刻呕吐，可能为幽门管溃疡或精神性呕吐；餐后 1h 以上呕吐称为延迟性呕吐，提示胃张力下降或胃排空延迟；餐后较久或数餐后呕吐，见于幽门梗阻，呕吐物可有隔夜宿食；餐后近期呕吐，特别是集体发病者，多由食物中毒所致。

3. 呕吐的特点

进食后立刻呕吐，恶心很轻，吐后又可进食，长期反复发作而营养状态不受影响，多为神经官能性呕吐。喷射状呕吐多为颅内高压性疾病。

4. 呕吐物的性质

带发酵、腐败气味提示胃潴留；带粪臭味提示低位小肠梗阻；不含胆汁说明梗阻平面多在十二指肠乳头以上，含多量胆汁则提示在此平面以下；含有大量酸性液体者多有胃泌素瘤或十二指肠溃疡；无酸味者可能为贲门狭窄或贲门失弛缓症所致。上消化道出血常呈咖啡色样呕吐物。

【伴随症状】

（1）伴腹痛、腹泻者，多见于急性胃肠炎或细菌性食物中毒、霍乱、副霍乱及各种原因的急性中毒。

（2）伴右上腹痛及发热、寒战或有黄疸者，应考虑胆囊炎或胆石症。

（3）伴头痛及喷射性呕吐者，常见于颅内高压症或青光眼。

（4）伴眩晕、眼球震颤者，常见于前庭器官疾病。

（5）应用了某些药物（如抗生素与抗癌药物等），则呕吐可能与药物副作用有关。

（6）已婚育龄妇女早晨呕吐者应注意早孕。

【问诊要点】

（1）呕吐的起病，如急起或缓起、有无酗酒史、晕车晕船史以及以往同样的发作史、过去腹部手术史、女性患者的月经史等。呕吐的时间，晨起还是夜间、间歇或持续。与饮食、活动等有无关系。呕吐物的特征及呕吐物性状及气味，由此可以推测是否是中毒、消化道器质性梗阻等；根据是否有酸味可区别胃潴留与贲门失弛缓；根据是否有胆汁，可区分十二指肠乳头平面上、下之梗阻；根据呕吐物的量可确定有无上消化道梗阻，并估计液体丢失量。

（2）发作的诱因，如体位、进食、药物、精神因素、咽部刺激等。

（3）症状的特点与变化：如症状发作频率、持续时间、严重程度等。

（4）加重与缓解因素。

（5）诊治情况，如是否进行 X 线钡餐、胃镜、腹部 B 超、CT、血糖、尿素氮等检查。

第九章 呕 血

呕血 (Hematemesis) 是上消化道疾病 (指屈氏韧带以上的消化道,包括食管、胃、十二指肠、肝、胆、胰疾病) 或全身性疾病所致的上消化道出血。血液经口腔呕出,常伴有黑便,严重时可有急性周围循环衰竭的表现。

【发病机制及病因】

1. 消化系统疾病

(1) 食管疾病:反流性食管炎、食管憩室炎、食管癌、食管异物、食管贲门黏膜撕裂 (Mallory - Weiss 综合征)、食管损伤等。大量呕血常由门脉高压所致的食管静脉曲张破裂所致,食管异物戳穿主动脉可造成大量呕血,甚至危及生命。

(2) 胃及十二指肠疾病:最常见的为消化性溃疡,其次有急性糜烂出血性胃炎、胃癌、胃泌素瘤 (Zollinger - Ellison 综合征)、胃血管异常如恒径动脉综合征 (Dieulafoy 病) 等也可引起呕血。其他少见疾病有平滑肌瘤、平滑肌肉瘤、淋巴瘤、息肉、胃黏膜脱垂、急性胃扩张、胃扭转、憩室炎、结核、克罗恩病等。

(3) 门脉高压引起的食管胃底静脉曲张破裂或门脉高压性胃病出血。

2. 上消化道邻近器官或组织的疾病

如胆道结石、胆道蛔虫、胆囊癌、胆管癌及壶腹癌出血均可引起大量血液流入十二指肠导致呕血。此外,可引发呕血的病症还有急慢性胰腺炎、胰腺癌合并脓肿破溃、主动脉瘤破入食管、胃或十二指肠,纵隔肿瘤破入食道等。

3. 全身性疾病

(1) 血液疾病:血小板减少性紫癜、过敏性紫癜、白血病、血友病、霍奇金病、遗传性毛细血管扩张症、弥散性血管内凝血及其他凝血机制障碍 (如应用抗凝药过量) 等。

(2) 感染性疾病:流行性出血热、钩端螺旋体病、登革热、暴发型肝炎、败血症等。

(3) 结缔组织病:系统性红斑狼疮、皮肌炎、结节性多动脉炎累及上消化道。

(4) 其他:尿毒症、肺源性心脏病、呼吸功能衰竭等。

如上所述,呕血的原因有很多,但以消化性溃疡引起的呕血最为常见,其次为食管或胃底静脉曲张破裂,再次为急性糜烂性出血性胃炎和胃癌,因此考虑呕血的病因时,应首先考虑上述 4 种疾病。当病因未明时,也应考虑一些少见疾病,如平滑肌瘤、血管畸形、血友病、原发性血小板减少性紫癜等。

【临床表现】

1. 呕血与黑便

呕血前常有上腹不适和恶心,随后呕吐血性胃内容物。其颜色视出血量的多少及在胃内停留时间的久暂以及出血的部位而不同。出血量多、在胃内停留时间短、出血位于食管则血色鲜红或混有凝血块,或为暗红色;当出血量较少或在胃内停留时间长时,则因血红蛋白与胃酸作用形成酸化正铁血红蛋白 (Hematin),呕吐物可呈咖啡渣样,为棕褐色。呕血的同时因部分血液经肠道排出体外,可形成黑便 (Melena)。

2. 失血性周围循环衰竭

出血量占循环血容量的 10％ 以下时，病人一般无明显临床表现；出血量占循环血容量的 10％～20％ 时，可有头晕、无力等症状，多无血压、脉搏等变化；出血量达循环血容量的 20％ 以上时，则有冷汗、四肢厥冷、心慌、脉搏增快等急性失血症状；若出血量在循环血容量的 30％ 以上，则有神志不清、面色苍白、心率加快、脉搏细弱、血压下降、呼吸急促等急性周围循环衰竭的表现。

3. 血液学改变

出血早期可无明显血液学改变，出血 3～4h 以后由于组织液的渗出及输液等情况，血液被稀释，血红蛋白及血细胞比容逐渐降低。

4. 其他

大量呕血可出现氮质血症、发热等症状。

【伴随症状】

了解伴随症状对估计失血量及确定病因很有帮助。下面是常见的伴随症状：

（1）伴上腹痛：中青年人，慢性反复发作的上腹痛，具有一定周期性与节律性，多为消化性溃疡；中老年人，慢性上腹痛，疼痛无明显规律性并伴有厌食、消瘦或贫血者，应警惕胃癌。

（2）伴肝脾大：脾大，皮肤有蜘蛛痣、肝掌、腹壁静脉曲张或有腹水，化验有肝功能障碍，提示肝硬化门脉高压；肝区疼痛、肝大、质地坚硬、表面凹凸不平或有结节，血清甲胎蛋白（AFP）阳性者多为肝癌。

（3）黄疸、寒战、发热伴右上腹绞痛而呕血者，可能由胆道疾病所引起；黄疸、发热及全身皮肤黏膜有出血倾向者，见于某些感染性疾病，如败血症及钩端螺旋体病等。

（4）皮肤黏膜出血，常与血液疾病及凝血功能障碍性疾病有关。

（5）其他近期有服用非甾体类抗炎药物史、酗酒史，大面积烧伤、颅脑手术、脑血管疾病史和严重外伤伴呕血者，应考虑急性胃黏膜病变。在剧烈呕吐后继而呕血，应注意食管贲门黏膜撕裂。

（6）头晕、黑蒙、口渴、冷汗，提示血容量不足，早期可随体位变动（如由卧位变坐、立位时）而发生。伴有肠鸣、黑便或便血，提示有活动性出血。

【问诊要点】

1. 确定是否为呕血

应注意排除口腔、鼻咽部出血和咯血。

2. 呕血的诱因

是否有饮食不洁、大量饮酒、毒物或特殊药物摄入史。

3. 呕血的颜色

呕血的颜色可帮助推测出血的部位和速度，如食管病变出血或出血量大、出血速度快者，多为鲜红或暗红色；胃内病变或出血量小、出血速度慢者多呈咖啡色样。

4. 呕血量

呕血量可作为估计出血量的参考，但由于部分血液可较长时间滞留在胃肠道，应结合全身表现估计出血量。

5. 患者的一般情况

对估计血容量丢失最为重要，如是否有口渴、头晕、黑蒙、心悸、出汗等症状以及卧位变坐位、立位时是否有心悸、心率变化，是否有晕厥或晕倒等症状。

6. 过去

过去是否有慢性上腹部疼痛、反酸、胃灼热、嗳气等消化不良病史，是否有肝病和长期药物摄入史等。

第十章　便　　血

便血（Hematochezia）是指消化道出血，血液由肛门排出。便血颜色可呈鲜红、暗红或黑色。少量出血不造成粪便颜色改变，须经隐血试验才能确定者，称为隐血（Occult Blood）。

【病因】

引起便血的原因有很多，常见的有下列疾病：

1. 下消化道疾病

（1）小肠疾病：肠结核、肠伤寒、急性出血性坏死性肠炎、钩虫病、克罗恩病、小肠肿瘤、小肠血管瘤、空肠憩室炎或溃疡、Meckel 憩室炎或溃疡、肠套叠等。

（2）结肠疾病：急性细菌性痢疾、阿米巴痢疾、血吸虫病、溃疡性结肠炎、结肠憩室炎、结肠癌、结肠息肉、缺血性结肠炎等。

（3）直肠肛管疾病：直肠肛管损伤、非特异性直肠炎、放射性直肠炎、直肠息肉、直肠癌、痔、肛裂、肛瘘等。

（4）血管病变：如血管瘤、毛细血管扩张症、血管畸形、血管退行性变、缺血性肠炎、静脉曲张等。

2. 上消化道疾病

见本篇第九章，视出血的量与速度的不同，可表现为便血或黑便。

3. 全身性疾病

白血病、血小板减少性紫癜、血友病、遗传性毛细血管扩张症、维生素 C 及 K 缺乏症、肝脏疾病、尿毒症、流行性出血热、败血症等。

【临床表现】

便血多为下消化道出血，可表现为急性大出血、慢性少量出血及间歇性出血。便血的颜色可因出血部位不同、出血量的多少以及血液在肠腔内停留时间的长短而异，如出血量多、速度快则呈鲜红色；若出血量小、速度慢，血液在肠道内停留时间较长，则可为暗红色。粪便可全为血液或混合有粪便，也可仅黏附于粪便表面或于排便后肛门滴血。消化道出血每日在 5mL 以下者，无肉眼可见的粪便颜色改变，称为隐血便，隐血便须用隐血试验才能确定。一般的隐血试验虽敏感性高，但有一定的假阳性，采取抗人血红蛋白单克隆抗体的免疫学检测方法，可以避免其假阳性。

【伴随症状】

引起便血的疾病有很多，为进一步明确诊断必须结合其他症状全面综合考虑。

（1）伴腹痛：慢性反复上腹痛，且呈周期性与节律性，出血后疼痛减轻，见于消化性溃疡；上腹绞痛或有黄疸伴便血者，应考虑胆道出血；腹痛时排血便或脓血便，便后腹痛减轻，见于细菌性痢疾、阿米巴痢疾或溃疡性结肠炎；腹痛伴便血还见于急性出血性坏死性肠炎、肠套叠、肠系膜血栓形成或栓塞、膈疝等。

（2）伴里急后重：即肛门坠胀感。感觉排便未净，排便频繁，但每次排便量甚少，且排便后未感轻松，提示为肛门、直肠疾病，见于痢疾、直肠炎及直肠癌。

（3）伴发热：便血伴发热常见于传染性疾病，如败血症、流行性出血热、钩端螺旋体病或部分恶性肿瘤,如肠道淋巴瘤、白血病等。

(4)全身出血倾向:便血伴皮肤黏膜出血者,可见于急性传染性疾病及血液疾病,如重症肝炎、流行性出血热、白血病、过敏性紫癜、血友病等。

(5)伴皮肤改变:皮肤有蜘蛛痣及肝掌者,便血可能与肝硬化门脉高压有关。皮肤黏膜出现成簇的毛细血管扩张,提示便血可能由遗传性毛细血管扩张症所致。

(6)腹部肿块:便血伴腹部肿块者,应考虑肠道恶性淋巴瘤、结肠癌、肠结核、肠套叠及克罗恩病等。

【问诊要点】

1. 便血的病因和诱因

是否有饮食不洁,进食生冷、辛辣刺激等食物史。是否有服药史,是否集体发病。便血的颜色及其与大便的关系可以帮助推测出血的部位、速度及可能的病因。

2. 便血量

便血量如同呕血量一样,可以作为估计失血量的参考。但是由于粪便量的影响,需结合患者全身表现才能大致估计失血量。

3. 患者一般情况

如是否伴有头晕、眼花、心慌、出汗等,可以帮助判断血容量丢失情况。

4. 过去

是否有腹泻、腹痛、肠鸣、痔、肛裂病史,是否使用抗凝药物,是否有胃肠手术史等。

第十一章　腹　痛

腹痛（Abdominal Pain）多数由腹部脏器疾病引起，但腹腔外疾病及全身性疾病也可引起。腹痛的性质和程度，既受病变性质和刺激程度的影响，也受神经和心理因素的影响。由于原因较多，病情复杂，因此，必须认真了解病史，进行全面体格检查和必要的辅助检查，并联系病理生理改变，进行综合分析，才能做出正确诊断。临床上一般将腹痛按起病缓急、病程长短分为急性腹痛和慢性腹痛。

【发生机制】

腹痛的机制可分为三种，即内脏性腹痛、躯体性腹痛和牵涉痛。

1. 内脏性腹痛

内脏性腹痛腹内某一器官的痛觉信号由交感神经传入脊髓引起的，其疼痛特点为：

①疼痛部位不确切，接近腹中线；

②疼痛感觉模糊，多为痉挛、不适、钝痛、灼痛；

③常伴恶心、呕吐、出汗等其他自主神经兴奋症状。

2. 躯体性腹痛

躯体性腹痛由来自腹膜壁层及腹壁的痛觉信号，经感觉神经传至脊神经根，传入脊髓所引起。其特点如下：

①定位准确，可在腹部一侧；

②程度剧烈而持续；

③可有局部腹肌强直；

④腹痛可因咳嗽、体位变化而加重。

3. 牵涉痛

牵涉痛指内脏性疼痛牵涉到身体体表部位，即内脏痛觉信号传至相应脊髓节段，引起该节段支配的体表部位疼痛。特点是定位明确，疼痛剧烈，有压痛、肌紧张及感觉过敏等。

临床上不少疾病的腹痛涉及多种发生机制，如阑尾炎早期疼痛在脐周或上腹部，常有恶心、呕吐，为内脏性疼痛。随着疾病的发展，持续而强烈的炎症刺激影响相应脊髓节段的躯体传入纤维，出现牵涉痛，疼痛转移至右下腹麦氏（McBurney）点；当炎症进一步发展波及腹膜壁层，则出现躯体性疼痛，程度剧烈，伴以压痛、肌紧张及反跳痛。

【病因】

1. 急性腹痛

（1）腹腔器官急性炎症：如急性胃炎、急性肠炎、急性胰腺炎、急性出血坏死性肠炎、急性胆囊炎、急性阑尾炎等。

（2）空腔脏器阻塞或扩张：如肠梗阻、肠套叠、胆道结石、胆道蛔虫症、泌尿系统结石、梗阻等。

（3）脏器扭转或破裂：如肠扭转、肠绞窄、胃肠穿孔、肠系膜或大网膜扭转、卵巢扭转、肝破裂、脾破裂、异位妊娠破裂等。

（4）腹膜炎症：多由胃肠穿孔引起，少部分为自发性腹膜炎。

（5）腹腔内血管阻塞：如缺血性肠病、夹层腹主动脉瘤和门静脉血栓形成。

（6）腹壁疾病：如腹壁挫伤、脓肿及腹壁皮肤带状疱疹。

（7）胸腔疾病所致的腹部牵涉性痛：如肺炎、肺梗死、心绞痛、心肌梗死、急性心包炎、胸膜炎、食管裂孔疝、胸椎结核。

（8）全身性疾病所致的腹痛：如腹型过敏性紫癜、糖尿病酸中毒、尿毒症、铅中毒、血卟啉病等。

2. 慢性腹痛

（1）腹腔脏器慢性炎症：如慢性胃炎、十二指肠炎、慢性胆囊炎及胆道感染、慢性胰腺炎、结核性腹膜炎、溃疡性结肠炎、克罗恩病等。

（2）消化道运动障碍：如功能性消化不良、肠易激综合征及胆道运动功能障碍等。

（3）胃、十二指肠溃疡。

（4）腹腔脏器扭转或梗阻：如慢性胃、肠扭转，十二指肠壅滞，慢性肠梗阻。

（5）脏器包膜的牵张：实质性器官因病变肿胀，导致包膜张力增加而发生的腹痛，如肝淤血、肝炎、肝脓肿、肝癌等。

（6）中毒与代谢障碍：如铅中毒、尿毒症等。

（7）肿瘤压迫及浸润：以恶性肿瘤居多，与肿瘤不断生长、压迫和侵犯感觉神经有关。

【临床表现】

1. 腹痛部位

一般腹痛部位多为病变所在部位。如胃、十二指肠和胰腺疾病，疼痛多在中上腹部；胆囊炎、胆石症、肝脓肿等疼痛多在右上腹部；急性阑尾炎疼痛在右下腹麦氏点；小肠疾病疼痛多在脐部或脐周；结肠疾病疼痛多在下腹或左下腹部；膀胱炎、盆腔炎及异位妊娠破裂，疼痛也在下腹部。弥漫性或部位不定的疼痛见于急性弥漫性腹膜炎、机械性肠梗阻、急性出血坏死性肠炎、血卟啉病、铅中毒、腹型过敏性紫癜等。

2. 腹痛性质和程度

突发的中上腹剧烈刀割样痛、烧灼样痛，多为胃、十二指肠溃疡穿孔；中上腹持续性隐痛多考虑慢性胃炎及胃、十二指肠溃疡；上腹部持续性钝痛或刀割样疼痛呈阵发性加剧多为急性胰腺炎；胆石症或泌尿系统结石常为阵发性绞痛，相当剧烈，致使病人辗转不安；阵发性剑突下钻顶样疼痛是胆道蛔虫症的典型表现；持续性、广泛性剧烈腹痛伴腹壁肌紧张或板样强直，提示为急性弥漫性腹膜炎。其中，隐痛或钝痛多为内脏性疼痛，多由胃肠张力变化或轻度炎症引起，胀痛可能为实质脏器包膜牵张所致。3 种绞痛的区别见表 1-3。

表 1-3　3 种绞痛的区别

疼痛类别	疼痛的部位	其他特点
肠绞痛	多位于脐周围、下腹部	常伴有恶心、呕吐、腹泻、便秘、肠鸣音增强等
胆绞痛	位于右上腹，放射至右背与右肩胛	常有黄疸、发热，肝可触及或 Murphy 征阳性
肾绞痛	位于腰部并向下放射，至腹股沟、外生殖器及大腿内侧	常有尿频、尿急，小便含蛋白质、红细胞等

3. 诱发因素

胆囊炎或胆石症发作前常有进油腻食物史，急性胰腺炎发作前则常有酗酒、暴饮暴食史，部分机械性肠梗阻多与腹部手术有关，腹部受暴力作用引起的剧痛并有休克者，可能是肝、脾破裂所致。

4. 发作时间

餐后痛可能由于胆胰疾病、胃部肿瘤或消化不良所致，周期性、节律性上腹痛见于胃、十二指肠溃疡，子宫内膜异位者腹痛与月经来潮相关，卵泡破裂者发作在月经期间。

5. 与体位的关系

某些体位可使腹痛加剧或减轻，有可能成为诊断的线索。如胃黏膜脱垂病人左侧卧位可使疼痛减轻，十二指肠壅滞症患者膝胸或俯卧位可使腹痛及呕吐等症状缓解，胰体癌患者仰卧位时疼痛明显，而前倾位或俯卧位时减轻，反流性食管炎患者烧灼痛在躯体前屈时明显，直立位时减轻。

【伴随症状】

（1）腹痛伴发热、寒战，提示有炎症存在，见于急性胆道感染、胆囊炎、肝脓肿、腹腔脓肿，也可见于腹腔外感染性疾病。

（2）腹痛伴黄疸，可能与肝胆胰疾病有关。急性溶血性贫血也可出现腹痛与黄疸。

（3）腹痛伴休克，同时有贫血者可能是腹腔脏器破裂（如肝、脾或异位妊娠破裂）；无贫血者则见于胃肠穿孔、绞窄性肠梗阻、肠扭转、急性出血坏死性胰腺炎等。腹腔外疾病，如心肌梗死、肺炎也可出现腹痛与休克，应特别警惕。

（4）腹痛伴呕吐、反酸、腹泻，提示食管、胃肠病变，呕吐量大提示胃肠道梗阻；伴反酸、嗳气者提示胃、十二指肠溃疡或胃炎；腹痛伴腹泻者提示消化吸收障碍或肠道炎症、溃疡或肿瘤。

（5）腹痛伴血尿，可能为泌尿系统疾病（如泌尿系统结石）所致。

【问诊要点】

1. 腹痛起病情况

有无饮食、外科手术等诱因。

2. 腹痛的性质和严重程度

通常先询问怎样痛，有多重。如不能得到满意回答，可采用选择提问，是烧灼样，绞痛样，还是刀割样？隐隐作痛还是胀痛等？

3. 腹痛的部位

明确指出最痛部位，以便判断疾病的部位。

4. 腹痛的时间

特别是与进食、活动、体位的关系。

5. 腹痛的伴随症状

对确立疾病的性质、严重度均十分重要。

第十二章 腹 泻

腹泻（Diarrhea）指排便次数增多，粪质稀薄，或带有黏液、脓血或未消化的食物。如解液状便，每日 3 次以上，或每天粪便总量大于 200g，其中粪便含水量大于 80％，则可认为是腹泻。腹泻可分为急性与慢性两种，超过两个月者属于慢性腹泻。

【发生机制】

腹泻的发病机制相当复杂，有些因素又互为因果，从病理、生理角度可归纳为下列几个方面：

（1）分泌性腹泻：系肠道分泌大量液体超过肠黏膜吸收能力所致。霍乱弧菌外毒素引起的大量水样腹泻属于典型的分泌性腹泻。肠道非感染或感染性炎症，如阿米巴肠炎、细菌性痢疾、溃疡性结肠炎、克罗恩病、肠结核以及放射性肠炎、肿瘤溃烂等均可使炎症性渗出物增多而致腹泻。某些胃肠道内分泌肿瘤（如胃泌素瘤）所致的腹泻也属于分泌性腹泻。

（2）消化功能障碍性腹泻：由消化液分泌减少所引起，如慢性胰腺炎、慢性萎缩性胃炎、胃大部分切除术后。胰、胆管阻塞可因胆汁和胰酶排泌受阻引起消化功能障碍性腹泻。

（3）渗透性腹泻：是由肠内容物渗透压增高，阻碍肠内水分与电解质的吸收而引起的，如乳糖酶缺乏，乳糖不能水解即形成肠内高渗，服用盐类泻剂或甘露醇等引起的腹泻也属于此型。

（4）动力性腹泻：由肠蠕动亢进致肠内食糜停留时间缩短，未被充分吸收所致的腹泻，如肠炎、甲状腺功能亢进、糖尿病、胃肠功能紊乱等。

（5）吸收不良性腹泻：由肠黏膜的吸收面积减少或吸收障碍所引起，如小肠大部分切除、吸收不良综合征、脂肪泻等。

腹泻病例往往不是单一的机制致病，可能涉及多种原因，仅以其中一个机制占优势而已。

【病因】

1. 急性腹泻

（1）肠道疾病：常见的是由病毒、细菌、真菌、原虫、蠕虫等感染所引起的肠炎及急性出血性坏死性肠炎，此外，还有克罗恩病或溃疡性结肠炎急性发作、急性缺血性肠病等。也包括因抗生素使用而发生的抗生素相关性小肠炎、结肠炎。

（2）急性中毒：食用毒蕈、桐油、河豚、鱼胆及化学药物，如砷、磷、铅、汞等引起的腹泻。

（3）全身性感染：如败血症、伤寒或副伤寒、钩端螺旋体病等。

（4）其他：如变态反应性肠炎、过敏性紫癜；服用某些药物，如氟尿嘧啶、利血平及新斯的明等；某些内分泌疾病，如肾上腺皮质功能减退危象、甲亢危象。

2. 慢性腹泻

（1）消化系统疾病

①胃部疾病：如慢性萎缩性胃炎、胃大部分切除后胃酸缺乏等。

②肠道感染：如肠结核、慢性细菌性痢疾、慢性阿米巴痢疾、血吸虫病、肠鞭毛原虫病、钩虫病、绦虫病等。

③肠道非感染性病变：如克罗恩病、溃疡性结肠炎、结肠多发性息肉、吸收不良综合征等。

④肠道肿瘤：结肠绒毛状腺瘤、肠道恶性肿瘤。

⑤胰腺疾病：慢性胰腺炎、胰腺癌、胰腺切除术后等。

⑥肝胆疾病：肝硬化、胆汁淤积性黄疸、慢性胆囊炎与胆石症。

（2）全身性疾病

①内分泌及代谢障碍疾病：如甲状腺功能亢进、肾上腺皮质功能减退、胃泌素瘤、血管活性肠肽（VIP）瘤、类癌综合征及糖尿病性肠病。

②其他系统疾病：系统性红斑狼疮、硬皮病、尿毒症、放射性肠炎等。

③药物副作用：如利血平、甲状腺素、洋地黄类药物、考来烯胺等。某些抗肿瘤药物和抗生素使用也可导致腹泻。

④神经功能紊乱：如肠易激综合征。

【临床表现】

1. 起病及病程

急性腹泻起病骤然，病程较短，多为感染或食物中毒所致。慢性腹泻起病缓慢，病程较长，多见于慢性感染、非特异性炎症、吸收不良、消化功能障碍、肠道肿瘤或神经功能紊乱等。

2. 腹泻次数及粪便性质

急性感染性腹泻常有不洁饮食史，于进食后24h内发病，每天排便数次甚至数十次。多呈糊状或水样便，少数为脓血便。慢性腹泻表现为每天排便次数增多，可为稀便，也可带黏液、脓血，见于慢性痢疾、炎症性肠病及结肠、直肠癌等。阿米巴痢疾的粪便呈暗红色或果酱样。粪便中带黏液而无病理成分者常见于肠易激综合征。

3. 腹泻与腹痛的关系

急性腹泻常有腹痛，尤以感染性腹泻较为明显。小肠疾病的腹泻疼痛常在脐周，便后腹痛缓解不明显。结肠病变疼痛多在下腹，便后疼痛常可缓解。分泌性腹泻往往无明显腹痛。

【伴随症状】

了解腹泻伴随的症状，对了解腹泻的病因和机制、腹泻引起的病理生理改变，乃至临床诊断都有重要价值。

①伴发热者，可见于急性细菌性痢疾、伤寒或副伤寒、肠结核、肠道恶性淋巴瘤、克罗恩病、溃疡性结肠炎急性发作期、败血症等；

②伴里急后重，提示病变以结肠直肠为主，如痢疾、直肠炎、直肠肿瘤等；

③伴明显消瘦，多提示病变位于小肠，如胃肠道恶性肿瘤、肠结核及吸收不良综合征；

④伴皮疹或皮下出血者，见于败血症、伤寒或副伤寒、麻疹、过敏性紫癜、糙皮病等；

⑤伴腹部包块者，见于胃肠恶性肿瘤、肠结核、克罗恩病及血吸虫性肉芽肿；

⑥伴重度失水者，常见于分泌性腹泻，如霍乱、细菌性食物中毒或尿毒症等；

⑦伴关节痛或关节肿胀者，见于克罗恩病、溃疡性结肠炎、系统性红斑狼疮、肠结核、Whipple病等。

【问诊要点】

1. 腹泻的起病

是否有不洁饮食、旅行、聚餐等，是否与摄入脂肪餐有关，或与紧张、焦虑有关。腹泻的次数及大便量有助于判断腹泻的类型及病变的部位，分泌性腹泻粪便量常超过每日1L，而渗透性腹泻粪便远少于此量，次数多而量少多与直肠刺激有关。

2. 大便的性状及臭味

除仔细观察大便性状外，配合大便常规检查，可大致区分感染与非感染、炎症渗出性与分泌性、动力性腹泻。大便奇臭多有消化吸收障碍，无臭多为分泌性水泻。

3. 同食者群体发病史及地区和家族中的发病情况

了解上述情况对诊断食物中毒、流行病、地方病及遗传病具有重要价值。

4. 腹泻加重、缓解的因素

如与进食、与油腻食物的关系及抗生素使用史等。

5. 病后一般情况变化

功能性腹泻、下段结肠病变对病人一般情况影响较小；而器质性疾病（如炎症、肿瘤、肝胆胰疾患）、小肠病变影响则较大。

第十三章　血　尿

血尿（Hematuria）包括镜下血尿和肉眼血尿，前者是指尿色正常，须经显微镜检查方能确定，通常离心沉淀后的尿液镜检每高倍视野有红细胞 3 个以上。后者是指尿呈洗肉水色或血色，肉眼即可见的血尿。

【病因】

98％的血尿是由泌尿系统疾病引起的，2％的血尿由全身性疾病或泌尿系统邻近器官病变所致。

1. 泌尿系统疾病

肾小球疾病，如急慢性肾小球肾炎、IgA 肾病、遗传性肾炎和薄基底膜肾病；各种间质性肾炎、尿路感染、泌尿系统结石、结核、肿瘤、多囊肾、血管异常、尿路憩室、息肉和先天性畸形等。

2. 全身性疾病

①感染性疾病：败血症、流行性出血热、猩红热、钩端螺旋体病和丝虫病等；

②血液病：白血病、再生障碍性贫血、血小板减少性紫癜、过敏性紫癜和血友病；

③免疫和自身免疫性疾病：系统性红斑狼疮、结节性多动脉炎、皮肌炎、类风湿性关节炎、系统性硬化症等引起肾损害时；

④心血管疾病：亚急性感染性心内膜炎、急进性高血压、慢性心力衰竭、肾动脉栓塞和肾静脉血栓形成等。

3. 尿路邻近器官疾病

尿路邻近器官疾病，如急慢性前列腺炎、精囊炎、急性盆腔炎或脓肿、宫颈癌、输卵管炎、阴道炎、急性阑尾炎、直肠癌和结肠癌等。

4. 化学物品或药品对尿路的损害

化学物品或药品对尿路的损害，如磺胺药、吲哚美辛、甘露醇、汞、铅、镉等重金属对肾小管的损害；环磷酰胺引起的出血性膀胱炎；抗凝剂（如肝素）过量也可出现血尿。

5. 功能性血尿

平时运动量小的健康人，突然加大运动量可出现运动性血尿。

【临床表现】

血尿依据其排尿先后可分为初血尿、终末血尿和全程血尿，做尿三杯试验可区分这三种情况，即排尿时将尿分别盛于三个量杯内，如血尿出现于排尿的初始阶段称为初血尿，为尿道病变所致；如排尿的终末阶段出现血尿称为终末血尿，见于膀胱颈部、三角区或后尿道的前列腺和精囊腺病变；三段尿均呈红色，即全程血尿，提示血尿来自肾脏或输尿管。不同病因的血尿会出现相应的临床症状。

【伴随症状】

①血尿伴肾绞痛，是肾或输尿管结石的特征。

②血尿伴尿流中断，见于膀胱和尿道结石。

③血尿伴尿流细和排尿困难，见于前列腺炎、前列腺癌。

④血尿伴尿频、尿急、尿痛，见于膀胱炎和尿道炎，同时伴有腰痛、高热畏寒常为肾

盂肾炎。

⑤血尿伴有水肿、高血压、蛋白尿，见于肾小球肾炎。

⑥血尿伴肾肿块，单侧肿大见于肿瘤、肾积水和肾囊肿；双侧肿大见于先天性多囊肾，触及移动性肾脏见于肾下垂或游走肾。

⑦血尿伴有皮肤黏膜及其他部位出血，见于血液病和某些感染性疾病。

⑧血尿合并乳糜尿见于丝虫病、慢性肾盂肾炎。

【问诊要点】

①尿的颜色，如为红色，应进一步了解是否进食了引起红色尿的药品或食物，是否为女性的月经期间，以排除假性血尿；

②血尿出现在尿程的哪一段，是否全程血尿，有无血块；

③是否伴有全身或泌尿系统症状；

④有无腰腹部新近外伤和泌尿道器械检查史；

⑤过去是否有高血压和肾炎史。

第十四章　尿频、尿急与尿痛

尿频（Frequent Micturition）是指单位时间内排尿次数增多。正常成人白天排尿 4～6 次，夜间 0～2 次。尿急（Urgent Micturition）是指患者一有尿意即迫不及待需要排尿，难以控制。尿痛（Odynuiria）是指患者排尿时感觉耻骨上区、会阴部和尿道内疼痛或烧灼感。尿频、尿急和尿痛合称为膀胱刺激征。

【病因与临床表现】

1. 尿频

（1）生理性尿频：饮水过多、精神紧张或气候寒冷时排尿次数增多属于正常现象。特点是每次尿量不少，也不伴随尿频、尿急等其他症状。

（2）病理性尿频：常见于以下几种情况。

①多尿性尿频：排尿次数增多而每次尿量不少，全日总尿量增多。见于糖尿病、尿崩症、精神性多饮和急性肾功能衰竭的多尿期。

②炎症性尿频：尿频而每次尿量少，多伴有尿急、尿痛，尿液镜检可见炎性细胞。见于膀胱炎、尿道炎、前列腺炎和尿道旁腺炎等。

③神经性尿频：尿频而每次尿量少，不伴尿急、尿痛，尿液镜检无炎性细胞。见于中枢及周围神经病变，如癔症、神经源性膀胱。

④膀胱容量减少性尿频：表现为持续性尿频，药物治疗难以缓解，每次尿量少。见于膀胱占位性病变，妊娠子宫增大或卵巢囊肿等压迫膀胱，膀胱结核引起膀胱纤维性缩窄。

⑤尿道口周围病变：尿道口息肉、处女膜伞和尿道旁腺囊肿等刺激尿道口引起尿频。

2. 尿急

尿急常见于下列情况：

（1）炎症：急性膀胱炎、尿道炎，特别是膀胱三角区和后尿道炎症，尿急症状特别明显；急性前列腺炎常有尿急，慢性前列腺炎因伴有腺体增生肥大，故有排尿困难、尿线细和尿流中断症状。

（2）结石和异物：膀胱和尿道结石或异物刺激黏膜产生尿频。

（3）肿瘤：膀胱癌和前列腺癌。

（4）神经源性：精神因素和神经源性膀胱（Neurogenicbladder）。

（5）高温环境下尿液高度浓缩，酸性高的尿可刺激膀胱或尿道黏膜产生尿急。

3. 尿痛

引起尿急的病因几乎都可以引起尿痛，疼痛部位多在耻骨上区、会阴部和尿道内，尿痛的性质可为灼痛或刺痛。尿道炎多在排尿开始时出现疼痛；后尿道炎、膀胱炎和前列腺炎常出现终末性尿痛。

【伴随症状】

（1）尿频伴有尿急和尿痛，见于膀胱炎和尿道炎，膀胱刺激征存在但不剧烈而伴有双侧腰痛见于肾盂肾炎；伴有会阴部、腹股沟和睾丸胀痛见于急性前列腺炎。

（2）尿频、尿急伴有血尿，午后低热、乏力盗汗见于膀胱结核。

（3）尿频不伴尿急和尿痛，但伴有多饮、多尿和口渴，见于精神性多饮、糖尿病和尿崩症。

（4）尿频、尿急伴无痛性血尿，见于膀胱癌。

（5）老年男性尿频伴有尿线细、进行性排尿困难，见于前列腺增生。

（6）尿频、尿急、尿痛伴有尿流突然中断，见于膀胱结石堵住出口或后尿道结石嵌顿。

【问诊要点】

（1）尿频、尿急和尿痛发生的时间。

（2）排尿的频率，夜尿次数，每次尿量。

（3）尿痛的部位、性质、时间和放射部位。

（4）有无伴随症状，如发热、腰痛、血尿、脓尿、排尿困难和尿道口分泌物等。

（5）近期是否接受过导尿、尿路器械检查或流产术。

（6）既往有无相关病史，如结核病、糖尿病、肾炎和尿路结石、盆腔手术、中枢神经系统受损或精神病史。

（7）对疑有性传播疾病所致下尿路感染，应当询问患者本人或其配偶有无不洁性交史。

第十五章　头　　痛

头痛有 300 多种不同的类型和原因，医生必须尽可能地确定诊断。虽然大部分头痛是至今病因不清的良性头痛，但某些继发性头痛患者的病情可能相当严重，有时甚至威胁生命，所以需要医生对头痛做出准确诊断，以便选择适当的疗法。

【发生机制】

头痛的发生机制复杂，主要是由于颅内、外痛敏结构内的痛觉感受器受到刺激，经痛觉传导通路传导到大脑皮层而引起。颅内痛敏结构包括静脉窦（如矢状窦）、脑膜前动脉及中动脉、颅底硬脑膜、三叉神经（Ⅴ）、舌咽神经（Ⅸ）和迷走神经（Ⅹ）、颈内动脉近端部分及邻近 Willis 环分支、脑干中脑导水管周围灰质和丘脑感觉中继核等；颅外痛敏结构包括颅骨骨膜、头部皮肤、皮下组织、帽状腱膜、头颈部肌肉和颅外动脉、第 2 和第 3 颈神经、眼、耳、牙齿、鼻窦、口咽部和鼻腔黏膜等。机械、化学、生物刺激和体内生化改变作用于颅内、外痛敏结构均可引起头痛。如颅内、外动脉扩张或受牵拉，颅内静脉和静脉窦的移位或受牵引，脑神经和颈神经受到压迫、牵拉或炎症刺激，颅、颈部肌肉痉挛、炎症刺激或创伤，各种原因引起的脑膜刺激，颅内压异常，颅内 5-羟色胺能神经元投射系统功能紊乱等。

【病因及分类】

自从 1988 年国际头痛协会制定头痛分类标准以来，此标准已经成为头痛分类的世界性标准。本章采用 2004 年国际头痛协会（第二版）（ICHD-Ⅱ）的头痛分类标准。

原发性头痛，也就是没有明确病因的头痛，包括偏头痛、紧张型头痛、丛集性头痛和杂类头痛（如良性劳力性头痛），不会导致不良后果，预后佳。继发性头痛种类繁多，主要根据其病因分类。一般来说，依据详尽的病史，仔细地查体以及对某些患者的诊断性检查，可以对头痛做出正确的诊断。

【临床表现】

（一）时间因素描述

1. 发病年龄

偏头痛通常在 40 岁前发病，50 岁以后很少见。相反，典型的颞动脉炎均在 50 岁以后发病，50 岁前发病者少见。

2. 达到最严重程度的时间

霹雳性头痛是一种在 1min 之内发作的最严重的头痛，它可以由蛛网膜下腔出血、颈动脉夹层动脉瘤和偏头痛引起。严重的头痛也可以渐进性发作，如偏头痛和病毒性脑膜炎。

3. 发作频率

原发性头痛的发作频率相差甚远，可以一生只有几次偏头痛发作，也可以每天发作达 8 次的丛集性头痛。

4. 每天发作时段

丛集性头痛经常在每天某一固定的时段发作，还常常会在夜间相同的时段将患者从睡梦中疼醒。虽然使患者从睡梦中疼醒的头痛一般是良性头痛（偏头痛、丛集性头痛和睡眠性头痛），但一定要警惕脑部肿瘤、脑膜炎和蛛网膜下腔出血所造成的头痛。紧张型头痛经常在下午发作。

5. 持续时间

如未经治疗，典型原发性头痛的发作持续时间一般为：成人偏头痛持续 4～72h，丛集性头痛持续 15～180min，紧张型头痛持续 30min 至数天不等。三叉神经痛则以持续几秒钟至 2min 的集束样疼痛发作为特点。

6. 复发情况

头痛复发是指用药后开始缓解，然后在 24h 内再次出现头痛。复发包括头痛消失后再次头痛和重度头痛变为轻度头痛后再变为重度头痛。对于偏头痛患者，无论服用任何一种治疗药物都有复发的可能，应用曲普坦治疗后约 15%～40% 的偏头痛患者会复发。

（二）头痛的特点

1. 疼痛部位

丛集性头痛均为偏侧头痛，而偏头痛只有约 60% 的患者为偏侧。三叉神经痛一般也只在偏侧出现，并且位于第 2、3 支的疼痛远多于位于第 1 支。脑部肿瘤和硬膜下血肿引起的头痛可以是单侧，也可以是双侧的。

2. 疼痛性质

大约 50% 的偏头痛患者其头痛是跳痛、撞击性或搏击性痛。紧张型头痛一般为持续的压迫感、酸痛感、紧缩感或挤压感。丛集性头痛一般为钻痛或烧灼痛。三叉神经痛则为闪电样或刺激样疼痛。脑部肿瘤引起头痛可以是多样的，可以有闷痛、钝痛或者搏动性痛。

3. 疼痛程度

当询问患者的疼痛程度时，应用疼痛的 1～10 级分级法可能会有所帮助，虽然这样的分级有一定的主观性。例如，程度大致相同的疼痛，在一个自制力很强的患者可能评价为 7 级，而一个喜欢夸大的患者，为了强调他的痛苦而说 10 级远远不能描述其疼痛程度，他可以说他有 12 级疼痛。偏头痛的程度变化很大，并且每次发作可以相差很大。疼痛程度并不和引发疼痛的疾病对生命的威胁程度成正比。绝大多数重度疼痛是由偏头痛和丛集性疼痛引起的。然而，新发生的重度头痛还是应该谨慎处理。相反，很多因脑部肿瘤和硬膜下血肿而头痛的患者，可以只感觉到与紧张型头痛相似的程度头痛，而硬膜下血肿只用简单的止痛药就可以缓解。

（三）加重或诱发因素

1. 创伤

头部和颈部创伤后常常出现头痛。发生于轻度头颅损伤后的头痛一般是良性的，但应注意有 2% 的患者可能发生硬膜下或硬膜外血肿。令人费解的是，20% 的轻度头颅损伤和颈部扭伤可以造成此后持续数月或数年的头痛，而相同部位的更严重的损伤则可以没有持久的头痛。

2. 内科疾患

其他的内科疾患也可能与头痛有关。例如，虽然偏头痛经常发生于产后，但应同时考虑到类似的头痛也可以发生在产后子痫前期和颅内静脉窦血栓形成时。在孕期的第 4～9 个月期间，偏头痛的发作频率会有所下降。90% 的假性脑瘤发生在肥胖的女性患者身上。

伴有头痛的突发性高血压常提示嗜铬细胞瘤的可能。某些 HIV 阳性患者新发的头痛可能有很多原因，如隐球菌性脑膜炎。有肿瘤（特别是肺部、乳腺、黑色素瘤以及结肠、直肠和肾上腺样瘤）病史的头痛患者应警惕转移性肿瘤的发生。多囊肾患者同时患颅内囊性动脉瘤的可能性为 10%。

3. 触发因素

85% 的偏头痛患者都有一个或一个以上的触发因素。这些触发因素包括月经来潮、应激前后、含酒精的饮料（特别是红葡萄酒）、某些食物（特别是巧克力和过期奶酪以及含有味精、硝酸盐的食物）、环境因素（如闪烁的光、吵闹的声音、高原地带、闷热潮湿的天气、充满烟雾的房间、诸如香水和抽烟的浓烈气味）、过饱或饥饿。在丛集性头痛发作期间，酒精可以是触发因素。紧张应激可以是紧张型头痛的触发因素。

4. 触发带

对面部和口腔黏膜的某些特定部位的刺激可以触发三叉神经痛，洗脸、剃须、进食、说话、微风或冷空气刺激以及刷牙都可以引起其发作。舌咽神经痛同样可以由吞咽、咀嚼、谈话、咳嗽或者打哈欠等触发。

5. 活动和姿势

各种体力活动可以触发良性劳力性头痛发作，这种头痛可以持续 5min 至 24h。体力活动也可以引起偏头痛的发作。咳嗽、打喷嚏、举重、身体的后弓和前屈以及带有内脏活动的用力都可以触发持续时间不超过 1min 的突发性双侧头痛。虽然这些头痛通常是良性的，但应注意排除诸如 Chiari 畸形和后颅窝肿瘤的病理情况。当这些活动触发了一种新发的、感觉相当严重的持续数小时的头痛时，应考虑到蛛网膜下腔出血的可能。咽炎有时可以表现为劳力性头痛或者下颌痛。体力活动和咳嗽可以加重偏头痛、腰穿后头痛以及那些具有占位效应肿瘤而引起的头痛。发生在性高潮前或者性高潮过程中的严重的爆裂性头痛可以是良性性活动相关性头痛，也可以是蛛网膜下腔出血。低颅压性头痛可以由坐立或站立引起，平卧时缓解。高颅压性头痛平卧时可加重。由急性额窦炎、筛窦炎和蝶窦炎造成的头痛可以在平卧时加重，当头处于直立位时减轻。而急性上颌窦炎仰卧时减轻，直立时加重。

6. 药物

频繁应用处方或非处方药物可以使患者引起反跳性头痛或导致预防药物失效。详细了解患者应用对乙酰氨基酚、阿司匹林、咖啡因（含在很多处方及非处方药物以及饮料中）、布他比妥（Butalbital）、镇静安眠药（Narcotics）、曲普坦（Triptans）、麦角胺和苯二氮卓类（Benzodiazepines）等药物的情况很重要。偏头痛可以由包括口服避孕药在内的很多药物触发或者增加其发作频率。

（四）缓解因素

1. 非药物因素

偏头痛的发作可以因睡眠而缓解或者由躺在黑暗安静的房间里而改善。某些人的紧张性头痛可以因放松而改善，而另一些人可以因活动而改善。按摩、冷敷或热敷可以改善某些头痛。

2. 药物因素

应详细了解患者对处方和非处方药物治疗的反应，包括用药剂量和不良反应情况。除非特别提示，一般患者不会主动提供应用非处方药物的情况。还要询问患者诸如野甘菊等草药和维生素 B_2 等维生素的应用情况。

（五）诊断治疗史

全面获得患者以前求助于其他医生和健康服务者的诊断治疗情况相当重要，这些人包括心理医生、按摩师、针灸医生和理疗医生。某些情况下，获取这些医疗资料是至关重要的。这样可以免去不必要的重复检查，或者改进以往的用药剂量或时间。有些患者会因为各种原因很不情愿或者拒绝提供这些情况，原因包括他们希望得到新的独立的诊断和隐瞒自己过去的药物滥用史。

（六）社会心理状况

1. 物质的应用

询问患者烟草、酒精、咖啡因以及违禁药物的应用情况及其用量。反跳性头痛一般可能是每天饮用至少 2～3 杯的咖啡而引起的。

2. 职业和个人生活

各种各样紧张性刺激可以触发和引起偏头痛和紧张型头痛，暴露于有毒环境的职业也应考虑在内。在冬天，常可以看到汽车修理工诉说发生在下午工作时的头部束带样头痛，过高浓度的一氧化碳可能就是其头痛触发的因素。学生患者应注意询问其就学情况。

3. 心理状况

很多头痛的治疗需要寻找相关的心理因素，如抑郁、紧张及焦虑等。

4. 睡眠情况

打鼾的肥胖患者可能因为呼吸暂停在早晨出现头痛。因不宁腿综合征造成失眠的患者，则容易引起偏头痛和紧张型头痛。有睡眠障碍和频繁头痛的患者可以应用有镇静作用的三环类抗抑郁药。另外，抑郁和焦虑情绪都可以引起睡眠障碍。

5. 头痛的影响

头痛对患者的工作、生活、学习都有影响。

6. 患者自我诊断

很多时候，患者会带着自我诊断来向医生求助。有时，医生可能认为自己已经做了大量工作，可以确诊为偏头痛了，然而，患者或其家属可能会认为患者头痛是因为鼻窦炎、动脉瘤、脑肿瘤或者脊柱弯曲引起的。因为患者有关头痛的知识无非来自有关鼻窦炎药物治疗的商业广告、浏览因特网，或者来自诸如其堂兄头痛是因为患有动脉瘤、其叔叔头痛是因为患有脑肿瘤的传闻，或者干脆就是按摩师的意见。

（七）家族史

80％的偏头痛患者会在直系亲属中找到"同病相连"者，但是 60％以上的偏头痛患者意识不到自己患偏头痛，所以需要医生询问患者家庭成员中，是否有自我感觉相当严重的头痛或者围经期头痛者。许多来为孩子看病的父母，他们自己的偏头痛以前未获诊断。大约 10％的颅内囊状动脉瘤患者，其直系亲属中存在有相同病史的人，有神经纤维瘤病家族史的患者也应引起重视。

（八）完整的用药和手术史

获取患者完整的用药和手术史，不仅对排除患者头痛的系统性原因至关重要，而且可以知道可能的药物治疗禁忌证，必须询问患者的药物过敏史。颈动脉内膜切除术后36～

72h 有可能会出现偏侧额颞部头痛，并可持续数月。腰椎板切除术后的位置性头痛可能是由于硬脑膜的撕裂和脑脊液漏出引起的。此外，完整的全身系统性回顾也很重要。脑垂体腺瘤引起的女性头痛患者可能会出现溢乳和闭经。进行性体重减轻伴头痛症状可以出现在转移性肿瘤或者 AIDS 患者。晕厥伴头痛则可以出现在第三脑室胶样囊肿患者。

【辅助检查】

（一）体格检查

发热和明显的血压升高等异常生命体征往往能提示头痛的原因。有重点的全面体格检查可以获得有意义的资料。青少年伴有咽后红斑和颈部淋巴结肿大的新发头痛，其原因一般是传染性单核细胞增多症；有可能是脑膜炎或蛛网膜下腔出血的患者应注意检查其颈项强直和脑膜刺激征；在颈部或后枕部有触发点的头痛可能是肌筋膜的病变所致；颞颌关节触痛、咔嗒发声或活动受限可能提示头痛的原因为颞颌关节病变；因额窦炎或上颌窦炎引起的头痛，通常可以查及相应部位的触痛和鼻腔分泌物过多。

动脉血管的检查也很有帮助。50 岁以上患者新发头痛，应注意检查其颞浅动脉，注意其是否有与颞动脉炎有关的动脉硬化和搏动减弱或消失；对于有动脉粥样硬化性疾病危险的患者，很有必要检查其颈动脉的搏动和杂音情况；对于颈动脉痛或颈动脉夹层动脉瘤患者检查其颈动脉球的触痛情况。

皮肤检查有时也很有帮助。青少年新发头痛如伴有痤疮和视盘水肿，很可能是由异维A 酸引起的假性脑瘤；进行性头痛和多发性咖啡色斑的患者很可能患有神经纤维瘤病和颅内神经鞘瘤或脑膜瘤；皮疹、头痛和发热的患者常提示患有病毒性脑膜炎或脑膜炎球菌性脑膜炎。对每一个因头痛就诊的患者，应至少进行神经系统筛查，这可以在几分钟内完成。当仅进行简要的检查发现诸如视盘水肿、一侧眼外直肌轻度麻痹、瞳孔不等大、轻度偏瘫或一侧巴宾斯基征阳性等体征时，不要轻易做出紧张型头痛的诊断，尽管进一步的检查多数情况下是正常的。

（二）诊断性检查

1. 适应证

对于绝大部分头痛患者来说，根据详细的病史和体格检查完全可以做出诊断，根本无需任何辅助检查。是否需要辅助检查应根据每个患者的具体情况决定。

2. 神经影像学

头颅 CT 平扫可以诊断出大多数因病理性原因引起的头痛。增强 CT 也可以发现肿瘤和血管畸形。CT 扫描在诊断骨性疾病、急性头颅损伤后变化和急性蛛网膜下腔出血方面优于 MRI 检查。然而，CT 平扫可以漏诊很多病理性变化。

在头痛的诊断中，MRI 优于 CT，然而对于 MRI 检查，除了其诸如佩戴起搏器等禁忌证外，尚有 8% 的患者有幽闭恐怖症，2% 的患者不能忍受接受检查的环境。常规 MRI 检查可以发现诸如鼻窦、脑垂体、后颅窝、颅内静脉窦（如上矢状窦血栓形成）、颅颈接合部病变（如 Chiari 畸形）等处的病变。此外，MRI 检查还可以发现 CT 扫描不能发现的颅内动脉瘤、颈动脉夹层动脉瘤、脑白质异常、先天性畸形和梗死及颅内肿瘤的证据。在诊断颅内动脉瘤、动静脉畸形、夹层动脉瘤和静脉血栓形成方面，螺旋 CT 扫描和MRA 及 MRV 几乎可以和传统的脑血管造影相媲美。对于神经系统检查，正常的头痛患者，其 CT 和 MRI 检查的阳性检出率约为 2%。

3. 脑电图

在 CT 扫描发明以前，头痛诊断的常规检查手段就是头颅 X 线平片和脑电图。当然，现在 CT 和 MRI 检查在排除头颅结构性损伤方面具有明显的优势。然而，美国神经病学会质量标准委员会有如下的参考建议：脑电图（EEG）作为头痛患者的常规检查手段，不是很有帮助，但这并不意味着，当头痛患者合并某些诸如非典型性偏头痛先兆或短暂性意识丧失等提示可能为癫痫疾患时，不能进行脑电图检查。当然，有条件进行头颅影像学检查时，不推荐应用脑电图来排除头痛的结构性病因。

4. 血液学检查

通常情况下，血液学检查无助于头痛的诊断。然而，血液学检查还是有许多适应证，比如，当考虑有颞动脉炎的可能性时，应检查血沉（ESR）和 C 反应蛋白（CRP）；当青少年头痛伴咽喉疼痛和颈部淋巴结肿大时，应进行咽拭子涂片检查；对某些疑有特殊感染者，应进行全血细胞计数、肝功能、HIV 或 LYme 抗体检查；MRI 检查发现广泛白质异常的偏头痛患者，应进行抗心肌磷脂抗体和狼疮抗凝物检验；由于 14％的甲状腺功能减退患者具有头痛症状，必要时可进行血液 TSH 检查；血红蛋白减少一半或一半以上时，患者也经常伴有头痛，故必要时 CBC 检查也是不能避免的；有时可以进行血肌酐和尿素氮检查，以排除由肾功能衰竭引起的头痛；血栓性血小板减少性紫癜也可以引起头痛，有相关症状时，不妨进行 CBC 及血小板检查；对患垂体瘤的头痛患者应进行内分泌学检查。

5. 腰椎穿刺检查

除非怀疑患者患急性脑膜炎的可能，一般应首先对头痛患者进行 CT 或 MRI 检查，而后才会考虑腰椎穿刺。腰椎穿刺可以用于诊断脑膜炎或脑炎、脑膜癌病或淋巴瘤病、蛛网膜下腔出血和高颅压（例如假性脑瘤）或低颅压。对于恶液质的患者，血小板计数必须不少于 $50 \times 10^9/L$ 才能保证腰椎穿刺的安全进行。头痛患者腰椎穿刺时必须测量脑脊液的开放压力。测压时，患者应保持松弛或者至少尽量伸展头和下肢，以避免测量误差，造成颅压升高的假象。腰椎穿刺常常适于以下情况：首发的或最严重的头痛伴发热或其他症状或体征，提示感染性原因；亚急性或进行性头痛（如 HIV 阳性或癌症患者）；非典型性慢性头痛（如对于无视盘水肿的女性肥胖患者，应排除假性脑瘤的可能）。

【伴随症状】

1. 头痛发作前

大约 25％的偏头痛患者发作前数小时至数天可以有前驱症状。这些前驱症状包括精神状况的变化（易怒、抑郁或者欣快感）、神经系统症状（注意力不集中，对光、声音或气味过度敏感）以及其他一些一般症状（腹泻或者便秘、口渴感、反应迟钝、贪食或者颈部僵硬感）。约 20％的偏头痛患者会有进展时间 5～20min、持续时间不超过 60min 的先兆。头痛可以发生于先兆出现前、后或者先兆过程中。常见的先兆症状按出现频率高低排序为视觉、感觉、运动症状以及言语和语言的异常。头痛发作前的一些症状对于鉴别引起头痛的其他原因同样重要。例如，低热和上呼吸道症状或腹泻后出现的头痛，很有可能是病毒性脑膜炎造成的。

2. 头痛发作中

偏头痛发作过程中 90％会伴有恶心，30％会伴有呕吐，80％对光和声音过敏；蛛网膜下腔出血和脑膜炎造成的头痛可以伴随相同的症状。丛集性头痛常出现单侧结膜充血、流泪以及鼻塞和流涕，30％的患者会有单侧眼睑下垂和瞳孔缩小。

3. 头痛发作后

很多偏头痛患者在头痛发作缓解后会有精疲力竭的感觉，并伴随思维迟缓（"大脑像捣碎的马铃薯"），有时会有抑郁或者欣快感。在某些系统性疾病、高热和头痛后常出现其他的症状和体征。

【问诊要点】

病史对确定头痛诊断起着至关重要的作用。采集头痛病史应注意以下要素：

时间的描述（包括发病年龄、达到最重时的时间、发作频率、每天疼痛的时间段、头痛持续时间、头痛的复发时间），头痛的特征（包括疼痛的部位、性质、程度），相关症状和体征（包括头痛前、头痛时、头痛后），加重或诱发因素（包括创伤、内科疾患、触发因素、触发带、活动、药物），缓解因素（包括非药物因素、药物因素），诊治史（包括其他医生或健康服务者给予的诊断治疗情况），社会心理状况（包括酒精、咖啡和烟草等物质的应用、职业和个人生活、心理状况、睡眠情况、头痛的影响），家族史，完整的用药和手术史。

综上所述，如果患者为原发性头痛，则为良性头痛，口服镇痛药处理即可。如患者头痛伴有呕吐、外伤、发热等症状，则需要排除继发性头痛，需转诊至有条件的医院进行影像学等相关检查。

第十六章 晕 厥

晕厥（Syncope）是指一过性广泛突然灌注不足或缺氧而发生短暂性意识丧失状态。发作时因肌力消失而倒地。突然发生，自主恢复，恢复后一般不留后遗症。根据意识丧失的时间和深度，可分为：

（1）晕厥样感觉：短暂的意识模糊状态，可伴有眩晕、恶心、面色苍白与站立不稳，或称为晕厥前兆。

（2）真性晕厥：常由晕厥样感觉发展而来，意识丧失数秒到数分钟。

（3）惊厥样晕厥：意识丧失时间稍长，且伴短暂而轻度肢体、躯干、面部肌肉阵挛或抽动，但无全身痉挛性惊厥，可有尿失禁。

晕厥需与以下情况鉴别：

（1）眩晕：有旋转感而无意识丧失。

（2）癔症：多有精神诱因，发病时具有暗示性和多变性特点。

（3）癫痫失神小发作：儿童期起病，突生突止，表现为发作性凝视，意识障碍，伴眼睑和面部的轻度痉挛性运动，极少倾跌。

（4）癫痫大发作：通常表现为发绀、口吐白沫、咬舌、尿失禁，抽搐时间持续 $1\sim$ $2min$，而晕厥无这些表现，且历时极短。

【病因】

晕厥的已知病因可以区分为血管舒缩障碍、心源性、神经源性和血液成分异常四大类。绝大多数晕厥是血管舒缩功能障碍引起的。

1. 血管舒缩障碍

（1）直立性低血压（Orthostatic Hypotension）：可见于

①服用某些药物，如利尿剂、血管紧张素转化酶抑制剂、α-肾上腺素能受体阻断剂、肾上腺素能神经元阻断剂、抗抑郁药单胺氧化酶抑制剂、神经节阻断剂和镇静药、扩血管药、中枢作用降压药和抗肿瘤药物长春新碱。

②原发性自主神经功能障碍：如特发性体位性低血压、多系统萎缩症、帕金森综合征伴自主神经障碍。

③继发性自主神经功能障碍：常见的继发因素有衰老、自身免疫病（如格林-巴利综合征）、类风湿关节炎、混合性结缔组织病、系统性红斑狼疮、肿瘤相关性自主神经病；中枢大脑损伤，如多发性硬化、血管病变或肿瘤侵犯下丘脑和中脑；全身性疾病，如糖尿病、淀粉样变性、肾功能衰竭；遗传性感觉神经病；神经系统感染；代谢性疾病，如维生素 B_{12} 缺乏、磷脂沉着综合征、丹吉尔病和脊髓损伤。

④直立性心动过速综合征。

⑤老年人餐后。

（2）反射性：见于血管迷走性晕厥（Vasovagal Syncope）、颈动脉窦综合征（Carotid sinus Syndrome）、体位性晕厥（Postural Syncope）（包括咳嗽、排便、排尿、吞咽晕厥）、舌咽神经或三叉神经痛。

（3）解剖异常：见于锁骨下动脉盗血综合征。

2. 心源性

（1）解剖异常引起心排出量减少：见于左室流出道梗阻，如主动脉瓣狭窄、心房黏液瘤、肥厚型心肌病、二尖瓣狭窄；右室流出道梗阻，如肺栓塞、肺动脉高压、肺动脉瓣狭窄；泵衰竭，如心肌缺血或心肌梗死，以及其他心脏疾病，如主动脉夹层、心脏压塞等。

（2）心律失常：见于缓慢性心律失常，如窦房结病变、二或三度房室传导阻滞、起搏器功能异常；快速性心律失常，如室上性心动过速、快速型房颤、尖端扭转型室性心动过速或长 QT 综合征。

3. 神经源性

见于短暂性脑缺血、椎基底动脉供血不足、脑血管意外、偏头痛和癫痫。

4. 血液成分异常

见于过度通气综合征、低血糖、重症贫血和高原性晕厥。

【发生机制和临床表现】

1. 血管舒缩障碍

（1）直立性低血压：指直立位时血压过度下降（>20/10mmHg）。发生机制可能是当自主神经血循环调节反射弧受疾病或药物的影响，心肌收缩力及血管反应性降低，或患者存在血容量不足及对激素的反应缺失，体内的平衡机制不足以使其站立时，血液淤积于下肢静脉，所引起的回心血量减少，所以血压下降，脑部供血不足。表现为在体位骤然改变，主要是由卧位突然站立时发生晕厥。

（2）血管迷走性晕厥：多见于年轻人，诱发因素有恐惧、疲劳、长时间站立、牙科或眼科手术、静脉穿刺、情绪紧张、天气闷热、空气污浊、疲劳、空腹、失眠、妊娠等。晕厥前前驱症状明显，表现为头晕、恶心、面色苍白、出冷汗、瞳孔散大、过度换气等自主神经功能紊乱，持续约数分钟，立即取平卧位则能避免晕厥发作。发作可分为三个阶段：第一阶段压力感受器调节，交感张力增高，心率增快，血压上升；第二阶段血压突然下降，心率减慢，发生晕厥；第三阶段躺平后迅速恢复。其发生机制为站立时，血液淤积于下肢静脉，回心血量减少，正常的代偿反应为血管收缩、心率增快、心肌收缩更有力。然而对于血管迷走晕厥敏感患者，有力的心室收缩可使心室相对排空，激活心室机械感受器，触发反射性低血压或/和心动过缓，引起晕厥的发生。直立倾斜试验可以重现上述病理生理过程，用于血管迷走晕厥的诊断。

（3）颈动脉窦综合征：由于颈动脉窦附近病变，如局部动脉硬化、动脉炎、肿大淋巴结、肿瘤或疤痕压迫颈动脉窦，迷走神经兴奋，心率减慢，心输出量减少，血压下降，脑供血不足，引起晕厥。常见的诱因有用手压迫颈动脉窦、突然转头、衣领过紧等。

（4）体位性晕厥：晕厥与日常活动（课上、排便、排尿和吞咽）有关，统称为体位性晕厥。其发生机制：分别通过胸腔内压力感受器、胃肠道、泌尿生殖道机械感受器和脑神经Ⅴ、Ⅶ、Ⅷ传入中枢（孤束核、髓质血管减压部位），致迷走神经张力增高、心动过缓和低血压，引起晕厥。

（5）舌咽神经或三叉神经痛：疼痛刺激由相应神经传入，由于血管舒缩功能障碍或迷走神经兴奋而引起晕厥。

（6）锁骨下动脉盗血综合征：由于一侧锁骨下动脉或无名动脉有 1/2 以上狭窄闭塞，可引起同侧椎动脉的压力降低 10mmHg 以上，则可使对侧椎动脉的血液逆流入狭窄或闭塞部位的远端，可引起虹吸现象，加重局部缺血，而发生一过性头晕或晕厥。

2. 心源性晕厥

心源性晕厥突然表现为劳累性晕厥，无论解剖结构还是节律异常都使心搏出量不能满足运动或劳力需要而发生晕厥。

3. 神经源性晕厥

（1）脑部血管发生痉挛、微栓塞、炎症、硬化均可导致一过性广泛脑供血不足而引起晕厥。由于损坏血管程度不同而临床表现呈现多样化，可表现为偏瘫、感觉异常、语言障碍等多种症候群。

（2）偏头痛患者12%～18%会有晕厥样感觉，可能机制是多巴胺受体过度反应，抑制血管舒缩中枢，引起血管迷走反应。

（3）癫痫：松弛性癫痫和倒下发作癫痫无抽搐者，多见于颞叶癫痫或复杂性局部癫痫，伴短暂性意识丧失。

4. 血液成分异常

（1）低血糖综合征：由于血糖降低影响脑能量代谢引发。晕厥前有出汗、耳鸣、眩晕等表现。

（2）换气过度综合征：由于情绪紧张或癔症发作，呼吸深度和频率通常明显增加，导致呼吸性碱中毒、血乳酸盐和丙酮酸盐浓度增加和离子钙浓度减小。表现为头晕、头痛、抽搐、口周肢端麻木和晕厥。

（3）重症贫血：由于血氧浓度低，在运动或应激条件下发生晕厥。

【伴随症状】

①伴有明显的自主神经障碍（如面色苍白、出汗、恶心等），多见于血管抑制性晕厥或低血糖晕厥；

②伴有发绀、呼吸困难、心悸，见于急性左心衰；

③伴有心率改变，见于心源性晕厥；

④伴有抽搐，见于中枢神经系统疾病、心源性晕厥；

⑤伴有恶心、呕吐，提示血管迷走晕厥；

⑥伴有发热、水肿、杵状指，提示心肺疾病；

⑦伴有呼吸深快、手足发麻、抽搐，见于换气过度综合征、癔症；

⑧伴有面颊痛，提示舌咽神经痛和三叉神经痛。

【问诊要点】

1. 基本信息

询问患者发病的年龄、性别等。

2. 病史特征

（1）发生前情况：体位、活动（静息、姿势改变、运动中、运动后、排尿中或排尿后即刻、排便、咳嗽或吞咽）、诱因（环境、情绪、长时间站立、餐后、疼痛、颈部活动）。

（2）有无前驱期症状。

（3）发作情况：摔倒的方式（跌倒、跪倒）、皮肤颜色、意识丧失持续时间、呼吸节律频率、伴随症状及其持续时间、有无咬舌等。

（4）发作结束时有无后遗症状。

3. 既往史

（1）猝死、先天性致心律失常性心脏病或晕厥家族史。

（2）心脏病史。

（3）神经病史。

（4）代谢性疾病史。

（5）用药史。

第十七章　意识障碍

意识是中枢神经系统对内、外环境中的刺激具有意义的应答能力，这种应答能力的减退或消失就是不同程度的意识障碍（Disturbance of Consciousness），严重的称为昏迷（Coma）。意识的内容就是高级神经活动，包括定向力、感知力、注意力、思维和情感等。意识障碍可以是意识水平的异常，也可以是内容异常。

【发生机制】

在神经活动的反射弧中，感受器、传出神经核、效应器三部分与意识障碍和昏迷无关，而传入神经和中枢整合机构才和意识障碍与昏迷直接相关。在这里，传入神经指的是脑干腹侧的上升性网状激动系统，任何病变只要累及这一系统，就会产生不同程度的意识障碍，直至昏迷，所以被称为意识的"开关"系统；中枢整合机构指的是双侧大脑皮层，大脑皮层主要和条件反射有关，后天的学习功能完全取决于大脑皮层的完整性，所以大脑皮层的弥漫性损害会导致意识水平的低下，严重时也会昏迷，被称为意识"内容"所在地。一般大脑半球局灶病变不产生意识障碍或昏迷，两侧半球广泛病损，且发展迅速可造成不同程度的意识障碍或昏迷，脑干网状结构非特异性上行投射系统损害或破坏，可产生严重意识障碍昏迷。若大脑皮质高级神经活动完全受抑制而意识内容完全丧失，但皮质下觉醒功能正常，称为醒状昏迷。

【病因】

意识障碍和昏迷是中枢神经系统受损的结果，任何累及脑干或双侧大脑皮层的病损，均可能引起意识障碍和昏迷。临床上主要分为以下两大类：

1. 全身性原因

（1）代谢性脑病：包括各种代谢物质异常、离子异常、渗透压异常、营养物质缺乏、体温过高或过低、毒物和药物过量或中毒、外伤等，都可以引起脑细胞功能异常，导致意识障碍和昏迷。

（2）缺血缺氧性脑病：常见的病因有心肌梗死、心律失常、心外出血、休克、窒息、中毒、麻醉和呼吸机麻痹等。脑细胞对缺血缺氧极为敏感，如不及时纠正就会造成不可逆的损害。比如，心室颤动发生后，患者将在4～6min内发生不可逆性脑损害。

全身性疾病：如系统性红斑狼疮和弥漫性血管内凝血（DIC）。

2. 局部原因

局部原因指中枢神经系统本身的疾患。

（1）弥散性中枢神经系统疾病：炎症、血管病、肿瘤、中毒、外伤和脱髓鞘病等。

（2）小脑幕以下病变：脑干或小脑梗死、出血、炎症和肿瘤等病变，都会直接影响脑干的上升性网状激动系统，而导致意识障碍。

【临床表现】

1. 嗜睡（Somnolence）

嗜睡是最轻的意识障碍，是一种病理性倦睡，患者陷入持续的睡眠状态，可被唤醒，并能正确回答和做出各种反应，但当刺激去除后很快再入睡。

2．意识模糊（Confusion）

意识模糊是意识水平轻度下降、较嗜睡为深的一种意识障碍。患者能保持简单的精神活动，但对时间、地点和人物的定向能力发生障碍。

3．昏迷

昏迷是严重的意识障碍，表现为意识持续的中断或完全丧失，按其程度可分为以下三阶段：

（1）轻度昏迷：意识大部分丧失，无自主运动，对声、光刺激无反应，对疼痛刺激尚可表现出痛苦的表情或肢体退缩等防御反应。角膜反射、瞳孔对光反射、眼球运动、吞咽反射等可存在。生命体征无明显异常。

（2）中度昏迷：对周围事物及各种刺激均无反应，对于剧烈刺激或可出现防御反射。角膜反射减弱，瞳孔对光反射迟钝，眼球无转动。生命体征轻度异常。直肠膀胱功能出现某种程度的功能障碍。

（3）深度昏迷：全身肌肉松弛，对各种刺激全无反应。深、浅反射均消失。生命体征明显异常。肌张力低下，尿、便失禁或出现去脑强直状态。

另外，脑死亡也称为过度昏迷，全身肌张力低下，瞳孔散大，眼球固定，自主呼吸停止，完全依靠人工呼吸及药物维持生命。

4．谵妄（Delirium）

谵妄是一种以兴奋性增高为主的高级神经中枢急性活动失调状态，表现为意识模糊、定向力丧失、感觉错乱、躁动不安、言语杂乱。谵妄可发生于急性感染的发热期间，也可见于某些药物中毒（如颠茄类药物中毒、急性酒精中毒）、代谢障碍、循环障碍或中枢神经疾患等。由于病因不同，有些患者可以康复，有些患者可发展为昏迷状态。

5．其他

还有几种特殊的意识障碍状态，如朦胧状态、去大脑皮质状态、木僵等，各有自己特殊的表现。

【伴随症状】

1．发热

先发热然后有意识障碍可见于重症感染性疾病；先有意识障碍然后发热，见于脑出血、蛛网膜下腔出血、巴比妥类药物中毒等。

2．呼吸缓慢

呼吸缓慢是呼吸中枢受抑制的表现，可见于吗啡类、巴比妥类、有机磷杀虫药等中毒。

3．瞳孔散大

瞳孔散大可见于颠茄类、酒精、氰化物等中毒，癫痫、低血糖状态等。

4．瞳孔缩小

瞳孔缩小可见于吗啡类、巴比妥类、有机磷杀虫药等中毒。

5．心动过缓

心动过缓可见于颅内高压症、房室传导阻滞以及吗啡类中毒。

6．高血压

高血压可见于高血压脑病、脑血管疾病、肾炎等。

7. **低血压**

低血压可见于各种原因的休克。

8. **皮肤黏膜改变**

出血点、瘀斑和紫癜等可见于严重感染和出血性疾病，口唇呈樱桃红色提示一氧化碳中毒。

9. **脑膜刺激征**

脑膜刺激征可见于脑膜炎、蛛网膜下腔出血等。

10. **瘫痪**

瘫痪可见于脑出血、脑梗死或颅内占位性病变等。

【问诊要点】

（1）起病的急缓。

（2）意识障碍的进程。

（3）意识障碍前或同时出现的伴随症状。

（4）既往史：有无心、肝、肾、肺等内脏慢性疾患及糖尿病、颅脑外伤、酒精中毒、精神病史以及服药史等。

（5）环境和现场特点、季节、时间和地点，注意有无可能发生头部外伤的病史和现场，注意患者周围的药瓶、未服完的药片及呕吐物，应收集备验。

第二篇　航天基地常见疾病及急危重症的救治

　　我国航天基地遍布于多个省市，每个基地具有不同的地理位置、自然环境和气候特点，其中包括高原气候、草原气候、海洋气候等多种气候类型等，差异显著。基地工作环境艰苦，工作人员流动性较大，常因环境变化、季节变换、身体素质差异、特殊条件下作业以及个人防护等因素导致患病。疾病复杂，种类繁多，其中包括急救医学、内科学、外科学、眼科学、耳鼻喉科学、皮肤科学、心理学等多学科疾病。本章将航天基地常见病、多发病进行归纳总结，方便医疗保障医生快速检索，在特殊环境、特定医疗条件下"第一时间"抓住最主要临床信息，迅速评估病情严重程度，及时做好诊治、救治、上报和转运等工作，如图 2-1 和图 2-2 所示。

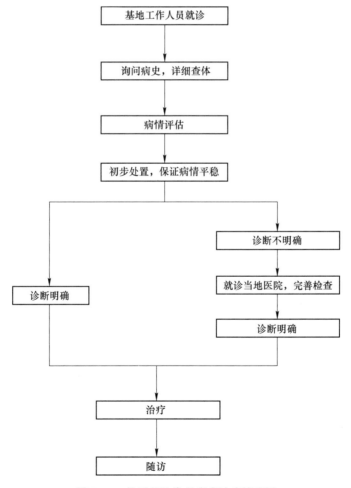

图 2-1　航天基地常见疾病治疗流程图

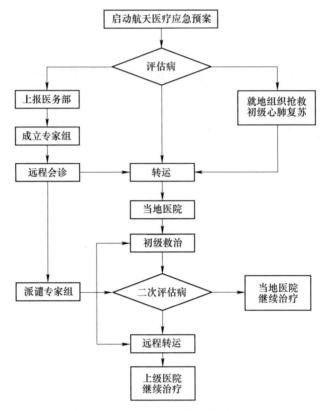

图 2-2　航天基地急危重症救治流程图

第一章　心肺复苏

心肺复苏（Cardiac Pulmonary Resuscitation，CPR）是指针对心跳、呼吸骤停采取的抢救措施。随着技术的进步，患者恢复自主呼吸和循环的可能性较以往有了很大的提高，但是长时间心脏停搏后导致的缺血缺氧性脑病，却成为影响预后的严重障碍。故有学者提出心肺脑复苏（Cardiac Pulmonary Cerebral Resuscitation，CPCR）的概念，旨在强调脑保护和脑复苏的重要性。目前，多数文献中 CPR 和 CPCR 是通用的。

一、生存链

生存链如图 2-3 所示。

二、复苏程序

心肺复苏程序可以归纳为三个阶段，即基础生命支持（Basic Life Support，BLS）、高级生命支持（Advanced Life Support，ALS）和停搏后处理（Post-cardiac Arrest Care）。

基础生命支持阶段是指心脏停搏发生后就地进行的抢救，其基本目的是在尽可能短的时间里进行有效的人工循环和人工呼吸，为心脑提供最低限度的血流灌注和氧供。基础生命支持大多在没有任何设备的情况下进行，即所谓徒手心肺复苏。

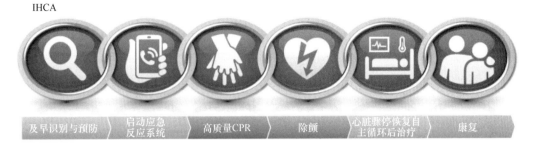

图 2-3　生存链

高级生命支持阶段是指由专业医务人员在心跳、呼吸骤停现场，或在向医疗机构转送途中进行的抢救。此阶段已有可能借助一些仪器、设备和药品实施更有效的抢救，例如进行电击除颤、建立人工气道和实施人工通气、开通静脉通路和应用复苏药物等。

停搏后处理阶段是指自主循环恢复后，在重症医学科（ICU）等场所实施的进一步综合治疗措施，主要内容是以脑复苏或脑保护为中心的全身支持疗法，也包括进一步维持循环和呼吸功能。

（一）基础生命支持（图 2-4）

1. 心跳、呼吸停止的判断

心跳、呼吸停止的判断越迅速越好，只需进行患者有无应答反应、有无呼吸及有无心跳三方面的判断。院内急救可能略有区别（如监测下的心脏停搏），但也应避免不必要的延误，如找听诊器听心音、量血压、接 ECG、检查瞳孔等。

（1）判断患者有无反应：循环停止 10s，大脑因缺氧而发生昏迷，故意识丧失是心脏停搏的首要表现。判断意识丧失的方法是拍打或摇动患者，并大声呼唤。

（2）判断有无呼吸：心跳停止者大多呼吸停止，偶尔也可有叹息样或不规则呼吸，有些患者则有明显气道梗阻的表现。判断的方法是，用眼睛观察胸廓有无隆起的同时，施救者将自己的耳、面部靠近患者口鼻，感觉和倾听有无气息。判断时间不应超过 10s。若不能肯定，应视为呼吸不正常，立即采取复苏措施。

（3）判断有无心跳：徒手判断心跳停止的方法是触颈总动脉搏动，首先用食指和中指触摸到甲状软骨，向外侧滑到甲状旁沟即可，也应在 10s 内完成。

近年来，触摸颈动脉搏动判断心跳的方法受到质疑，原因在于即使是受过训练的医务人员，也很难在短时间内准确判断脉搏，从而导致复苏的延误，甚至放弃。专业医务人员检查脉搏的时间不应超过10s；若10s内不能确定存在脉搏与否，立即进行胸外按压。

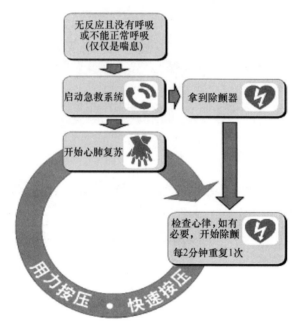

图2-4　基础生命支持流程图

2.胸外按压（图2-5）

胸外按压通过提高胸腔内压力和直接压迫心脏产生血流。按压产生的血流可为心肌和脑组织提供一定水平的血流灌注，对于恢复自主循环和减轻脑缺氧损害至关重要。尤其是停跳倒地时间超过5min以上的患者，有效胸外按压可增加电除颤成功的可能性。目前认为，高质量的胸外按压是复苏成功的关键。其要点如下：

（1）按压部位：为胸骨下半部分的中间，直接将手掌置于胸部中央，相当于双乳头连线水平即可。

（2）按压手法：施救者用一只手的掌根置于按压点，另一手掌重叠于其上，手指交叉并翘起；双肘关节与胸骨垂直，利用上身的重力快速下压胸壁。

（3）成人患者按压频率为100～120次/min，按压深度为5～6cm。

（4）按压和放松时间大致相当，放松时手掌不离开胸壁，但必须让胸廓充分回弹。

（5）按压/通气比：对所有年龄段患者实施单人CPR以及对成人实施双人CPR均按照30∶2给予按压和通气。因停跳多系窒息所致，故专业急救人员对婴儿及青春期前儿童进行双人CPR时，可采用15∶2的按压/通气比。

（6）不要依赖颈动脉或股动脉搏动来评估按压是否有效。

为了保障高质量的胸外按压，除以足够的速率和幅度进行按压，保证每次按压后胸廓充分回弹外，还必须保证按压的连续性，最大限度地减少按压中断的次数和时间。正确的胸外按压极易疲劳，多人施救应尽可能轮换进行，以免影响按压质量。一般约2min应轮换1次，可利用轮换时间进行心律检查。

3．开放气道

心脏停搏后昏迷的患者舌根、软腭及会厌等口咽软组织松弛后坠，必然导致上呼吸道梗阻。解除上呼吸道梗阻的基本手法有：

（1）仰头抬颏法（图2-6）：施救者一只手置于患者额头，轻轻使头部后仰，另一只手置于其颏下，轻轻抬起，使颈部前伸。

（2）托颌法（图2-7）：施救者的食指及其他手指置于下颌角后方，向上和向前用力托起，并利用拇指轻轻向前推动颏部，使口张开。托颌法适用于怀疑存在颈椎损伤（如高处坠落伤、头颈部创伤、浅池跳水受伤等）的患者。如果托颌法未能成功开放气道，应改用仰头抬颏法。绝大多数口腔软组织导致的气道梗阻，通过以上手法便可解除。效果不佳时，应查找其他导致梗阻的原因。若口腔内可见固体异物，应立即用手指清除。患者若戴有义齿，已经破损或不能恰当固定者，应该取出。但固定良好的完好义齿可保留，以维持口腔的整体外形，便于面罩加压通气时的有效密闭。

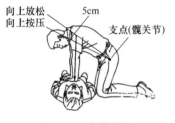　　　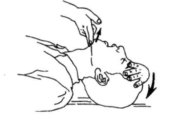　　　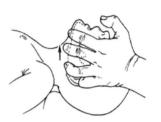

图2-5　胸外按压　　　　　图2-6　仰头抬颏法　　　　　图2-7　托颌法

4．人工呼吸

（1）口对口和口对鼻通气：CPR的基本技术之一，施救者一手捏住患者鼻子，另一手推起患者颏部保持气道开放，眼睛观察胸部运动。平静吸气（不必深吸气）后，用口包住患者口腔向里吹气。吹气时间大约1s，观察到胸部隆起即可。对口腔严重创伤不能张开者、口对口通气无法密闭者或溺水者在水中施救等，可采用口对鼻通气。

（2）应用气囊面罩进行人工通气：医院内CPR时一般用气囊面罩进行人工通气。单人进行气囊面罩通气时，施救者一只手用拇指和食指扣压面罩，中指及其他手指抬起下颌，另一只手捏气囊，技术要求颇高，且容易疲劳。双人操作则容易保障有效的开放气道和通气。无论单人还是双人操作，通气量只需使胸廓隆起即可，频率保持在8～10次/min，避免快速和过分用力加压通气。过度通气（过多次吹气或吹气力量过猛）可能有害，应避免。无论采取何种方式通气，均要求在通气之前开始胸外按压。单人施救者应首先进行30次胸外按压，然后开放患者气道进行2次人工呼吸。

（二）高级生命支持

1．体表电除颤

（1）早期体表电除颤是心脏停搏后存活的关键，其理由如下：

①目击下心脏停搏最常见的初始心律是室颤；

②电击除颤是治疗室颤的有效手段；

③除颤成功的可能性随时间的推移而迅速降低（从患者倒地至首次电击的时间每延迟1min，死亡率增加7%～10%）；

④若不能及时终止室颤，有可能在数分钟内转变为心室停顿等更加难治的心律失常。

（2）除颤器的类型：除颤机制是以一定能量电流瞬间通过心肌，使绝大部分心肌细胞发生同步去极化，从而恢复窦性节律。目前，用于心脏停搏抢救的除颤器均为非同步体表除颤器，有手动除颤器和自动体表除颤器（Automated External Defibrillators，AEDs）两大类，按所输出的除颤电流特征又可分为单相波除颤器和双相波除颤器。双相波除颤是近年来应用日益广泛的技术，其优点是除颤成功率高、除颤电能小，造成的心肌损害轻微，已取代单相波除颤。AEDs是专门为非急救专业人员设计的一种小型便携式除颤器，适用于公共场所或家庭，近年来也有主张在医院的普通医疗区域广泛配置。

（3）电除颤的适应证：室颤/无脉搏的室速（可电击性心律）是电除颤治疗的适应证。没有证据表明电除颤对治疗心室停顿等（非可电击性心律）有益，相反重复电击可能导致心肌损害。目前，除颤器一般具有快速监测和诊断的功能，确定是否存在室颤，不必要进行盲目除颤。

（4）电击除颤的技术要领：

①除颤电极：最常用的电击安放部位是胸骨心尖位，电极分别置于胸骨右缘第2肋间和左第5肋间腋中线。AEDs的粘贴式电极常用前后位，电极位置分别为左侧心前区和背部左肩胛骨下角处。

②除颤剂量（电击能量）：不同除颤仪和除颤波形所需要的电能不同，一般除颤器均在显著位置标明有效除颤电能，双相波电击使用200J。不了解使用设备的有效剂量范围时，可以使用设备的最大电能。单相波初始及后续电击均采用360J。若电击成功除颤后室颤复发，再次电击采用先前成功除颤的电能进行。

③电击前的CPR：对院外心脏停搏患者，应立即开始CPR，尽早电除颤。院内停跳一般发生于监测下或目击下，可考虑首先进行电除颤。

④电击次数：对所有室颤/无脉搏的室速电除颤治疗时，均采用单次电击策略。单次电除颤完毕立即恢复CPR，首先进行胸外心脏按压，完成5个30∶2周期（约2min）的CPR后，再停止CPR（暂停时间不超过10s），检查是否恢复自主心律及脉搏。

2. 呼吸管理

在ALS阶段，开放呼吸道和保障充分通气仍然是重要的任务。常用于开放气道的辅助器械分为基本气道设备和高级气道设备两种。

（1）基本气道设备：指口咽通气道和鼻咽通气道，分别经口和鼻孔放置，深入咽部，将后坠的舌根等软组织推开，从而解除梗阻，怀疑颅底骨折时，应避免选用鼻咽通气道。

（2）高级气道设备：包括气管内导管、食管气管联合导管和喉罩（Laryngeal Mask）3种。一般认为，气管内导管是心脏停搏时管理气道的最佳方法，后两者可作为有效的替代措施。但进行气管插管等操作时必须中断胸外按压，应尽可能缩短按压中断时间。究竟选用何种方法，取决于心脏停搏现场的条件，以及施救者的经验和能力。放置高级气道后便可连接呼吸机或呼吸囊进行辅助或控制通气。通气频率保持在10～12次/min，不必考虑通气/按压比，也无须中断胸外按压。

3. 建立复苏用药途径

抢救心脏停搏的用药途径有3种：静脉途径、骨髓腔途径、气管途径。一般优先采用静脉途径，静脉通路难以建立或根本无法建立时，考虑采用后两者。静脉途径又分为外周静脉和中心静脉两种。与外周静脉比较，经中心静脉用药血浆药物峰浓度高，循环时间短。但中心静脉置管操作需要中断 CPR，并且有许多并发症。而外周静脉置管快捷简便，一般作为首选。为了促进药物尽快进入中心循环，经外周静脉用药须再推注 20mL 生理盐水，并抬高肢体 10～20s。过去一般认为，骨髓腔途径仅适用于无法建立血管通路的儿童患者，现已证明对成人也同样有效。经骨髓腔用药达到充分血浆浓度的时间与中心静脉相当。目前，国外已有用于成人骨髓腔穿刺置管的套针上市。此外，骨髓腔途径也可以用于抽取骨髓进行静脉血气分析、电解质和血红蛋白浓度等检测。

某些抢救药物可通过气管给予。但是通过气管给药所达到的血浆药物浓度难以准确预知，最佳用药剂量也不完全明了。已证明 CPR 时气管内应用肾上腺素的剂量，是静脉用药剂量的 3～10 倍。故肾上腺素气管内给药时，单次剂量为 3mg，用至少 10mL 的注射用水稀释后应用。已经证明，用注射用水稀释较生理盐水吸收更佳。

4. 复苏药物

复苏药物应在脉搏检查后、除颤器充电时或除颤后尽早给药，给药时不应中断 CPR，抢救人员应该在下一次检查脉搏前准备下一剂药物，以便在脉搏检查后尽快使用。

（1）肾上腺素：导致体循环血管收缩，从而提高冠状动脉和脑灌注压，增加心脑血流量，有利于自主循环恢复和保护脑功能。肾上腺素的用法是 1mg 静脉或骨髓腔内注射，每 3～5min 重复 1 次。若静脉通路未能及时建立，可通过气管导管使用肾上腺素。一般不推荐大剂量应用肾上腺素，特殊情况下考虑使用更高剂量（如肾上腺受体阻滞药或钙通道阻滞药中毒等）。有时自主循环恢复后仍然需要用肾上腺素输注维持血压，应细心调节输注速率，以达到合适的血压水平，剂量过大可能导致心动过速和加重心肌缺血，并可能诱发 VF 和 VT。

（2）血管加压素：在 1mg 肾上腺素不能恢复自主循环时，可考虑应用血管加压素 40U 静脉注射。也可以用血管加压素 40U 代替首剂量或第二次剂量的肾上腺素。血管加压素可能在心室停顿的治疗时更有效果。

（3）胺碘酮：是作用于心肌细胞膜的抗心律失常药，通过对钠、钾和钙等离子通道的影响发挥作用。与安慰剂和利多卡因比较，胺碘酮应用于 3 次电击后仍持续 VF 的患者，可提高存活入院率。用于人类或动物 VF 或血流动力学不稳定的 VT 时，可能改善对电击除颤的反应。因此，胺碘酮可用于对 CPR、电击除颤和缩血管药等治疗无反应的 VF/无脉搏 VT 患者，初始剂量为 300mg，用 5% 的葡萄糖液稀释到 20mL 静脉或骨髓腔内注射，随后可追加 150mg。

（4）利多卡因：是一种相对安全的抗心律失常药，但用于心脏停搏的抢救治疗，其短期或长期效果均没有得到证实。近年来的研究发现，利多卡因用于心脏停搏，自主循环恢复率低于胺碘酮，而心室停顿的发生率高于后者。故目前仅推荐在没有胺碘酮时应用利多卡因抢救心脏停搏。顽固性 VF/VT 而无胺碘酮可供使用时，可考虑静脉注射利多卡因 100mg（1～1.5mg/kg）。若 VF/VT 持续存在，每隔 5～10min 追加 0.5～0.75mg/kg，第 1 小时的总剂量不超过 3mg/kg。

（5）硫酸镁：镁缺乏时补充镁剂是有益的，但心脏停搏时常规使用镁剂的价值没有得到肯定。对医院外成人心脏停搏患者的研究也未证实 CPR 时常规应用镁剂能够加快自主循环恢复。有一些证据显示，顽固性 VF 时应用镁剂有益。镁剂使用的指征包括：

①对电击无效的顽固性 VF 并可能有低镁血症；

②室性快速性心律失常并可能有低镁血症；

③尖端扭转型室性心动过速；

④洋地黄中毒。对电击无效的顽固性 VF，静脉注射硫酸镁的初始剂量为 2g，1～2min 注射完毕，10～15min 后可酌情重复。镁离子抑制血管平滑肌收缩，引起血管扩张和与剂量相关的低血压，通常时间短暂，对输液和缩血管药等治疗反应良好。

（6）碳酸氢钠：心脏停搏后可出现混合性酸中毒，既有呼吸性因素，又有代谢性因素。恢复酸碱平衡的最有效方法是通过有效的外按压，以支持组织灌注和心排血量，争取迅速恢复自主循环，同时进行恰当的人工通气。仅在严重代谢性酸中毒时才进行纠酸治疗，而在心脏停搏和 CPR（尤其医院外停跳）期间，或自主循环恢复后阶段，均不建议常规应用碳酸氢钠。复苏后动脉血气分析显示 pH＜7.1（BE－10mmol/L 以下）时可考虑应用碳酸氢钠。有以下情况时可考虑积极应用：

①存在危及生命的高钾血症或高血钾引起的停跳；

②原有严重的代谢性酸中毒；

③三环类抗抑郁药中毒。应用碳酸氢钠的初始剂量为 1mmol/kg 静脉滴注，是否需要重复应根据血气分析的结果决定。也没必要完全纠正酸中毒，以免发生医源性碱中毒。

（三）停搏后处理

停搏后处理是指自主循环恢复后采取的进一步治疗措施，应该在 ICU 进行。治疗性轻度低温疗法是唯一得到证实并获推荐的有效措施。停搏后处理的主要内容有：体温管理（包括高热的控制和轻度低温疗法）、呼吸支持、循环支持、抽搐/肌阵挛的处理和血糖控制等。

总之，CPR 是救命之术，作为基地医疗保障工作者，必须熟练掌握。限于基地医疗条件，应保证基础生命支持的同时，创造条件进行高级生命支持，转运有条件的上级医院进行停搏后处理。进行现场徒手 CPR 要注意现场环境安全问题，若现场环境安全不允许，应以最快速度转移至安全地带进行 CPR。

第二章　创　　伤

第一节　创伤及急救处理

创伤是指机械性致伤因素作用于人体所造成的组织结构完整性的破坏或功能障碍。随着社会进步和科学技术的不断发展，不少疾病已逐步得到有效控制，但创伤却有增无减，而且已成为继心脏疾病、恶性肿瘤和脑血管疾病之后的第四位死亡原因。所以，创伤越来越受到社会的广泛关注，医务人员更应给予足够的重视。本章将简要介绍有关创伤的基础知识，重点是创伤的共性规律和救治原则，至于各部位创伤的诊断和治疗可参见相关章节。此外，战伤是一种特殊的创伤，属于创伤的范畴。战伤虽有其自身特点，但在许多方面与创伤都有共性或相似性。

创伤的诊断与治疗

（一）创伤的诊断

诊断创伤主要是明确损伤的部位、性质、程度、全身性变化及并发症，特别是原发损伤部位相邻或远处内脏器官是否损伤及其程度。因此，需要详细地了解受伤史，仔细地进行全身检查，并借助辅助诊断措施等才能得出全面、正确的诊断。各部位组织器官的各种不同损伤，将在有关章节中分别阐述，本节仅介绍创伤诊断的基本方法。

1. 受伤史

详细的受伤史对了解损伤机制和估计伤情发展有重要价值。若伤员因昏迷等原因不能自述，应在救治的同时向现场目击者、护送人员及/或家属了解，并详细记录。主要应了解受伤的经过、症状及既往疾病情况等。

（1）受伤情况

首先了解致伤原因，明确创伤类型、性质和程度。如刺伤，虽伤口较小，但可伤及深部血管、神经或内脏器官；坠落伤不仅可造成软组织伤，还可导致一处或多处骨折，甚至内脏损伤。应了解受伤的时间和地点。对暴力作用致伤，还应了解暴力的大小、着力部位、作用方式（直接或间接）及作用持续时间等。受伤时的体位对诊断也有帮助，如坠落时的首先着地部位。枪弹伤时，受伤时的体位对判断伤道走行具有重要的参考意义。

（2）伤后表现及其演变过程

不同部位创伤，伤后表现不尽相同，如神经系统损伤，应了解是否有意识丧失、持续时间及肢体瘫痪等；胸部损伤应了解是否有呼吸困难、咳嗽及咯血等；对腹部创伤应了解最先疼痛的部位、疼痛的程度和性质及疼痛范围扩大等情况。疼痛部位有指示受伤部位或继发损伤的诊断意义。对开放性损伤失血较多者，应询问大致的失血量、失血速度及口渴情况。此外，还应了解伤后的处理情况，包括现场急救、所用药物及采取的措施等，使用止血带者，应计算使用时间。

（3）伤前情况

注意伤员是否饮酒，这对判断意识情况有重要意义。了解有无其他相关疾病，有高血压史者，应根据原有血压水平评估伤后的血压变化。若病人患有糖尿病、肝硬化、慢性尿毒症、血液病等，或长期使用皮质激素类、细胞毒性类药物等，伤后就较易并发感染或延迟愈合，应作为诊治时的参考。对药物过敏史也应了解。

2. 体格检查

首先应从整体上观察伤员状态，判断伤员的一般情况，区分伤情轻重，对于生命体征平稳者，可做进一步仔细检查；伤情较重者，可先着手急救，在抢救中逐步检查。

（1）全身情况的检查

可采取临床的一般检查步骤，应注意伤员的精神（心理）状态，适当劝慰，以缓解其紧张情绪，取得医患间的合作。注意呼吸、脉搏、血压、体温等生命体征以及意识状态、面容、体位姿势等。如发现下列任何一项或多项表现，必须进一步深入检查：体温过低、意识失常、呼吸急促或困难、脉搏微弱、脉率过快或失律、收缩压或脉压过低、面色苍白或口唇、肢端发绀等。

（2）根据受伤史或某处突出的体征，详细检查

如头部伤需检查头皮、颅骨、瞳孔、耳道、鼻腔、神经反射、肢体运动和肌张力等；腹部伤需观察触痛、腹肌紧张、反跳痛、移动性浊音、肝区浊音和肠鸣音等；胸部伤需注意肋骨叩痛、双侧呼吸音是否对称等；四肢伤需检查肿胀、畸形或异常活动、骨擦音或骨导音、肢端脉搏等。

（3）对于开放性损伤，必须仔细观察伤口或创面

注意伤口形状、大小、边缘、深度及污染情况、出血的性状、外露组织、异物存留及伤道位置等。但对伤情较重者，伤口的详细检查应在手术室进行，以保障伤员安全。对投射物（如枪弹、弹片）所致的损伤，应注意寻找入口和出口，有时伤道复杂，入口和出口不在一条线上，甚至偏离入口甚远，或无出口时，应注意内脏多处损伤的可能。

3. 辅助检查

辅助检查有一定的意义，对某些部位创伤也有重要的诊断价值，但应根据伤员的全身情况选择必需的项目，以免增加伤员的痛苦，浪费时间、人力和物力。

（1）实验室检查

实验室检查首先是常规检查。根据血常规和血细胞比容可判断失血或感染情况，尿常规可提示是否是泌尿系统损伤和糖尿病，电解质检查可分析水、电解质和酸碱平衡紊乱的情况。对疑有肾损伤者，可进行肾功能检查；对疑有胰腺损伤者，应进行血或尿淀粉酶测定等。

（2）穿刺和导管检查

诊断性穿刺是一种简单、安全的辅助方法，可在急诊室内进行。阳性时能迅速确诊，但阴性时不能完全排除组织或器官损伤的可能性，还应注意区分假阳性和假阴性。如腹腔穿刺穿入腹膜后血肿，则为假阳性，可改变穿刺点，或多次穿刺。一般胸腔穿刺可明确血胸或气胸；腹腔穿刺或灌洗，可证实内脏破裂、出血。放置导尿管或灌洗可诊断尿道或膀胱的损伤，留置导尿管可观察每小时尿量，以作为补充液体、观察休克变化的参考；监测中心静脉压可辅助判断血容量和心功能；心包穿刺可证实心包积液和积血。

（3）影像学检查

X线平片检查对骨折伤员可明确骨折类型和损伤情况，以便制定治疗措施；对怀疑胸部和腹腔脏器损伤者，可明确是否有气胸、血气胸、肺病变或腹腔积气等；还可确定伤处

某些异物的大小、形状和位置等。对重症伤员可进行床旁 X 线平片检查。CT 可以诊断颅脑损伤和某些腹部实质器官及腹膜后的损伤。超声检查可发现胸腔、腹腔的积血和肝、脾的包膜内破裂等。选择性血管造影可帮助确定血管损伤和某些隐蔽的器官损伤。

对于严重创伤伤员，还可根据需要采用多种功能监护仪器和其他实验室检查方法，监测心（如心排血量）、肺（如血气）、脑（如颅内压）、肾等重要器官的功能，以利于观察病情变化，及时采取治疗措施。

值得指出的是，虽然各种辅助检查技术水平不断提高，但手术探查仍是诊断闭合性创伤的重要方法之一，不仅是为了明确诊断，更重要的是为了抢救和进一步治疗，但必须严格掌握手术探查指征。

4. 创伤检查的注意事项

及时正确的创伤诊断对后续治疗具有重要的意义，但对于创伤病情危重者，诊断和救治的程序上有时会出现矛盾。此时，应注意以下事项：

1）发现危重情况，如窒息、大出血、心搏骤停等，必须立即抢救，不能单纯为了检查而耽误抢救时机。

2）检查步骤尽量简捷，询问病史和体格检查可同时进行。检查动作必须谨慎轻巧，切勿因检查而加重损伤。

3）重视症状明显的部位，同时应仔细寻找比较隐蔽的损伤。例如左下胸部伤有肋骨骨折和脾破裂，肋骨骨折疼痛显著，而脾破裂早期症状可能被掩盖，但其后果更加严重。

4）接收批量伤员时，不可忽视异常安静的病人，因为有窒息、深度休克或昏迷者已不可能呼唤呻吟。

5）一时难以诊断清楚的损伤，应在对症处理过程中密切观察，争取尽早确诊。

（二）创伤的处理

创伤病情一般都比较危重，其处理是否及时和正确直接关系到伤员的生命安全和功能恢复。因此，必须十分重视创伤的处理，特别是早期急救处理。不同的创伤处理方法有所不同，但基本原则是一致的。平时创伤多为交通事故伤、工伤和生活中意外损伤；战时则多为枪弹伤、爆炸（震）伤。各部位伤的具体治疗方法详见有关章节，本节重点介绍创伤救治的一般原则和措施。

1. 急救

急救的目的是挽救生命，在处理复杂伤情时，应优先解除危及伤员生命的情况，使伤情得到初步控制，然后再进行后续处理，并尽可能稳定伤情，为转送和后续确定性治疗创造条件。必须优先抢救的急症主要包括心跳、呼吸骤停，窒息、大出血、张力性气胸和休克等。有些必须在受伤现场进行急救。及时、正确的"住院前创伤救治"和急诊室（车）抢救，能挽救不少危重伤者生命。常用的急救技术主要有复苏、通气、止血、包扎、固定和搬运等。

（1）复苏

心跳、呼吸骤停时，从现场开始进行体外心脏按压及口对口人工呼吸；接着在急诊室（车）用呼吸面罩及手法加压给氧或气管插管接呼吸机支持呼吸；在心电监测下电除颤，开胸心脏按压；药物除颤，并兼顾脑复苏。

（2）通气

呼吸道发生阻塞可在很短时间内使伤员窒息死亡，故抢救时必须争分夺秒地解除各种阻塞原因，维持呼吸道的通畅。

造成呼吸道阻塞的原因主要有：

①颌面、颈部损伤后，血液、血凝块、骨碎片、软组织块、呕出物和分泌物及异物阻塞气道；颈部血管伤形成血肿压迫，或气管直接受损等也可造成气道阻塞。

②重型颅脑伤致伤员深度昏迷，下颌及舌根后坠，口腔分泌物和呕吐物吸入或堵塞气道。

③吸入性损伤时，喉及气道黏膜水肿。

④肺部爆震伤造成的肺出血或气管损伤。

根据受伤史和受伤部位，伤员面色及口唇因缺氧而青紫发绀、呼吸困难、有痰鸣音或气道阻塞、呼吸急促等，可做出呼吸道阻塞的判断。

对于呼吸道阻塞的伤员，必须果断地，以最简单、最迅速有效的方式予以通气。常用的方法有：

①手指掏出：适用于颌面部伤所致的口腔内呼吸道阻塞。有条件时（急诊室）可用吸引管吸出。呼吸道通畅后应将伤员头偏向一侧或取侧卧位。

②抬起下颌：适用于颅脑损伤舌根后坠及伤员深度昏迷而窒息者。用双手抬起伤员两侧下颌角，即可解除呼吸道阻塞。如仍有呼吸异常音，应迅速用手指掰开下颌，掏出或吸出口内分泌物和血液、血凝块等。呼吸道通畅后应将伤员头偏向一侧或取侧卧位。必要时可将舌拉出，用别针或丝线穿过舌尖固定于衣扣上或用口咽通气管。

③环甲膜穿刺或切开：在情况特别紧急，或上述两项措施不见效而又有一定抢救设备时（急诊室或车），可用粗针头进行环甲膜穿刺，对不能满足通气需要者，可用尖刀片进行环甲膜切开，然后放入导管，吸出气道内血液和分泌物。进行环甲膜穿刺或切开时，注意勿用力过猛，防止损伤食管等其他组织。

④气管插管。

⑤气管切开：可彻底解除上呼吸道阻塞和清除下呼吸道分泌物。

（3）止血

大出血可使伤员迅速陷入休克，甚至致死，所以必须及时止血。注意出血的性质有助于出血的处理。动脉出血呈鲜红色，速度快，呈间歇性喷射状；静脉出血多为暗红色，持续涌出；毛细血管损伤多为渗血，呈鲜红色，自伤口缓慢流出。常用的止血方法有指压法、加压包扎法、填塞法和止血带法等。

①指压法：用手指压迫动脉经过骨骼表面的部位，达到止血的目的。如头颈部大出血，可压迫一侧颈总动脉、颞动脉或颌动脉；上臂出血可根据伤部压迫腋动脉或肱动脉；下肢出血可压迫股动脉等。指压法止血是应急措施，因四肢动脉有侧支循环，故其效果有限，且难以持久。因此，应根据情况适时改用其他止血方法。

②加压包扎法：最为常用。一般小动脉和静脉损伤出血均可用此法止血。方法是先将灭菌纱布或敷料填塞或置于伤口，外加纱布垫压，再以绷带加压包扎。包扎的压力要均匀，范围应够大。包扎后将伤肢抬高，以增加静脉回流和减少出血。

③填塞法：用于肌肉、骨端等渗血。先用1～2层大的无菌纱布铺盖伤口，以纱布条

或绷带充填其中，再加压包扎。此法止血不够彻底，且可能增加感染的机会。另外，在清创去除填塞物时，可能由于凝血块随同填塞物同时被取出，又可出现大量出血。

④止血带法：一般用于四肢伤大出血，且加压包扎无法止血的情况。使用止血带时，接触面积应较大，以免造成神经损伤。止血带的位置应靠近伤口的最近端。止血带中以局部充气式止血带最好，其副作用小。在紧急情况下，也可使用橡皮管、三角巾或绷带等代替，但应在止血带下放好衬垫物。禁用细绳索或电线等充当止血带。使用止血带应注意以下事项：

1）不必缚扎过紧，以能止住出血为度；

2）应每隔 1h 放松 1～2min，且使用时间一般不应超过 4h；

3）上止血带的伤员必须有显著标志，并注明启用时间，优先后送；

4）松解止血带之前，应先输液或输血，补充血容量，打开伤口，准备好止血用器材，然后再松止血带；

5）因止血带使用时间过长，远端肢体已发生坏死者，应在原止血带的近端加上新止血带，然后再进行截肢术。

（4）包扎

包扎的目的是保护伤口，减少污染，压迫止血，固定骨折、关节和敷料并止痛。包扎最常用的材料是绷带、三角巾和四头带。无上述物品时，可就地取材，用干净毛巾、包袱布、手绢和衣服等替代。绷带的包扎方式有环形包扎、螺旋反折包扎（图 2-8）、8 字形包扎（图 2-9）和帽式包扎等。包扎要掌握"三点一走行"，即绷带的起点、止点、着力点（多在伤处）和走行方向顺序。三角巾使用起来简单、方便、灵活，可用于身体不同部位的包扎（图 2-10），也可用于较大面积创伤的包扎，但不便加压，也不够牢固。四头带用于胸部、腹部伤口包扎时较为方便，用于四肢包扎时也不易滑脱。在进行伤口包扎时，动作要轻巧，松紧要适宜、牢靠，既要保证敷料固定和压迫止血，又不影响肢体血液循环。包扎敷料应超出伤口边缘 5～10cm。遇有外露污染的骨折断端或腹内脏器，不可轻易还纳。若系腹腔组织脱出，应先用干净器皿保护后再包扎，不要将敷料直接包扎在脱出的组织上面。

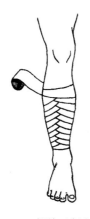
图 2-8　螺旋反折包扎

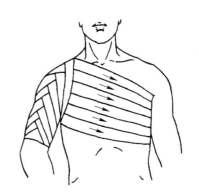
图 2-9　8 字形包扎

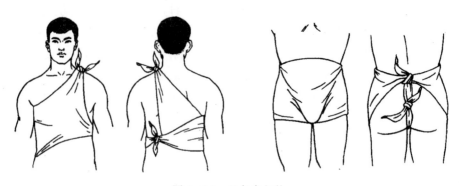

图 2-10 三角巾包扎

（5）固定

骨关节损伤时必须固定制动，以减轻疼痛，避免骨折端损伤血管和神经，并有利于防治休克和搬运后送。较重的软组织损伤，也应局部固定制动。固定前应尽可能牵引伤肢和矫正畸形，然后将伤肢放在适当位置，固定于夹板或其他支持物上（可就地取材，如用木板、竹竿和树枝等）。固定范围一般应包括骨折处远端和近端的两个关节，既要牢靠不移，又不可过紧。急救中如缺乏固定材料，可进行自体固定法，如将上肢固定于胸廓上，受伤的下肢固定于健肢上。伤口出血者，应先止血并包扎，然后再固定。当开放性骨折固定时，外露的骨折端不要还纳伤口内，以免造成污染扩散。固定的夹板不可与皮肤直接接触，须垫以衬物，尤其是夹板两端、骨凸出部和悬空部位，以防止组织受压损伤。另外，急救时的固定多为临时的，在到达救治机构经处理后，应及时进行治疗性固定。

（6）搬运

伤员经过初步处理后，需从现场送到医院进一步检查和治疗。正确的搬运可减少伤员痛苦，并获得及时治疗。平时多采用担架或徒手搬运。战时火线上的伤员搬运，必须防避敌方火力，且常不可能使用平时的搬运工具，而一般采用背、夹、拖、架等方法：

①背：背伤员匍匐前进，或用背带加短木，让伤员骑在其上，然后背走。

②夹：夹持伤员，侧身前进。

③拖：用大衣、雨衣、布单等包裹伤员，拴绳索或皮带于其腋下，然后拖拉运走。

④抬：双人徒手抬送伤员。

⑤架：就地取材制成临时担架，搬运伤员。无论平时或战时，对骨折伤员，特别是脊柱损伤的伤员，搬运时必须保持伤处稳定，切勿弯曲或扭动，以免加重损伤。对昏迷伤员，搬运时必须保持呼吸道通畅，可采用半卧位或侧卧位。

2. 进一步救治伤员

经现场急救被送到一定的救治机构后，立即对其伤情进行判断、分类，然后采取针对性的措施进行救治。有时也需在现场或救护车上对伤员的伤情做出判断。

（1）判断伤情

可根据创伤分类方法及指标进行伤情判断和分类，以便把需做紧急手术和心肺监护的伤员与一般伤员区分开。创伤常常可简单地分为三类：

①第一类：致命性创伤，如危及生命的大出血、窒息、开放性或张力性气胸。对于这

类伤员，只能进行短时的紧急复苏，就应手术治疗。

②第二类：生命体征尚属平稳的伤员，如不会立即影响生命的刺伤、火器伤或胸腹部伤，可观察或复苏1～2h，争取时间做好交叉配血及必要的检查，并同时做好手术准备。

③第三类：潜在性创伤，性质尚未明确，有可能需要手术治疗，应继续密切观察，并做进一步检查。

（2）呼吸支持

呼吸支持是指维持呼吸道通畅，必要时进行气管插管或气管切开。张力性气胸穿刺排气或闭式引流；开放性气胸封闭伤口后进行闭式引流。如有多根肋骨骨折引起反常呼吸时，先用加垫包扎或肋骨牵引限制部分胸廓浮动，再进行肋骨固定。发生外伤性膈疝时，可先插入气管导管进行人工呼吸，再进行手术整复。另外，应保持足够有效的氧供。

（3）循环支持

循环支持主要是积极抗休克。对循环不稳定或休克伤员应建立一条以上静脉输液通道，必要时可考虑做锁骨下静脉或颈内静脉穿刺，或周围静脉切开插管。应尽快恢复有效循环血容量，维持循环的稳定。在扩充血容量的基础上，可酌情使用血管活性药物。髂静脉或下腔静脉损伤以及腹膜后血肿者，禁止经下肢静脉输血或输液，以免伤处出血增加。对心搏骤停者，应立即进行胸外心脏按压，药物或电除颤起搏。心包填塞者应立即进行心包穿刺抽血。

（4）镇静止痛和心理治疗

剧烈疼痛可诱发或加重休克，故在不影响病情观察的情况下选用药物镇静止痛。无昏迷和瘫痪的伤员可皮下或肌注哌替啶（杜冷丁）75～100mg 或盐酸吗啡 5～10mg 止痛。由于伤员可有恐惧、焦虑等，甚至个别可发生伤后精神病，故心理治疗很重要，使伤员配合治疗，利于康复。

（5）防治感染

遵循无菌术操作原则，使用抗菌药物。开放性创伤需加用破伤风抗毒素。抗菌药在伤后 2～6h 内使用可起预防作用，延迟用药起治疗作用，并需延长持续用药时间。对抗感染能力低下的伤员，用药时间也需延长，且常需调整药物品种。

（6）密切观察

严密注视伤情变化，特别是对严重创伤怀疑有潜在性损伤的病人，必要时进行生命体征的监测和进一步的检查。发现病情变化，应及时处理。

（7）支持治疗

支持治疗主要是维持水、电解质和酸碱平衡，保护重要脏器功能，并给予营养支持。

3. 急救程序

在创伤的急救过程中，遵循一定的程序，可提高工作效率，防止漏诊。其基本原则是先救命，后治伤。可分为五个步骤进行：

①把握呼吸、血压、心率、意识和瞳孔等生命体征，视察伤部，迅速评估伤情；

②对生命体征的重要改变迅速做出反应，如 CPR、抗休克及外出血的紧急止血等；

③重点询问受伤史，分析受伤情况，仔细进行体格检查；

④实施各种诊断性穿刺或安排必要的辅助检查；

⑤进行确定性治疗，如各种手术等。

4. 批量伤员的救治

平时的自然灾害（如地震、滑坡、泥石流等）和重大交通事故可发生成批伤员，需医务人员现场急救时，重要的是分清轻、重伤。对于一般轻伤者，就地医疗处理后，即回归工作岗位或转有关部门照料，使主要救治力量用于抢救重伤员。重伤员中确定急需优先救治者，给予必要的紧急处理后，按轻重缓急顺序，及时组织后送。在后送前或后送途中要向有关救治机构报告伤情、初步诊断及已做的处理，密切注意伤情变化，做相应的应急处理。救治机构在接收成批伤员后，应进行迅速检伤分类，组织救治力量进行抢救。

5. 闭合性创伤的治疗

临床上多见的如浅部软组织挫伤、扭伤等。

浅部软组织挫伤多因钝性外力碰撞或打击导致部分组织细胞受损，微血管破裂出血，继而发生炎症。临床表现为局部疼痛、肿胀、触痛，或有皮肤发红，继而转为皮下青紫瘀斑。

治疗常用物理疗法，如伤后初期局部可用冷敷，12h后改用热敷或红外线治疗，或包扎制动，还可服用云南白药等。少数挫伤后有血肿形成时，可加压包扎。如浅部挫伤系由强大暴力所致，须检查深部组织器官有无损伤，以免因漏诊和延误治疗而造成严重后果。闭合性骨折和脱位应先予以复位，然后根据情况选用各种外固定或内固定的方法制动。头部、颈部、胸部、腹部等的闭合性创伤，都可能造成深部组织器官的损伤，甚至危及生命，必须仔细检查诊断和采取相应的治疗措施。

6. 开放性创伤的处理

擦伤、表浅的小刺伤和小切割伤，可用非手术疗法。其他的开放性创伤均需手术处理，目的是修复断裂的组织，但必须根据具体的伤情选择方式方法。例如：伤口可分为清洁伤口（Cleaning Wound）（无菌手术切口）、污染伤口（Contaminated Wound）（有细菌污染而尚未构成感染）和感染伤口。清洁伤口可以直接缝合。开放性创伤早期为污染伤口可进行清创术，直接缝合或者延期缝合。感染伤口先要引流，然后再做其他处理。深入体内的创伤在手术中必须仔细探查和修复。伤口或组织内存有异物，应尽量取出，以利于组织修复；但如果异物数量多，或者摘取可能造成严重的再次损伤，处理时必须衡量利弊。另外，对开放性创伤者应注射破伤风抗毒素治疗，在伤后12h内应用可起到预防的作用。污染和感染伤口还要根据伤情和感染程度考虑使用抗菌药。

临床上多见的浅部开放性创伤，如浅部的小刺伤（Pricking Wound），多由庄稼刺条、木刺、缝针等误伤造成。小刺伤因带有细菌污染，可能引起感染（如指头炎等），有的还可能造成异物存留，因此不应忽视。小刺伤的伤口出血，直接压迫3～5min即可止血。止血后可用70%酒精或碘伏原液涂擦，包以无菌敷料，保持局部干燥24～48h。伤口内若有异物存留，应设法拔出，然后消毒和包扎。

浅部切割伤（Incised Wound），多为刀刃、玻璃片和铁片等造成，伤口的长度和深度可不相同，关系到组织损伤范围。伤口边缘一般比较平整，仅少数伤口的边缘组织因有破碎而比较粗糙。出血可呈渗溢状或涌溢状，个别因有小动脉破裂出血呈喷射状。经过处理，伤口可止血和闭合，但局部组织发生炎症反应，故有轻度疼痛和红肿。如果并发感染，局部的红肿和疼痛就加重，还可有发热等；如有化脓性病变，不能顺利愈合。

浅部切割伤要根据伤口的具体情况施行清创和修复。

（1）浅表小伤口的处理

长径 1cm 左右的皮肤、皮下浅层组织伤口，先用等渗盐水棉球蘸干净组织裂隙，再用 70％酒精或碘伏消毒外周皮肤。可用一条小的蝶形胶布固定创缘使皮肤完全对合，再在皮肤上涂碘伏，外加包扎。一周内每日涂碘伏一次，10 日左右除去胶布。仅有皮肤层裂口，也可用市售的绊创膏（如"创可贴"之类），但仍应注意皮肤消毒。

（2）一般伤口的处理

开放性伤口常有污染，应进行清创术（Debridement），目的是将污染伤口变成清洁伤口，为组织愈合创造良好条件。清创时间越早越好，伤后 6～8h 内清创一般都可达到一期愈合。清创的步骤是：

①先用无菌敷料覆盖伤口，用无菌刷和肥皂液清洗周围皮肤；

②去除伤口敷料后可取出明显可见的异物、血块及脱落的组织碎片，用生理盐水反复冲洗；

③常规消毒铺巾；

④沿原伤口切除创缘皮肤 1～2mm，必要时可扩大伤口，但肢体部位应沿纵轴切开，经关节的切口应做 S 形切开；

⑤由浅至深，切除失活的组织，清除血肿、凝血块和异物，对损伤的肌腱和神经可酌情进行修复或仅用周围组织掩盖；

⑥彻底止血；

⑦再次用生理盐水反复冲洗伤腔，污染重者可用 3％过氧化氢溶液清洗后再用生理盐水冲洗；

⑧彻底清创后，伤后时间短和污染轻的伤口可予以缝合，但缝合不宜过密、过紧，以伤口边缘对合为度。缝合后消毒皮肤，外加包扎，必要时固定制动。

如果伤口污染较重或处理时间已超过伤后 8～12h，但尚未发生明显的感染，皮肤的缝线暂不结扎，伤口内留置盐水纱条引流。24～48h 后伤口仍无明显感染者，可将缝线结扎使创缘对合。如果伤口已感染，则取下缝线按感染伤口（Infected Wound）处理。

（3）感染伤口的处理

用等渗盐水或呋喃西林等药液纱布条敷在伤口内，引流脓液促使肉芽组织生长。肉芽生长较好时，脓液较少，表面呈粉红色、颗粒状突起，擦之可渗血；同时创缘皮肤有新生，伤口可见收缩。如肉芽有水肿，可用高渗盐水湿敷。如肉芽生长过多，超过创缘平面而有碍创缘上皮生长，可用 10％硝酸银溶液棉签涂肉芽面，随即用等渗盐水棉签擦去。

7. 康复治疗

康复治疗主要包括物理治疗和功能练习，特别是对骨折和神经损伤者更属必要。

战伤救治原则

战伤（Military Injury，War Wound）一般是指在战斗中由武器直接或间接造成的各种损伤。在现代战争中，由于大量使用高新技术武器，多种因素造成的复合伤明显增多，如火器伤复合烧伤、烧伤复合冲击伤等。在使用核武器和化学武器时，还可发生放射复合伤和化学复合伤。

由于受到野战环境和战区卫生资源及设备等条件的限制，不可能如平时创伤那样在一个救治机构完成所有的治疗，而是采用分级救治（也称阶梯治疗）的组织形式，由梯次配置于战区和后方的各级救治机构分工负责，在保持继承性和连续性的前提下共同完成。伤员在受伤地及其附近由靠近前线的救治人员或机构进行急救，主要是挽救生命和稳定伤情，然后使用不同的后送工具（如担架、机动车辆、船只和飞机等）逐级或越级后送到远离战场的救治机构进行确定性治疗。在分级救治过程中，检伤分类具有非常重要的作用。它可最大限度地提高救治工作的效率，较好地解决轻、重伤员及个体、群体伤员救治的矛盾，使救治过程高效、有序。

在战伤救治技术方面，强调火线急救，挽救生命，包括保持呼吸道通畅、止血、包扎、固定和搬运、后送等。在检伤分类的基础上，积极抗休克，维持呼吸、循环稳定。伤口的处理原则是尽早清创，除头、面、手和外阴部外，一般禁止初期缝合。此外，还应注意止痛、抗感染及后送途中伤员的治疗等问题。

（1）火器伤是以火（炸）药为动力发射的投射物所引起的损伤，是战时最常见的损伤，一般由高速弹丸或弹片等投射物击中人体造成。通常情况下，组织损伤重、范围大、易感染。投射物的前冲力可直接击穿或切割其路径上的组织而形成原发伤道；其侧冲力可使组织形成比原发伤道直径大数倍乃至数十倍的瞬时空腔，此空腔可挤压和牵拉周围组织而形成挫伤区；挫伤区外为震荡区。另外，火器投射物动能大，易造成复杂的伤道和多部位、多器官损伤。火器伤的全身治疗与一般创伤相同，主要是全面了解伤情，积极防治休克，维持呼吸、循环的稳定。局部治疗主要是尽早清创，充分显露伤道，清除坏死和失活的组织，清创后不宜一期缝合，因为一期清创时，挫伤区和震荡区参差交错，不易判断。此时，应保持伤口引流通畅3～5天后，酌情进行延期缝合。同时，应积极抗感染和支持治疗。

（2）冲击伤是冲击波的超压和负压引起的损伤，主要造成含气器官如肺、听器和胃肠道的损害，强超压还可导致内脏破裂和肋骨骨折等，但一般较少造成体表损伤。冲击伤的特点是多处受伤、复合伤多、伤情重、发展快、死亡率高。单纯冲击波致伤时，体表多完好无损，但常有不同程度的内脏损伤，表现为外轻内重的特点。当冲击伤合并其他损伤时，体表损伤常较显著，而内脏损伤却容易被掩盖，易造成漏诊误诊；肺部冲击伤的主要病理改变是肺出血和水肿，轻者仅有短暂的胸痛、胸闷；重者可出现呼吸困难及口鼻流出血性泡沫样液体，部分伤员可在24～48h后发展为急性呼吸窘迫综合征（ARDS）。听器冲击伤主要表现有耳聋、耳鸣、耳痛、眩晕、头痛等，外耳道可流出浆液或血性液体，并可有鼓膜破裂。冲击伤治疗的关键是早期、正确的诊断，救治原则与其他伤相似。肺冲击伤应注意掌握输血输液量和输注速度，以免引起或加重肺水肿；中耳冲击伤时禁止填塞、冲洗，或向中耳内滴注药液。

（3）复合伤是多种致伤因素共同作用的结果，而且各因素间常有相互加重的复合效应。因此，复合伤伤情通常十分严重，具有死亡率高、休克发生率高、感染发生早而重等特点。其救治原则是尽早消除致伤因素的作用，如撤离现场、清除放射或化学沾染、抗放射或抗毒治疗等。同时，应采取针对性措施积极抗休克、复苏、防治感染、伤口处理及全身支持等。

第二节　创伤 4 大技术——止血、包扎、固定、搬运

止血、包扎、固定、搬运是外伤现场急救的四项基本技术。实施外伤现场急救总的原则是：先抢后救，先重后轻，先急后缓，先近后远；先止血后包扎，再固定后搬运。

一、止血

出血按位置可分为内出血和外出血。当血管破裂后，血液经皮肤损伤处流出体外时，称为外出血。体内深部组织、内脏损伤出血，血液由破裂的血管流入组织、脏器或体腔内，体表见不到出血，称为内出血。动脉出血：伤口呈喷射状搏动性向外涌出鲜红色的血液，与脉搏节律相同，危险性大。静脉出血：持续向外溢出暗红色血液，出血较缓慢，呈持续状，危险性小于动脉出血。毛细血管出血：伤口向外渗出鲜红色的血液，危险性小。

（一）一般止血法

一般止血法用于创口较小的出血。局部用生理盐水冲洗，周围用 75% 的酒精涂擦消毒，然后盖上无菌纱布，用绷带包紧即可，如头皮或毛发部位出血，先剃除毛发再清洗、消毒并包扎。

（二）指压止血法

指压止血法适用于中等以上的动脉出血。用手指（拇指）或手掌压住出血血管（动脉）的近心端，使血管被压在附近的骨块上，从而中断血流，能有效达到快速止血的目的，本法只能在短时间内达到控制出血的目的，不宜久用。此法操作要点：准确掌握动脉压迫点，压迫力度要适中，以伤口不出血为准；压迫 10～15min，仅是短暂急救止血；保持伤处肢体抬高。

（1）颞浅动脉压迫法：一侧头顶部出血——颞浅动脉（同侧外耳门上方，压向下颌关节）。

（2）面动脉压迫法：一侧颜面部出血——面动脉（同侧下颌骨下缘，下颌角前端，压向下颌骨面）。

（3）枕动脉压迫法：头后部出血——枕动脉（耳后乳突下面稍外侧，压向枕骨面）。

（4）颈总动脉压迫法：一侧头面部出血——颈总动脉（气管与同侧胸锁乳突肌之间，甲状软骨下方外侧，压向第 5 颈椎横突）。

（5）锁骨下动脉压迫法：肩、腋部、上肢出血——锁骨下动脉（同侧锁骨中点上方，锁骨上窝处，压向后下方第一肋骨面）。

（6）前臂出血：肱动脉压迫法，用拇指压迫伤侧肱二头肌肌腱内侧的肱动脉末端，或用拇指或其余四指压迫上臂内侧肱二头肌内侧沟处的搏动点。

（7）尺桡动脉压迫法：手部出血——尺、桡动脉（手腕横纹稍上处内外两侧，压向尺桡骨面）。

（8）手指出血压迫法：手指出血——压迫指动脉，手指出血时，可用拇指和食指压迫手指两侧的血管。

（9）股动脉压迫法：大腿以下出血——股动脉（腹股沟韧带中点下方处，双手拇指、手掌、拳头，压向耻骨）。

（10）足背、胫后动脉压迫法：足部出血——足背动脉（足背皮肤皱纹中点，压向跖骨）与胫后动脉（跟骨和内踝之间，压向跟骨）。

（三）填塞止血法

填塞止血法是指对软组织内的血管损伤出血，用纱布填入伤口内压紧，外加大块无菌敷料加压包裹。

（四）压迫包扎止血法

压迫包扎止血法用于静脉、小动脉及毛细血管出血。用无菌敷料覆盖伤口，然后用纱布、棉垫放在无菌敷料上，再用绷带或三角巾加压包扎，包扎时松紧要适宜，既能止血，又不阻断肢体的血流。

（五）止血带法

止血带法用于其他止血方法暂时不能控制的四肢动脉出血，常用的有橡皮止血带和布条止血带。

止血带法的注意事项：

①结扎止血带的时间应越短越好，一般不应超过1h，最长不宜超过3h；若必须延长，则应每隔1h左右放松1～2min，放松期间在伤口近心端局部加压止血。

②使用止血带必须在患者的体表做出明显的标记，注明伤情和使用止血带的原因和时间，并严格交接班。

③为避免损伤皮肤，止血带不能直接与皮肤接触，必须用纱布等物作为衬垫，并放平整，避免有皱褶。

④上止血带的松紧要合适，以出血停止、远端摸不到动脉搏动为原则。既要达到止血的目的，又要避免造成软组织的损伤。

⑤扎止血带应在伤口的近心端，并尽可能靠近伤口。上肢为上臂上1/3，下肢为股中、下1/3交界处。

⑥要在输液、输血和准备好有效的止血手段后缓慢松开止血带，切忌突然完全松开，并应观察是否还有出血。

（六）结扎法

结扎法是指用止血钳夹住出血的血管残端，或丝线结扎。优点：效果可靠，可避免损伤伴行的神经。

（七）加垫曲肢法

加垫曲肢法用于前臂和小腿的出血，在肘窝、腘窝处加垫（如一卷绷带），然后强力屈曲肘关节、膝关节，再用三角巾或绷带等缚紧固定。对已有或怀疑有骨折或关节损伤者禁用。

二、包扎

包扎的目的：帮助止血、保护伤口、固定敷料、防止污染、减轻疼痛、利于转运。常用的包扎用品：创可贴、尼龙网套、绷带、三角巾及多头带等，另外可就地取材，包括衣服和毛巾等。

（一）绷带包扎法

环形包扎法：用于肢体粗细相等的部位。螺旋包扎法：用于肢体粗细相差不多的部位。螺旋反折包扎法：用于肢体粗细不等的部位。8字形包扎法：用于肩、肘、膝、踝等关节部位。回返包扎法：用于头和断肢残端，肢体离断伤的处理。注意事项：先清创，再包扎，不水洗（化学伤除外）；不轻易取异物，不送回脱出体腔的内脏；动作轻柔、松紧适当、指（趾）端外露；包扎后的肢体保持功能位置。

（二）三角巾包扎法

三角巾包扎法适合于较大创面和一般包扎难以固定的创面：头顶、面、眼、胸、肩、手脚；悬吊肢体，以减轻肌肉负担。

1. 头部帽式包扎（图 2－11）

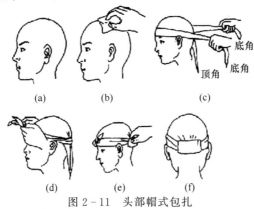

图 2－11　头部帽式包扎

2. 侧胸部三角巾包扎（图 2－12）

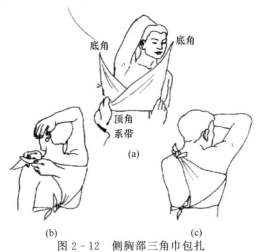

图 2－12　侧胸部三角巾包扎

3. 腹部三角巾包扎（图 2－13）

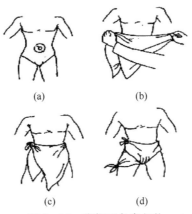

图 2－13　腹部三角巾包扎

4. 肘部三角巾包扎（图2-14）

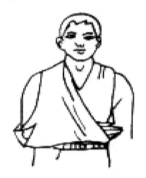

图2-14　肘部三角巾包扎

5. 手部包扎（图2-15）

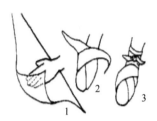

图2-15　手部包扎

三、固定

骨折的临时固定，是对伤处加以稳定使其不活动，使伤员在运送过程中不因搬运、颠簸时断骨刺伤血管、神经，免遭额外损伤，减轻伤员痛苦，其要点是：

（1）止血：要注意伤口和全身状况，如伤口出血，应先止血，后包扎固定。

（2）加垫：为使固定妥帖稳当和防止突出部位的皮肤磨损，在骨突处要用棉花或布块等软物垫好，要使夹板等固定材料不直接接触皮肤。

（3）不乱动骨折的部位：为防止骨断端刺伤神经、血管，在固定时不应随意搬动；外露的断骨不能送回伤口内，以免增加污染。但是，现场急救时，搬动伤员伤肢是难免的，如为避免伤员再次受伤的危险，要先将伤员搬到安全地方，在包扎固定时也不可避免要移动伤肢，这时可以一人握住伤处上方，另一人握住伤处下端匝着肢体的纵轴线做相反方向的牵引，在伤肢不扭曲的情况下让骨断端分离开，然后边牵引边同方向移动，另外的人可进行固定，固定应先捆绑断处上端，后绑下端，然后再固定断端的上下两个关节。

（4）固定、捆绑的松紧要适度，过松容易滑脱，失去固定作用，过紧会影响血液循环。固定时应外露指（趾）尖，以便观察血流情况，如发现指（趾）尖苍白或青紫时，可能是固定包扎过紧，应放松重新包扎固定。固定完成后应记录固定的时间，并迅速送医院做进一步的诊治。注意：先止血包扎、稳定病情，开放性骨折不能直接复位；夹板固定宜超过上下两关节；夹板内衬棉垫，防固定不稳；松紧适度；指（趾）端露出。

具体部位固定方法如下：

（1）前臂骨折的固定方法：用夹板时，可把两块夹板分别置放在前臂的掌侧和背侧，可在伤员患侧掌心放一团棉花，让伤员握住掌侧夹板的一端，使腕关节稍向背屈，然后固定，再用三角巾将前臂悬挂于胸前。无夹板时，可将伤侧前臂屈曲，手端略高，用三角巾悬挂于胸前，再用一条三角巾将伤臂固定于胸前（图 2-16）。

　　（2）上臂骨折的固定方法：有夹板时，可将伤肢屈曲贴在胸前，在伤臂外侧放一块夹板，垫好后用两条布带将骨折上下两端固定并吊于胸前，然后用三角巾（或布带）将上臂固定在胸部。无夹板时，可将上臂自然下垂用三角巾固定在胸侧，用另一条三角巾将前臂挂在胸前。也可先将前臂吊挂在胸前，用另一条三角巾将上臂固定在胸部（图 2-17）。

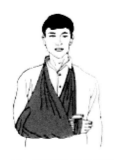 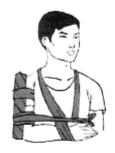

图 2-16　前臂骨折夹板固定法　　　　　　图 2-17　上臂骨折夹板固定法

　　（3）小腿骨折的固定方法：有夹板时，将夹板置于小腿外侧，其长度应从大腿中段到脚跟，在膝、踝关节垫好后用绷带分段固定，再将两下肢并拢上下固定，并在脚部用"8"字形绷带固定，使脚掌与小腿成直角。无夹板时，可将两下肢并列对齐，在膝、踝部垫好后用绷带分段将两腿固定，再用"8"字形绷带固定脚部，使脚掌与小腿成直角（图 2-18 和图 2-19）。

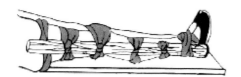 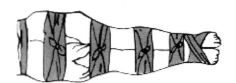

图 2-18　小腿骨折夹板固定法　　　　　　图 2-19　小腿骨折健肢固定法

　　（4）大腿骨折的固定方法：将夹板置于伤肢外侧，其长度应从腋下至脚跟，两下肢并列对齐，垫好膝、踝关节后用绷带分段固定。用"8"字形绷带固定脚部，使脚掌与小腿成直角。无夹板时也可用健肢固定法（图 2-20 和图 2-21）。

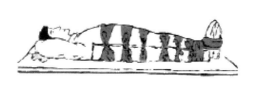 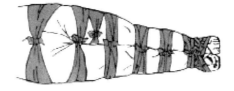

图 2-20　大腿骨折夹板固定法　　　　　　图 2-21　大腿骨折健肢固定法

　　（5）锁骨骨折的固定方法：让病人坐直挺胸，包扎固定人员用一膝顶在病人背部两肩胛骨之间，两手把病人的肩逐渐往后拉，使胸尽量前挺，然后进行固定，方法是在伤者两腋下垫棉垫，用两条三角巾分别在两肩关节紧绕两周在中央打结，打结时应将三角巾用力拉紧，使两肩稍后张，打结后将患者两肘关节屈曲，两腕在胸前交叉，用另一条三角巾在平肘处绕过胸廓，在胸前打结固定上肢。也可用绷带在挺胸、两肩后张下进行"8"字形固定（图2-22）。

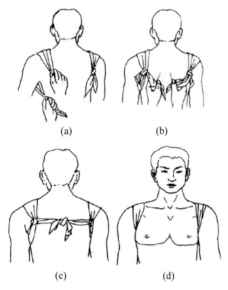

图2-22　锁骨骨折固定法

（6）脊椎骨折的固定方法：在脊椎骨折抢救过程中，最重要的是防止脊椎弯曲和扭转，不得用软担架和徒手搬运。如有脑脊液流出的开放性骨折，应先加压包扎。固定时，由4～6人用手分别扶托伤员的头、肩、背、臀、下肢，动作一致将伤员抬到硬木板上。颈椎骨折时，伤员应仰卧，尽快给伤员上颈托，无颈托时可用沙袋或衣服填塞头、颈部两侧，防止头左右摇晃，再用布条固定。胸椎骨折时应平卧，腰椎骨折时应俯卧于硬木板上，用衣服等垫塞颈、腰部，用布条将伤员固定在木板上。

（7）压舌板固定法：用于手指骨闭合性骨折。

四、搬运

常用器材：帆布担架、铲式担架、救护车担架、折叠式楼梯搬运椅、脊柱固定板、木板、床单等。

（一）徒手搬运法

单人搬运法：背负、抱持、扶持（图2-23）。

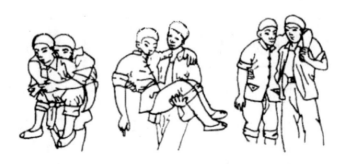

图2-23　单人搬运法

双人搬运法：椅托式、轿杠式、拉车式（图2-24）。

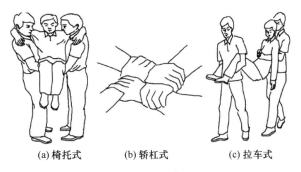

(a) 椅托式　　　(b) 轿杠式　　　(c) 拉车式

图2-24　双人搬运法

三人搬运法、多人搬运法，如图2-25所示。

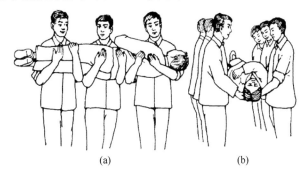

(a)　　　　　　　　　(b)

图2-25　三人搬运法、多人搬运法

（二）担架搬运法

脊柱、脊髓损伤的病人需要4人固定及搬运。

（1）1人在病人的头部，双手掌抱于头部两侧轴向牵引颈部。

（2）另外3人在病人右侧，分别于病人的肩背部、腰臀部、膝踝部，双手掌平伸到病人的对侧。

（3）4人均单膝跪地。

（4）4人同时用力，保持脊柱为一轴线，平稳将病人抬起，放在硬质担架上。

（5）上颈托。

（6）用2个沙袋放在病人头部两侧，或用绷带将病人头部固定在担架上（图2-26）。

（7）用6～8条固定带将病人固定于担架上转运回院。

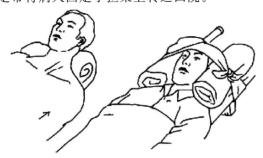

图2-26　脊髓损伤的病人固定

第三节　四肢创伤的急诊处理

【概述】

骨折是骨的完整性和连续性中断。

【病因】

(1) 直接暴力：暴力直接作用使受伤的部位发生骨折，常伴有不同程度的软组织损伤。如车轮撞击小腿，于撞击处发生胫腓骨骨折。

(2) 间接暴力：暴力通过传导、杠杆、旋转和肌肉收缩使肢体远处发生骨折。如跌倒时手掌撑地，暴力向上传导，依其上肢与地面的角度不同，力的传导可使桡骨远端骨折或肱骨髁上骨折。骤然跪倒时，股四头肌猛烈收缩，可致髌骨骨折。

(3) 积累性劳损：长期、反复、轻微的直接或间接损伤可致肢体某一特定部位骨折，如远距离行军易致第二、三跖骨及腓骨下 1/3 处骨折。

【临床表现】

(一) 全身表现

(1) 休克：骨折所致的休克主要原因是出血，特别是骨盆骨折、股骨骨折和多发性骨折，其出血量大者可达 2000mL 以上。严重的开放性骨折或并发重要内脏器官损伤时也可导致休克。

(2) 发热：骨折后一般体温正常，出血量较大的骨折，如股骨骨折、骨盆骨折，血肿吸收时可出现低热，但一般不超过 38℃。

(二) 局部表现

(1) 骨折的一般表现：局部疼痛、肿胀和功能障碍。骨折时，骨髓、骨膜及周围组织血管破裂出血，在骨折处形成血肿，以及软组织损伤所致水肿，使患肢严重肿胀，甚至出现剧烈的疼痛，特别是移动患肢时加剧，伴明显压痛。局部肿胀和疼痛使患肢活动受限，如为完全性骨折，可使受伤肢体活动功能完全丧失。

(2) 骨折的特有体征：

①畸形：骨折段移位可使患肢外形发生改变，主要表现为缩短、成角或旋转畸形；

②异常活动：正常情况下不能活动的部位，骨折后出现不正常的活动；

③骨擦音或骨擦感：骨折后，两骨折端相互摩擦时，可产生骨擦音或骨擦感。

【辅助检查】

X 线检查对骨折的诊断和治疗具有重要的价值，应包括邻近一个关节在内的正、侧位。

【诊断和鉴别诊断】

根据病人的外伤史、症状、体征及影像学检查，骨折的诊断一般都比较明确。

【治疗】

四肢骨折急救：目的在于用简单有效的方法抢救生命，保护患肢，使其能安全而迅速地被运送至附近医院，以便获得妥善的治疗。

(一) 抢救休克

首先检查病人全身情况，如处于休克状态，应注意保温，尽量减少搬动，有条件时应立即输液、输血。合并颅脑损伤的处于昏迷者，应注意保持呼吸道的通畅。

（二）包扎伤口

开放性骨折，伤口出血绝大多数可用加压包扎止血。大血管出血，加压包扎出血时，可采用止血带止血。最好使用充气止血带，并应记录所用的压力和时间。创口用无菌敷料或清洁布类予以包扎，以减少污染。若骨折端已经戳出伤口，并已污染，又未压迫重要血管、神经者，不应将其复位，以免将污染物带到伤口深处，应送至医院经清创处理后，再进行复位，若在包扎时，骨折端自行滑入伤口内，应做好记录，以便在清创时进一步处理。

（三）妥善固定

固定是骨折急救的重要措施。闭合骨折时，急救时不必脱去患肢的衣裤和鞋袜，以免过多搬动患肢，增加疼痛。若肿胀明显，可用剪刀将患肢衣袖和裤脚剪开，减轻压迫。骨折有明显畸形，并有穿破软组织或损伤附近重要血管、神经的危险时，可适当牵引患肢，使之变直后再进行固定。骨折急救固定的目的：

①避免骨折在搬运的过程中对重要的组织，如血管、神经、内脏的损伤。

②减少骨折端的活动，减轻病人疼痛。

③便于运送。固定可用特制的夹板，或就地取材用木板、木棍和树枝等。若无任何可利用的材料时，上肢骨折可将患肢固定于胸部，下肢骨折可见患肢与对侧健肢捆绑固定。

（四）迅速转运

病人经初步处理，妥善固定后，应尽快地转运至就近的医院进行治疗。

骨折治疗的原则：复位，固定，功能锻炼。

第四节　锁骨骨折

【概述】

锁骨是上肢与躯干的连接和支撑装置，呈 S 形，近端与胸骨柄形成胸锁关节，远端与肩峰形成肩锁关节。

【病因】

（1）间接暴力：占多数，常见的受伤机制是侧方摔倒，肩部着地，力传导至锁骨，发生斜形骨折，也可因手或肘部着地，暴力经肩部传导至锁骨，发生斜形或横形骨折。

（2）直接暴力：暴力由胸上方撞击锁骨，导致粉碎性骨折，但较少见。

【临床表现与诊断】

（1）区皮下出现肿胀、瘀斑，肩关节活动疼痛加重。病人常用健手托住肘部，减少肩部活动引起的骨折端移位造成的疼痛，头部向患侧偏斜，以减轻因胸锁乳突肌牵拉骨折近端活动而导致的疼痛。

（2）检查时，由于锁骨位于皮下，位置表浅，可扪及骨折端，有局限性压痛，有骨擦感。

（3）X线检查：锁骨正位 X 线检查必不可少，尤其对于无移位骨折及儿童的青枝骨折。

【治疗】

（1）手法复位及外固定治疗：儿童青枝骨折及成人无移位的骨折可不做特殊治疗。仅用三角巾悬吊患肢3～6周即可开始活动；有移位的中段骨折，采取手法复位，横形8字绷带固定。

（2）手术治疗，指征：

①病人不能忍受 8 字绷带固定的痛苦；

②复位后再移位，影响外观；

③合并血管神经损伤；

④开放性骨折；

⑤陈旧骨折不愈合；

⑥锁骨远端骨折，合并喙锁韧带损伤。

第五节　肱骨干骨折

【概述】

肱骨外科颈下 1～2cm 至肱骨髁上 2cm 段内的骨折称为肱骨干骨折。

【病因】

（1）间接暴力：手部或肘部着地，力向上传导，加上身体倾倒所产生的剪式应力，或投掷运动及掰腕导致中下 1/3 骨折，多为斜形或螺旋骨折。

（2）直接暴力：暴力由外侧打击肱骨干中份，致横行或粉碎性骨折。

【临床表现与诊断】

（1）上臂出现疼痛、肿胀、畸形，皮下瘀斑，上肢活动障碍。

（2）查体：假关节活动，骨擦感，骨擦音。

（3）肱骨正侧位 X 线必不可少，可提示骨折部位、类型及移位方向。

（4）并发症：容易合并桡神经损伤，可出现垂腕，各手指掌指关节不能背伸，拇指不能伸，前臂旋后障碍，手背桡侧皮肤感觉减退或消失。

【治疗】

（1）手法复位及外固定治疗：适应于横行或短斜形骨折。采取手法复位，小夹板或石膏外固定。

（2）手术治疗，指征：

①反复手法复位失败，骨折断端对位不良；

②骨折有分离移位，或骨折断端有软组织嵌入；

③合并神经血管损伤。

第六节　前臂双骨折

【概述】

尺桡骨干骨折，青少年多见。尺桡骨之间有坚韧的骨间膜相连，当单一尺骨或桡骨骨折时，暴力可由骨间膜传导到另一骨干，引起不同平面的双骨折，或发生一侧骨干骨折，另一骨干上端或下端脱位。尺、桡骨干有多个肌肉附着，起、止部位分布分散，常导致复杂的移位，使复位十分困难。

【病因】

（1）间接暴力：跌倒时手掌着地，暴力通过腕关节向上传导，先使桡骨骨折，经骨间膜向内下传导，引起低位尺骨斜形骨折。

（2）直接暴力：重物打击、机器或车轮的直接碾压，或刀砍伤至同一平面的横行或粉碎性骨折，多伴有不同程度的软组织损伤。

（3）扭转暴力：跌倒时手掌着地，同时发生前臂旋转，导致不同平面的尺桡骨螺旋骨折或斜形骨折。

【临床表现与诊断】

（1）前臂疼痛、肿胀、畸形及功能障碍。

（2）查体：发现骨擦音及假关节活动。

（3）前臂正侧位 X 线：应包括肘关节及腕关节，可发现骨折部位、类型、移位方向及是否合并桡骨小头及尺骨小头脱位。

（4）并发症：前臂骨筋膜室综合征，一旦确诊立即切开减压，以免造成严重后果。

【治疗】

（1）手法复位及外固定：尺桡骨干双骨折可发生多种移位，如重叠、成角、旋转及侧方移位等。若治疗不当可发生尺桡骨交叉愈合，影响旋转功能，因此治疗的目标除了良好的对位、对线以外，特别注意防止畸形和旋转。

（2）手术治疗，指征：

①手法复位失败；

②受伤时间短、伤口污染不重的开放性骨折；

③合并神经、血管、肌腱损伤；

④同侧肢体有多发性损伤。

第七节　桡骨远端骨折

【概述】

桡骨远端骨折是指距桡骨远端关节面 3cm 以内的骨折，为松质骨与密质骨交界处，为解剖薄弱处。

【病因】

桡骨远端骨折多为间接暴力引起，跌倒时，手部着地，暴力向上传导，发生桡骨远端骨折。根据受伤机制不同，可发生伸直型骨折、屈曲型骨折、关节面骨折伴腕关节脱位。

【临床表现与诊断】

（1）局部疼痛、肿胀，可出现典型的畸形姿势，侧面看呈银叉样畸形，正面看呈枪刺样畸形。

（2）检查：局部压痛明显，腕关节活动障碍。

（3）腕关节正侧位 X 线片：骨折远端向桡侧、背侧移位，近端向掌侧移位。

【治疗】

以手法复位外固定为主，很少需要手术治疗。

手术治疗，指征：严重粉碎性骨折移位明显，桡骨下端关节面破坏；手法复位失败，或复位成功，外固定不能维持复位。

第八节　股骨颈骨折

【概述】

股骨颈骨折常发生于老年人，在治疗中存在骨折不愈合（15％左右）和股骨头缺血性坏死（20%～30%）两个主要问题。骨折复位时注意两个角度：颈干角和前倾角。

【病因与分类】

股骨颈骨折与老年人骨质疏松有关，多数情况下是走路滑倒时，身体发生扭转倒地，间接暴力传导致股骨颈骨折。青少年发生股骨颈骨折的较少，常需要较大暴力才会引起，且不稳定型多见。通常有以下分类：

（一）按骨折线部位分类

股骨头下骨折：发生股骨头坏死或骨折不愈合的机会很大。

股骨颈骨折：发生股骨头坏死或骨折不愈合的机会很大。

股骨颈基底骨折：骨折容易愈合，不易发生股骨头坏死。

（二）按 X 线表现分类

内收型骨折：不稳定骨折。

外展型骨折：稳定骨折。

（三）按移位程度分类

（1）不完全骨折。

（2）完全骨折：无移位的完全骨折、部分移位的完全骨折、完全移位的完全骨折。

【临床表现与诊断】

（1）患者髋部疼痛，下肢活动受限，不能站立及行走。

（2）检查：患肢出现短缩、屈曲、外旋畸形，一般在 $45°～60°$ 范围内，伤后少有出现髋部肿胀及瘀斑，可出现局部压痛及轴向叩击痛。

（3）X 线可发现骨折部位、类型和移位情况，是选择治疗方案的重要依据。

【治疗】

（1）非手术治疗：适应于无明显移位、外展型或嵌入型骨折。

（2）手术治疗，指征：内收型骨折和有移位的骨折；65 岁以上的股骨头下骨折；青少年的股骨颈骨折；陈旧性股骨颈骨折，骨折不愈合或股骨头坏死。

第九节　股骨干骨折

【概述】

股骨干骨折是指转子下、股骨髁上这一段骨干骨折。股骨干是人体最粗、最长、承受应力最大的管状骨，需遭受强大的暴力才能发生股骨干骨折，骨折后愈合与重塑的时间延长。

【病因】

（1）直接暴力：重物直接打击、车轮碾压、火器性损伤直接作用于股骨，引起股骨干横行或粉碎性骨折，同时合并广泛软组织损伤。

（2）间接暴力：高处坠落、机器扭转等间接暴力常导致股骨干螺旋形骨折或斜形骨折。

【临床表现与诊断】

（1）大腿肿胀，皮下瘀斑。局部出现成角、短缩、旋转等畸形，髋及膝关节不能活动。

（2）查体：局部压痛，假关节活动，骨摩擦音。

（3）X线片：包括髋关节和膝关节的正侧位，可明确骨折的部位、类型及移位情况。

（4）并发症：休克、血管神经损伤。

【治疗】

成人股骨干骨折多需手术治疗。

第十节　髌　骨　骨　折

【概述】

髌骨是人体最大的籽骨，髌骨骨折时应尽可能解剖复位，以免引起髌股关节创伤性关节炎。

【病因】

（1）直接暴力：暴力直接作用于髌骨，如跪地时髌骨直接撞击地面，发生骨折，常为粉碎性骨折。

（2）间接骨折：股四头肌猛烈收缩导致横行骨折。

【临床表现与诊断】

（1）膝前方肿胀、疼痛，活动受限。

（2）髌骨前方压痛，可见瘀斑，骨折分离出现凹陷，挤压髌骨疼痛加重。

（3）X线检查可以明确骨折的部位、类型及移位的程度。

【治疗】

（1）非手术治疗：无移位的骨折和移位小于5mm的横行骨折，采取长腿石膏外固定。

（2）手术治疗：超过5mm的移位骨折应采取手术治疗。

第十一节　胫腓骨干骨折

【概述】

胫骨中下1/3为骨折的好发部位，此处血运较差，同时几乎无肌肉附着，骨折不愈合或延迟愈合的概率较大。胫骨全长位于皮下，骨折端容易刺破皮肤成为开放性骨折。

【病因】

（1）直接暴力：胫腓骨位置表浅，容易遭受直接暴力，如重物撞击、车轮碾压，可引起胫腓骨同一平面的横行、短斜形骨折，容易成为开放性骨折。

（2）间接暴力：高处坠落伤，足着地，身体发生扭转时，可引起胫腓骨螺旋形或斜形骨折。

【临床表现与诊断】

（1）小腿肿胀，疼痛，不能站立。

（2）可见皮下瘀斑，局部出现成角、短缩、旋转等畸形，可见假关节活动。

（3）X线检查：胫腓骨正侧位常包括膝关节及踝关节，可以提示骨折的部位、类型及移位情况。

（4）并发症：小腿骨筋膜室综合征、血管神经损伤。

【治疗】

（1）非手术治疗：无移位的胫腓骨干骨折、有移位的横行或短斜形骨折采用手法复位，小夹板或石膏固定。

（2）手术治疗，指征：

①手法复位失败；

②受伤时间短、伤口污染不重的开放性骨折；

③严重粉碎性骨折或双段骨折。

第十二节　脊柱外伤的急诊处理

【概述】

脊柱骨折十分常见，约占全身骨折的 5%～6%，胸腰段骨折为多见。脊柱骨折可以并发脊髓和马尾神经损伤，特别是颈椎骨折-脱位合并有脊髓损伤者，据报告最高达70%，能严重致残，甚至丧失生命。

【病因】

暴力是引起脊柱骨折的主要原因，主要包括交通事故、高处坠落、躯干砸伤、运动失误等。

【临床表现】

（1）局部疼痛：站立及翻身困难。腹膜后血肿刺激腹腔神经节，使肠蠕动减慢，出现腹胀、腹痛，甚至出现肠麻痹。

（2）四肢运动及感觉障碍：当脊柱骨折损伤到脊髓时，会引起四肢的运动感觉异常，严重者可出现瘫痪，如颈椎骨折脱位可造成高位截瘫，胸腰椎骨折脱位可造成双下肢截瘫。表现为损伤平面以下感觉丧失、肌肉瘫痪、深浅感觉丧失。

【辅助检查】

X 线检查：X 线检查为最基本的检查手段，正位观察椎体有无变形，上下棘突间隙、椎弓根间距等有无改变；侧位应观察棘突间隙有无加大，脱位程度。

CT 检查：CT 检查可见椎板有无下陷，关节突骨折，爆裂骨折块突入椎管的程度，以该骨折块占据椎管前后径的比值，占1/3以内者为Ⅰ度狭窄，1/2者为Ⅱ度狭窄，大于1/2者为Ⅲ度狭窄。

核磁检查不仅可以清楚显示脊椎、椎间盘、黄韧带、椎管内出血及脊髓的改变，也可以显示压迫脊髓的因素和部位、椎管狭窄的程度、脊髓损伤改变。

【诊断和鉴别诊断】

根据①外伤史：交通事故、高处坠落、躯干砸伤、运动失误；②症状：局部疼痛，活动受限，合并脊髓损伤患者四肢运动及感觉障碍；③体征：骨折椎的棘突常有压痛，棘突后凸，有棘突间韧带撕裂和脱位者，该棘突间隙增宽；合并脊髓损伤者损伤阶段以下感觉丧失、肌肉瘫痪，深浅感觉丧失；④影像学改变可以明确诊断。

【治疗】

（1）急救搬运非常重要：脊柱骨折从受伤现场运送到医院内的急救搬运方式至关重要。一人抬头、另一人抬脚或用搂抱的搬运方式十分危险，因这些方法会增加脊柱的弯曲，可以将碎骨片挤入椎管内，加重了脊髓的损伤，正确的方法是采用担架、木板甚至门板运送。先使伤员双下肢伸直，木板放在伤员一侧，三人用手将伤员平托至门板上，或三人采取滚动法，使伤员保持平直状态，成一体滚动至木板上。颈椎外伤的病人应该佩戴颈托。

（2）尽早治疗：治疗越早越好，伤后 6h 内是黄金时间，24h 内为急性期。大剂量的甲泼尼龙注射治疗用于伤后 8h 内的完全脊髓损伤及较重的不完全损伤。

（3）手术治疗：目的是解除神经压迫、骨折内固定。

第十三节　腹　部　外　伤

【概述】

在交通事故和工农业生产事故中，腹部损伤比较多见。根据损伤的类型，可分为开放性损伤和闭合性损伤。开放性损伤有腹膜破损者为穿透伤（多伴内脏损伤），无腹膜破损者为非穿透伤（偶伴内脏损伤）；其中投射物有入口、出口者为贯通伤，有入口无出口者为非贯通伤。开放性损伤即使涉及内脏，其诊断常较明确。闭合性损伤可能仅局限于腹壁，但多伴有严重的内脏损伤。要确定有无内脏损伤，往往比较困难，所以具有更为重要的临床意义。

【病因】

开放性损伤常由锐器所致，闭合性损伤常系坠落、碰撞、冲击、挤压、拳打脚踢等钝性暴力所致。无论是开放性损伤或闭合性损伤，都可导致腹部内脏损伤。常见的受损内脏在开放性损伤中依次是肝、小肠、胃、结肠、大血管等，在闭合性损伤中依次是脾、肾、小肠、肝、肠系膜等。胰、十二指肠、膈、直肠等由于解剖位置较深，损伤发生率较低。

腹部损伤的严重程度，是否涉及内脏、涉及什么内脏等情况在很大程度上取决于暴力的强度、速度、着力部位和作用方向等因素，它们还受到解剖特点、内脏原有病理情况和功能状态等内在因素的影响。例如：肝、脾组织结构脆弱，血供丰富，位置比较固定，在受到暴力冲击之后，比其他脏器更容易破裂，尤其原来已有病理情况存在者；上腹受挤压时，胃窦、十二指肠第三部或胰腺可被压在脊柱上而断裂；肠道的固定部分（上段空肠、末段回肠、粘连的肠管等）比活动部分更易受损；充盈的空腔脏器（饱餐后的胃、未排空的膀胱等）比排空者更易破裂。

【临床表现】

由于伤情的不同，腹部损伤后的临床表现可有很大的差异，从无明显症状、体征到出现重度休克甚至处于濒死状态。主要病理变化是腹腔内出血和腹膜炎。

（1）实质器官，如肝、脾、胰、肾等，或大血管损伤主要临床表现为腹腔内（或腹膜后）出血，包括面色苍白、脉率加快，严重时脉搏微弱，血压不稳，甚至休克。腹痛一般并不严重，腹膜刺激征也并不剧烈；但肝破裂伴有较大肝内胆管断裂时，因有胆汁漏出而出现明显的腹膜炎表现。胰腺损伤若伴有胰管断裂，胰液溢入腹腔可对腹膜产生强烈刺激。体征最明显处一般是损伤所在。肩部放射痛提示肝（右）或脾（左）的损伤，在头低位数分钟后尤为明显。肝、脾包膜下破裂或系膜、网膜内出血可表现为腹部肿块。移动性浊音虽然是内出血的有力证据，却是晚期体征，对早期诊断帮助不大。肾脏损伤时可出现血尿。

（2）空腔脏器，如胃肠道、胆道、膀胱等破裂的主要临床表现是弥漫性腹膜炎。除胃肠道症状（恶心、呕吐、便血、呕血等）及稍后出现的全身性感染的表现外，最为突出的是有腹膜刺激征，其程度因空腔器官内容物不同而异。通常，胃液、胆汁、胰液对腹膜刺激最强，肠液次之，血液最轻；伤者有时可有气腹征，而后可因肠麻痹出现腹胀；严重时可发生感染性休克。腹膜后十二指肠破裂的病人有时可出现睾丸疼痛、阴囊血肿和阴茎异常勃起等。空腔脏器破裂处也可有某种程度的出血，但出血量一般不大，除非邻近大血管有合并损伤。如果两类脏器同时破裂，则出血性表现和腹膜炎可以同时存在。

【辅助检查】

（1）B超检查：主要用于诊断肝、脾、胰、肾的损伤，能根据脏器的形状和大小提示损伤的有无、部位和程度，以及周围积血、积液情况。因其简单、方便、快捷，可作为首选检查方法。

（2）X线检查：凡腹内脏器损伤诊断已确定，尤其是伴有休克者，应抓紧时间处理，不必再进行X线检查，以免加重病情，延误治疗。但如伤情允许，有选择的X线检查对明确诊断还是有帮助的，最常用的是胸片及平卧位腹平片。腹腔游离气体为胃或肠管破裂的确证，可表现为膈下新月形阴影。腹膜后积气（可有典型的花斑状阴影）提示腹膜后十二指肠或结直肠穿孔。腹腔内有大量积血时，小肠多浮动到腹部中央（仰卧位），肠间隙增大，充气的左、右结肠可与腹膜脂肪线分离。腹膜后血肿时，腰大肌影消失。胃右移、横结肠下移，胃大弯有锯齿形压迹（脾胃韧带内血肿）是脾破裂的征象。右膈升高，肝正常外形消失及右下胸肋骨骨折，提示有肝破裂的可能。左侧膈疝时多能见到胃泡或肠管突入胸腔。右侧膈疝诊断较难，必要时可进行人工气腹，以资鉴别。

（3）诊断性腹腔穿刺术和腹腔灌洗术：阳性率可达90%以上，对于判断腹腔内脏有无损伤和哪一类脏器损伤有很大帮助。腹腔穿刺术的操作方法是：让病人向穿刺侧侧卧5min，然后在局部麻醉下，选用能穿过细塑料管而针尖角度较钝的穿刺套管针。穿刺点可选在腹部任何一个象限，但应避开手术瘢痕、肿大的肝和脾、充盈的膀胱及腹直肌。有骨盆骨折者，应在脐平面以上穿刺，以免刺入腹膜后血肿而误诊为腹腔内出血。穿刺点最多选于脐和髂前上棘连线的中、外1/3交界处或经脐水平线与腋前线相交处，缓缓刺向腹腔；在针尖刺穿腹膜时，推送针头的手可有落空感。拔出针芯，将有多个侧孔的细塑料管经针管送入腹腔深处，进行抽吸。如抽不到液体，可变换针头方向、塑料管深度或改变体位再抽吸。抽到液体后，应观察其性状（血液、胃肠内容物、混浊腹水、胆汁或尿液），借以推断哪一类脏器受损。肉眼观察不能肯定所得液体的性质时，还应在显微镜下进行观察，必要时可做涂片检查。疑有胰腺损伤时，可测定其淀粉酶含量。如果抽到不凝血，提示系实质性器官破裂所致内出血，因腹膜的去纤维作用而使血液不凝。如抽出的血液迅速凝固，多系穿刺针误刺血管或血肿所致。少数情况可因穿刺针管被大网膜堵塞或腹内液体并未流至穿刺区而抽不到液体。所以，抽不到液体并不能完全排除内脏损伤的可能，应继续严密观察，必要时可变换部位或间隔一段时间重复穿刺，或改行腹腔灌洗术。

诊断性腹腔灌洗术则是经上述腹腔穿刺置入的塑料管向腹内缓慢灌入500～1000mL的无菌生理盐水，然后借虹吸作用使腹内灌洗液流回输液瓶中。取瓶中液体进行肉眼或显微镜下检查，必要时涂片、培养或测定淀粉酶含量。此法对腹内少量出血者比一般诊断性穿刺术更为可靠，有利于早期诊断并提高确诊率。检查结果符合以下任何一项，即属于阳性：

①灌洗液含有肉眼可见的血液、胆汁、胃肠内容物或证明是尿液；

②显微镜下红细胞计数超过100×10^9/L或白细胞计数超过0.5×10^9/L；

③淀粉酶超过 100 Somogyi 单位；

④灌洗液中发现细菌。

禁忌证：严重腹内胀气、大月份妊娠，因既往手术或炎症造成的腹腔内广泛粘连以及躁动不能合作者，不宜做腹腔穿刺。另外，有 10% 以上的阳性者经剖腹证实其实并不需要手术，因此不宜将灌洗阳性作为剖腹探查的绝对指征，而应全面检查，慎重考虑再做出决定。

（4）CT 检查：对实质脏器损伤及其范围、程度有重要的诊断价值。假阳性率低，假阴性率为 7%～14%。对于肠管损伤，CT 检查的价值不大，但若同时注入造影剂，CT 检查对十二指肠破裂的诊断很有帮助。血管造影剂增强的 CT 检查能鉴别有无活动出血并显示出血部位。

（5）其他检查：

①可疑腹内脏器损伤，但上述方法未能证实者，可做选择性血管造影。实质性器官破裂时，动脉像的造影剂外漏、实质像的血管缺如及静脉像的早期充盈。但血管造影属于侵入性检查手段，所要求的设备条件和技术条件较高，费用昂贵，难以普及应用。

②MRI 检查对血管损伤和某些特殊部位的血肿（如十二指肠壁间血肿）有较高的诊断价值，MRCP 尤其适用于胆道损伤的诊断。

③诊断性腹腔镜检查主要用于临床难以确诊时，其诊断价值不亚于剖腹探查术，而创伤却比剖腹探查小，由于二氧化碳气腹可引起高碳酸血症和因抬高膈肌而影响呼吸，大静脉损伤时更有发生二氧化碳栓塞的危险，故应选无气腹腔镜检查的方法。

【诊断和鉴别诊断】

腹部损伤较容易判断，诊断的要点是判断是否同时伴有内脏损伤。首先需要了解受伤的过程，并进行严密观察。观察期间要反复检查伤情的演变。观察的内容应包括：

①每 15～30min 测定一次脉率、呼吸和血压。

②每 30min 检查一次腹部体征，注意腹膜刺激征程度和范围的改变。

③每 30～60min 测定一次红细胞数、血红蛋白和血细胞比容，了解是否有所下降，并复查白细胞计数是否上升。

④必要时可重复进行诊断性腹腔穿刺术或腹腔灌洗术。应注意避免忽略或遗漏腹部以外的损伤（如颅脑损伤、胸部损伤、脊柱骨折或四肢骨折等）。

开放性损伤需判断腹膜完整性，如伴有腹膜刺激征或腹内组织、内脏自腹壁伤口突出者显然腹膜已穿透，且绝大多数都有内脏损伤。穿透伤诊断还应注意：

①穿透伤的入口或出口可能不在腹部，而在胸、肩、腰、臀或会阴。

②有些腹壁切线伤虽未穿透腹膜，但并不排除内脏损伤的可能。

③穿透伤的入口、出口与伤道不一定成直线，因受伤瞬间的姿势与检查时可能不同，低速或已减速投射物可能遇到阻力大的组织而转向。

④伤口大小与伤情严重程度不一定成正比，如细长的锐器或体积小的高速投射物，虽仅造成细小的创口，但可引起严重的内脏损伤。

闭合性损伤往往伴有内脏损伤，绝大部分内脏损伤者需早期手术治疗；如不能及时诊断，可能贻误手术时机而导致严重后果。为此，腹部闭合性损伤的诊断应包括以下各点：

（一）有无内脏损伤

多数伤者借临床表现可确定内脏是否受损，但仍有不少伤者的诊断并不容易。这种情况常见于早期就诊腹内脏器损伤体征尚不明显者及单纯腹壁损伤伴明显软组织挫伤者。因此，进行短时间的严密观察十分必要。值得注意的是，有些伤者在腹部以外另有较严重的合并损伤掩盖了腹部内脏损伤的表现，或因伤者、陪伴者，甚至医务人员的注意力被引至合并损伤的表现而忽略了腹部情况。例如，合并颅脑损伤时，伤者可因意识障碍而不提供腹部损伤的自觉症状；合并胸部损伤时，因明显的呼吸困难使人们的注意力被引至胸部；合并长骨骨折时，骨折部位的剧痛和运动障碍使人们忽略了腹部情况。为了防止漏诊，必须做到：

（1）详细了解受伤史：包括受伤时间、地点、致伤条件、伤情、受伤至就诊之间的伤情变化和就诊前的急救处理。伤者有意识障碍或因其他情况不能回答问话时，应向现场目击者和护送人询问。

（2）重视全身情况的观察：包括脉率、呼吸、体温和血压的测定，注意有无休克征象。

（3）全面而有重点的体格检查：包括腹部压痛、肌紧张和反跳痛的程度及范围，是否有肝浊音界改变或移动性浊音，肠蠕动是否受抑制，直肠指检是否有阳性发现等。还应注意腹部以外部位有无损伤，尤其是有些火器伤或利器伤的入口虽不在腹部，但伤道却通向腹腔而导致腹部内脏损伤。

（4）进行必要的实验室检查：红细胞、血红蛋白与血细胞比容下降，表示有大量失血。白细胞总数及中性粒细胞升高是机体对创伤的一种应激反应，对确定诊断意义不大。血淀粉酶或尿淀粉酶升高提示胰腺损伤或胃肠道穿孔，或是腹膜后十二指肠破裂，但胰腺或胃肠道损伤未必均伴有淀粉酶升高。血尿是泌尿系统损伤的重要标志，但其程度与伤情可能不成正比。

通过以上检查，如发现下列情况之一者，应考虑有腹内脏器损伤：

①早期出现休克征象者（尤其是出血性休克）；

②有持续性甚至进行性腹部剧痛伴恶心、呕吐等消化道症状者；

③有明显腹膜刺激征者；

④有气腹表现者；

⑤腹出现移动性浊音者；

⑥有便血、呕血或尿血者；

⑦直肠指检发现前壁有压痛或波动感，或指套染血者。另外，在多发性损伤时，即使病人没有提供明确的腹痛症状，凡全身情况不好而难以用腹部以外部位创伤来解释者，都应想到腹内脏器损伤的可能。腹部损伤病人如发生顽固性休克，尽管可有多发性损伤，其原因一般均为腹腔内脏损伤所致。

（二）什么脏器受到损伤

应先确定是哪一类脏器受损，然后考虑具体脏器。单纯实质性器官损伤时，腹痛一般不重，压痛和肌紧张也不明显。出血量多时常有腹胀和移动性浊音。但肝、脾破裂后，因局部积血形成血凝块，在测试移动性浊音时可出现固定性浊音。空腔器官破裂所致的腹膜炎，不一定在伤后很快出现，尤其是下消化道破裂或裂口较小时，腹膜炎体征通常出现得较迟。有时肠壁的破口很小，可很快闭合而不发展为弥漫性腹膜炎。

以下各项表现对于确定哪一类脏器破裂有一定的价值：

①有恶心、呕吐、便血、气腹者多为胃肠道损伤，再结合暴力打击部位、腹膜刺激征最明显的部位和程度确定损伤在胃、上段小肠、下段小肠或结肠；

②有排尿困难、血尿、外阴或会阴部牵涉痛者，提示泌尿系统脏器损伤；

③有膈面腹膜刺激表现者，提示上腹脏器损伤，其中尤以肝和脾的破裂为多见；

④有下位肋骨骨折者，有肝或脾破裂的可能；

⑤有骨盆骨折者，提示有直肠、膀胱、尿道损伤的可能。

（三）是否有多发性损伤

多发性损伤可能有以下几种情况：

①腹内某一脏器有多处破裂；

②腹内有一个以上脏器受到损伤；

③除腹部损伤外，尚有腹部以外的合并损伤；

④腹部以外损伤累及腹内脏器。

无论是哪一种情况，在诊断和治疗中，都应注意避免漏诊，否则必将导致严重的后果。提高警惕和诊治中的全局观点是避免这种错误的关键。例如，对血压偏低或不稳的颅脑损伤者，经一般处理后未能及时纠正休克，即应考虑到腹腔内出血的可能；而且在没有脑干受压或呼吸抑制的情况下，应该优先处理腹腔内出血。

【治疗】

在观察期间应做到：

①不随便搬动伤者，以免加重伤情。

②不注射止痛剂，以免掩盖伤情。

③禁饮食，万一有胃肠道穿孔以免加重腹腔污染。

还应进行以下处理：

①留置胃管、尿管，记录出入量，观察引流液性状；

②注射广谱抗生素，以预防或治疗可能存在的腹腔感染；

③进行深静脉置管，监测中心静脉压，积极补充血容量，补充电解质，改善酸碱平衡紊乱，防治休克。

不能排除腹内脏器损伤或在观察期间出现以下情况时，应中止观察，及时进行手术探查：

①腹痛和腹膜刺激征有进行性加重或范围扩大；

②肠蠕动音逐渐减弱、消失或出现明显腹胀；

③全身情况有恶化趋势，出现口渴、烦躁、脉率增快或体温及白细胞计数上升；

④膈下有游离气体表现；

⑤红细胞计数进行性下降；

⑥血压由稳定转为不稳定甚至下降；

⑦腹腔穿刺吸出气体、不凝血、胆汁或胃肠内容物；

⑧胃肠出血；

⑨积极救治休克而情况不见好转或继续恶化。

穿透性损伤如伴腹内脏器或组织自腹壁伤口突出，可用消毒碗覆盖保护，切勿在毫无准备的情况下强行回纳。这样不仅达不到回纳的目的，反而可能加重腹腔污染。回纳应在手术室经麻醉后进行。实质脏器损伤因可发生威胁生命的大出血，故比空腔脏器损伤更为紧急。已发生休克的内出血者要积极抢救，力争收缩压升至 90mmHg 以上后进行手术。但在积极的抗休克下仍未能纠正，提示腹内有进行性大出血，则在抗休克的同时，迅速剖腹止血。空腔脏器破裂者，休克发生较晚，多属于失液造成的低血容量性休克，一般应在纠正休克的前提下进行手术。对于伴有感染性休克因素而不易纠正者，也可在抗休克的同时进行手术。

麻醉选择，气管内麻醉为首选，既能保证麻醉效果，又能根据需要供氧，并防止手术中发生误吸。胸部有穿透伤者，无论是否有血胸或气胸，麻醉前均应先做患侧胸腔闭式引流，否则在正压呼吸时可发生危险的张力性气胸。

切口常选择正中切口，进腹迅速，出血量少，可以彻底探查腹腔内所有部位，可根据需要向上、下延长，或向侧方添加切口甚至进入胸腔。腹部有开放性损伤时，不可通过扩大伤口去探查腹腔，以免造成伤口愈合不良、裂开和内脏脱出。

有腹腔内出血时，开腹后应立即吸出积血，清除血凝块，迅速查明来源，加以控制。肝、脾、肠系膜和腹膜后的胰、肾是常见的出血来源。决定探查顺序时可以参考两点：

①术前根据受伤史和体征最怀疑哪个脏器受伤，就先探查哪个脏器。

②血凝块集中处一般是出血部位。若有猛烈出血，一时无法判明其来源而失血危及生命时，可用手指压迫主动脉穿过膈肌处，暂时控制出血，争得时间补充血容量后，再查明原因止血。

如果没有腹腔内大出血，则应对腹腔脏器进行系统、有序的探查。做到既不遗漏伤情，也不做多余、重复的翻动。探查次序原则上应先探查肝、脾等实质性器官，同时探查膈肌有无破损。接着从胃开始，逐段探查十二指肠球部、空肠、回肠、大肠以及它们的系膜。然后探查盆腔脏器，之后则切开胃结肠韧带显露网膜囊，检查胃后壁和胰腺。如有必要，最后还应切开后腹膜探查十二指肠第二、三、四部。在探查过程中发现出血性损伤，应随时进行止血；发现肠管穿孔时，可用肠钳夹住，防止更多肠内容物漏出，然后继续探查，最后进行修补。也可根据切开腹膜时所见决定探查顺序，如见到食物残渣应先探查上消化道，见到粪便先探查下消化道，见到胆汁先探查肝外胆道及十二指肠等。纤维蛋白沉积最多或网膜包裹处往往是穿孔部位所在。待探查结束，对探查所得伤情做一个全面估计，然后按轻重缓急逐一处理。原则上是先处理出血性损伤，后处理穿破性损伤；对于穿破性损伤，应先处理污染严重的损伤，后处理污染轻的损伤。

关腹前应彻底清除腹内残留的液体，恢复腹内脏器的正常解剖关系。是否放置引流物，须视具体情况而定。下列情况应放置引流物：肝、胆、胰、十二指肠及结肠损伤者；空腔脏器修补缝合后有可能发生溢漏者；有较大裸露创伤而继续渗出者；局部已形成脓肿者。术后引流宜用乳胶管；若估计引流量很多（如肠瘘、胆瘘、胰瘘），需放置双套管进行负压吸引。腹壁切口污染不重者，可以分层缝合，污染较重者，皮下可放置乳胶片引流，或暂不缝合皮肤和皮下组织，留做延期处理。

【事故现场处理】

航天试验现场往往存在地理位置偏僻，救治物品匮乏，抢救条件欠佳，群发事件多发等特点，而一旦发生事故，往往是多发伤、严重伤并存，稍一拖延病情就会恶化。所以，掌握必要的判断和急救措施，是十分必要的。

（一）现场伤情判断

（1）应首先注意观察伤者神智是否清晰、回答问题是否切题，触摸伤者手腕动脉搏动（脉搏）或颈部动脉搏动是否消失，观察伤者呼吸是否短促甚至停顿等情况。当发生群发事件时，尤其需要注意神智淡漠甚至不言不语的伤者，往往提示伤者已处于休克状态。然后，判断伤者是否有恶心、呕吐和吐血的表现，腹部疼痛情况，腹部膨隆情况，是否无法耐受腹部检查等，初步判断腹部脏器损伤的类型。

（2）腹部内脏的损伤都可能会存在腹腔内出血的情况，如微量出血时腹痛、腹胀、恶心、休克等症状不明显，如伤者腹腔内大量出血，腹部膨胀，伤者很快出现恶心、呕吐、疼痛，有时大小便会带血，且出现面色苍白、脉搏快而弱、血压下降，表明患者已出现失血性休克，需立即输液抢救。

（3）腹部轻微损伤时，表现为腹壁疼痛、腹壁肌肉紧张，但无恶心、呕吐、腹腔内疼痛等表现。

（二）现场急救措施

（1）首先把受伤者搬运到安全的地方，让受伤者静卧，在膝下用衣服、毛毯、枕头等垫起来，使腹部肌肉松弛。绝对禁食水。休克伤者采取休克体位，即上半身抬高 $15°$，下肢抬高 $25°\sim30°$，并用毛毯保温，如有休克裤立即给伤者使用。

（2）为了防止受伤者在呕吐时误吸呕吐物，应让其头偏向一侧。

（3）面对多发伤，应全面权衡轻重缓急，首先处理对生命威胁最大的损伤。如遇呼吸、心跳停止的伤者应立即现场进行人工心肺复苏（详见"心肺复苏"章）。解除气道梗阻、控制明显的外出血、处理开放性气胸或张力性气胸、颅脑外伤的头部低温处理等。如无上述情况，腹部创伤的救治则应优先。

（4）如果内脏脱出，请注意，千万不要用手触摸，不要试图将脱出内脏送回腹腔。将内脏上面的泥土等用清水冲干净，再用干净的碗盆扣住或干净湿纱布、毛巾覆盖，如果用与人体温度近似的温开水浸湿纱布覆盖内脏更好，然后用胶布轻轻固定。

（5）在处理伤者的同时，要快速通知急救中心或呼叫救护车，送往当地医院救治。

（三）注意事项

（1）用湿纱布覆盖内脏的目的是防止内脏暴露在空气中干燥，容易发生污染、坏死和穿孔。当腹部发生外伤时，非医务人员能做到上述这些就尽到了责任。

（2）在急救的同时要注意观察受伤者的脉搏、呼吸，甚至变化，并采取相应的急救措施。

第十四节　泌尿系统外伤

肾　损　伤

【病因】

泌尿系统外伤常见的是闭合性损伤。

根据损伤的程度可分为以下类型：

（1）肾挫伤：症状最轻，最多可以看到少量血尿，没有其他症状，可以自愈。大多数属于此类损伤。

（2）肾部分裂伤：可以看到明显的血尿。

（3）肾全层裂伤：广泛的肾周血肿，血尿和尿外渗。症状明显，后果严重，均需手术治疗。

（4）肾蒂损伤：最严重，短时间内可引起大出血、休克，甚至死亡。此应迅速确诊并施行手术。

【临床表现】

首先有一个外伤史，如果没有外伤史肯定不是肾损伤。

肾损伤的主要症状有休克、血尿、疼痛、腰腹部肿块、发热等。

【辅助检查】

CT 检查：为首选检查。

导尿检查：如果能顺利插入导尿管，说明尿道连续、完整，但必须严格无菌操作。

【治疗】

（1）紧急治疗大出血、休克的病人需迅速输液、输血纠正休克。

（2）手术治疗：

①肾修补术：适用于肾裂伤范围比较局限者；

②肾部分切除术：肾极严重损伤和缺血者；

③肾血管修补术：肾血管损伤或损伤性肾血管阻塞者；

④肾切除术：肾广泛裂伤无法修补或肾蒂血管损伤不能缝合而对侧肾正常者；

⑤清创引流术：适用于开放性肾损伤，伤口漏尿并严重污染及伤后时间久，有严重尿外渗或并发感染者。

球部尿道损伤

【病因】

前尿道的损伤一般都是球部，"骑跨伤"就是前尿道球部的损伤。

【治疗】

（1）抗休克治疗：出血严重发生休克的采取抗休克措施。

（2）保守治疗：症状轻的可以抗感染和对症治疗，有排尿困难的给予导尿。

（3）尿道断裂的做一个经会阴尿道修补术或断端吻合术，留置导尿管 2～3 周。

（4）尿道断裂严重者，会阴或阴囊形成大血肿，可做膀胱造瘘术。

后尿道损伤

【病因】

骨盆骨折是造成后尿道损伤的最主要原因，后尿道损伤的就是膜部。

【临床表现】

后尿道损伤比前尿道损伤更容易引起休克。换句话说，最容易引起休克的骨折是骨盆骨折。

【诊断】

一说骨盆挤压分离阳性，那就是骨盆骨折，损伤的就是后尿道膜部。

【治疗】

（1）紧急处理：骨盆骨折病人须平卧，勿随意搬动。

（2）不要插导尿管，因为可以加重损伤。

（3）后尿道损伤严重，排尿困难的要做耻骨上膀胱造瘘，3～6个月后再进行尿道重建。

第十五节　胸　部　损　伤

【概述】

胸部损伤是指由车祸、挤压伤、摔伤和锐器伤所致的损伤，根据损伤性质的不同，胸部损伤可分为钝性伤和穿透伤；根据损伤是否造成胸膜腔与外界相通，可分为开放伤和闭合伤。随着社会的进步，因车祸、交通事故、生活伤导致的胸部损伤目前较多见，且胸部有心脏、大血管及肺脏，损伤后常出现较重的临床表现，如不能及时诊断及早处理甚至危及生命，所以对于胸部损伤的诊断及处理有非常重要的实际意义。

【病因】

胸部损伤按其损伤性质可分为开放性损伤和闭合性损伤。

开放性损伤指损伤伤口穿透胸壁全层，胸膜腔与外界相通。多由于刃器造成。多造成相应胸腔肺部损伤，影响呼吸和循环，病情较重。闭合性损伤胸膜腔不与外界相通。多由于钝性外力击打、车祸、高处坠落造成。此类损伤不仅造成胸壁软组织挫伤、肋骨骨折，也可以导致肺脏破裂，造成气胸、血胸，甚至心脏损伤，这类情况需细致查体及做相应辅助检查，及时发现致命损伤。

【临床表现】

胸部损伤后临床表现可有较大的差异，轻者可仅有胸部红肿，重者可出现张力性气胸、进行性血胸，甚至短时间内出现休克、死亡。

（一）胸痛

胸痛为胸外伤后最常见主诉，直接受伤处疼痛明显，多为软组织损伤伴肋骨骨折。

（二）呼吸困难

除外伤导致患者胸部疼痛，不敢用力呼吸、咳嗽外还有其他原因：

①气胸或血胸导致肺组织压缩或萎陷；

②血液、呼吸道分泌物或者误吸导致呼吸道阻塞；

③肺实质损伤，肺组织充血水肿导致换气功能减弱；

④严重的肺损伤导致急性呼吸窘迫综合征。

（三）咯血

此时常提示有较严重的肺损伤或者气管、支气管损伤。

（四）循环障碍

持续大出血或损伤较重时可造成循环功能障碍。常出现休克的表现，如心率加快、血压下降、神志淡漠、出冷汗、面色苍白或发绀。

（五）胸部特有体征

张力性气胸时出现肋间隙增宽、饱满，皮下气肿，纵隔移位；开放性气胸时伤口处可闻及气体进出胸腔的"咝咝"声，出血处可见小气泡逸出；多根多处肋骨骨折时可见反常呼吸运动，出现连枷胸。

【辅助检查】

（1）X线检查：胸部X线检查是胸部损伤诊断中最重要的检查手段之一，可对气胸、血胸、肋骨骨折等胸部损伤做出快速而准确的诊断。一旦病人病情允许，均需常规拍片检查。对于严重损伤不便移动的患者，还可以进行床旁摄片，方便且快捷。

（2）CT检查：胸部CT检查能明确肺损伤的部位、范围和严重程度，同时可发现肺内血肿和肺裂伤。较胸片检查更准确，缺点是必须搬动患者，不能进行床旁检查。

（3）B超：胸腔超声检查可以对胸腔积液做出准确的定位，显示有无分隔、积液深度，以帮助估计积液量，提高了胸腔穿刺抽液的准确性和成功率。

在胸部损伤的处理过程中辅助检查必不可少，但在有些条件不允许的情况下，可根据临床经验对于危及生命的张力性气胸、休克、窒息做出及时的判断并给予有效的处理。切不可因无明确的辅助检查而延误治疗时机。

【诊断和鉴别诊断】

根据典型损伤病史及相应的检查，胸部损伤较容易判断，诊断的要点是对于短时间内可能危及生命的损伤能够做出及时的判断。

（一）有无张力性气胸

其原理为较大的肺大泡或肺裂伤与胸膜腔相通并形成单向活瓣，吸气时气体可以经裂口进入胸膜腔，而呼气时活瓣关闭，胸膜腔内的气体不能排出，导致胸膜腔内的积气不断增多，压力逐渐增高，伤侧肺萎陷，纵隔偏向健侧，产生呼吸和循环衰竭。患者表现为极度呼吸困难、烦躁、气促，甚至可产生昏迷，伤侧胸壁肋间隙增宽、饱满，气管明显向健侧移位，部分病人可产生皮下气肿，触之有"握雪感"。此病发展非常凶险，需立即进行急救处理，原则为立即排气、降低胸腔内压力。紧急时可用粗针头于患侧锁骨中线第二肋间进行穿刺排气，可见高速气体自针头排出，即可证实诊断。

（二）有无进行性出血

少量胸腔出血一般可以自行吸收，不需特殊处理。但患者有以下征象时应高度怀疑有胸腔内进行性出血：

①脉搏逐渐加快，血压持续下降。

②经输血补液后，血压不回升或升高后又很快下降。

③血红蛋白、红细胞计数和红细胞压积重复测定，持续降低。

④进行胸腔闭式引流术后，引流管引流量每小时大于200mL，持续3h以上。

⑤胸腔穿刺因血液凝固而抽不出血液，但连续胸部X线检查显示胸膜腔阴影持续增大。如有以上征象需及早开胸探查、止血。

（三）有无反常呼吸运动

多根多处肋骨骨折后，由于肋骨前后端均失去骨性连接，受累胸壁因失去支持而不稳定形成胸壁软化，出现反常呼吸运动：即吸气时胸膜腔内负压增高，软化的胸壁更向内凹陷；呼气时胸腔内负压降低，使该处胸壁向外凸起，这与其他部位的胸壁活动方向相反，这种胸廓又称为连枷胸。此时胸壁浮动破坏了胸廓机械运动的稳定性，呼吸道阻力增加使呼吸效能降低，通气功能受损而产生严重缺氧。如果软化区范围较广泛，在呼吸时由于两侧胸膜腔内压力不平衡，使纵隔左右扑动，引起体内缺氧和二氧化碳潴留，并影响静脉血液回流，严重者可发生呼吸、循环衰竭。处理方法如下：

①对于事故现场或较小范围的胸壁软化，可给予厚敷料压盖于胸壁软化区，再用胶布固定，或用多头胸带包扎胸廓。

②对于较大面积的胸壁软化，可给予外牵拉固定或手术切开肋骨板固定。

（四）有无膈肌损伤

胸部外伤后特别是下胸壁损伤，出现胸部脏器受压症状或胃肠道梗阻，体检发现伤侧胸部呼吸音减弱或消失，甚至在胸部听到肠鸣音，应高度怀疑本病。X线检查可见膈上弧形阴影，类似膈肌异常抬高，膈上阴影含有气泡或液平面，心脏、纵隔向健侧移位。因膈肌损伤后膈疝约85％会发生绞窄坏死，所以需及早诊断处理，减少并发症和死亡率。

【治疗】

胸部损伤的治疗方面包括院前紧急处理和院内急诊处理。

①院前紧急处理：包括基本生命支持与严重胸部损伤的紧急处理。原则为：保持呼吸道通畅、给氧、控制外出血、补充血容量、镇痛、固定长骨骨折、保护脊柱（尤其是颈椎），及时转运。

②院内急诊处理：威胁生命的严重胸外伤需在现场给予特殊急救处理，张力性气胸紧急穿刺排气；开放性气胸需迅速包扎和封闭胸部开放伤口，有条件时放置闭式引流管；对大面积胸壁软化的连枷胸有呼吸困难者，给予人工辅助呼吸。

胸部损伤大多数可通过比较简单的处理得到缓解，甚至挽救生命，需剖胸手术治疗者仅占10％～15％，而此类病人如判断不及时、未能得到及时处理常导致患者死亡，因而对胸部创伤应严格掌握手术适应证，及时把握手术时机，如有明确手术指征，切不可犹豫不决，应及时开胸探查、手术。急诊开胸手术适应证：

①胸腔内进行性出血；

②心脏大血管损伤；

③严重肺裂伤或气管、支气管损伤；

④食管破裂；

⑤胸腹联合伤；

⑥胸壁大块损伤；

⑦胸内存留较大的异物。

（1）肋骨骨折：单根肋骨骨折不需要特殊处理，治疗原则主要是止痛，可口服止痛药物或给予外用止痛药物喷涂，多根多处肋骨骨折，胸壁浮动，选用下述方法处理，以消除反常呼吸运动。

①加压包扎法：在胸壁软化区施加外力或用厚敷料覆盖，加压固定，这只适用于现场急救或较小范围的胸壁软化。

②牵引固定法：适用于大块胸壁软化。

③手术固定法：适用于因胸部外伤合并症需开胸探查的患者。严重胸部外伤合并肺挫伤的患者，出现明显的呼吸困难，发绀，呼吸频率＞30次/min或＜8次/min，动脉血氧饱和度＜90％或动脉血氧分压＜60mmHg，动脉二氧化碳分压＞55mmHg，应气管插管进行机械通气支持呼吸。开放性肋骨骨折的胸壁伤口需彻底清创，固定骨折断端，如胸膜已穿破，需放置闭式引流管，同时应用抗生素预防感染。

（2）气胸

①闭合性气胸发生时间较长且积气量较少的病人已耐受，无须特殊处理，胸腔内的积气一般可在1～2周内自行吸收，中量或大量气胸需进行胸膜腔穿刺或胸腔闭式引流术，以排除胸膜腔积气，促使肺尽早复张。

②开放性气胸时，外界空气随呼吸经胸壁缺损处自由进出胸膜腔，此时两侧胸膜腔压力不均衡并出现周期性变化，使纵隔在吸气时移向健侧，呼气时移向伤侧，称为纵隔扑动。纵隔扑动和移位会影响静脉回心血流，引起循环障碍。急救处理要点：将开放性气胸立即变为闭合性气胸，使用无菌敷料或清洁器材制作不透气敷料和压迫物，在伤员用力呼气末封盖伤口，并加压包扎。转运途中如伤员呼吸困难加重，应在呼气末时开放密闭敷料，排出高压气体后再封闭伤口。送达医院后的处理：给氧，补充血容量，纠正休克；清创，缝合胸壁伤口，并做胸腔闭式引流；给予抗生素，鼓励病人咳嗽排痰，预防感染；如疑有胸腔内脏器严重损伤或进行性出血，则需进行开胸探查。

③张力性气胸病人表现为极度呼吸困难、烦躁、意识障碍、大汗淋漓、发绀。气管明显移向健侧，颈静脉怒张，多有皮下气肿。伤侧胸部饱满，叩诊呈鼓音，听诊呼吸音消失。张力性气胸是可迅速致死的危急重症，进医院前或医院内急救需迅速使用粗针头穿刺胸膜腔减压，紧急时可在针柄部外接剪有小口的柔软塑料袋、气球、避孕套等，使胸腔内气体易于排出，而外界空气不能进入胸膜腔，进一步处理应安置胸腔闭式引流管，使用抗生素预防感染。待引流管漏气停止24h后，X线检查证实肺已复张，方可拔除引流管。持续漏气而肺难以复张时，需考虑开胸手术探查或电视胸腔镜手术探查。

（3）血胸：一般而言，成人血胸量≤500mL为少量血胸，500～1000mL为中量血胸，＞1000mL为大量血胸，伤员会出现不同程度的面色苍白、脉搏细速、血压下降和末梢血管充盈不良等低血容量休克的表现，并有呼吸急促，肋间隙饱满，气管向健侧移位，伤侧叩诊呈浊音，呼吸音减弱等胸腔积液的表现，胸部X线可做出诊断，胸腔穿刺抽出不凝血可明确诊断。治疗非进行性血胸可根据积血量的多少，采用胸腔穿刺或胸腔闭式引流术治疗。原则上应及时排出积血，促使肺复张，改善呼吸功能，并使用抗生素预防感染，由于血胸持续存在会增加发生凝固性或感染性血胸的可能性，因此胸腔闭式引流术的指征应放宽，进行性血胸应及时开胸探查。凝固性血胸应待伤员情况稳定后尽早手术，清除血肿，并剥除胸膜表面血肿机化而形成的包裹，避免纤维板形成；感染性血胸应及时改善胸腔引流，排尽感染性积血、积脓；若无明显效果或肺复张不良，应尽早手术清除感染性积血，剥离脓性纤维膜。

（4）气管或主支气管损伤：治疗原则为首先保持呼吸道通畅、纠正休克和缓解张力性气胸。如诊断明确，应尽早开胸探查，进行气管或支气管修补成形手术。早期手术有助于肺复张、防止支气管狭窄，而且手术操作较容易。晚期手术病人都存在肺不张，能否保留肺的关键在于远端肺能否复张，对于不能复张的肺应进行肺叶或全肺切除。

（5）心脏损伤：钝性心脏损伤治疗主要为休息、严密监护、吸氧、镇痛等，临床特殊治疗主要针对可能致死的并发症，如心律失常和心力衰竭；穿透性心脏损伤病情常较重，对于已有心脏压塞或失血性休克者，应立即在急诊室施行开胸手术。在气管插管全身麻醉下，切开心包缓解压塞，控制出血，迅速补充血容量。心脏介入诊治过程中发生的医源性心脏损伤，发现后应立即终止操作、拔除心导管，给予鱼精蛋白中和肝素抗凝作用，进行心包穿刺抽吸治疗。穿透性心脏损伤经抢救存活者，应注意心脏内有无残留的异物及其他病变，如创伤性室间隔缺损、瓣膜损伤、创伤性室壁瘤、心律失常、假性动脉瘤或反复发作的心包炎等。

（6）膈肌损伤：膈肌损伤的临床表现较轻，往往被其他重要脏器损伤所掩盖而漏诊，至数年后发生膈疝才被发现。穿透性膈肌损伤应急诊手术治疗，首先处理胸部吸吮伤口和张力性气胸，输血补液治疗休克，并迅速手术。根据伤情与临床表现选择经胸或经腹切口，控制胸腹腔内出血，仔细探查胸腹腔器官，并对损伤的器官与膈肌予以修补。一旦高度怀疑或确诊为创伤性膈破裂或膈疝，而其他脏器合并伤已稳定者，应尽早进行膈肌修补术，仔细探查胸膜腔内脏器，并进行相应处理。

（7）创伤性窒息：暴力作用于胸部所致的上半身广泛皮肤、黏膜的末梢毛细血管淤血及出血性损害。当胸部与上腹部受到暴力挤压时，病人声门紧闭，胸内压骤然剧增，右心房血液经无静脉瓣的上腔静脉系统逆流，造成末梢静脉及毛细血管过度充血扩张而破裂出血。临床表现为面、颈、上胸部皮肤出现针尖大小的紫蓝色瘀点和瘀斑，以面部与眼眶部为明显。治疗原则主要为：卧床休息、吸氧，进行抗感染、利尿及对症处理。

胸腔闭式引流术的指征：

①中、大量气胸或血胸，开放性气胸，张力性气胸；

②胸腔穿刺术治疗下肺无法复张者；

③需使用机械通气或人工通气的气胸或血气胸者；

④拔除胸腔引流管后气胸或血胸复发者；

⑤剖胸手术。

【事故现场处理】

航天试验现场相较于其他急救现场，往往地理位置更加偏僻，条件更加恶劣，救治物资匮乏，抢救条件差，往往存在群死和群伤等特点。所以，需要保障医生掌握必要的现场判断和急救知识。

（1）首先需要根据患者的病史、受伤经过大概判断伤情的性质，是挤压伤、坠落伤还是利器伤，是开放伤还是闭合伤。同时，进行血压、呼吸、脉搏、意识等基础生命体征的检查，评估伤情的严重性。给予对症处理。

（2）现场急救措施

①首先使受伤者脱离受伤的危险地域，脱离致伤源，同时确认救治现场的安全，使救治者处于安全的救治环境，避免二次损伤和相关人员的伤亡；

②对于呼吸、心跳骤停的患者，需毫不迟疑地立即给予现场 CPR，建立静脉通路，人工辅助呼吸，同时转运救治；

③清理呼吸道内的分泌物及异物，保持呼吸道通畅，给予吸氧，呼吸困难严重者使用呼吸机辅助呼吸，必要时气管切开，纠正缺氧和二氧化碳潴留；

④当患者有休克症状和体征时，应立即建立静脉通路，及时补液抗休克治疗，适当给予血管活性药物，纠正休克，改善循环状况；

⑤对于开放性气胸，立即给予加压包扎封闭伤口；张力性气胸应立即排气减压，及时放置胸腔闭式引流管，纠正胸膜腔内压力异常，使肺尽快复张；

⑥如出现典型的心包填塞症状（Beck 三联征：静脉压升高、心音遥远、动脉压下

降），应及时进行心包穿刺减压或穿刺置管引流；

⑦如患者伤情严重，考虑进行开胸探查者，进行相应的对症处理后，及时转运至有手术条件的医疗机构进行开胸手术探查（急诊开胸手术适应证详见"治疗"部分）。

第十六节 头 外 伤

【概述】

头外伤多由锐器、钝器、火器和车祸等原因致伤。根据受伤部位由外向内分别为：

①头皮。头皮裂伤大小、深度不一，创缘整齐或不整齐，有时伴有皮肤挫伤或缺损，由于头皮血管丰富，血管破裂后不易自行闭合，即使伤口小出血也较严重，甚至因此发生休克。由于锐器暴力作用于头部，或头发撕扯可能导致严重的头皮撕裂伤甚至头皮撕脱伤，重症可导致患者大量失血，可致休克。遭受钝性打击或碰撞后，可使组织内血管破裂出血，而头皮仍属完整。头皮出血常在皮下组织中、帽状腱膜下或骨膜下形成血肿，其中骨膜下血肿需要警惕是否合并颅骨骨折。

②颅骨。颅骨骨折是指颅骨受暴力作用所致颅骨结构改变。其临床意义不在于骨折本身，而在于骨折所引起的脑膜、脑血管和神经损伤，可合并脑脊液漏、颅内血肿及颅内感染。

③脑损伤。根据脑组织是否与外界相通分为开放性损伤和闭合性损伤。开放性损伤：锐器或火器直接造成，伴有头皮裂伤，颅骨骨折和硬膜脑膜破裂，有脑脊液。闭合性损伤：为头部接触钝性物体或间接暴力所致，脑膜完整，无脑脊液。三者虽皆可单独发生，但需警惕其合并存在。其中，对预后起决定性作用的是脑损伤的程度及其处理效果。

【临床表现】

（1）病史：患者曾有头部受外伤史，注意了解：伤后是否头晕、头痛，具体部位；是否恶心、呕吐，呕吐是否呈喷射样，呕吐物何种颜色。是否存在意识障碍、躁动、淡漠等，持续多久，中间是否清醒；肢体活动或感觉是否受影响，以及程度。既往曾有何疾病，是否长期口服抗凝药物，有无药物过敏史等。

（2）症状体征：头皮裂伤可见出血及裂口。头皮血肿可见头部包块，压痛明显，伴有或不伴有头皮裂伤。颅骨骨折及颅内血肿较难诊断，由于颅腔为封闭环境，任何头外伤患者均应注意以下症状体征：

①头痛及恶心、呕吐。头外伤后神经刺激常见症状，同时也是高颅压的表现，如频繁出现可能提示颅内出血。

②肢体活动及感觉变化。一侧肢体出现麻木或无力，可能是颅内出血的典型表现。

③意识瞳孔变化。轻度脑外伤后可能有短暂意识不清（时间常在 30min 内），如长时间意识障碍、淡漠、躁动等，或者清醒后再次陷入意识障碍，往往提示颅内出血。如伴随双侧瞳孔不等大，提示颅内严重损伤。

【辅助检查】

任何头部外伤患者均应及时送医院，由专业人士判断病情，进行专科检查，必要时可进行头部 CT 检查、X 线检查等，并根据病情进行处理。部分颅脑外伤患者需定期复查头部 CT，以及时发现迟发颅内出血。应注意诊治头部以外的损伤，如颈椎、胸腹和四肢等。

【治疗】

（一）头皮损伤

（1）头皮擦伤和挫伤：清洗消毒创口，不需特殊处理。

（2）头皮裂伤：利用手旁干净纱布、卫生巾和绷带等压迫止血，送医院创口清创后一次缝合包扎。

（3）头皮血肿：小的皮下血肿不需特殊处理。帽状腱膜下和不伴颅骨骨折的骨膜下血肿早期可加压包扎。伤后5～7天血肿仍无自行吸收征象，应在无菌条件下进行穿刺抽吸血肿后加压包扎。

（4）撕脱伤：部分撕脱伤，蒂部有血供者，清创复位后缝合；完全性头皮撕脱伤，污染不重者，进行显微手术吻合血管头皮再植术。不能吻合血管时，可将撕脱头皮制成中厚皮片，回植于裸露的骨膜或筋膜上。若创口污染严重，可先进行清创包扎，创面肉芽形成后再植皮。若骨膜也撕脱，可在裸露颅骨上钻孔至板障或磨除颅骨外板，待肉芽形成后再植皮。

（二）颅骨骨折

（1）颅盖骨折常由直接暴力引起，以线性骨折最常见。主要表现：伤处可有压痛、肿胀；凹陷骨折，可触及下陷区，可有偏瘫、失语、癫痫等症状。单纯线性骨折无须手术治疗，但应观察有无颅内血肿的发生。

（2）颅底骨折常由间接暴力引起，内开放性骨折。主要表现：眼周、耳后等部位皮肤黏膜淤血斑、脑神经损伤及耳鼻出血或脑脊液漏三个方面。颅底骨折原则上采用非手术对症治疗，颅骨骨折本身无特殊处理，主要是针对骨折引起的伴发症和后遗症进行治疗。手术指征：脑脊液超过4周不自行愈合，骨折片或血肿压迫神经组织。

（3）颅脑损伤的伤员多表现为意识障碍、瞳孔散大、光反射消失、呼吸衰竭，伴有头痛、呕吐，脉搏缓弱。开放性损伤者伤口内有脑组织、脑脊液和血液流出。

急救：严重颅脑损伤的伤员伤势危重，多处于昏迷状态。在急救时很重要的一点是要保持呼吸道的通畅，以免发生窒息。发生呕吐时，头侧偏，立即用手指裹上手绢、毛巾抠除口腔内的黏液、呕吐物、血块，摘掉假牙。解开伤员的衣领、腰带等束缚。由于昏迷的伤员会发生舌后坠，阻塞呼吸道的通畅。立即就近送医院急诊。

第十七节　破　伤　风

破伤风（Tetanus）是破伤风梭菌经由皮肤或黏膜伤口侵入人体，在缺氧环境下生长繁殖，产生毒素而引起肌痉挛的一种特异性感染。破伤风毒素主要侵袭神经系统中的运动神经元，因此本病以牙关紧闭、阵发性痉挛、强直性痉挛为临床特征，主要波及的肌群包括咬肌、背棘肌、腹肌和四肢肌等。破伤风潜伏期通常为7～8天，可缩短至24h或长达数月、数年。潜伏期越短者，预后越差。约90%的患者在受伤后2周内发病，偶见患者在摘除体内存留多年的异物后出现破伤风症状。人群普遍易感，且各种类型和大小的创伤都可能被含有破伤风梭菌的土壤或污泥污染，但只有少数患者会发病。在户外活动多的温暖季节，受伤患病者更为常见。患病后无持久免疫力，故可再次感染。

【病因】

破伤风是常和创伤相关联的一种特异性感染。各种类型和大小的创伤都可能受到污染，特别是开放性骨折、含铁锈的伤口、伤口小而深的刺伤、盲管外伤、火器伤，更易受到破伤风梭菌的污染。小儿患者以手脚刺伤多见。若以泥土、香灰、柴灰等土法敷伤口，更易致病。

除了可能发生在各种创伤后，还可能发生于不洁条件下分娩的产妇和新生儿、非正规的人工流产术后。中耳炎、压疮、拔牙及宫内放环等均有引起本病的可能。吸毒人员因使用不洁注射器静脉注射毒品而患破伤风者也呈增多趋势。

致病菌破伤风梭菌，为绝对厌氧菌，革兰染色阳性。家畜和人的粪便中均可含菌，随粪便排出体外后，以芽孢状态分布于自然界，尤以土壤中为常见，在土壤中生存数年之久。此菌对环境有很强的抗力，能耐煮沸 15～90min。破伤风梭菌产生毒性极强的外毒素，即神经痉挛毒素。毒素产生后，并不在局部引起炎症，而是向周围扩散，侵入肌肉组织，并沿着与神经冲动相反的方向，向上传递，最终进入脊髓前角或脑干的运动神经核。

虽然创伤伤口的污染率很高，战场中污染率可达 25%～80%，但破伤风发病率只占污染者的 1%～2%，提示发病必须具有其他因素，主要因素就是缺氧环境。创伤时，破伤风梭菌可污染深部组织（如盲管外伤、深部刺伤等）。如果伤口外口较小，伤口内有坏死组织、血块充塞，或填塞过紧、局部缺血等，就形成了一个适合该菌生长繁殖的缺氧环境。如果同时存在需氧菌感染，后者将消耗伤口内残留的氧气，使本病更易于发生。

【临床表现】

感染破伤风梭菌至发病，有一个潜伏期，破伤风潜伏期长短与伤口所在部位、感染情况和机体免疫状态有关，通常为 7～8 天，可短至 24h 或长达数月、数年。潜伏期越短者，预后越差。约 90% 的患者在受伤后 2 周内发病，新生儿破伤风的潜伏期为断脐带后 5～7天，偶见患者在摘除体内存留多年的异物后出现破伤风症状。

1. 前驱症状

起病较缓者，发病前可有全身乏力、头晕、头痛、咀嚼无力、局部肌肉发紧、扯痛、反射亢进等症状。

2. 典型症状

典型症状主要为运动神经系统脱抑制的表现，包括肌强直和肌痉挛。通常，最先受影响的肌群是咀嚼肌，随后顺序为面部表情肌，颈、背、腹、四肢肌，最后为膈肌。肌强直的征象为张口困难和牙关紧闭，腹肌坚如板状，颈部强直、头后仰，当背、腹肌同时收缩，因背部肌群较为有力，躯干因而扭曲成弓，形成"角弓反张"或"侧弓反张"。阵发性肌痉挛是在肌强直基础上发生的，且在痉挛间期肌强直持续存在。相应的征象为蹙眉、口角下缩、咧嘴"苦笑"（面肌痉挛）；喉头阻塞、吞咽困难、呛咳（咽肌痉挛）；通气困难、发绀、呼吸骤停（呼吸肌和膈肌痉挛）；尿潴留（膀胱括约肌痉挛）。强烈的肌痉挛，可使肌断裂，甚至发生骨折。患者死亡的原因多为窒息、心力衰竭或肺部并发症。

上述发作可因轻微的刺激，如光、声、接触、饮水等而诱发，也可自发。轻型者每日肌痉挛发作不超过 3 次；重型者肌痉挛频发，可数分钟发作一次，甚至呈持续状态。每次发作时间由数秒至数分钟不等。

病程一般为 3～4 周，如积极治疗、不发生特殊并发症者，发作的程度可逐步减轻，缓解期平均约 1 周。但肌紧张与反射亢进可继续一段时间；恢复期还可出现一些精神症状，如幻觉、言语、行动错乱等，但多能自行恢复。

3. 自主神经症状

自主神经症状为毒素影响交感神经所致，表现为血压波动明显、心率增快伴心律不齐、周围血管收缩、大汗等。

4. 特殊类型

（1）局限性破伤风：表现为创伤部位或面部咬肌的强直与痉挛。

（2）头面部破伤风：头部外伤所致，面、动眼及舌下神经瘫痪者为瘫痪型，而非瘫痪型则出现牙关紧闭、面肌及咽肌痉挛。

【辅助检查】

破伤风患者的实验室检查一般无特异性发现，当有肺部继发感染时，白细胞计数可明显增高，痰培养可发现相应的病原菌，伤口分泌物常常分离到需氧性化脓性细菌，约30%的患者的伤口分泌物经厌氧培养可分离出破伤风梭菌，由于破伤风的临床表现较为特异，尤其症状典型时诊断不难，故进行临床诊断时不要求常规做厌氧培养和细菌学证据。

【诊断依据】

破伤风症状比较典型，其诊断主要依据为临床表现和有无外伤史。重点在于早期诊断，因此凡有外伤史，不论伤口大小、深浅，如果伤后出现肌紧张、扯痛、张口困难、颈部发硬、反射亢进等，均应考虑此病的可能性。伤口分泌物培养阴性也不能排除本病。对怀疑有破伤风的患者，可采用被动血凝分析测定血清中破伤风抗毒素抗体水平，抗毒素滴定度超过0.01U/mL者可排除破伤风。需注意与其他引起肌痉挛的疾病（如各种化脓性脑膜炎、脑炎，手足搐搦症）相鉴别。

【治疗原则】

破伤风是一种极为严重的疾病，死亡率高，尤其是新生儿和吸毒者，为此要采取积极的综合治疗措施，包括清除毒素来源，中和游离毒素，控制和解除痉挛，保持呼吸道通畅和防治并发症等。治疗措施主要有：

1. 伤口处理

伤口内的一切坏死组织、异物等均须清除，应在抗毒素治疗后，在良好麻醉、控制痉挛下进行伤口处理，彻底清创、充分引流，局部可用3%的过氧化氢溶液冲洗，清创后伤口不必缝合包扎。有的伤口看上去已愈合，应仔细检查痂下有无窦道或死腔。

2. 抗毒素的应用

应用抗毒素的目的是中和游离的毒素，所以只在早期有效，毒素已与神经组织结合，则难收效。但由于抗毒素有高达5%～30%的过敏率，故用药前须做皮内过敏试验。破伤风人体免疫球蛋白在早期应用有效，一般只用一次。

3. 控制痉挛

患者入院后，应住隔离病室，避免光、声等刺激；避免骚扰患者，减少痉挛发作。据情可交替使用镇静、解痉药物，以减少患者的痉挛和痛苦。可供选用的药物有：地西泮（可阻断神经元间传导，松弛肌肉），肌注或静脉滴注，类似药物还有劳拉西泮和咪达唑仑；氯丙嗪（可抑制中枢神经系统，减轻肌痉挛），肌注或静脉滴注，与地西泮交替使用，但低血容量时忌用；苯巴比妥（镇静作用）每8～12h肌注一次；10%水化氯醛（适合于痉挛严重者）口服或保留灌肠。痉挛发作频繁不易控制者，可用硫喷妥钠缓慢静注，但要警惕发生喉头痉挛和呼吸抑制，用于已做气管切开者比较安全。但新生儿破伤风要慎用镇解痉药物，可酌情用洛贝林和可拉明等。

4. 注意防治并发症

主要并发症在呼吸道，如窒息、肺不张、肺部感染，因此对抽搐频繁、药物又不易控制的严重患者，应尽早进行气管切开，以便改善通气；应及时清除呼吸道分泌物，勤翻身、拍背，预防坠积性肺炎；气管切开的患者应注意做好呼吸道管理，包括气道雾化、湿化和冲洗等。必要时专人护理，防止意外；严格无菌操作，防止交叉感染。已并发肺部感染者，根据菌种选用抗生素。采用留置导尿管改善尿潴留，安置肛管改善腹胀。

5. 营养支持

由于患者不断阵发痉挛，出大汗等，故每日消耗热量和水分丢失较多。因此，要十分注意营养（高热量、高蛋白、高维生素）补充和水与电解质平衡的调整。必要时可采用中心静脉肠外营养。

6. 抗生素治疗

抗生素可选用青霉素肌肉注射，或大剂量静脉滴注，可抑制破伤风梭菌。也可给甲硝唑，分次口服或静脉滴注，持续 7～10 天。如伤口有混合感染，则相应选用抗菌药物。

【预防】

目前，对破伤风的认识是防重于治。破伤风是可以预防的，措施包括注射破伤风类毒素主动免疫，正确处理伤口，以及在伤后采用被动免疫预防发病。预防措施主要有：

1. 主动免疫

注射破伤风类毒素作为抗原，使人体产生抗体，以达到免疫的目的。采用类毒素基础免疫通常需注射三次。首次在皮下注射 0.5mL，间隔 4～8 周再注射 0.5mL，第 2 针后 6～12 个月再注射 0.5mL，此三次注射称为基础注射，可获得较为稳定的免疫力。以后每隔 5～7 年皮下注射类毒素 0.5mL，作为强化注射，可保持足够的免疫力。免疫力在首次注射后 10 日内产生，30 日后能达到有效保护的抗体浓度。有基础免疫力的伤员，伤后不需注射破伤风抗毒素，只要皮下注射类毒素 0.5mL 即可获得足够的免疫力。

2. 被动免疫

被动免疫适用于未接受或未完成全程主动免疫注射，而伤口污染、清创不当以及严重的开放性损伤患者。破伤风抗毒血清（TAT）是最常用的被动免疫制剂。常用剂量是 1500U 肌注，伤口污染重或受伤超过 12h 者，剂量加倍，有效作用维持 10 日左右。注射前应做过敏试验。TAT 皮内试验过敏者，可采用脱敏疗法注射。

第十八节 狂 犬 病

狂犬病（Rabies）是狂犬病毒所致的急性传染病，人兽共患，多见于犬、狼、猫等肉食动物，人多因被病兽咬伤而感染。临床表现为特有的恐水、怕风、咽肌痉挛、进行性瘫痪等。因恐水症状比较突出，故本病又名恐水症（Hydrophobia）。狂犬病毒属于弹状病毒科狂犬病毒属，单股 RNA 病毒，动物通过互相间的撕咬而传播病毒。我国的狂犬病主要由犬传播，家犬可以成为无症状携带者，所以表面"健康"的犬对人的健康危害很大。对于狂犬病尚缺乏有效的治疗手段，人患狂犬病后的病死率接近 100％，患者一般于 3～6 日内死于呼吸或循环衰竭，故应加强预防措施。

【病因】

狂犬病主要是由狂犬病毒通过动物传播给人而致的。狂犬病毒含 5 种蛋白，即糖蛋白（G）、核蛋白（N）、聚合酶（L）、磷蛋白（NS）及基质（M）等。狂犬病毒的糖蛋白能与乙酰胆碱结合，决定了狂犬病毒的嗜神经性。传染源主要为病犬，其次为病猫及病狼等。人被患病的动物咬伤后，动物唾液中的病毒通过伤口进入人体而引发疾病，少数患者也可因眼结膜被病兽唾液污染而患病。

人对狂犬病普遍易感，狩猎者、兽医、饲养动物者更易感。狂犬病毒进入人体后首先感染肌细胞，于伤口附近肌细胞内小量增殖，再侵入近处的末梢神经。而后病毒沿周围神经的轴索向中枢神经做向心性扩散，主要侵犯脑干和小脑等处的神经元。病毒在灰质内大量复制，沿神经下行到达唾液腺、角膜、鼻黏膜、肺和皮肤等部位。狂犬病毒对宿主主要的损害来自内基小体，即为其废弃的蛋白质外壳在细胞内聚集形成的嗜酸性颗粒，内基小体广泛分布在患者的中枢神经细胞中，也是本疾病实验室诊断的一个指标。

人受感染后并非全部发病，被病犬咬伤而未做预防注射者约 15%～20% 发病，被病狼咬伤者约 50%～60% 发病，其发病因素与咬伤部位、创伤程度、伤口处理情况、衣着薄厚及注射疫苗与否有关。

【临床表现】

狂犬病潜伏期长短不一，多数在 3 个月以内，潜伏期的长短与年龄（儿童较短）、伤口部位（头面部咬伤的发病较早）、伤口深浅（伤口深者潜伏期短）、入侵病毒的数量及毒力等因素有关。其他如清创不彻底、外伤、受寒、过度劳累等，均可能使疾病提前发生。典型临床表现过程可分为以下 3 期：

1. 前驱期或侵袭期

在兴奋状态出现之前，大多数患者有低热、食欲不振、恶心、头痛、倦怠和周身不适等，酷似"感冒"；继而出现恐惧不安，对声、光、风、痛等较敏感，并有喉咙紧缩感。较有诊断意义的早期症状是伤口及其附近感觉异常，有麻、痒、痛及蚁走感等，此乃病毒繁殖时刺激神经元所致，持续 2～4 日。

2. 兴奋期

患者逐渐进入高度兴奋状态，突出表现为极度恐怖、恐水、怕风、发作性咽肌痉挛、呼吸困难、排尿排便困难及多汗流涎等，本期持续 1～3 日。

恐水是狂犬病的特殊症状，典型者见水、饮水、听流水声甚至仅提及饮水时，均可引起严重咽喉肌痉挛。怕风也是常见症状之一，微风或其他刺激如光、声、触动等，均可引起咽肌痉挛，严重时尚可引起全身疼痛性抽搐。

3. 麻痹期

痉挛停止，患者逐渐安静，但出现迟缓性瘫痪，尤以肢体软瘫为多见。眼肌、颜面肌及咀嚼肌也可受累，表现为斜视、眼球运动失调、下颌下坠、口不能闭、面部缺少表情等，本期持续 6～18h。

狂犬病的整个病程一般不超过 6 日，偶见超过 10 日者。此外，尚有以瘫痪为主要表现的"麻痹型"或"静型"，也称为哑狂犬病，该型患者无兴奋期及恐水现象，而以高热、头痛、呕吐、咬伤处疼痛开始，继而出现肢体软弱、腹胀、共济失调、肌肉瘫痪、大小便失禁等。病程长达 10 日，最终因呼吸肌麻痹与延髓性麻痹而死亡。吸血蝙蝠啮咬所致的狂犬病常属此型。

【辅助检查】

1. 血常规、尿常规及脑脊液检查

周围血白细胞总数（12～30）×10^9/L 不等，中性粒细胞一般占 80％以上，尿常规检查可发现轻度蛋白尿，偶有透明管型，脑脊液压力可稍增高，细胞数稍微增多，一般不超过 200×10^6/L，主要为淋巴细胞，蛋白质增高，可达 2.0g/L 以上，糖及氯化物正常。

2. 病毒分离

唾液及脑脊液常用来分离病毒，唾液的分离率较高。

3. 抗原检查

采用皮肤或脑活检进行免疫荧光检查。

4. 核酸测定

采用 PCR 法测定 RNA，唾液、脑脊液或颈后带毛囊的皮肤组织标本检查的阳性率较高。

5. 动物接种

标本接种于小鼠后取脑组织做免疫荧光试验检测病原体，做病理切片检查内基小体。

6. 抗体检查

抗体用于检测早期的 IgM，病后 8 日，50％的血清为阳性，15 日时全部为阳性。血清中和抗体于病后 6 日测得，细胞疫苗注射后，中和抗体效价可达数千，接种疫苗后不超过1：1000，而患者可达 1：10000 以上。

【诊断依据】

病史及免疫荧光试验阳性则可确立诊断。

【鉴别诊断】

狂犬病需与类狂犬病性癔症、破伤风、病毒性脑膜脑炎、脊髓灰质炎等鉴别。

1. 类狂犬病性癔症

由于狂犬病是一种非常恐怖的疾病，一些癔病患者在暴露后想象自己患有此病。表现为被动物咬伤后不定时出现喉紧缩感，饮水困难且兴奋，但无怕风、流涎、发热和瘫痪等症状。通过暗示、说服、对症治疗后，患者的病情不再发展。

2. 破伤风

破伤风的早期症状是牙关紧闭，以后出现苦笑面容及角弓反张，但不恐水。破伤风受累的肌群在痉挛的间歇期仍保持较高的肌张力，而狂犬病患者的这些肌群在间歇期却是完全松弛的。

3. 病毒性脑膜脑炎

病毒性脑膜脑炎有明显的颅内高压和脑膜刺激征，神志改变明显，脑脊液检查有助于鉴别。

4. 脊髓灰质炎

麻痹型脊髓灰质炎易与麻痹型狂犬病混淆。此病呈双向热型起病，双侧肢体出现不对称弛缓性瘫痪，无恐水症状，肌痛较明显。

【治疗原则】

1. 单室严格隔离，专人护理

安静卧床休息，防止一切音、光、风等刺激，大静脉插管进行高营养疗法，医护人员须戴口罩及手套、穿隔离衣。患者的分泌物、排泄物及其污染物，均须严格消毒。

2. 积极做好对症处理，防治各种并发症

（1）神经系统：有恐水现象者应禁食、禁饮，尽量减少各种刺激。痉挛发作可给予苯妥英、地西泮等。脑水肿可给予甘露醇及呋塞米等脱水剂，无效时可进行侧脑室引流。

（2）垂体功能障碍：抗利尿激素过多者应限制水分摄入，尿崩症者进行静脉补液，用垂体后叶升压素。

（3）呼吸系统：吸气困难者进行气管切开，发绀、缺氧、肺萎陷不张者给氧、人工呼吸，并发肺炎者给予物理疗法及抗菌药物。气胸者，施行肺复张术。注意防止误吸性肺炎。

（4）心血管系统：心律失常多数为室上性，与低氧血症有关者应给氧。低血压者给予血管收缩剂及扩容补液。心力衰竭者限制水分，应用地高辛等强心剂。动脉或静脉血栓形成者，可换静脉插管；如有上腔静脉阻塞的现象，应拔除静脉插管。心动骤停者施行复苏术。

（5）其他：贫血者输血，胃肠出血者输血、补液。高热者用冷褥，体温过低者给予热毯，血容量过低或过高者，应及时予以调整。

【预防】

1. 管理传染源

对家庭饲养动物进行免疫接种，管理流浪动物。对可疑因狂犬病死亡的动物，应取其脑组织进行检查，并将其焚毁或深埋，切不可剥皮或食用。

2. 正确处理伤口

被动物咬伤或抓伤后，应立即用20％的肥皂水反复冲洗伤口，伤口较深者需用导管伸入，用肥皂水持续灌注清洗，力求去除狗涎，挤出污血。一般不缝合包扎伤口，必要时使用抗菌药物，伤口深时还要使用破伤风抗毒素。

3. 接种狂犬病疫苗

预防接种对防止发病有肯定价值，包括主动免疫和被动免疫。人一旦被咬伤，疫苗注射至关重要，严重者还需注射狂犬病血清。

（1）主动免疫

①暴露后免疫接种：一般被咬伤者 0 天（第 1 天，当天）、3 天（第 4 天，以下类推）、7 天、14 天、28 天各注射狂犬病疫苗 1 针，共 5 针。成人和儿童剂量相同。严重咬伤者（头面、颈、手指、多部位 3 处咬伤者或咬伤舔触黏膜者），除按上述方法注射狂犬病疫苗外，应于 0 天、3 天注射加倍量。

②暴露前预防接种：对未咬伤的健康者预防接种狂犬病疫苗，可按 0 天、7 天、28 天注射 3 针，一年后加强一次，然后每隔 1～3 年再加强一次。

（2）被动免疫：创伤深广、严重或发生在头、面、颈、手等处，同时咬人动物确有患狂犬病的可能性，则应立即注射狂犬病血清，该血清含有高效价抗狂犬病免疫球蛋白，可直接中和狂犬病毒，应及早应用，伤后即用，伤后一周再用几乎无效。

第三章　常见危重症及其处理

休　克

【概述】

休克（Shock）是各种原因导致机体有效循环血量明显下降，引起组织器官灌注不足、细胞代谢紊乱和器官功能障碍的临床病理、生理过程，它是一个由多种病因引起的综合征。组织低灌注是休克的血流动力学特征，组织细胞缺氧是休克的本质。因此，纠正组织细胞缺氧、恢复氧的供需平衡、保持正常的细胞功能是治疗休克的关键环节。现代的观点将休克视为一个序贯性事件，是一个从亚临床阶段的组织灌注不足向多器官功能障碍综合征（MODS）或多器官衰竭（MOF）发展的连续过程。因此，应根据休克不同阶段的病理、生理特点采取相应的防治措施。

【分类、病因和发病机制】

休克有多种分类方法，1975 年 Weil 等人提出休克分类方法，得到了临床学者的广泛接受，将休克分为：

（一）低血容量休克

低血容量休克是指包括创伤、烧伤、出血、失液等原因引起的休克。低血容量休克的基本机制为循环容量的丢失，各种原因引起的显性和（或）不显性容量丢失而导致的有效循环血量减少、组织灌注不足、细胞代谢紊乱和功能受损的病理生理过程。

（二）分布性休克

分布性休克主要包括感染性、神经源性和过敏性休克。分布性休克的基本机制是由于血管收缩舒张调节功能异常，容量血管扩张，循环血容量相对不足导致的组织低灌注。其中，感染性休克是临床最常见、发病机制复杂、病情变化凶险、死亡率高的一类休克，是全身性感染进一步发展的结果。

（三）心源性休克

心源性休克的主要病因为心肌梗死、严重心律失常、急性心肌炎和终末期心肌病等，在前负荷正常状态下心脏泵功能减弱或衰竭、心排血量减少导致的组织低灌注。

（四）梗阻性休克

梗阻性休克的主要病因包括腔静脉梗阻、心脏压塞、肺动脉栓塞、张力性气胸等，引起心脏内外流出道的梗阻、心排量减少。梗阻性休克的基本机制为血流的主要通道受阻，根据梗阻部位的不同再将其分为心内梗阻性休克和心外梗阻性休克。

【病理生理】

（一）微循环改变

休克早期，在交感-肾上腺轴、肾素 血管紧张素系统的作用下，外周血管收缩。因此，此阶段微循环血流的特点是"少灌少流"。随着休克的进展，组织缺氧加重，大量酸性代谢产物堆积，舒血管物质（如组织胺、激肽、乳酸）使毛细血管前括约肌舒张。但由于微循环后括约肌对这些物质敏感性较低，处于相对收缩状态；或是由于微血栓形成，或血流滞缓、层流消失使血液成分析出聚集，从而使后阻力增加，形成"多灌少流"的特点。结果是微循环内血流较前淤缓，静水压和通透性也有所增加，血浆外渗、血液浓缩，加剧了组织细胞缺血、缺氧，并使回心血量和心排血量进一步下降。如果休克仍得不到纠正，则上述损害进一步加剧，变成不可逆。此时细胞变性坏死，微循环内几乎完全被微血栓所填塞，血液"不流不灌"。此为休克晚期，即所谓"DIC期"。

（二）代谢变化

首先是代谢异常，由于组织灌注不足和细胞缺氧，体内的无氧糖酵解过程成为能量的主要途径。其次是代谢性酸中毒，此时因微循环障碍而不能及时清除酸性代谢性产物，肝对乳酸的代谢能力也下降，使乳酸盐不断堆积，可致心率减慢、血管扩张和心排血量降低，呼吸加深、加快以及意识障碍。代谢性酸中毒和能量不足，还影响细胞膜、核膜、线粒体膜等质膜的稳定及跨膜传导、运输和细胞吞饮及吞噬等功能。

（三）内脏脏器的继发性损害表现为以下方面：

（1）肺：休克时肺毛细血管内皮细胞和肺泡上皮受损，表面活性物质减少。

（2）肾：由于有效循环容量减少，血压下降（MAP$<$60mmHg），儿茶酚胺分泌增加，使肾的入球血管痉挛和肾滤过率明显下降而发生少尿。休克时，肾内血流重新分布并转向髓质，不但尿量减少，而且可导致皮质区的肾小管缺血坏死，即发生 AKI（急性肾损伤）。

（3）心：冠状动脉灌流的 80% 发生于舒张期，当心率过快而致舒张期过短或灌注压力下降时，冠状动脉血流减少，导致的缺氧和酸中毒可造成心肌损害。当心肌微循环内血栓形成时，还可引起心肌的局灶性坏死。心肌含有较丰富的黄嘌呤氧化酶系统，是易遭受缺血再灌注损伤的器官之一。

（4）脑：脑组织灌流的基本条件是足够的灌注压和灌流量。脑血管平滑肌的舒缩功能主要受 PCO_2 和 pH 值影响，当 PCO_2 增加和 pH 下降时，脑血管表现为扩张，使灌注量增加。在低血压状态下，灌注压的维持主要依靠身体其他部位血管收缩，脑血管则被动受益。如果全身血压下降，则脑灌注压也难以维持。休克时，由于脑灌注压和血流量下降将导致脑缺氧。缺氧、二氧化碳潴留和酸中毒会引起脑细胞肿胀、血管通透性增加而导致脑水肿和颅内压升高。

（5）胃肠道：在发生低血压和低灌注时，机体为了保证心、脑等重要生命器官的灌注，首先减少内脏和皮肤等部位的灌注。肠黏膜细胞富含黄嘌呤氧化酶系统，在遭受缺血再灌流后，极易产生自由基损伤。缺血和再灌注损伤可导致胃肠道黏膜的糜烂、溃疡、出血、坏死和细菌、毒素易位。

（6）肝：当心排血量下降至基础值的 50% 时，肝动脉和门静脉的血流量分别减少30%。肝作为体内最重要的物质代谢场所、门脉系统总的接收器官和体内最大的网状内皮系统，休克时，除受缺血和缺氧的损害，还会被来自胃肠道的有害物质（如细菌和毒素）当作攻击的靶器官。网状内皮细胞可被大量激活，由此所释放的炎性介质，对全身性感染的形成有重要影响。

【临床表现】

按照休克的发病过程可分为休克代偿期和休克抑制期，或称为休克早期或休克期。

（一）休克代偿期

由于机体对有效循环血容量减少的早期有相应的代偿能力，病人的中枢神经系统兴奋性提高，交感肾上腺轴兴奋。表现为精神紧张、兴奋或烦躁不安、皮肤苍白、四肢厥冷、心率加快、脉压差小、呼吸加快、尿量减少等。此时，如处理及时、得当，休克可较快得到纠正。否则，病情继续发展，进入休克抑制期。

（二）休克抑制期

病人神情淡漠、反应迟钝，甚至可出现意识模糊或昏迷；出冷汗、口唇肢端发绀；脉搏细速、血压进行性下降。严重时，全身皮肤、黏膜明显发绀，四肢厥冷，脉搏摸不清、血压测不出，尿少甚至无尿。若皮肤、黏膜出现瘀斑或消化道出血，提示病情已发展至弥散性血管内凝血阶段。若出现进行性呼吸困难、脉速、烦躁、发绀，一般吸氧而不能改善呼吸状态，应考虑并发急性呼吸窘迫综合征。

【诊断与鉴别诊断】

诊断的关键是应早期及时发现休克。要点是凡遇到严重损伤、大量出血、重度感染以及过敏病人和有心脏病史者，应想到并发休克的可能；在临床观察中，对于有精神紧张、兴奋或烦躁不安、皮肤苍白、四肢厥冷、心率加快、脉压差小、呼吸加快、尿量减少、出汗等症状者，应疑有休克。若病人出现神志淡漠、反应迟钝、皮肤苍白、呼吸浅快、收缩压降至 90mmHg 以下及尿少者，则标志病人已进入休克抑制期。

【基本治疗原则】

休克治疗的基本原则包括维持最佳的组织灌注和氧输送，减少进一步的细胞损伤，保护器官功能。治疗方法可分为病因治疗和支持治疗两方面，但两者相辅相成，不可截然分开。

（一）早期识别

患者出现血压下降或者组织灌注不良的表现，应即刻进行相关评估，给予及时处理。

1. 判断病因

迅速检查患者，初步判断病情变化的原因，并即刻采取有效措施，争取遏制病情发展，如活动性出血患者给予控制性液体复苏，同时做早期止血处理，迅速联系专科医生，视情况进行介入栓塞止血、内镜下止血、手术探查止血等；有严重感染临床表现时及时给予病灶清除、经验性抗生素治疗等；药物过敏时即刻停用可疑药物等。

2. 评估容量

传统的观察项目如四肢末梢灌注情况、甲床的再充盈时间、心率、脉压、尿量、尿比重等仍具有重要的临床意义，同时结合 CVP、血乳酸、碱剩余等综合评估容量状态，必要时监测肺动脉嵌压、每搏量变异率、被动抬腿试验、容量负荷试验等，指导临床液体治疗。

3. 监测呼吸及心脏功能

大多数休克患者都有不同程度的呼吸功能不全，应密切关注。心排血量是维持血压和组织灌注的基础，在积极补充循环容量的同时，评估患者的心功能情况，及时发现问题及时处理，必要时给予正性肌力药物增加心排血量，提高氧输送，改善组织灌注。

（二）早期复苏

休克早期复苏的目标是尽快改善组织灌注，纠正组织细胞缺血、缺氧，恢复器官的正常功能。

（1）气道管理：维持良好的呼吸功能是保证氧输送的基本条件之一，选择合适的氧疗方案，出现呼吸功能不全应及时建立人工气道，进行机械通气，既可保证气道通畅，降低氧耗，又能够改善组织缺氧。

（2）液体复苏：适当的前负荷水平是维持心排血量的基础，应尽快恢复最佳的容量负荷。无论胶体液或者晶体液均可用于液体复苏治疗，必要时补充红细胞。复苏时应该注重早期、快速和适量，一旦循环功能稳定，应保持容量负荷的最低状态，尽可能减少液体治疗的副作用。

（3）维持灌注压和优化氧输送：在积极液体复苏的同时，如果仍然存在组织灌注不良的表现，如血乳酸升高、尿量减少等，应监测心脏功能，给予正性肌力药物适当增加心排血量，提高组织氧输送。血压水平不足以维持组织灌注压时，选择升压药物，如去甲肾上腺素提高血压，维持组织灌注压。常用的升压药物和正性肌力药物见表2-1。

表 2-1 常用的升压药物和正性肌力药物

药　物	作用受体	CO	SVR	剂量/[μg/(kg·min)]
肾上腺素	α_1，β_1，(β_2)	↑↑	↑	0.02~0.5
去甲肾上腺素	α_1，β_1	↑	↑↑↑	0.01~1.5
多巴胺	β_2，DR，(α)	↑	↑	2~20
多巴酚丁胺	β_1，β_2	↑↑	↑	2~20
垂体加压素	血管紧张素Ⅲ	↓	↑↑↑	5~20
米力农	磷酸二酯酶抑制剂	↑↑	↓↓	025~0.75

（4）复苏终点：为达到纠正组织细胞缺血、缺氧的目标，有必要选择某些参数指导复苏治疗，血压、CVP、心排血量等指标可以作为阶段性的治疗目标，血乳酸清除率、混合静脉血氧饱和度（SVO_2）/中心静脉血氧饱和度（$SCVO_2$）等是更好的复苏目标。

（三）器官功能保护

组织细胞缺血、缺氧造成器官功能损伤，毛细血管通透性增加使液体复苏时容易发生组织器官水肿、内环境紊乱等，更加重了器官功能障碍，因此，在治疗过程中应该通过对CVP水平、心率、肺部啰音、氧合情况、组织水肿程度等的严密监测评估各器官功能状态，保持循环功能稳定的同时，注意采取措施（如脱水、利尿等）减轻组织器官水肿，纠正内环境紊乱和酸中毒，平衡凝血功能，改善微循环，促进器官功能恢复。

总之，休克是一种急危重症，在基地保障任务中，由于医疗条件限制，休克监测及治疗手段极其有限，识别休克才是重点，关键是应早期及时发现休克。要点是凡遇到严重损伤、大量出血、重度感染以及过敏病人和有心脏病史者，应想到并发休克的可能；在临床观察中，对于有出汗、兴奋、心率加快、脉压差小或尿少等症状者，应疑有休克。若病人出现神志淡漠、反应迟钝、皮肤苍白、呼吸浅快、收缩压降至90mmHg以下及尿少者，则标志病人已进入休克抑制期。根据患者病史、临床表现及一般生命体征监测，一旦怀疑存在休克，在给予积极复苏治疗的同时，应立即联系上级医院，迅速转送上级医院进一步治疗。

【过敏性休克的急救】

过敏性休克是指人体接触特异性过敏原后出现的以急性周围循环灌注不足为主的全身性变态反应，属于分布性休克。临床表现依机体反应性抗原进入量及途径等而有很大差别，分为急发型（即刻或 5min 内发生休克）休克和缓发型（＞30min 发生休克）休克。

（一）诊断

过敏性休克的诊断主要依据如下：

①有过敏史及过敏原接触史的患者出现了休克的临床表现；

②常伴有喉头水肿、气管痉挛、肺水肿等以及神经、消化系统症状和体征。

（二）治疗

过敏性休克通常都突然发生且很剧烈，若不及时处理常可危及生命，必须当机立断、不失时机地积极处理。

（1）立即停止并脱离可疑的过敏原或致病药物，采取措施减缓过敏原吸收。

（2）立即给予肾上腺素 0.3～0.5mg 静脉注射或皮下注射，可 20～30min 后再次给予肾上腺素 0.3～0.5mg 直至症状缓解。若严重低血压，肾上腺素剂量为 0.5～1.0mg。

（3）若发生心脏停搏，立即按 CPR 程序实行急救。

（4）确保气道通畅，给予吸氧。如伴有血管性水肿引起呼吸窘迫，应立即建立人工气道。

（5）糖皮质激素：使用地塞米松 5～15mg 缓慢静推或氢化可的松 200mg 快速静点。

（6）抗组胺药物：H-受体阻断剂，如苯海拉明 20～40mg 或异丙嗪 50mg 肌注。

（7）其他治疗：抗休克治疗，维持血流动力学稳定，根据血压、心率指导液体治疗及升压药物应用，保证重要脏器的灌注压。

（8）立即呼叫 120，迅速转往上级医疗机构进一步治疗。

【低血容量性休克】

（一）诊断

（1）病史：通常存在容量丢失、补充不足病史。

（2）症状与体征：精神状态改变，皮肤湿冷，尿量＜0.5mL/（kg·h），心率＞100次/min,收缩压下降（＜90mmHg 或较基础血压下降 40mmHg 以上）或脉压减少（＜20mmHg）。

（3）血流动力学特征：外源性和（或）内源性容量丢失导致心排血量减少，前负荷减少、充盈压降低，体循环阻力代偿性增加。

（4）组织灌注与氧代谢指标：血乳酸浓度是判断休克程度与组织灌注状态较好的方法。

（二）鉴别诊断

低血容量性休克须与分布性休克、心源性休克等鉴别。

（三）监测与复苏评估

1. 一般临床监测

一般临床监测指标包括意识状态、肢体温度和色泽、血压、心率、尿量。低血容量休克的患者表现为血压正常或降低，心率快，肢端湿冷，严重者可见皮肤花斑样改变，神志淡漠或者烦躁。传统指标在休克的诊断和治疗中有一定的指导意义，但是仅仅依靠这些指标指导治疗还远远不够，这些指标往往不能敏感地反映早期的休克和鉴别休克的类型。

2. 有创血流动力学监测

有创血流动力学的指标包括：有创血压、中心静脉压（CVP）、心排血量（CO）、体循环阻力（SVR）、肺动脉压（PAP）、肺动脉楔压（PAWP）以及全心舒张末期容积（GEDV）、胸腔内血容量（ITBV）。低血容量患者血流动力学往往表现为血压正常或降低，CVP 动态降低，CO 降低，PAP、PAWP 降低，SVR 升高，GEDV 和 ITBV 降低。

3. 功能性血流动力学监测

每搏量变异度（SVV）、脉搏压变异度（PPV）、被动抬腿试验（PLRT）均是功能性血流动力学指标，可以评估液体复苏过程中对容量的反应性。通常，SVV 或 PPV≥10％提示容量反应性好，继续扩容能够增加心排血量和升高血压。抬高下肢 $45°$，可起到类似自体输血 $150\sim300mL$，若 SV 或 CO 增加 15％表示容量反应性好。SVV 或 PPV 的测量受自主呼吸和心律失常的影响，而 PLRT 则不受自主呼吸和心律失常的影响。

4. 组织灌注的监测

全身灌注指标（血乳酸、碱剩余）以及局部组织灌注指标（胃黏膜 pH、胃肠黏膜 pH）均可以反映组织灌注情况，可以提示休克的程度和指导液体复苏。动脉血乳酸是反映组织缺氧的高度敏感的指标之一，常较其他休克征象先出现。乳酸初始水平与高乳酸持续时间与预后密切相关。24h 内血乳酸能够降至 $2mol/L$ 以内或者 6h 血乳酸清除率大于10％，预后较好。碱剩余也可反映全身组织酸中毒的严重程度，碱剩余加重与活动性出血大多有关，对于碱剩余增加而似乎病情平稳的患者需细心检查是否有进行性出血。胃肠黏膜 pH 和 $PaCO_2$ 能够反映肠道组织的血流灌注情况和病理损害情况，间接反映出全身组织的氧合状态，对评估复苏效果和评价胃肠道黏膜内的氧代谢情况有一定的临床价值。

5. 氧输送与氧代谢监测

氧输送与氧代谢的指标包括氧输送（DO_2）、氧消耗（VO_2）、SPO_2、SVO_2/$SCVO_2$。正常情况下，DO_2 改变时，因为氧摄取率的变化，VO_2 保持不变，也就是说，VO_2 不受 DO_2 的影响。但当 DO_2 下降到临界值时，VO_2 依赖于 DO_2 的变化，氧摄取率的增加也无法满足组织氧合，于是就发生无氧代谢；SVO_2 反映 DO_2 和 VO_2 的平衡，当DO_2 不能满足组织氧需要时，SVO_2 下降。低血容量休克时，由于有效循环血容量下降，导致心排血量下降，因而 DO_2 降低。DO_2 下降程度不仅取决于心排血量，同时受血红蛋白下降程度的影响。VO_2 是否下降尚没有明确结论。

6. 床边微循环监测

床边微循环监测包括正交偏振光谱（Orthogonal Polarization Spectral，OPS）和暗视野侧流成像（Sidestream Dark Field，SDF）的监测。床边直视下监测技术可以观察低血容量休克患者的微循环变化，包括血管密度下降和未充盈、间断充盈毛细血管比例升高。

7. 实验室监测

动态观察红细胞计数、血红蛋白（Hb）及血细胞比容（HCT）的数值变化，可了解血液有无浓缩或稀释，对低血容量休克的诊断和判断是否存在继续失血有参考价值。在休克早期即进行凝血功能的监测，对选择适当的容量复苏方案及液体种类有重要的临床意义。常规凝血功能监测内容包括血小板计数、凝血酶原时间（PT）、活化部分凝血活酶时间（APTT）、国际标准化比值（INR）及 D -二聚体。

任何一种血流动力学指标的意义都是相对的，受诸多因素的影响，因此，在监测和评估患者时，应该注意结合患者临床症状体征，动态观察各指标的变化，并注重多项指标的综合评估。

（四）治疗

1. 病因治疗

尽快纠正引起容量丢失的病因是治疗低血容量休克的基本措施。对于出血部位明确、存在活动性失血的休克患者，应尽快进行手术或介入止血。应迅速利用包括超声和CT手段在内的各种必要方法，检查与评估出血部位不明确、存在活动性失血的患者。

2. 液体复苏

液体复苏治疗时可以选择晶体溶液（如高渗生理盐水和等张平衡盐溶液）和胶体溶液（如白蛋白）。

3. 输血治疗

失血性休克时，丧失的主要是血液。在补充血容量时，并非需要全部补充血细胞成分，必须考虑到凝血因子的补充。临床输注浓缩红细胞的指征为血红蛋白≤70g/L；血小板输注主要适用于血小板数量减少或功能异常伴有出血倾向的患者，血小板计数<50×10^9/L，或确定血小板功能低下可考虑输注；输注新鲜冰冻血浆的目的是补充凝血因子，大量失血时输注红细胞的同时应注意使用新鲜冰冻血浆；冷沉淀内含纤维蛋白原、凝血因子Ⅴ、Ⅷ、Ⅻ等，适用于特定纤维蛋白原、凝血因子缺乏所引起的疾病以及肝移植围手术期、肝硬化食管静脉曲张等出血。对于大量输血后并发凝血异常的患者，及时输注冷沉淀可提高血液中凝血因子及纤维蛋白原等凝血物质的含量，缩短凝血时间、纠正凝血异常。

4. 升压药物与正性肌力药物

低血容量休克的患者一般不常规使用升压药物。临床通常仅对于足够的液体复苏后仍存在低血压或者输液还未开始的严重低血压患者，才考虑应用升压药物。

5. 肠黏膜屏障功能的保护

肠黏膜屏障功能的保护包括稳定循环、尽早肠内营养、谷氨酰胺的使用、微生物内稳态调整等。

6. 体温控制

严重失血性休克合并低体温是一种疾病严重的临床征象，低体温（<35℃）可影响血小板的功能、降低凝血因子的活性、影响纤维蛋白的形成，增加创伤患者严重出血的危险性，是出血和病死率增加的独立危险因素。

7. 未控制出血的失血性休克

复苏未控制出血的失血性休克是低血容量休克的一种特殊类型，对此类患者早期采用控制性复苏，收缩压维持在80~90mmHg，以保证重要脏器的基本灌注，并尽快止血；出血控制后再进行积极容量复苏。对合并颅脑损伤的多发伤患者、老年患者及高血压患者应避免控制性复苏。

第四章　呼　吸　系　统

第一节　急性上呼吸道感染

【概述】

急性上呼吸道感染（Acute Upper Respiratory Tract Infection）简称上感，为外鼻孔至环状软骨下缘包括鼻腔、咽或喉部急性炎症的概称。主要病原体是病毒，少数是细菌。发病不分年龄、性别、职业和地区，免疫功能低下者易感。通常，病情较轻、病程短、可自愈，预后良好。但由于发病率高，不仅影响工作和生活，有时还可伴有严重并发症，并具有一定的传染性，应积极防治。

【病因和发生机制】

上感约有 70%～80% 由病毒引起，包括鼻病毒、冠状病毒、腺病毒、流感和副流感病毒以及呼吸道合胞病毒、埃可病毒和柯萨奇病毒等。另有 20%～30% 的上感为细菌引起，可单纯发生或继发于病毒感染之后发生，以口腔定植菌溶血性链球菌为多见，其次为流感嗜血杆菌、肺炎链球菌和葡萄球菌等，偶见革兰阴性杆菌。但接触病原体后是否发病，还取决于传播途径和人群易感性。淋雨、受凉、气候突变、过度劳累等可降低呼吸道局部防御功能，致使原存的病毒或细菌迅速繁殖，或者直接接触含有病原体的患者喷嚏、空气以及污染的手和用具诱发本病。老幼体弱、免疫功能低下或有慢性呼吸道疾病者（如鼻窦炎、扁桃体炎者）更易发病。

【临床表现】

上感的临床表现有以下类型：

（一）普通感冒（Common Cold）

普通感冒为病毒感染引起，俗称"伤风"，又称急性鼻炎或上呼吸道卡他。起病较急，主要表现为鼻部症状，如喷嚏、鼻塞、流清水样鼻涕，也可表现为咳嗽、咽干、咽痒或烧灼感，甚至鼻后滴漏感。咽干、咳嗽和鼻后滴漏与病毒诱发的炎症介质导致的上呼吸道传入神经高敏状态有关。2～3 天后鼻涕变稠，可伴咽痛、头痛、流泪、味觉迟钝、呼吸不畅、声嘶等，有时由于咽鼓管炎致听力减退。严重者有发热、轻度畏寒和头痛等。体检可见鼻腔黏膜充血、水肿、有分泌物，咽部可为轻度充血。一般经 5～7 天痊愈，伴并发症者可致病程迁延。

（二）急性病毒性咽炎和喉炎

急性病毒性咽炎由鼻病毒、腺病毒、流感病毒、副流感病毒以及肠病毒、呼吸道合胞病毒等引起，临床表现为咽痒和灼热感，咽痛不明显。咳嗽少见。急性喉炎多由流感病毒、副流感病毒及腺病毒等引起，临床表现为明显声嘶、讲话困难，可有发热、咽痛或咳嗽，咳嗽时咽喉疼痛加重。体检可见喉部充血、水肿，局部淋巴结轻度肿大和触痛，有时可闻及喉部的喘息声。

（三）急性疱疹性咽峡炎

急性疱疹性咽峡炎多由柯萨奇病毒 A 引起，临床表现为明显咽痛、发热，病程约为一周。查体可见咽部充血，软腭、腭垂、咽及扁桃体表面有灰白色疱疹及浅表溃疡，周围伴有红晕。多发于夏季，多见于儿童，偶见于成人。

（四）急性咽结膜炎

急性咽结膜炎主要由腺病毒、柯萨奇病毒等引起，临床表现为发热、咽痛、畏光、流泪、咽及结膜明显充血。病程 4～6 天，多发于夏季，由游泳传播，儿童多见。

（五）急性咽扁桃体炎

急性咽扁桃体炎的病原体多为溶血性链球菌，其次为流感嗜血杆菌、肺炎链球菌、葡萄球菌等。起病急，咽痛明显，伴发热、畏寒，体温可达 39℃ 以上。查体可发现咽部明显充血，扁桃体肿大、充血，表面有黄色脓性分泌物，有时伴有颌下淋巴结肿大、压痛，而肺部查体无异常体征。

【辅助检查】

（一）血液检查

上感因多为病毒性感染，白细胞计数常正常或偏低，伴淋巴细胞比例升高。细菌感染者可有白细胞计数与中性粒细胞增多和核左移的现象。

（二）病原学检查

因病毒类型繁多，且明确类型对治疗无明显帮助，一般无须明确病原学检查。需要时可用免疫荧光法、酶联免疫吸附法、血清学诊断或病毒分离鉴定等方法确定病毒的类型。细菌培养可判断细菌类型，并做药物敏感试验，以指导临床用药。

【诊断与鉴别诊断】

根据鼻咽部的症状和体征，结合周围血象和阴性胸部 X 线检查可做出临床诊断。一般无须进行病因诊断，特殊情况下可进行细菌培养和病毒分离或病毒血清学检查等确定病原体。但须与初期表现为感冒样症状的其他疾病鉴别。

（一）过敏性鼻炎

过敏性鼻炎起病急骤，常表现为鼻黏膜充血和分泌物增多，伴有突发的连续喷嚏、鼻痒、鼻塞、大量清涕，无发热，咳嗽较少。多由过敏因素（如螨虫、灰尘、动物毛皮、低温等）刺激引起。如脱离过敏原，数分钟至 1～2h 内症状即消失。检查可见鼻黏膜苍白、水肿，鼻分泌物涂片可见嗜酸性粒细胞增多，通过皮肤针刺过敏试验可明确过敏原。

（二）流行性感冒

流行性感冒为流感病毒引起，可为散发，时有小规模流行，病毒发生变异时可大规模暴发。起病急，鼻咽部症状较轻，但全身症状较重，伴高热、全身酸痛和眼结膜炎症状。取患者鼻洗液中黏膜上皮细胞涂片，免疫荧光标记的流感病毒免疫血清染色，置荧光显微镜下检查有助于诊断。近来已有快速血清 PCR 方法检查病毒，可供鉴别。

（三）急性气管、支气管炎

急性气管、支气管炎表现为咳嗽、咳痰，鼻部症状较轻，血白细胞可升高；X 线胸片常可见肺纹理增强。

（四）急性传染病前驱症状

很多病毒感染性疾病前期表现类似，如麻疹、脊髓灰质炎、脑炎、肝炎和心肌炎等病。患病初期可有鼻塞、头痛等类似症状，应予以重视。如果在上呼吸道症状一周内，呼吸道症状减轻但出现新的症状，需进行必要的实验室检查，以免误诊。

【治疗】

以对症处理为主，同时戒烟、注意休息、多饮水、保持室内空气流通和防治继发细菌感染。

（一）对症治疗

对有急性咳嗽、鼻后滴漏和咽干的患者应给予伪麻黄碱治疗，以减轻鼻部充血，也可局部滴鼻应用。必要时适当加用解热镇痛类药物。

（二）抗菌药物治疗

目前，已明确普通感冒无须使用抗菌药物。除非有白细胞升高、咽部脓苔、咳黄痰等细菌感染症状，可根据当地流行病学史和经验用药，可选口服青霉素、第一代头孢菌素、大环内酯类或喹诺酮类药物。极少需要根据病原菌选用敏感的抗菌药物。

（三）抗病毒药物治疗

目前，由于有滥用造成流感病毒耐药的现象，所以如无发热，免疫功能正常，发病超过2天一般无须应用。对于免疫缺陷的患者，可早期常规使用。利巴韦林和奥司他韦（Oseltamivir）有较广的抗病毒谱，对流感病毒、副流感病毒和呼吸道合胞病毒等有较强的抑制作用，可缩短病程。

（四）中药治疗

具有清热解毒和抗病毒作用的中药也可选用，有助于改善症状，缩短病程。

第二节　流行性感冒

【概述】

流行性感冒（以下简称流感）是由流感病毒引起的一种急性呼吸道传染病，甲型和乙型流感病毒每年呈季节性流行，其中甲型流感病毒可引起全球大流行。全国流感监测结果显示，每年1月我国各地陆续进入流感冬春季流行季节。流感起病急，虽然大多为自限性，但部分患者因出现肺炎等并发症或基础疾病加重发展成重症病例，少数病例病情进展快，可因急性呼吸窘迫综合征（ARDS）、急性坏死性脑病或多器官功能不全等并发症而死亡。

【病因】

流感病毒属于正粘病毒科，为单股、负链、分节段RNA病毒。根据核蛋白和基质蛋白的不同，分为甲、乙、丙、丁四型。目前，感染人的主要是甲型流感病毒中的H1N1、H3N2亚型及乙型流感病毒中的Victoria和Yamagata系。

【流行病学】

（一）传染源

患者和隐性感染者是主要传染源。从潜伏期末到急性期都有传染性，病毒在人呼吸道分泌物中一般持续排毒3～7天。

（二）传播途径

流感病毒主要通过打喷嚏和咳嗽等飞沫传播，经口腔、鼻腔和眼睛等黏膜直接或间接接触感染。接触被病毒污染的物品也可通过上述途径感染。在特定场所，如人群密集且密闭或通风不良的房间内，也可能通过气溶胶的形式传播，需警惕。

（三）易感人群

人群普遍易感。接种流感疫苗可有效预防相应亚型/系的流感病毒感染。

【临床表现】

（1）流感的潜伏期一般为1～7天，多为2～4天。主要以发热、头痛、肌痛和全身不适起病，体温可达 39～40℃，可有畏寒、寒战，多伴全身肌肉关节酸痛、乏力、食欲减退等症状，常有咽喉痛、干咳，可有鼻塞、流涕、胸骨后不适，颜面潮红，眼结膜充血等。部分患者症状轻微或无症状。儿童的发热程度通常高于成人，患乙型流感时，恶心、呕吐、腹泻等消化道症状也较成人多见。新生儿，可仅表现为嗜睡、拒奶、呼吸暂停等。无并发症者病程呈自限性，多于发病 3～5 天后发热逐渐消退，全身症状好转，但咳嗽、体力恢复常需较长时间。

（2）肺炎是流感最常见的并发症，其他并发症有神经系统损伤、心脏损伤、肌炎和横纹肌溶解、休克等。儿童流感并发喉炎、中耳炎、支气管炎较成人多见。

【辅助检查】

（一）实验室

1. 血常规

外周血白细胞总数一般不高或降低，重症病例淋巴细胞计数明显降低。

2. 血生化

可有天门冬氨酸氨基转移酶、丙氨酸氨基转移酶、乳酸脱氢酶、肌酐等升高。少数病例肌酸激酶升高；部分病例出现低钾血症等电解质紊乱。休克病例血乳酸可升高。

3. 重症肺炎患者动脉血气分析

可有氧分压、血氧饱和度、氧合指数下降，酸碱失衡。

4. 脑脊液

中枢神经系统受累者细胞数和蛋白可正常或升高；急性坏死性脑病典型表现为细胞数大致正常，蛋白增高。

5. 病原学相关检查

（1）病毒抗原检测：病毒抗原检测可采用胶体金法和免疫荧光法。抗原检测速度快，但敏感性低于核酸检测。病毒抗原检测阳性支持诊断，但阴性不能排除流感。

（2）病毒核酸检测：病毒核酸检测的敏感性和特异性很高，且能区分病毒类型和亚型。可检测呼吸道标本（鼻咽拭子、咽拭子、气管抽取物、痰）中的流感病毒核酸。

（3）病毒培养分离：从呼吸道标本培养可培养分离出流感病毒。

（4）血清学检测：IgG 抗体水平恢复期比急性期呈 4 倍或以上升高有回顾性诊断意义。

（二）影像学表现

原发性病毒性肺炎患者影像学的表现为肺内斑片状、磨玻璃影、多叶段渗出性病灶；进展迅速者可发展为双肺弥漫的渗出性病变或实变，个别病例可见胸腔积液。

CT 检查或 MRI 检查鉴别神经系统损伤并发症患者。

【诊断与鉴别诊断】

诊断：主要结合流行病学史、临床表现和病原学检查进行诊断。在流感流行季节，即使临床表现不典型，也应积极进行病原学检测。在流感散发季节，对疑似病毒性肺炎的住院患者，除检测常见呼吸道病原体外，还需进行流感病毒检测。

临床诊断：有流行病学史（发病前 7 天内在无有效个人防护的情况下与疑似或确诊流感患者有密切接触，或属于流感样病例聚集发病者之一，或有明确传染他人的证据）和上述流感临床表现，且排除其他引起流感样症状的疾病。

确定诊断病例：有上述流感临床表现，具有一种或一种以上病原学检测结果为阳性。

【鉴别诊断】

（一）普通感冒

流感的全身症状比普通感冒重；追踪流行病学史有助于鉴别；普通感冒的流感病原学检测阴性，或可找到相应的病原学证据。

（二）其他上呼吸道感染

其他上呼吸道感染包括急性咽炎、扁桃体炎、鼻炎和鼻窦炎。感染与症状主要限于相应部位。流感病原学检查为阴性。

（三）其他下呼吸道感染

流感有咳嗽症状或合并气管-支气管炎时需与急性气管-支气管炎相鉴别；合并肺炎时需要与其他病原体（其他病毒、支原体、衣原体、细菌、真菌、结核分枝杆菌等）导致的肺炎相鉴别。根据临床特征可做出初步判断，病原学检查以资确诊。

（四）新型冠状病毒肺炎

新型冠状病毒肺炎轻型、普通型可表现为发热、干咳、咽痛等症状，与流感不易区别；重型、危重型表现为重症肺炎、ARDS 和多器官功能障碍，与重症、危重症流感临床表现类似，应当结合流行病学史和病原学鉴别。

【治疗】

（一）基本原则

（1）临床诊断病例和确定诊断病例应当尽早隔离治疗。保持房间通风，佩戴口罩。充分休息，多饮水，饮食应当易于消化和富有营养。密切观察病情变化，尤其是儿童和老年患者。

（2）避免盲目或不恰当使用抗菌药物。仅在有细菌感染指征时，使用抗菌药物。

（3）合理选用退热药物，儿童忌用阿司匹林或含阿司匹林及其他水杨酸制剂。

（4）辩证使用中医药。

（二）对症治疗

高热者可进行物理降温、应用解热药物。咳嗽、咳痰严重者给予止咳祛痰药物。根据缺氧程度采用适当的方式进行氧疗。

（三）抗病毒治疗

抗流感病毒治疗时机：应当尽早给予经验性抗流感病毒治疗。发病 48h 内进行抗病毒治疗，可减轻症状，减少并发症，缩短病程，降低病死率。发病时间超过 48h 的重症患者依然可从抗病毒治疗中获益。

抗流感病毒药物：我国目前上市的药物有神经氨酸酶抑制剂、血凝素抑制剂和 M2 离子通道阻滞剂三种。

（1）神经氨酸酶抑制剂对甲型、乙型流感均有效，包括以下几种：

奥司他韦（胶囊/颗粒）：成人剂量每次 75mg，每日 2 次，疗程 5 天，重症患者疗程可适当延长。扎那米韦（吸入喷雾剂）、帕拉米韦可静脉滴注。

（2）血凝素抑制剂

阿比多尔：可用于成人甲、乙型流感的治疗。用量为每次 200mg，每日 3 次，疗程 5天。我国临床应用数据有限，需密切观察疗效和不良反应。

（3）M2 离子通道阻滞剂

金刚烷胺和金刚乙胺：对目前流行的流感病毒株耐药，不建议使用。

【预防】

（一）疫苗接种

接种流感疫苗是预防流感最有效的手段，可降低接种者罹患流感和发生严重并发症的风险。

（二）药物预防

药物预防不能代替疫苗接种。建议对有重症流感高危因素的密切接触者（且未接种疫苗或接种疫苗后尚未获得免疫力）进行暴露后药物预防，建议不要迟于暴露后 48h 用药。可使用奥司他韦或扎那米韦等（剂量同治疗量，每日一次，使用 7 天）。

（三）一般预防措施

保持良好的个人卫生习惯是预防流感等呼吸道传染病的重要手段，主要措施包括：勤洗手、保持环境清洁和通风、在流感流行季节尽量减少到人群密集场所活动、避免接触呼吸道感染患者；保持良好的呼吸道卫生习惯，咳嗽或打喷嚏时，用上臂或纸巾、毛巾等遮住口鼻，咳嗽或打喷嚏后洗手，尽量避免触摸眼睛、鼻或口；出现流感样症状应当注意休息及自我隔离，前往公共场所或就医过程中需戴口罩。

第三节　急性气管-支气管炎

【概述】

急性气管-支气管炎（Acute Tracheobroncitis）是以气管为主并可累及支气管的自限性急性气道炎症（Acute Airway Inflammation）（1～3 周），主要表现为咳嗽，诊断前提是临床和影像没有肺炎证据。中华医学会呼吸病学分会《咳嗽的诊断与治疗指南》内定义急性气管-支气管炎是由于生物性或非生物性因素引起的气管-支气管黏膜的急性炎症。2011 年欧洲呼吸病学会将其定义为：急性气管-支气管炎指没有慢性肺部疾病的患者出现以咳嗽为主的急性症状，可以伴有咳嗽或其他临床征象提示是下呼吸道感染，而不能以其他原因来解释（如鼻窦炎和哮喘）。可以认为这是迄今对本病比较准确的界定。

【病因和发生机制】

急性气管-支气管炎的病原体主要是病毒、细菌和非典型病原体。对初级保健机构就诊的下呼吸道感染患者的病原学研究显示，细菌（主要是肺炎链球菌）占 26%，非典型病原体（主要是肺炎支原体）占 24%，病毒（以流感病毒最重要）占 19%。呼吸道感染的常见病原菌（如肺炎链球菌、流感嗜血杆菌、金黄色葡萄球菌和卡他莫拉菌）也常怀疑为本病的致病菌。半数以上的患者检测不出病原体。非感性因素（如烟尘和过敏原）也在急性气管-支气管炎的发病中起重要作用，但确切比例尚不清楚。

急性气管-支气管炎的病理主要为气管-支气管黏膜充血、水肿、分泌物增加，黏膜下层水肿、淋巴细胞和中性粒细胞浸润。一般仅限于气管、总支气管和肺叶支气管黏膜。严重者可蔓延至细支气管和肺泡，可引起微血管坏死和出血。损害严重者黏膜纤毛功能降低、纤毛上皮细胞损伤、脱落，炎症消退后，黏膜的结构和功能多能恢复正常。

近年来，有人注意到急性支气管炎与气道高反应性之间的关系。在反复支气管炎的患者轻度支气管哮喘发作较正常人群为多。反之，急性支气管炎患者既往也多有支气管哮喘史或特异质病史，提示支气管痉挛可能是急性支气管炎患者咳嗽迁延不愈的原因之一。

【临床表现】

起病往往先有上呼吸道感染的症状，如鼻塞、流涕、咽痛、声音嘶哑等。在成人，流感病毒、腺病毒和肺炎支原体感染可有发热、乏力、头痛、全身酸痛等全身症状，而鼻病毒、冠状病毒等引起急性支气管炎无这些症状。炎症累及支气管黏膜时，则可出现咳嗽、咳痰。咳嗽是急性支气管炎的主要症状，开始为刺激性干咳，3～4天后鼻咽部症状减轻，咳嗽转为持续并成为突出症状，受凉、吸入冷空气、晨起晚睡或体力活动时咳嗽加剧。咳嗽为阵发性或持续性，剧咳时伴恶心、呕吐及胸肌、腹肌疼痛。咳嗽可持续2～3周，吸烟者则时间更长。半数患者有咳痰，痰呈黏液性，随病程的发展可转为脓性痰，偶有痰中带血。气管受累时，深呼吸及咳嗽时可有胸骨后疼痛。部分患者可出现支气管痉挛，表现为喘鸣、气急和程度不等的胸部紧缩感。长期随访此类患者，可能演变为哮喘。有慢性阻塞性肺疾病及其他损害肺功能的基础疾病者可有发绀和呼吸困难。胸部体检，如黏膜分泌物潴留于较大支气管时可闻及粗干啰音，咳嗽后啰音消失。支气管痉挛时，可闻及哮鸣音。无并发症者不累及肺实质。胸部影像检查无异常或仅有肺纹理加深。

【诊断与鉴别诊断】

诊断并不困难，通常根据症状、体征、X线表现、血常规检查即可做出临床诊断。但急性气管-支气管炎通常是一个临床诊断，对于没有慢性肺部疾病的患者来说，重要的是需要排除肺炎。但对于一个咳嗽1～3周而没有发热等其他症状的患者来说，是否需要胸片检查是一个很受争议的问题。这也是欧洲呼吸病学会坚持用下呼吸道感染（Lower Respiratory Tract Infection，LRTI）这个名词的原因，建议只有出现以下一项表现（新出现局限性肺部体征、呼吸困难、气急、脉搏＞100次/min、发热＞4天）需要怀疑肺炎的患者先测血清C反应蛋白（C - Reactive Protein，CRP），如果CRP＜20mg/L则不考虑肺炎的诊断，如果CRP＞100mg/L，需要怀疑肺炎，需要进一步通过胸片来确认。因此，在影像学检查以前，气管-支气管炎的诊断是一个临床诊断，用LRTI则能避免影像学缺失导致诊断不正确。

对于影像学没有异常的急性咳嗽患者，气管-支气管炎的诊断通常也与上呼吸道感染、流感等诊断重叠在一起而难以区分，特别是当咳嗽正逐渐成为一个诊断名词的时候，急性气管-支气管炎和急性咳嗽有时几乎成了一个同义词，如果咳嗽超过3周而成为亚急性咳嗽时，是按照慢性咳嗽来诊断还是继续保留急性气管-支气管炎的诊断也成了难题。

对于有慢性阻塞性肺疾病（如COPD、哮喘、支气管扩张）的患者来说，是否需要诊断急性支气管炎更是颇费踌躇的问题，理论上两者可以合并存在，但临床医生更倾向于用原有的慢性阻塞性肺疾病急性加重。

许多影像学有异常的急慢性肺部疾病（如肺炎、肺结核、肺脓肿、肺癌、肺间质纤维化）均可出现不同程度的咳嗽，为避免误诊，如咳嗽超过3周，治疗效果不佳，或者出现其他症状不能解释，建议按照慢性咳嗽的流程，先进行胸部X线检查，对于本身就有慢性肺部疾患的患者，需对照影像学的变化，区分是否是原有急性的加重。

气管-支气管炎的病原一般认为以病毒最常见，其他肺炎支原体和百日咳杆菌等也有可能，但一般来说均无必要进行病原学检查。在特殊情况下，结核和曲霉可引起单纯气管-支气管的感染，但通常病情迁延，开始易被误诊，需要通过支气管镜检查来明确。

【治疗】

一般患者无须住院治疗。有慢性心肺疾病者，流感病毒引起的支气管炎导致严重通气不足时，需住院接受呼吸支持和氧疗。

对症治疗主要是止咳祛痰，剧烈干咳患者可适当应用镇咳剂。伴有支气管痉挛时可用茶碱或β-受体激动药。以全身不适及发热为主要症状者应卧床休息，注意保暖，多饮水，服用解热药。

但由于病因诊断的不确定性，是否应用抗菌药物成为临床难题，建议老年人、有心肺基础疾病者特别是出现脓痰的患者可以应用大环内酯类、β-内酰胺类或喹诺酮类口服抗菌药物。

第四节　肺　炎

【概述】

肺炎（Pneumonia）指肺实质（呼吸单位）的炎症，由感染、理化刺激和免疫损伤所致，以感染最为常见，非特指者通常是感染性的。肺炎在影像学上至少见有一处浸润性阴影，区别于气道感染。现在多主张按发病场所和宿主状态分类，如社区获得性肺炎、医院获得（相关）性肺炎、免疫损伤宿主肺炎、儿童肺炎、老年人肺炎等，一旦获得责任病原体诊断当按病原学分类。这里主要讲述社区获得性肺炎。

社区获得性肺炎（Community Acquired Pneumonia，CAP）是指在医院外社区内罹患的感染性肺实质（含肺泡壁，即广义上的肺实质）炎症，也包括入院后48h内肺内出现的感染病灶。

【病因和发生机制】

细菌、真菌、衣原体、病毒、寄生虫等病原微生物均可引起CAP，其中细菌性肺炎最为常见。近年来，CAP病原谱变迁的总体情况和趋势如下：

①肺炎球菌仍是CAP最主要的病原体，大约占各种类型CAP的20%～60%。常规检测技术阴性或所谓"病原体未明"的CAP，仍以肺炎链球菌最为常见。

②非典型病原体所占比例在增加。

③流感嗜血杆菌和卡他莫拉菌也是CAP的重要病原体，特别是合并慢阻肺者。

④酒精中毒、免疫抑制和结构性肺病等患者革兰氏阴性杆菌增加；结构性肺病患者，铜绿假单胞菌是常见的病原体。

⑤有报道，耐甲氧西林金黄色葡萄球菌（MRSA）、分泌杀白细胞素的金黄色葡萄球菌也正成为CAP的重要病原体。

⑥新病原体不断出现。

⑦耐青霉素肺炎链球菌（PRSP）增加。

主要经呼吸道吸入感染性颗粒或口咽部、胃肠道反流物误吸导致肺炎的发生。病原微生物进入肺泡后，依靠自身毒力因子黏附在肺泡或呼吸道上皮细胞表面，如果病原体数量大、毒力强，或宿主局部防御机制有缺陷，或正常清除机制受损，病原体在局部繁殖，产生毒素，损害上皮细胞，或直接进入巨噬细胞内部繁殖。产生的毒素除造成局部炎症反应、充血、水肿、渗出，甚至出血外，炎症因子可释放入血，造成远端器官功能损害；病原体入血，造成菌血症、脓毒症，患者可继发脓毒性休克，出现多器官功能不全综合征，重者出现死亡。

【临床表现】

本病通常急性起病，发热、咳嗽、咳痰、胸痛为最常见的临床症状。重症 CAP 可有呼吸困难、缺氧、休克、少尿甚至肾衰竭等相应表现。可出现肺外症状，如头痛、乏力、腹胀、恶心、呕吐、纳差等，发生率约为 10％～30％不等。老年、免疫抑制患者发热等临床症状发生率较青壮年和无基础疾病者低。

患者常有急性病容。肺部炎症出现实变时触诊语颤增强，叩诊呈浊音或实音，听诊可有管状呼吸音或湿啰音。外周血白细胞总数和中性粒细胞比例通常升高。但老年人、重症患者、免疫抑制等患者可不出现白细胞总数升高，甚至下降。急性期 C 反应蛋白、降钙素原和血沉可升高。

X 线影像学表现呈多样性，与肺炎病期有关。在肺炎早期急性期，病变呈渗出性改变，X 线影像学表现为边缘模糊的片状或斑片状浸润影。慢性期，影像学检查可发现增殖性改变，或与浸润、渗出性病灶合并存在。病变可分布于肺叶或肺段，或仅累及肺间质。

【诊断与鉴别诊断】

（一）CAP 的临床诊断依据和严重度评价

对于新近发生的咳嗽、咳痰和（或）呼吸困难患者，尤其是伴有发热、呼吸音改变或出现啰音的患者都应怀疑是否存在 CAP。老年或免疫力低下的患者往往无发热，而仅表现为意识模糊、精神萎靡或原有基础病加重，但这些患者常有呼吸增快及肺部体检异常。疑似 CAP 的患者可以通过 X 线胸片检查进行确诊，同时可以鉴别是否存在肺脓肿、肺结核、气道阻塞或胸腔积液，以及肺叶累及范围来评价病情严重程度。因此，各国 CAP 指南都认为，怀疑 CAP 时都应进行胸片检查。一部分免疫受损患者虽然病史和体格检查高度提示，但胸片检查常为阴性，如肺孢子菌肺炎患者中约 30％的患者胸片检查为阴性，但在免疫力正常的成年人中很少存在这种情况。

具体的诊断依据如下：

①新出现或进展性肺部浸润性病变。

②发热≥38℃。

③新出现的咳嗽、咳痰或原有呼吸道疾病症状加重，并出现脓性痰；伴或不伴胸痛。

④肺实变体征和（或）湿性啰音。

⑤白细胞计数$>10\times10^9$/L 或$<4\times10^9$/L 伴或不伴核左移。

以上①＋②～⑤项中任何一款，并排除肺结核、肺部肿瘤、非感染性肺间质病、肺水肿、肺不张、肺栓塞、肺嗜酸性粒细胞浸润症、肺血管炎等，CAP 诊断成立。

依据临床及实验室检查对 CAP 病情严重程度做出评估，从而决定治疗场所（门诊、住院或入住 ICU），也是选择药物及用药方案的基本依据。评估病情的主要有 ATS（美国胸科学会）指南、肺炎严重指数（Pneumonia Severity Index，PSI）和英国胸科协会（BTS）CURB-65。

（二）病原学诊断

1. 痰标本采集、送检和实验室处理检查

痰液是最方便和无创性病原学诊断的标本，但易遭到口咽部细菌的污染。

2. 监测结果诊断意义的判断

（1）确定的病原学诊断：从无污染的标本发现病原体，或者从呼吸道分泌物发现不在上呼吸道定植的可能病原体。

（2）可能的病原学诊断

①呼吸道分泌物涂片或培养发现可能的肺部病原体且与临床相符合；

②定量培养达到有意义生长浓度或半定量培养中重度生长。

3. 病原学诊断技术的运用和选择

门诊患者病原学检查不列为常规，但对怀疑有通常抗菌治疗方案不能覆盖的病原体感染（如结核）或初始经验性抗菌治疗无反应以及怀疑某些传染性或地方性呼吸道病原体等需要进一步做病原学检查。住院患者应做血培养 2 次和呼吸道分泌物培养。经验性抗菌治疗无效者、免疫低下者、怀疑特殊感染而咳痰标本无法获得或缺少特异性者、需要鉴别诊断者可选择通过纤维支气管镜下呼吸道防污染采样或肺泡灌洗采样做细菌或其他病原体监测。非典型病原体血清学检测仅用于流行病学调查的回顾性诊断，不作为临床个体患者的常规处理依据，重症 CAP 推荐做军团菌抗原或抗体监测。

（三）生物标记物

近年来，生物标记物在 CAP 的诊断及处理中应用日益广泛，与 CAP 相关的生物标记物包括降钙素原（PCT）、CRP 等，其中应用最广泛的是 PCT，细菌性感染时血清 PCT 水平明显升高，可用于鉴别细菌性感染和非感染性炎症。血清 PCT 还可排除某些诊断，有研究表明：PCT 浓度低于 $0.25\mu g/L$ 时，重症 CAP 可能性极低。更重要的是，PCT 还可指导 CAP 患者抗生素的使用。

【治疗】

治疗原则如下：

（1）及时经验性抗菌治疗：临床诊断 CAP 患者在完成基本检查以及病情评估后应尽快进行抗菌治疗，有研究显示 30min 内给予首次经验性抗菌治疗较 4h 治疗患者的预后提高达 20％，提示抗菌治疗越早预后更好。

（2）重视病情评估和病原学检查：初始经验治疗 48～72h 或稍长一些时间后病情无改善或反见恶化，按无反应肺炎寻找原因和进一步处理。

（3）初始经验性治疗：要求覆盖 CAP 最常见病原体，按病情分组覆盖面不尽相同。近年来非典型病原体与肺炎链球菌复合感染增加。经验性推荐 β-内酰胺类联合大环内脂类或呼吸喹诺酮单用。增殖期杀菌剂和快速抑菌剂联合并未证明会产生过去所认为的拮抗作用。

（4）减少不必要的住院和缩短住院时间。

（5）抗菌治疗疗程视病原体决定：肺炎链球菌和其他细菌性肺炎一般疗程为 7～10 天，肺炎支原体和肺炎衣原体肺炎一般疗程为 10～14 天；免疫健全宿主军团菌病一般疗程为 10～14 天，免疫抑制宿主则应适当延长疗程。疗程尚需参考基础疾病、细菌耐药及临床病情严重程度等综合考虑，既要防止疗程不足，影响疗效，更要防止疗程过长，产生耐药菌的定植。目前，疗程总体上趋于尽可能缩短。

第五节　过敏性鼻炎

【概述】

过敏性鼻炎（Allergic Rhinitis）又称为变态反应性鼻炎，是鼻腔黏膜的变应性疾病，并可引起多种并发症。近年来，发病率有升高的趋势。据统计，过敏性鼻炎约占全部鼻炎的40%。临床上一般分为常年性（Perennial）和季节性（Seasonal）两型。

【病因】

过敏性鼻炎可发生于任何年龄，男女均有，易见于年轻人，主要的原因有：

（1）吸入性变应原：如室内外尘埃、尘螨、真菌、动物皮毛、羽毛、棉花絮等，多引起常年性发作；植物花粉引起者多为季节性发作。

（2）食物性变应原：如鱼、虾、鸡蛋、牛奶、面粉、花生、大豆等。特别是某些药品，如磺胺类药物、奎宁、抗生素等均可致病。

（3）接触物：如化妆品、汽油、油漆、酒精等。

其他可能是某些细菌及其毒素，物理因素（如冷热变化、温度不调）、内分泌失调或体液酸碱平衡失调等病因均可致病，也可由于多种因素同时或先后存在。

【临床表现】

（一）症状

症状可因与刺激因素接触的时间、数量以及患者的机体反应状况不同而各异。常年性过敏性鼻炎，随时可发作，时轻时重，或每天早晨起床时发作后而逐渐减轻。一般在冬季容易发病，常同全身其他变应性疾病并存。季节性过敏性鼻炎，呈季节发作，多在春、秋季发病，迅速出现症状，发病时间可为数小时、数天至数周不等，发作间歇期完全正常。典型症状为鼻痒、阵发性喷嚏连续发作、大量水样鼻涕和鼻塞。具体表现如下：

（1）鼻痒和连续喷嚏：每天常有数次阵发性发作，随后鼻塞和流涕，尤以晨起和夜晚明显。鼻痒常见于多数病人，有时鼻外、软腭、面部和外耳道等处发痒，季节性鼻炎以眼痒较为明显。

（2）大量清水样鼻涕，但急性反应趋向减弱或消失时，可减少或变稠厚，若继发感染可变成黏脓样分泌物。

（3）鼻塞：程度轻重不一，单侧或双侧，间歇性或持续性，也可为交替性。

（4）嗅觉障碍：由黏膜水肿、鼻塞而引起者，多为暂时性。因黏膜持久水肿导致嗅神经萎缩而引起者，多为持久性。

（二）体征

鼻黏膜苍白、淡白、灰白或淡紫色，双侧下鼻甲水肿，总鼻道及鼻腔底可见清涕或黏涕。如合并感染，则黏膜充血，双侧下鼻甲暗红，分泌物呈黏脓性或脓性。病史长、症状反复发作者，可见中鼻甲息肉样变或下鼻甲肥大。约30%（或更高）的患者合并有变应性哮喘。花粉症患者在发作期可有眼结膜充血。

【诊断与鉴别诊断】

对典型病例较易诊断，但常因询问病史不详细或症状不典型，而误诊为急性或慢性鼻炎，应予以注意，故要获得正确的诊断，必须进行多方面的检查。

（1）详细询问病史，对过去病史及家族史方面，特别是变应性疾病，找寻有关病因。

（2）主要症状：鼻痒、连续喷嚏、大量清水样鼻涕等。

（3）前鼻镜检查：可见鼻黏膜苍白、水肿，大量清水样分泌物，若因持久性水肿可发生鼻息肉或息肉样变性。

（4）鼻腔分泌物涂片检查：在变态反应发作期间，鼻分泌物中可见嗜酸性粒细胞增多，也可查见较多嗜酸性粒细胞或肥大细胞。

（5）变态反应性激发试验：一般用皮肤试验（划痕、皮内及接触法等），原理是有多种假定的变应物质，使其与机体接触后，视有无反应出现，可协助诊断。变应原诊断明确后还可应用这种变应原进行脱敏治疗。

【治疗】

尽可能避免诱因和消除过敏因素，达到脱敏、消肿和通气的目的。

（一）脱敏疗法

（1）避免疗法：找出致病的变应原后，设法避免接触是最有效的防治方法。

（2）特异性脱敏疗法：用已找出的变应原作为脱敏剂。这种脱敏方法，开始均采用小剂量进行皮下注射，并逐渐增加剂量，到最大忍受量时改为维持量，直到症状消失为止。经此法治疗的病人，体内可产生大量特异性 IgG 封闭抗体，可阻断抗原与 IgE 抗体的结合，降低介质细胞的敏感性，从而起到治疗的作用。

（二）药物疗法

（1）抗组胺药物：这类药物包括开瑞坦、西替利嗪和异丙嗪等。使用方便，每日一次服用，见效快，但易发生不同程度的注意力不集中、嗜睡等副作用。

（2）色甘酸钠：为肥大细胞稳定剂。以粉末喷入鼻腔，每日 4 次，每日约 20mg。

（3）酮替芬：既有阻止介质细胞脱颗粒的作用，又有拮抗组胺的作用，但也有嗜睡的副作用。每次口服 1mg，每日 1～2 次。

（4）类固醇激素：常用泼尼松、地塞米松，但久用可产生肾上腺皮质功能紊乱，故多局部应用。近年来人工合成的二丙酸倍氯米松气雾剂效果良好，无全身副作用，为目前较理想的药物。

（三）局部治疗

（1）用 1％麻黄素液滴鼻，1％苯海拉明麻黄素液、0.25％氢化可的松液或酮替芬液滴鼻。

（2）进行下鼻甲黏膜电灼、冷冻、激光等治疗皆可降低神经末梢的敏感性。

（四）手术疗法

为降低副交感神经的兴奋性，可施行翼管神经切断术或岩浅大神经切断术，有一定的治疗效果。

第六节　支气管哮喘

【概述】

支气管哮喘（Bronchial Asthma）是由多种细胞（如嗜酸性粒细胞、肥大细胞、T 淋巴细胞、中性粒细胞、气道上皮细胞等）和细胞组分参与的气道慢性炎症性疾患。这种慢性炎症导致气道高反应性增加，常伴广泛多变的可逆气流受限，引起反复发作的喘息、气急、胸闷或咳嗽等症状，常在夜间和（或）清晨发作、加剧，多数患者可自行或经治疗后缓解。哮喘的合理防治至关重要，目前不断更新的全球哮喘防治创议（Global Initiative for Asthma，GINA）已成为哮喘防治的重要指南，2011 年 GINA 科学委员会再次修改了哮喘的管理和预防全球策略。

【病因】

目前，认为哮喘的发生受宿主和环境因素双重影响。

（一）宿主因素

（1）遗传：哮喘与多基因遗传有关，具有明显家族聚集倾向。

（2）特应性（Atopy），指患者气道嗜酸性粒细胞、T 淋巴细胞升高明显，非特应性患者与中性粒细胞升高相关。

（3）气道高反应性。

（4）性别和种族：早期研究发现，儿童中黑种人较白种人患哮喘风险高，但种族并不是决定因素。

（5）肥胖：体重超重、惯于久坐、活动少、长时间逗留在室内，增加个体暴露于家中过敏原的危险性。

（二）环境因素

（1）变应原：尘螨和真菌是室内空气中的主要变应原。花粉与草粉是室外常见的变应原，木本植物（树花粉）常引起春季哮喘，而禾本植物的草类花粉常引起秋季哮喘。

（2）职业性致敏物：常见的变应原有谷物粉、面粉、动物皮毛等。

（3）药物、食物及添加剂：药物引起哮喘发作有特异性反应和非特异性反应两种，前者以生物制品过敏最为常见，而后者发生于使用交感神经阻断药、副交感神经增强剂以及环氧化酶抑制剂，如普萘洛尔、新斯的明、阿司匹林等。食物过敏大多属于Ⅰ型变态反应，如牛奶、鸡蛋、海鲜及调味品类等可作为变应原。

（4）感染。

（5）烟草暴露、空气、环境污染。

哮喘的发作可具有相同的诱发因素，如变应原、空气污染、呼吸道感染、二氧化硫、食物添加剂和药物等。此外，下列因素也可诱发哮喘发作：

①精神因素；

②运动或通气过度；

③气候改变；

④月经、妊娠等生理因素。

【临床表现】

典型的哮喘出现反复发作的胸闷、喘息、呼吸困难和咳嗽等症状，在发作前常有鼻塞、喷嚏和眼痒等先兆症状，发作严重者在短时间内即可出现严重呼吸困难和低氧血症。有时咳嗽可为唯一症状（咳嗽变异型哮喘）。在夜间或凌晨发作是哮喘的特征之一。哮喘症状可在数分钟内出现，症状轻者可自行缓解，但大部分需积极处理。

发作时可出现两肺散在、弥漫分布的呼吸相哮鸣音，呼吸相延长，有时吸气、呼气相均有干啰音。严重发作时可出现呼吸音低、哮鸣音消失，临床上称为"静止肺"，预示着病情危重，随时会出现呼吸骤停。部分哮喘患者在不发作时可无任何症状和体征。

【诊断与鉴别诊断】

（一）诊断标准

（1）反复发作的喘息、气急、胸闷或咳嗽，多与接触变应原、冷空气、物理性刺激、化学性刺激以及病毒性上呼吸道感染、运动等有关。

（2）发作时双肺可闻及散在或弥漫性、以呼气相为主的哮鸣音，呼气相延长。

（3）上述症状和体征可经治疗缓解或自行缓解。

（4）排除其他疾病所引起的喘息、气急、胸闷和咳嗽。

（5）临床表现不典型者，应至少具备以下一项阳性：

①支气管激发试验或运动激发试验阳性；

②支气管舒张试验阳性〔第 1s 用力呼气容积（FEV1）增加≥12％，且 FEV1 绝对值≥200mL〕；

③最大呼气流量（PEF）日内变异率≥20％。

符合（1）～（4）条或（4）、（5）条者，可以诊断为支气管哮喘。

（二）分期

哮喘根据临床表现可分为急性发作期和非急性发作期。哮喘急性发作期是指喘息、气促、咳嗽、胸闷等症状突然发生，或原有症状急剧加重，常有呼吸困难，以呼气流量降低为其特征，常因接触变应原、刺激物或呼吸道感染诱发。非急性发作期也称为慢性持续期，大部分哮喘患者在相当长的时间内会不同频度和（或）不同程度地出现症状（喘息、气急、胸闷、咳嗽等），肺通气功能下降。

（三）分级

哮喘根据急性发作期和非急性发作期，有不同的分级。

（1）病情严重程度分级：主要指非急性发作期患者，用于治疗前或初始治疗时严重程度的判断，分为间歇状态、轻度持续、中度持续、重度持续。

（2）控制水平分级：对于非急性发作期患者，目前临床工作中常用这种分级方法，有助于指导临床治疗。2011 年 GINA 把哮喘总体控制定义为既要达到当前控制，又要降低未来风险。

（3）哮喘急性发作时的严重分级：哮喘急性发作，其程度轻重不一，病情加重，可在数小时或数天内出现，偶尔可在数分钟内即可危及生命，应对病情做出正确评估，给予积极治疗。哮喘急性发作时病情按严重程度分为轻度、中度、重度及危重。

（四）相关诊断试验

（1）变应原检测。

（2）肺功能测定。

①常规肺通气及容量检测；

②支气管舒张试验；

③支气管激发试验；

④PEF 及 24h 变异率。

（3）胸部 X 线检查：胸部 X 线摄片多无明显异常。但哮喘严重发作者应常规进行胸部 X 线检查，注意有无肺部感染、肺不张、气胸、纵隔气肿等并发症存在。

（4）呼出气 NO（FeNO）。

（5）诱导痰。

（6）其他：血常规中嗜酸性粒细胞的比值及绝对计数，血清总 IgE 值可反映哮喘患者的过敏状态。

【鉴别诊断】

（1）上气道肿瘤、喉水肿和声带功能障碍：这些疾病可出现喘息，但主要表现为吸气性呼吸困难，肺功能测定流量-容积曲线可见吸气相流速降低。纤维喉镜或支气管镜检查可明确诊断。

（2）各种原因所致的支气管内占位：支气管内良恶性肿瘤、支气管结核等导致的固定的、局限性哮鸣音，需与哮喘鉴别。胸部 CT 检查、纤维支气管镜检查可明确诊断。

（3）急性左心衰竭：急性左心衰发作时症状与哮喘相似，阵发性咳嗽、喘息，两肺可闻及广泛的湿啰音和哮鸣音，需与哮喘鉴别。但急性左心衰患者常有高血压性心脏病、风湿性心脏病、冠心病等心脏疾病史，胸片可见心影增大、肺淤血征，有助于鉴别。

（4）嗜酸性粒细胞性肺炎、变态反应肉芽肿性血管炎、结节性多动脉炎、过敏性肉芽肿：这类患者除了有喘息外，胸部 X 线或 CT 检查提示肺内有浸润阴影，并可自行消失或复发。常有肺外的其他表现，血清免疫学检查可发现相应的异常。

（5）慢阻肺：慢阻肺也有呼吸困难，常与哮喘症状相似，大部分患者对支气管扩张药和抗炎药疗效不如哮喘，气道阻塞的可逆性差。但临床上大约 10% 的慢阻肺患者对激素和支气管扩张药反应很好，这部分患者往往同时合并有哮喘。而支气管哮喘患者晚期出现气道重塑也可以合并慢阻肺。

【治疗】

（1）控制目标：哮喘长期治疗的目标是达到并维持症状控制；维持正常的活动水平，包括运动；尽可能维持肺功能接近正常；防止哮喘急性发作；防止哮喘药物治疗的不良反应；避免哮喘死亡。

（2）治疗药物：治疗哮喘的药物可以分为控制药物和缓解药物两大类。

①控制药物：通过抑制气道炎症，预防哮喘发作，需要长期、每天使用。首选吸入性糖皮质激素（ICS），还包括白三烯调节剂、长效 β-受体激动剂（需与 ICS 联合应用）、缓释茶碱、色甘酸钠等；

②缓解药物：能迅速解除支气管平滑肌痉挛、缓解气喘症状，通常按需使用。首选速效吸入 β-受体激动剂，还包括全身用糖皮质激素、吸入性短效抗胆碱药物、茶碱及口服 β-受体激动剂等。

其他治疗哮喘药物如下：

①抗组胺、抗过敏药物：口服酮替芬、氯雷他定和曲尼司特等具有抗过敏作用和较弱的平喘作用。有助于过敏性哮喘的治疗。其不良反应主要是嗜睡。

②中医中药：采用辨证施治，有助于减轻哮喘的症状，可适用于缓解期哮喘的治疗。

（3）哮喘的长期治疗

①治疗目标：哮喘长期治疗的目标是达到并维持症状控制；维持正常的活动水平，包括运动；尽可能维持肺功能接近正常；防止哮喘急性发作；防止哮喘药物治疗的不良反应；避免哮喘死亡。

②治疗方案的确定和选择：

对既往未治疗过的患者启动治疗——所有哮喘患者均应保证有条件立即使用吸入性速效支气管扩张药，以及时缓解哮喘症状。通常的选择是沙丁胺醇或左沙丁胺醇等 SABA 类药物；也可使用复方低剂量糖皮质激素-福莫特罗吸入器（如布地奈德 160μg、福莫特罗 4.5μg/吸），根据哮喘症状按需吸入 1 次（超适应证用法）。对于尚未使用哮喘药物或单用 SABA 的病情稳定患者，根据哮喘严重程度启动哮喘控制治疗。

间歇性哮喘（1 级）——间歇性哮喘患者通常已经按需使用 SABA。

轻度持续性哮喘（2 级）——对于轻度持续性哮喘患者，采用包含低剂量吸入性糖皮质激素的方案。建议规律（每日）使用低剂量吸入性糖皮质激素或含糖皮质激素与 LABA 的复方吸入器，因为规律使用吸入性糖皮质激素能降低症状发作频率以及使用 SABA 缓解症状的需求，提高总体生活质量，并降低严重发作的风险。

中度持续性哮喘（3 级）——对于中度持续性哮喘患者，首选的控制疗法是小剂量吸入性糖皮质激素联合 LABA，或中等剂量吸入性糖皮质激素。还有一种替代方法是，在低剂量吸入性糖皮质激素的基础上加入白三烯调节剂。

重度持续性哮喘（4 级或 5 级）——对于重度持续性哮喘，首选的控制疗法是中等剂量或大剂量吸入性糖皮质激素，均联合 LABA。根据治疗效果，可能需要加入白三烯调节剂、噻托溴铵或生物制剂。

③升级和降级的时机：如果使用该级治疗方案不能使哮喘得到控制，治疗方案应该升级，直至达到哮喘控制。对于口服最小剂量激素联合口服缓释茶碱的治疗方案，其疗效与安全性需要进一步的临床研究，尤其要监测长期口服激素引起的全身不良反应。当达到哮喘控制并维持至少 3 个月后，治疗方案可考虑降级。建议减量方案：

（a）单独吸入中-高剂量吸入激素的患者，将吸入激素剂量减少 50%。

（b）单独吸入低剂量激素的患者，可改为每日 1 次用药。

（c）联合吸入激素和口服缓释茶碱的患者，将吸入激素剂量减少约 50%，仍继续使用缓释茶碱联合治疗。若患者使用最低剂量控制药物达到哮喘控制 1 年，并且哮喘症状不再发作，可考虑停用药物治疗。

（4）哮喘急性发作的处理

①目标：尽快解除气流受限，缓解症状，改善缺氧。

②原则：去除诱因，解痉平喘，纠正缺氧，适时、足量全身使用糖皮质激素。

③措施：

（a）确定诊断和病情评估：患者在就诊或入院时，应做必要的病史询问、体格检查和简单易行的 PEF 及脉氧饱和度测定，确定诊断并评估病情。可查到诱因者应尽快去除并避免，如脱离污染环境、避免接触过敏原、停用非甾体类抗炎药，有感染证据者应积极控制感染。

（b）药物治疗：在处理过程中还应注意以下 3 点：

Ⅰ. 如患者近期未使用过茶碱类药物时，可首先使用负荷量氨茶碱（4～6mg/kg），缓慢静脉注射，注射时间应超过 20min，然后给予维持量（0.6～0.8mg/kg/h）。静脉滴注。多索茶碱不良反应少，对氨茶碱有不良反应者可选用，静脉注射（0.2g/12h）或静脉滴注（0.3g/天）。

Ⅱ. 氢化可的松琥珀酸钠、泼尼松、泼尼松龙和甲泼尼龙为推荐全身使用的糖皮质激素。地塞米松因作用时间长，对丘脑-垂体-肾上腺轴抑制作用较大，一般不做推荐，但在缺乏上述药品时可考虑使用。轻者应口服泼尼松或泼尼松龙 0.5～1mg/kg/天，对正在使用或最近刚刚停用口服糖皮质激素者应改为静脉使用。氢化可的松琥珀酸钠（按游离型氢化可的松计算）10mg/kg/天，或甲泼尼龙 40～80mg/天，分次给予，或地塞米松 0.1～0.2mg/kg/天。少数患者病情控制后可序惯口服给药，疗程一般为 5～7 天。

Ⅲ. 联合吸入 β-受体激动剂和抗胆碱能药物能够取得更好的支气管舒张作用。一般推荐每次沙丁胺醇 2.5mg（或特布他林 5mg）联合异丙托溴铵 0.5mg，每 6～8h 一次。

（c）转院指征如下：

Ⅰ. 轻、中度急性发作在上述治疗 24h 后，效果不佳或病情加重者；

Ⅱ. 虽属中度发作，但来势急，尤其具有哮喘相关死亡高危因素者；

Ⅲ. 初次病情评估时病情属重度和危重度急性发作者。

对于Ⅰ和Ⅲ两种情况，患者须经急救处理，待病情稍稳定即可进行转院处理。转院途中应保证氧供，建立静脉通道，做好气管插管等急救准备。

第七节　急性肺血栓栓塞症

【概述】

急性肺血栓栓塞症（Pulmonary Embolism，PE）是指栓塞物经静脉嵌塞在肺动脉及其分支，阻碍组织血液供应所引起的疾患。常见的栓子是血栓，其余为少见的新生物细胞、脂肪滴、气泡、静脉输入的药物颗粒，偶见留置的导管头端引起的肺血管阻断。由于肺组织接受支气管动脉和肺动脉双重血供，而且肺组织和肺泡间也可直接进行气体交换，所以大多数 PE 不一定引起肺梗死。

【病因】

（一）深静脉血栓形成引起 PE

深静脉血栓形成发病机制包括三个因素，即血管内皮损伤、血液高凝状态及静脉血流淤滞。95％的 PE 来自下肢深静脉血栓，其中大约 86％的血栓来自下肢近端的深静脉，即腘静脉、股静脉和髂静脉。腓静脉血栓一般较细小，即使脱落也较少引起 PE。只有当其血栓发展到近端血管并脱落时，才易引起 PE。深静脉血栓形成的高危因素如下：

（1）获得性危险因素：如高龄，肥胖，超过 4 天的长期卧床，制动，心脏疾病，如房颤合并心衰、动脉硬化等，手术，特别是膝关节和髋关节、恶性肿瘤手术，妊娠和分娩等。

（2）遗传性危险因素：蛋白 S、蛋白 C 缺乏，凝血酶原基因缺陷等造成的血液高凝状态。

（二）非深静脉血栓形成引起 PE

全身静脉血液都回流至右心室至肺动脉，因此肺血管床极易暴露于各种阻塞或有害因素中，除了上述的深静脉血栓栓塞外，还有其他常见的栓子，也可引起 PE。其中包括：

①脂肪栓塞，如下肢长骨骨折；

②羊水栓塞；

③空气栓塞；

④寄生虫栓塞，如血吸虫虫卵阻塞或由此产生的血管炎；

⑤感染性病灶；

⑥肿瘤的瘤栓；

⑦毒品引起血管炎或继发性血栓形成。

【临床表现】

（一）症状

临床表现无明显特异性，常见的有：

①呼吸困难或气短，活动后加剧；

②胸痛，多数为胸膜性疼痛，少数为心绞痛样发作；

③咳嗽；

④晕厥；

⑤咯血；

⑥无症状者可占 6.9％。

呼吸困难、胸痛及咯血，为经典的 PE 三联症，但临床上不足 1/3 的患者出现烦躁不安、惊恐和濒死感，还可出现心悸、腹痛、猝死等临床表现。

（二）体征

一般常见的体征有发热、呼吸变快、心率增加及发绀等。部分患者伴有肺不张时可有气管向患侧移位，肺野可闻及哮鸣音和干湿啰音，也可有肺血管杂音，并随吸气增强，伴胸膜摩擦音等。心脏体征有肺动脉第二音亢进及三尖瓣区反流性杂音，后者易与二尖瓣关闭不全相混淆；也可有右心性第三及第四心音，分别为室性和房性奔马律以及心包摩擦音等。病情严重时多呈急性病容、端坐呼吸或坐卧不宁，还可出现休克，四肢湿冷。右心衰时可有颈静脉怒张、肝颈回流征阳性等表现，还应该注意深静脉血栓的症状及体征。

【辅助检查】

（一）血浆 D-二聚体（D-dimer）

D-二聚体是交联纤维蛋白在纤溶系统的作用下产生的可溶性降解产物，血栓栓塞时因血栓纤维蛋白溶解使其血浓度升高。对急性 PE 诊断的敏感性达 92％～100％，但特异性较低，仅为 40％～43％。临床上，D-二聚体对急性 PE 有较大的排除诊断价值，若其含量低于 $500\mu g$，可基本排除急性 PE。

（二）X 线胸片

可见斑片状浸润、肺不张、膈肌抬高、胸腔积液，尤其是以胸膜为基底凸面朝向肺门的圆形致密阴影（Hamptom 驼峰）以及扩张的肺动脉伴远端肺纹理稀疏（Westermark 征）等对 PE 诊断具有重要价值，但缺乏特异性。

（三）核素肺通气/灌注扫描

典型肺动脉栓塞的表现为肺灌注显像多发的肺段性放射性分布降低或缺损，而同期的肺通气显像和胸部 X 线检查正常，表现为不匹配。诊断的准确性达 95％～100％，是诊断该病和观察疗效、选择终止用药合适时间的重要方法。

（四）螺旋 CT 造影

能发现段以上肺动脉内栓子甚至发现深静脉栓子，是 PE 的确诊手段之一。

（五）磁共振成像（MRI）

对段以上肺动脉内栓子诊断的敏感性和特异性均较高。适用于碘造影剂过敏的患者，且具有潜在识别新旧血栓的能力，有可能为确定溶栓方案提供依据。

（六）心电图大多为非特异性改变

较常见的有 V1－V4 导联的 T 波改变和 ST 段异常；部分病例可出现 S_I，Q_{III}，T_{III} 征，即 I 导联 S 波加深，Ⅲ 导联出现 Q/q 波及 T 波倒置以及完全或不完全右束支传导阻滞、肺型 p 波、电轴右偏和顺钟向转位等。多在发病后即刻开始出现，其后随病程的演变呈动态变化。

（七）超声心动图

提示肺动脉高压、右心室高负荷和肺源性心脏病，但尚不能作为 PE 确诊依据。若在右心房或右心室发现血栓或肺动脉近端血栓，同时患者临床表现符合 PE，可做出诊断。

（八）动脉血气分析

常表现为低氧血症、低碳酸血症、肺泡-动脉血氧分压差增大。

（九）肺动脉造影

为 PE 诊断的经典方法，敏感性和特异性分别为 98％ 和 95％～98％。

【诊断和鉴别诊断】

PE 起病急，约 11％ 的 PE 患者在发病 1h 内死亡，临床表现复杂，为诊断带来困难，基地的医疗条件匮乏更为医生的诊断增加难度。这就要求医生提高对急性 PE 的警惕，把握急性 PE 发病变化规律的特点，早期发现十分重要，可提高抢救成功率。

易与 PE 混淆的是肺炎、胸膜炎、气胸、慢性阻塞性肺疾病、肺部肿瘤、急性心肌梗死、充血性心衰、胆囊炎、胰腺炎等疾病，放射性核素、CT 检查和 MRI 检查有助于鉴别。

【治疗】

治疗分为对症治疗和特异性治疗。对症治疗包括改善低氧血症、止痛、舒张支气管、纠正休克和心力衰竭等。特异性治疗包括抗凝、溶栓等方面治疗。但是也可引起严重并发症，在治疗时应予以充分注意。

（一）抗凝治疗

抗凝治疗是 PE 的标准治疗方法，能够改善非大面积急性 PE 患者的症状，降低复发率，预防血栓形成，并使血栓逐步吸收。急性期血栓 3 个月左右 90％ 的患者基本可以吸收，目前抗凝治疗已成为急性 PE 的标准治疗方法，临床上最常使用的抗凝药物是低分子肝素、华法林及 X 因子拮抗剂，普通肝素尤其使用时必须定时检测 APTT，出血风险较大，临床上应用较少。

（二）溶栓治疗

溶栓治疗主要适用于急性大面积 PE 者，即出现 PE 所致的休克和/或低血压的病例。对于次大面积 PE 溶栓存在争议。溶栓治疗可迅速溶解部分或全部血栓，恢复肺组织再灌注，减小肺动脉阻力，降低肺动脉压力，改善右室功能，减少严重肺栓塞患者的病死率和复发率。溶栓的时间窗一般定为 14 天以内，但鉴于可能存在血栓的动态形成过程，对溶栓的时间窗不做严格规定。溶栓尽可能在确诊的前提下慎重进行。对有溶栓指征的病例宜尽早开始溶栓。通过外周静脉溶栓即可，不推荐进行介入部分溶栓。

第八节 气 胸

气胸（Pneumothorax）是指气体进入胸膜腔，造成积气状态，称为气胸。多因肺部疾病或外力影响使肺组织和脏层胸膜破裂，或靠近肺表面的细微气肿泡破裂，肺和支气管内空气逸入胸膜腔。因胸壁或肺部创伤引起者称为创伤性气胸；因疾病致肺组织自行破裂引起者称为"自发性气胸"，如因治疗或诊断所需人为地将空气注入胸膜腔称为"人工气胸"。气胸又可分为闭合性气胸、开放性气胸及张力性气胸。自发性气胸多见于男性青壮年或患有慢性支气管炎、肺气肿、肺结核者。本病属胸外科急症之一，严重者可危及生命，及时处理可治愈。

【病因】

诱发气胸的因素为剧烈运动、咳嗽、提重物或上臂高举、举重运动、用力解大便和钝器伤等。当剧烈咳嗽或用力解大便时，肺泡内压力升高，致使原有病损或缺陷的肺组织破裂引起气胸。使用人工呼吸器，若送气压力太高，就可能发生气胸。

1. 原发性气胸

原发性气胸又称为特发性气胸。它是指肺部常规 X 线检查未能发现明显病变的健康者所发生的气胸，好发于青年人，特别是男性瘦长者。吸烟为原发性气胸的最主要致病因素，气胸发生率与吸烟量呈明显的剂量反应关系。

2. 继发性气胸

继发性气胸的产生机制是在其他肺部疾病的基础上，形成肺大疱或直接损伤胸膜所致。常为慢性阻塞性肺气肿或炎症后纤维病灶（如矽肺、慢性肺结核、弥漫性肺间质纤维化、囊性肺纤维化等）的基础上，细支气管炎症，狭窄、扭曲，产生活瓣机制而形成肺大疱。肿大的气肿泡因营养、循环障碍而退行性变性。慢性阻塞性肺病（COPD）是继发性气胸的最常见病因，约 57% 的继发性气胸由 COPD 所致。随着 COPD 程度的加重，发生气胸的危险性也随之增加。

3. 创伤性气胸

创伤性气胸多由于肺被肋骨骨折断端刺破，也可由于暴力作用引起的支气管或肺组织挫裂伤，或因气道内压力急剧升高而引起的支气管或肺破裂。锐器伤或火器伤穿透胸壁，伤及肺、支气管和气管或食管，也可引起气胸，且多为血气胸或脓气胸。偶尔在闭合性或穿透性膈肌破裂时伴有胃破裂而引起脓气胸。

【临床表现】

1. 气胸

气胸症状的轻重取决于起病快慢、肺压缩程度和肺部原发疾病的情况。典型症状为突发性胸痛，继之有胸闷和呼吸困难，并可有刺激性咳嗽。这种胸痛常为针刺样或刀割样，持续时间很短暂。刺激性干咳因气体刺激胸膜所致。大多数起病急骤，气胸量大，或伴肺部原有病变者，则气促明显。部分患者在气胸发生前有剧烈咳嗽、用力屏气大便或提重物等的诱因，但不少患者在正常活动或安静休息时发病。年轻健康人的中等量气胸很少有不适，有时患者仅在体格检查或常规胸部透视时才被发现；而有肺气肿的老年人，即使肺压缩不到 10%，也可产生明显的呼吸困难。

2. 张力性气胸

张力性气胸的患者常表现精神高度紧张、恐惧、烦躁不安、气促、窒息感、发绀、出汗，并有脉搏细弱而快，血压下降、皮肤湿冷等休克状态，甚至出现意识不清、昏迷，若不及时抢救，往往可引起死亡。气胸患者一般无发热、白细胞计数升高或血沉增快，若有这些表现，常提示原有的肺部感染，如结核性或化脓性炎症或发生了并发症，如渗出性胸膜炎或脓胸。

3. 双侧性气胸

少数患者可发生双侧性气胸，以呼吸困难为突出表现，其次为胸痛和咳嗽。同时，发现双侧异时性自发性气胸，即先发生一侧继之成为双侧性气胸。

4. 部分气胸

患者伴有纵隔气肿，则呼吸困难更加严重，常有明显的发绀。更少见的情况是于气胸发生时胸膜粘连或胸膜血管撕裂而产生血气胸，若出血量多，可表现为面色苍白、冷汗、脉搏细弱、血压下降等休克征象。但大多数患者仅为少量出血。

5. 哮喘并发气胸

患者呈哮喘持续状态时，若经积极治疗而病情继续恶化，应考虑是否并发了气胸；反之，气胸患者有时呈哮喘样表现，气急严重，甚至两肺布满哮鸣音，此种患者一经胸膜腔抽气减压，气急和哮鸣音即消失。

继发性气胸与基础肺疾病相关，其症状较多、较重，并发症也较多，易致张力性气胸。

【检查】

1. 影像学检查

X线检查是诊断气胸的重要方法。胸片作为气胸诊断的常规手段，若临床高度怀疑气胸而后前位胸片正常时，应该进行侧位胸片或者侧卧位胸片检查。气胸胸片上大多有明确的气胸线，即萎缩肺组织与胸膜腔内的气体交界线，呈外凸线条影，气胸线外为无肺纹理的透光区，线内为压缩的肺组织。大量气胸时可见纵隔、心脏向健侧移位。合并胸腔积液时可见气液面。局限性气胸在后前位X线检查时易漏诊，侧位胸片可协助诊断，X线透视下转动体位也可发现。若围绕心缘旁有透光带应考虑有纵隔气肿。胸片是最常应用于诊断气胸的检查方法，CT检查对小量气胸、局限性气胸以及肺大疱与气胸的鉴别比X线胸片敏感和准确。气胸的基本CT检查表现为胸膜腔内出现极低密度的气体影，伴有肺组织不同程度的压缩萎陷改变。

2. 气胸的容量

就容积而言，很难从X线胸片精确估计。如果需要精确估计气胸的容量，CT扫描是最好的方法。另外，CT扫描还是气胸与某些疑难病例（例如，肺压缩不明显而出现窒息的外科性肺气肿、复杂性囊性肺疾病有可疑性肺大疱等）相鉴别的唯一有效手段。

3. 胸内压测定

胸内压测定有助于气胸的分型和治疗。可通过测定胸内压来明确气胸类型（闭合性、开放性、张力性）的诊断。

4. 血气分析和肺功能检查

多数气胸患者的动脉血气分析不正常，有超过75％的患者PaO_2（动脉血氧分压）低于80mmHg。16％的继发性气胸患者$PaO_2<55$mmHg、$PaCO_2>50$mmHg。肺功能检查对检测气胸发生或者容量的大小帮助不大，故不推荐采用。

5. 胸腔镜检查

胸腔镜检查可明确胸膜破裂口的部位以及基础病变，同时可以进行治疗。

【诊断】

根据临床症状、体征及 X 线表现，诊断本病并不困难。阻塞性肺气肿并发自发性气胸时，与其原有的症状和体征常易混淆，需借助 X 线检查做出诊断。

【鉴别诊断】

1. 肺大疱

肺大疱起病缓慢，病程较长；而气胸常常起病急，病史短。X 线检查肺大疱为圆形或椭圆形透光区，位于肺野内，其内仍有细小条状纹理；而气胸为条带状影，位于肺野外胸腔内。肺周边部位的肺大疱易误诊为气胸，胸片上肺大疱线是凹面朝向侧胸壁；而气胸的凸面常朝向侧胸壁，胸部 CT 检查有助于鉴别诊断。经较长时间的观察，肺大疱大小很少发生变化，而气胸形态日渐变化，最后消失。

2. 急性心肌梗死

急性心肌梗死有类似于气胸的临床表现，如急性胸痛、胸闷、呼吸困难和休克等临床表现，但患者常有冠心病、高血压病史，心音性质及节律改变，无气胸体征，心电图或胸部 X 线检查有助于鉴别。

3. 肺栓塞

肺栓塞有栓子来源的基础疾病，无气胸体征，胸部 X 线检查有助于鉴别。

4. 慢性阻塞性肺疾病和支气管哮喘

慢性阻塞性肺疾病呼吸困难是长期缓慢加重的，支气管哮喘有多年哮喘反复发作史。当慢性阻塞性肺疾病和支气管哮喘患者呼吸困难突然加重且有胸痛时，应考虑并发气胸的可能，胸部 X 线检查可助鉴别。

【治疗】

自发性气胸是呼吸内科急诊之一，若未及时处理往往影响工作和日常生活，尤其是持续性或复发性气胸患者诊疗不及时或不恰当，常损害肺功能，甚至威胁生命。因此，积极治疗，预防复发是十分重要的。在确定治疗方案时，应考虑症状、体征、X 线变化（肺压缩的程度、有无纵隔移位）、胸膜腔内压力、有无胸腔积液、气胸发生的速度及原有肺功能状态，首次发病抑或复发、血流动力学是否稳定、气胸量大小、气胸发生原因、初发或复发、初始治疗效果等因素选择合适的治疗方法。基本治疗原则包括卧床休息的一般治疗、保守观察治疗、排气疗法、胸膜腔穿刺抽气、胸腔闭式引流、防止复发措施、手术疗法及原发病和并发症防治等。气胸早期处理目标主要是排除张力性气胸，缓解呼吸困难症状。根据患者是原发性气胸还是继发性气胸选择合理的治疗方法。

1. 一般治疗

气胸患者应绝对卧床休息，充分吸氧，尽量少讲话，使肺活动减少，有利于气体吸收和肺的复张。一般治疗适用于首次发作，肺萎陷在 20% 以下，不伴有呼吸困难者。

2. 排气疗法

排气疗法适用于呼吸困难明显、肺压缩程度较重的患者，尤其是张力型气胸需要紧急排气者。血流动力学不稳定提示张力性气胸的可能，需立即进行锁骨中线第二肋间穿刺减压。

（1）胸膜腔穿刺抽气法。

（2）胸腔闭式引流术。

3. 胸膜粘连术

由于自发性气胸复发率高，为了预防复发，用单纯理化剂、免疫赋活剂、纤维蛋白补充剂、医用黏合剂及生物刺激剂等引入胸膜腔，使脏层和壁层两层胸膜粘连，从而消灭胸膜腔间隙，使空气无处积存，即所谓"胸膜固定术"。英国胸科协会（BTS）指南认为，化学性胸膜固定术仅适用于外科手术治疗的持续性漏气患者，不推荐作为首选治疗方法。

4. 肺或大疱破口闭合法

在诊断为肺气肿大疱破裂而无其他的肺实质性病变时，可在不开胸的情况下经内镜使用激光或黏合剂使裂口闭合。

5. 外科手术治疗

美国胸内科医师学会（ACCP）和BTS指南均建议引流失败或引流超过4天才考虑手术治疗。手术的目的首先是控制肺漏气，其次是处理肺病变，再次是使脏层和壁层胸膜粘连，以预防气胸复发。近年来由于胸腔外科的发展，主要是手术方式的改进及手术器械的完善，尤其是电视胸腔镜器械和技术的进步，手术处理自发性气胸已成为安全、可靠的方法。外科手术既可以消除肺的破口，又可以从根本上处理原发病灶，如肺大疱、支气管胸膜瘘、结核穿孔等，或通过手术确保胸膜固定。因此既是治疗顽固性气胸的有效方法，也是预防复发的最有效措施。有研究表明，自发性气胸胸腔漏气超过4天或经过再次胸腔引流的病人进行电视辅助胸腔镜手术（VATS）肺大疱切除钉扎加用机械性或化学性胸膜固定术安全有效。

6. 支气管镜下封堵治疗

在常规胸腔闭式引流的基础上，采用支气管镜下气囊探查及选择性支气管封堵术，封堵住通往破损肺的支气管达到治疗的目的。

【预防】

（1）气胸复发率高，需要告知患者哪些症状提示气胸复发，需要及时就诊。气胸常表现为突发胸痛和呼吸困难，但也有少部分患者无明显症状。

（2）BTS指南推荐所有患者在气胸初发2～4周后需在呼吸科就诊，复查气胸吸收情况，检查是否存在基础肺疾病，以及是否需要进一步的治疗。

（3）患者在症状消失后可考虑参加正常工作和活动，但剧烈运动和身体碰撞运动需在影像学提示气胸完全消失后方可进行。

（4）戒烟可显著降低原发性气胸的复发，相对危险降低约40%，以帮助其成功戒烟。

（5）由于潜水等水下活动可增加气胸的复发率，且在潜水上升过程气胸量又会加大，增加张力性气胸发生的风险，因此BTS指南建议对于未（如胸膜部分切除术）治疗的患者应终生避免潜水。而对于专业潜水员，气胸发作后需进行胸膜部分切除术等治疗，方可重新开始潜水。

（6）虽然乘坐飞机本身并不增加气胸发生的风险，但在高空上可加重气胸病情，后果严重，故对于未进行胸腔闭式引流的气胸患者应避免乘坐飞机，需经治疗或者影像学资料提示气胸吸收后方可乘坐飞机。

第九节　新型冠状病毒感染

【概述】

病原学特点：新型冠状病毒（以下简称新冠病毒，SARS－CoV－2）为β属冠状病毒，有包膜，颗粒呈圆形或椭圆形，直径 60～140nm，病毒颗粒中包含 4 种结构蛋白：刺突蛋白（spike，S）、包膜蛋白（envelope，E）、膜蛋白（membrane，M）、核壳蛋白（nucleocapsid，N）。新冠病毒基因组为单股正链 RNA。新冠病毒入侵人体呼吸道后，主要依靠其表面的 S 蛋白上的受体结合域（RBD）识别宿主细胞受体血管紧张素转化酶 2（ACE2），并与之结合感染宿主细胞。新冠病毒在人群中流行和传播过程中基因频繁发生突变，当新冠病毒不同的亚型或子代分支同时感染人体时，还会发生重组，产生重组病毒株；某些突变或重组会影响病毒生物学特性；截至 2022 年年底，世界卫生组织（WHO）提出的"关切的变异株"有 5 个，分别为阿尔法（Alpha，B.1.1.7）、贝塔（Beta，B.1.351）、伽马（Gamma，P.1）、德尔塔（Delta，B.1.617.2）和奥密克戎（Omicron，B.1.1.529）。国内外证据显示奥密克戎变异株肺部致病力明显减弱，临床表现已由肺炎为主衍变为以上呼吸道感染为主。新冠病毒对紫外线、有机溶剂（乙醚、75%乙醇、过氧乙酸和氯仿等）以及含氯消毒剂敏感，75%乙醇以及含氯消毒剂较常用于临床及实验室新冠病毒的灭活，但氯己定不能有效灭活病毒。

【流行病学特点】

（1）传染源：主要是新冠病毒感染者，在潜伏期即有传染性，发病后 3 天内传染性较强。

（2）传播途径：经呼吸道飞沫和密切接触传播是主要的传播途径。在相对封闭的环境中经气溶胶传播。接触被病毒污染的物品后也可造成感染。

（3）易感人群：人群普遍易感。感染后或接种新冠病毒疫苗后可获得一定的免疫力。

【临床表现】

潜伏期多为 2～4 天。主要表现为咽干、咽痛、咳嗽、发热等，发热多为中低热，部分病例亦可表现为高热，热程多不超过 3 天；部分患者可伴有肌肉酸痛、嗅觉味觉减退或丧失、鼻塞、流涕、腹泻、结膜炎等。少数患者病情继续发展，发热持续，并出现肺炎相关表现。重症患者多在发病 5～7 天后出现呼吸困难和（或）低氧血症。严重者可快速进展为急性呼吸窘迫综合征、脓毒症休克、难以纠正的代谢性酸中毒和出凝血功能障碍及多器官功能衰竭等。极少数患者还可有中枢神经系统受累等表现。

大多数患者预后良好，病情危重者多见于老年人、有慢性基础疾病者、晚期妊娠和围产期女性、肥胖人群等。

【实验室检查】

1. 一般检查

发病早期外周血白细胞总数正常或减少，可见淋巴细胞计数减少，部分患者可出现肝酶、乳酸脱氢酶、肌酶、肌红蛋白、肌钙蛋白和铁蛋白增高。部分患者 C 反应蛋白（CRP）和血沉升高，降钙素原（PCT）正常。重型、危重型患者可见 D-二聚体升高、外周血淋巴细胞进行性减少，炎症因子升高。

2. 病原学及血清学检查

（1）核酸检测：可采用核酸扩增检测方法检测呼吸道标本（鼻咽拭子、咽拭子、痰、气管抽取物）或其他标本中的新冠病毒核酸。荧光定量 PCR 是目前最常用的新冠病毒核酸检测方法。

（2）抗原检测：采用胶体金法和免疫荧光法检测呼吸道标本中的病毒抗原，检测速度快，其敏感性与感染者病毒载量呈正相关，病毒抗原检测阳性支持诊断，但阴性不能排除。

（3）病毒培养分离：从呼吸道标本、粪便标本等可分离、培养获得新冠病毒。

（4）血清学检测：新冠病毒特异性 IgM 抗体、IgG 抗体阳性，发病 1 周内阳性率均较低。恢复期 IgG 抗体水平为急性期 4 倍或以上升高有回顾性诊断意义。

【胸部影像学】

早期呈现多发小斑片影及间质改变，以肺外带明显。进而发展为双肺多发磨玻璃影、浸润影，严重者可出现肺实变，胸腔积液少见。

【诊断】

（一）诊断原则

根据流行病学史、临床表现、实验室检查等综合分析，做出诊断。新冠病毒核酸检测阳性为确诊的首要标准。

（二）诊断标准

1. 具有新冠病毒感染的相关临床表现；

2. 具有以下一种或以上病原学、血清学检查结果：

（1）新冠病毒核酸检测阳性；

（2）新冠病毒抗原检测阳性；

（3）新冠病毒分离、培养阳性；

（4）恢复期新冠病毒特异性 IgG 抗体水平为急性期 4 倍或以上升高。

【临床分型】

（一）轻型

以上呼吸道感染为主要表现，如咽干、咽痛、咳嗽、发热等。

（二）中型

持续高热＞3 天或（和）咳嗽、气促等，但呼吸频率（RR）＜30 次/min、静息状态下吸空气时指氧饱和度＞93％。影像学可见特征性新冠病毒感染肺炎表现。

（三）重型

成人符合下列任何一条且不能以新冠病毒感染以外其他原因解释：

1. 出现气促，RR≥30 次/min；

2. 静息状态下，吸空气时指氧饱和度≤93％；

3. 动脉血氧分压（PaO_2）/吸氧浓度（FiO_2）≤300mmHg（1mmHg＝0.133kPa），高海拔（海拔超过 1000m）地区应根据以下公式对 PaO_2/FiO_2 进行校正：$PaO_2/FiO_2 \times$ ［760/大气压（mmHg）］；

4. 临床症状进行性加重，肺部影像学显示 24～48h 内病灶明显进展＞50％。

（四）危重型

符合以下情况之一者：

1. 出现呼吸衰竭，且需要机械通气；

2. 出现休克；

3. 合并其他器官功能衰竭需 ICU 监护治疗。

【重型/危重型高危人群】

（1）大于 65 岁，尤其是未全程接种新冠病毒疫苗者；

（2）有心脑血管疾病（含高血压），慢性肺部疾病，糖尿病，慢性肝脏、肾脏疾病，肿瘤等基础疾病以及维持性透析患者；

（3）免疫功能缺陷（如艾滋病患者、长期使用皮质类固醇或其他免疫抑制药物导致免疫功能减退状态）；

（4）肥胖（体质指数≥30）；

（5）晚期妊娠和围产期女性；

（6）重度吸烟者。

【重型/危重型早期预警指标】

有以下指标变化应警惕病情恶化：

（1）低氧血症或呼吸窘迫进行性加重；

（2）组织氧合指标（如指氧饱和度、氧合指数）恶化或乳酸进行性升高；

（3）外周血淋巴细胞计数进行性降低或炎症因子如白细胞介素 6（IL-6）、CRP、铁蛋白等进行性上升；

（4）D-二聚体等凝血功能相关指标明显升高；

（5）胸部影像学显示肺部病变明显进展。

【鉴别诊断】

（1）新冠病毒感染需与其他病毒引起的上呼吸道感染相鉴别。

（2）新冠病毒感染主要与流感病毒、腺病毒、呼吸道合胞病毒等其他已知病毒性肺炎及肺炎支原体感染鉴别。

（3）要与非感染性疾病，如血管炎、皮肌炎和机化性肺炎等鉴别。

（4）儿童病例出现皮疹、黏膜损害时，需与川崎病鉴别。

【病例的发现与报告】

各级各类医疗机构发现新冠病毒感染病例应依法在国家传染病直报网报告。

【治疗】

（一）一般治疗

（1）按呼吸道传染病要求隔离治疗。保证充分能量和营养摄入，注意水、电解质平衡，维持内环境稳定。高热者可进行物理降温、应用解热药物。咳嗽咳痰严重者给予止咳祛痰药物。

（2）对重症高危人群应进行生命体征监测，特别是静息和活动后的指氧饱和度等。同时对基础疾病相关指标进行监测。

（3）根据病情进行必要的检查，如血常规、尿常规、CRP、生化指标（肝酶、心肌酶、肾功能等）、凝血功能、动脉血气分析、胸部影像学等。

（4）根据病情给予规范有效氧疗措施，包括鼻导管、面罩给氧和经鼻高流量氧疗。

（5）抗菌药物治疗：避免盲目或不恰当使用抗菌药物，尤其是联合使用广谱抗菌药物。

（6）有基础疾病者给予相应治疗。

（二）抗病毒治疗

1. 奈玛特韦片/利托那韦片组合包装

适用人群为发病 5 天以内的轻、中型且伴有进展为重症高风险因素的成年患者。用法：奈玛特韦 300mg 与利托那韦 100mg 同时服用，每 12 小时 1 次，连续服用 5 天。使用前应详细阅读说明书，不得与哌替啶、雷诺嗪等高度依赖 CYP3A 进行清除且其血浆浓度升高会导致严重和（或）危及生命的不良反应的药物联用。只有母亲的潜在获益大于对胎儿的潜在风险时，才能在妊娠期间使用。不建议在哺乳期使用。中度肾功能损伤者应将奈玛特韦减半服用，重度肝、肾功能损伤者不应使用。

2. 阿兹夫定片

用于治疗中型新冠病毒感染的成年患者。用法：空腹整片吞服，每次 5mg，每日 1 次，疗程至多不超过 14 天。使用前应详细阅读说明书，注意与其他药物的相互作用、不良反应等问题。不建议在妊娠期和哺乳期使用，中重度肝、肾功能损伤患者慎用。

3. 莫诺拉韦胶囊

适用人群为发病 5 天以内的轻、中型且伴有进展为重症高风险因素的成年患者。用法：800mg，每 12h 口服 1 次，连续服用 5 天。不建议在妊娠期和哺乳期使用。

4. 单克隆抗体

安巴韦单抗/罗米司韦单抗注射液。联合用于治疗轻、中型且伴有进展为重症高风险因素的成人和青少年（12～17 岁，体重≥40kg）患者。

5. 静注 COVID-19 人免疫球蛋白

可在病程早期用于有重症高风险因素、病毒载量较高、病情进展较快的患者。使用剂量为轻型 100mg/kg，中型 200mg/kg，重型 400mg/kg，静脉输注，根据患者病情改善情况，次日可再次输注，总次数不超过 5 次。

6. 康复者恢复期血浆

可在病程早期用于有重症高风险因素、病毒载量较高、病情进展较快的患者。输注剂量为 200～500mL（4～5mL/kg），可根据患者个体情况及病毒载量等决定是否再次输注。

7. 国家药品监督管理局批准的其他抗新冠病毒药物

（三）免疫治疗

（1）糖皮质激素。

（2）白细胞介素 6（IL-6）抑制剂

（四）抗凝治疗

用于具有重症高风险因素、病情进展较快的中型病例，以及重型和危重型病例，无禁忌证情况下可给予治疗剂量的低分子肝素或普通肝素。发生血栓栓塞事件时，按照相应指南进行治疗。

（五）俯卧位治疗

具有重症高风险因素、病情进展较快的中型、重型和危重型病例，应当给予规范的俯卧位治疗，建议每天不少于 12h。

（六）心理干预

（七）重型、危重型支持治疗

治疗原则：在上述治疗的基础上，积极防治并发症，治疗基础疾病，预防继发感染，及时进行器官功能支持。

（八）中医治疗

【预防】

（一）新冠病毒疫苗接种

接种新冠病毒疫苗可以减少新冠病毒感染和发病，是降低重症和死亡发生率的有效手段，符合接种条件者均应接种。符合加强免疫条件的接种对象，应及时进行加强免疫接种。

（二）一般预防措施

保持良好的个人及环境卫生，均衡营养、适量运动、充足休息，避免过度疲劳。提高健康素养，养成"一米线"、勤洗手、戴口罩、公筷制等卫生习惯和生活方式，打喷嚏或咳嗽时应掩住口鼻。保持室内通风良好，做好个人防护。

第五章　消化系统常见疾病

第一节　急性胃炎

【概述】

急性胃炎（Acute Gastritis）是指由多种病因引起的胃黏膜急性炎症。临床上分为单纯性、糜烂出血性、腐蚀性和化脓性胃炎，其中以细菌及其毒素引起的急性单纯性胃炎最为常见。

【病因】

（一）理化因素

过冷、过热、过于粗糙的食物，刺激性饮料、烈酒、非甾体类消炎药等，刺激胃黏膜，破坏黏膜屏障造成胃黏膜损伤和炎症；服用化学物质腐蚀剂，如强酸、强碱可引起急性腐蚀性胃炎。

（二）生物因素

生物因素包括细菌及其毒素，常见的致病菌为沙门菌、嗜盐菌、致病性大肠杆菌等，常见毒素为金黄色葡萄球菌及肉毒杆菌毒素，尤其前者较为常见。进食污染细菌或毒素的不洁食物数小时后即可发生胃炎或同时合并肠炎，即急性胃肠炎。化脓性胃炎是胃的化脓性感染，多由化脓菌通过血液循环或淋巴播散至胃壁所致，最常见的致病菌为 α-溶血性链球菌，其次是金黄色葡萄球菌、肺炎球菌及大肠杆菌。

（三）应激

应激如严重创伤、手术、多器官功能衰竭、败血症、精神紧张等。

（四）创伤

放置鼻胃管、剧烈恶心或干呕、胃内异物、食管裂孔疝、胃镜下各种止血技术（如激光、电凝）、息肉摘除等微创手术、大剂量放射线照射均可导致胃黏膜糜烂甚至溃疡。

（五）十二指肠-胃反流

上消化道动力异常、幽门括约肌功能不全、胃 Birroth Ⅱ 式术后、十二指肠远端梗阻，均可导致十二指肠内容物、胆汁、肠液和胰液反流入胃，引起胃黏膜糜烂和出血。

（六）胃黏膜血液循环障碍

肝性、肝前性门静脉高压常致胃底静脉曲张，不能及时清除代谢产物，胃黏膜常有渗血及糜烂，称为门静脉高压性胃病。胃动脉治疗性栓塞后的局部区域胃黏膜缺血，导致糜烂或出血。

【临床表现】

急性胃炎常有上腹痛、胀满、恶心、呕吐和食欲不振等症状；重症可有呕血、黑便、脱水、酸中毒或休克；轻症患者可无症状，仅在胃镜检查时发现。

【辅助检查】

细菌感染引起的急性胃炎血白细胞可增高。急性糜烂出血性胃炎的确诊有赖于急诊胃镜检查。一般在出血后 24～48h 内进行，可以看到以多发性糜烂、浅表溃疡和出血灶为特征的急性胃黏膜损害。一般急性应激所致的胃黏膜病损以胃体、胃底部为主，而非甾体类或乙醇所致的则以胃窦部为主。

【诊断与鉴别诊断】

典型的临床症状及有相关病因者可诊断。急性糜烂出血性胃炎的确诊依靠胃镜检查发现糜烂及出血病灶。由于胃黏膜修复很快，当临床提示本病时，应尽早进行胃镜检查确诊。

以上腹疼痛为主要表现者应与消化性溃疡、急性胰腺炎、急性胆囊炎等疾病鉴别。详细的病史、B超、有关的血液生化检查以及必要时的急诊胃镜检查，有助于鉴别。以消化道出血为主要表现者应与消化性溃疡、食管胃底静脉曲张破裂、胃癌等其他常见上消化道出血的病因鉴别。详细的病史、体格检查和急诊胃镜检查有助于鉴别。

【治疗】

针对原发疾病和病因采取防治措施。对有上述严重原发病而怀疑有急性胃黏膜损害发生可能者，可预防性给予 H_2 受体拮抗剂或质子泵抑制剂。以恶心、呕吐或上腹痛为主要表现者应用甲氧氯普胺、多潘立酮、山莨菪碱等药物进行对症；脱水者补充水和电解质；细菌感染引起者选用抗生素治疗；有胃黏膜糜烂、出血者可用抑制胃酸分泌的 H2 受体拮抗剂和质子泵抑制剂，或具有胃黏膜保护作用的硫糖铝等。一旦发生大出血则应采取综合措施进行抢救。

第二节 感染性腹泻

【概述】

感染性腹泻广义系指各种病原体感染肠道引起的腹泻，这里指除霍乱、细菌性和阿米巴性痢疾、伤寒和副伤寒以外的感染性腹泻，为丙类传染病。感染性腹泻是一种常见病和多发病，虽然多数感染性腹泻症状轻，但部分病原体引起的腹泻可导致严重症状甚至引起死亡。

【病因】

已知感染性腹泻的主要病原体如下：

①细菌，包括肠杆菌科、弧菌科、螺菌科、厌氧芽孢杆菌属和球菌科等；

②病毒，包括轮状病毒、诺如病毒、星状病毒和肠道腺病毒、SARS冠状病毒等；

③寄生虫，常见的有溶组织内阿米巴、蓝氏贾第鞭毛虫、隐孢子虫、人芽囊原虫等；

④真菌，包括念珠菌、曲菌、毛霉菌等。

随着近年来微生物学鉴定技术和分子生物学的发展及应用，临床上又发现不少新的肠道病原体，但仍有 20%～35% 的腹泻患者未能检出病因，被称为非特异性急性胃肠炎。

【临床表现】

成人急性感染性腹泻，不仅临床表现多样、病情轻重不一，而且致病病原体种类繁多。不同病原体感染或不同个体感染后的预后差异甚大，轻者为自限性过程，重者可因严重脱水、中毒和休克等致死。

潜伏期：急性感染性腹泻病的潜伏期不一，细菌感染所致腹泻，从感染到腹泻症状的出现，数小时至数天不等，而细菌毒素所致腹泻时间可短至 1～2h；病毒性胃肠炎的潜伏期 12h～3d 不等。先于腹泻的前驱症状有发热、不适和恶心等。

腹泻特征：不同微生物感染所致腹泻的表现各异，病毒性腹泻开始表现为黏液便，继之为水样便，一般无脓血，次数较多，量较大。急性细菌性腹泻可有特征性症状，如副溶血性弧菌感染表现为洗肉水样便，细菌毒素所致腹泻病多为水样便，一般无脓血，次数较多。极少数肠出血性大肠埃希菌感染患者表现为血便而无腹泻的表现。

其他胃肠道症状和体征：腹痛是仅次于腹泻的另一症状，根据感染肠道部位和病原体的不同，腹痛的部位和轻重有所不同。病毒性腹泻者，病毒多侵犯小肠，故多有中上腹痛或脐周痛，严重者表现为剧烈的绞痛，局部可有压痛，但无反跳痛；侵犯结直肠者，多有左下腹痛和里急后重；侵犯至结肠浆膜层者，可有局部肌紧张和反跳痛；并发肠穿孔者，表现为急腹症。腹胀、恶心和食欲减退可见于大多数感染性腹泻患者。呕吐的表现多见于细菌性食物中毒，系细菌毒素所致。

全身症状：病毒血症和细菌毒素可干扰体温调节中枢，因此腹泻伴发热很常见。乏力、倦怠等表现可与发热同时出现，也可与发热无关，系全身中毒症状的一部分。

脱水、电解质紊乱和酸碱失衡：成人急性感染性腹泻一般无严重的脱水症状。一旦出现严重脱水的症状，多提示病情严重，或有基础疾病。感染性腹泻，从肠道失去的液体多为等渗液体；如果伴有剧烈呕吐，可出现低氯、低钾性碱中毒；严重脱水、休克未得到及时纠正可引起代谢性酸中毒。

【辅助检查】

（一）粪便常规

显微镜高倍视野下见多个 RBC 和/或 WBC，有助于诊断细菌性腹泻。显微镜下发现虫卵、滋养体、包囊和卵囊，与阿米巴肠病、贾第虫感染和隐孢子虫病鉴别。

（二）粪便细菌培养

常规的粪便培养应连续进行 3 次，必要时还可重复。粪便培养时须注意选择粪便中的脓液及黏液部分，及时接种，最好在患者服用抗菌药物前采样。

（三）血清免疫学检查

基于肠道感染微生物的血清免疫学诊断试验，有助于协助部分感染性腹泻病的病原学诊断，但目前临床应用有限。

（四）分子生物学诊断技术的应用

基于 PCR 的基因诊断技术，具有快速、特异和敏感的特点。粪便提取物检测轮状病毒和诺如病毒特异性基因，不仅有助于诊断，也是病毒性腹泻病分子流行病学调查的主要手段。

【诊断与鉴别诊断】

流行病学史、临床表现及实验室检查可确诊。需与肠易激综合征、炎症性肠病、药物胃肠道不良反应、憩室炎、缺血性肠炎、肠道肿瘤等鉴别。

【治疗】

（一）饮食治疗

急性感染性腹泻患者一般不需要禁食，如有较严重呕吐则需要禁食，口服补液或静脉补液开始后 4h 内应恢复进食，少吃多餐，进食少油腻、易消化、富含微量元素和维生素的食物，尽可能增加热量摄入。

（二）补液治疗

轻度脱水者及无临床脱水证据的腹泻患者可正常饮水，同时适当予以口服补液治疗。

水样泻及已发生临床脱水的患者应积极补液治疗。口服补液盐采用 2% 葡萄糖电解质溶液（氯化钠 3.5g，碳酸氢钠 2.5g，氯化钾 1.5g，葡萄糖 20g/l000L），补液量应为排泄量的一倍半，少量多次，2～3h 一次，4～6h 服完规定量。不适合口服补液者给予静脉补液，补液量、液体成分和补液时间应根据患者病情决定。脱水引起休克者的补液应遵循"先快后慢、先盐后糖、先晶体后胶体、见尿补钾"的原则。

（三）止泻治疗

肠黏膜保护剂和吸附剂，如蒙脱石、果胶、药用炭等；肠动力抑制剂，如洛哌丁胺、地芬诺酯。

（四）益生菌

益生菌的活菌制剂应尽可能避免与抗菌药物同时使用。

（五）抗感染治疗

病毒性腹泻、普通型细菌性食物中毒、分泌性腹泻等一般无须抗感染治疗；空肠弯曲菌、产肠毒素性大肠杆菌、侵袭性大肠杆菌、非伤寒沙门菌、耶尔森菌感染等按病情酌情使用抗生素。对于细菌性腹泻，多选用喹诺酮类抗生素。

（六）中医药治疗

中医药制剂治疗急性腹泻在我国应用广泛，如盐酸小檗碱（黄连素）对改善临床症状和缓解病情有一定效果。

第三节　细菌性痢疾

【概述】

细菌性痢疾简称菌痢，是志贺菌属引起的常见急性肠道传染病，以结肠黏膜化脓性溃疡性炎症为主要病变，以发热、腹泻、腹痛、里急后重、黏液脓血便为主要临床表现，可伴全身毒血症症状，严重者可有感染性休克和/或中毒性脑病。

【病因】

病原菌为志贺菌，又称为痢疾杆菌，属志贺菌属，是革兰氏阴性杆菌。志贺菌属分为 4 个血清群：A 群（痢疾志贺菌）、B 群（福氏志贺菌）、C 群（鲍氏志贺菌）和 D 群（宋内志贺菌），共有 40 个血清型。4 个群均可产生内毒素，A 群还可产生外毒素。目前，我国的菌痢多由福氏志贺菌引起，所有志贺菌都可引起普通型和中毒型痢疾。急性菌痢传染源主要为病人和带菌者。本病主要经粪—口途径传播，人对本病普遍易感。

【临床表现】

菌痢的潜伏期有数小时至 7 天，多数为 1～2 天。流行期为 6～11 月，发病高峰期在 8 月。菌痢临床上常分为急性和慢性两期，本节主要介绍急性菌痢。

（一）普通型

普通型菌痢起病急骤，畏寒、寒战伴高热，继以腹痛、腹泻和里急后重，每日排便 10～20 次，脓血便，量少，左下腹压痛伴肠鸣音亢进。一般病程 10～14 天。

（二）轻型（非典型）

轻型菌痢全身中毒症状和肠道表现均较轻，腹痛不明显，腹泻一般每日 10 次以下，大便呈糊状或水样，含少量黏液，里急后重感不明显。一般病程 3～6 天。

（三）中毒型

中毒型菌痢多见于 2～7 岁体质好的儿童。起病急骤，全身中毒症状明显，高热达40℃以上，而肠道炎症反应轻。中毒型急性菌痢在临床上可分为以下 3 型：

①休克型（周围循环衰竭型）：有感染性休克症状，如面色苍白、皮肤湿冷、心音低弱、脉细速、血压下降甚至测不出、皮肤出现青紫色花纹和发绀等；

②脑型（中枢性呼吸衰竭型）：有颅内压升高、脑水肿的表现，如烦躁不安，惊厥，呼吸不整，深浅不一，双吸气，叹气样呼吸，呼吸暂停，双侧瞳孔不等大、忽大忽小，对光反射迟钝或消失，嗜睡和昏迷等，甚至出现脑疝、呼吸衰竭；

③混合型：预后最为凶险，具有循环衰竭与呼吸衰竭的综合表现。

若急性菌痢的病程超过 2 个月，则转变成为慢性菌痢，较难根治。

【辅助检查】

（一）血象

周围血液白细胞总数及中性粒细胞升高。

（二）粪便常规

外观为黏液脓血便，高倍镜检可见大量红细胞、白细胞、脓细胞和巨噬细胞，每个高倍镜检视野中白细胞数常等于或超过 15 个。

（三）粪便培养

宜在用药前取新鲜粪便的黏液脓血标本做肠道致病菌培养，粪便培养有志贺菌生长为明确的诊断依据。

（四）肝、肾功能

对于典型和中毒型急性菌痢病人，根据病情适当选择做肝、肾功能检查以助鉴别诊断。

（五）其他

对中毒型急性菌痢病人，根据病情适当选择心电图、头颅 CT 等检查，以排除其他颅内疾病。对有痢疾样大便而疑有其他结肠疾病可进行肠镜检查。

【诊断与鉴别诊断】

疑似病人：腹泻、有脓血便或黏液便或水样便，伴里急后重，难以确定其他原因引起的腹泻者。

临床诊断病例：同时具有流行病学史（病前一周内有不洁饮食或与菌痢患者接触史），具有疑似病人症状，大便常规镜检白细胞或脓细胞＞15 个（400 倍），可见红细胞、吞噬细胞，排除其他原因引起的腹泻者。

确诊病例：具有流行病学史，疑似病人症状、体征，大便培养到痢疾杆菌者。

原来身体健壮的儿童突然出现高热、抽搐、休克、昏迷者，应警惕患中毒型急性菌痢的可能。

鉴别诊断：急性菌痢应与阿米巴痢疾、流行性乙型脑炎、沙门菌、侵袭性大肠杆菌、空肠弯曲菌、耶尔森菌肠炎和各种侵袭性肠道病菌引起的食物中毒、肠套叠、急性阑尾炎等相鉴别。

【治疗】

（一）急性菌痢的治疗

（1）一般治疗：卧床休息、消化道隔离。给予易消化、高热量、高维生素饮食。对于高热、腹痛、失水者给予退热、止痉、口服含盐米汤或给予口服补液盐，呕吐者需静脉补液，每日 1500～3000mL。

（2）病原治疗：根据病情，可选择一种或两种抗菌药物，如喹诺酮类、头孢菌素、氨基糖苷类、磺胺类。我国志贺菌耐药情况较普遍，抗生素应用时应尽量选择敏感的药物，或采用两种抗生素的联合治疗。如发现或观察到病人经治疗效果不明显，及时更换敏感药物或采集粪便培养菌株并进行药敏试验，根据敏感药物实验结果，选择敏感抗生素治疗。

（二）中毒性菌痢的治疗

（1）抗感染：选择敏感抗菌药物，联合用药，先静脉给药，待病情好转后改为口服。

（2）控制高热与惊厥。

（3）循环衰竭的治疗，主要有：

①扩充有效血容量；

②纠正酸中毒；

③强心治疗；

④解除血管痉挛；

⑤维持酸碱平衡；

⑥应用糖皮质激素。

（4）防治脑水肿与呼吸衰竭。

第四节　急　腹　症

【概述】

急腹症是以急性腹痛为主要特征的综合症状，因发病急、变化快，需及时明确诊断及处理，一旦延误诊治可造成严重后果。外科急腹症泛指常需要手术治疗的腹腔内非创伤性急性病变。由于疾病种类多，症状相似，不同患者反应及耐受情况的差异，导致临床表现复杂、多样，不易鉴别。

【病因及发生机制】

腹腔内器官由自主神经支配，各种生理及病理性刺激均通过自主神经传入中枢神经系统。当强烈的病理性刺激达到了疼痛阈时就会感觉到疼痛。腹壁和壁层腹膜的感觉通过脊神经传入，与体表感觉无差异。另外，疼痛感觉的强弱和疼痛阈高低有关，如腹膜炎时疼痛阈下降而使对疼痛感觉的敏感度增加。腹痛可分为内脏痛、躯体痛和牵涉痛 3 类。

（一）内脏痛

内脏痛又可分为以下 3 种类型：

（1）空腔内脏痛：疼痛刺激是由于平滑肌的过度收缩或痉挛引起的，目的是克服肠腔内阻力。表现为阵发性疼痛，如肠梗阻、胆管或输尿管结石等。

（2）实质内脏痛：是由于实质脏器的包膜所承受的压力突然增加所致，肠胃持续性疼痛，如肝大、脾内出血时的胀痛等。

（3）缺血内脏痛：是由于急性缺血引起的持续性疼痛，如肠绞窄、脾栓塞时的疼痛。

内脏痛的特点是定位不准确，常伴有恶心、呕吐等消化道症状。前者是因为不同部位的冲动都通过腹腔神经节或腹下神经节传入脊髓，容易发生交错和重叠。后者是因为超过疼痛阈的疼痛冲动刺激传入延髓网状结构的呕吐中枢所致。

（二）躯体痛

躯体痛也称为腹壁痛或腹膜皮肤反射痛，为壁层腹膜受刺激后产生的疼痛。由于壁层腹膜及部分肠系膜是由相应部位段的脊髓神经司感觉的，没有内脏神经参与，因此疼痛与体表痛无异。疼痛为持续性，多由腹膜炎引起，一般患者能准确指出腹痛部位，有助于判断腹膜炎的来源。

（三）牵涉痛

牵涉痛是指远离病变部位的疼痛，又称为放射痛或放散痛，发生机制目前还未完全清楚，一般认为是内脏疼痛刺激的冲动经内脏神经传入脊髓，出现相应浅表部位疼痛和感觉过敏。这种疼痛的发生有躯体神经的参与，因为内脏传入神经在进入脊髓的解剖通路中，同时也有体表的躯体传入神经加入，一同进入脊髓后角。有些内脏传入神经和躯体传入神经需要共用同一个神经元，因而产生会聚-辐散机制。比如，胰腺痛可放射到背部，胆囊炎、胆石症常产生右肩胛部牵涉痛，输尿管绞痛可从腰部放射到下腹部，急性肺炎、胸膜炎、肺梗死和气胸等有时也可引起腹痛。

临床上这3种性质的疼痛常混合出现，如阑尾炎初期或胃溃疡穿孔之前的腹痛均为内脏痛，阑尾炎后期及胃溃疡穿孔后，即有躯体痛参与。

【分类】

急腹症可划分为下列7种类型：

（1）炎症性急腹症，如急性阑尾炎、急性盆腔炎（女性）。

（2）破裂或穿孔性急腹症，如胃或十二指肠溃疡穿孔、异位妊娠破裂（女性）。

（3）梗阻或绞窄性急腹症，如急性梗阻性化脓性胆管炎（重症型胆管炎）、急性肠梗阻。

（4）各种原因所致的肾绞痛，如泌尿系统结石、外伤等。

（5）出血性急腹症，如溃疡、胆道出血、腹腔内肿瘤自发性破裂出血。

（6）损伤性急腹症（又称为腹部外伤、创伤），如内脏损伤。

（7）其他非腹部疾病引起急性腹部症状的"急腹症"，如心绞痛、过敏性紫癜、血卟啉病（血紫质病）等。

【临床表现】

外科急腹症是指患者有急性腹痛且为最先或主要症状，发病急骤、病情严重，如不及时治疗往往可危及生命的若干腹内疾病。

（一）询问病史

腹痛发生的诱因和起病时间，突发还是缓慢发病，最初疼痛的部位、性质及持续时间，腹痛时患者的姿势与体位。发病情况需要了解下列几点：

1.腹痛的诱因

外伤、饮食或是剧烈运动。

2.腹痛缓急

炎症，逐渐加重，多局限；穿孔、绞窄梗阻、破裂出血则急重，迅速累及全腹。

3. 症状出现的先后主次

外科先有腹痛；内科多先有发热、咳嗽等症状，后出现腹痛。

4. 腹痛性质

（1）持续性的钝痛或隐痛：炎症或出血刺激腹膜。

（2）阵发性绞痛：管腔阻塞后疼挛收缩引起，根据发作的频率及程度分为单纯性、绞窄性、完全性和不完全性。

（3）持续性的疼痛伴阵发性加剧：炎症伴梗阻，往往互为因果。

5. 腹痛的程度

（1）炎症：较轻，患者一般可耐受。

（2）梗阻：较重，患者辗转翻动。

（3）穿孔：剧烈，患者不愿多动。

6. 腹痛部位

可根据急性腹痛机制考虑病变部位，一般胃、十二指肠、胆管、胰腺的病变多表现为中上腹痛，小肠、右侧结肠、阑尾常为脐周及右侧腹部痛，左侧结肠多为下腹疼痛。

7. 胃肠道症状

腹腔内急性病变多发生于消化道，腹膜炎、腹内出血也影响消化道功能，所以常伴有胃肠道症状。

（1）恶心、呕吐：恶心、呕吐是急腹症的重要症状，早期属反射性，意义不大；后期在高位梗阻则出现早且频繁，低位梗阻则少、晚，呈粪水样。消化道炎症直接刺激引起的呕吐，每次量不多，为胃内容物，如急性胃炎、胃痉挛、急性胰腺炎；病初期呕吐多为反射性呕吐，量少，如急性阑尾炎、急性胆囊炎；空肠梗阻时呕吐频繁，常于肠蠕动后发作，呈喷射状，吐出为胆汁样内容物；低位肠梗阻，由于肠腔内容物大量聚集，压力增高引起的反逆性呕吐，量大，可有粪臭味。

（2）大便：盆腔脓肿里急后重、腹泻；腹内炎症肠麻痹、便秘；肠套叠、绞窄性肠梗阻黏液血便；完全性肠梗阻停止排便排气。

8. 感染中毒症状

感染中毒症状如寒战、高热、头痛、乏力、食欲减退。除急性化脓性胆管炎腹痛和发热可同时出现外，绝大多数外科急腹症发热出现在腹痛之后且早期发热不显著。腹膜炎如出现高热，除提示有严重感染中毒外，有形成局限性脓肿的可能，如盆腔或膈下脓肿等。

9. 既往病史

了解患者的手术史、月经史、疾病史（溃疡病、胆石症、尿路结石等以及内科相关病史）。

（二）体格检查

1. 全身情况

（1）生命体征：注意心率、呼吸、血压和体温的变化。

（2）特殊体征：胆道系统病变多有黄疸表现；内出血可见贫血貌；肠梗阻时部分患者腹壁有手术瘢痕印或腹股沟疝等。

2. 腹部检查

（1）望：腹部检查应包括腹股沟区和会阴部的全腹部。注意腹式呼吸是否存在，有无切口瘢痕及局部隆起。腹式呼吸受限见于腹膜炎。肠管的膨胀、局部隆起或出现胃肠型及蠕动波提示局部有肿物或胃肠通过受阻。

（2）触：患者取仰卧屈膝位，腹壁处于松弛状态。检查手法要轻柔，压力逐渐增加，粗暴重压易造成假象。从无痛区开始，逐渐移向疼痛部位，随时观察患者表情变化。压痛、反跳痛、肌紧张是腹膜炎的表现。压痛是壁层腹膜受到炎症刺激的结果，压痛的部位就是腹腔内病变的部位，压痛的区域就是腹膜炎所波及的范围。反跳痛与压痛的意义一致。肌紧张是炎症刺激腹部肌肉，引起反射性痉挛所致。老年人、长期服用镇静药的患者，腹部体征常不能如实反映病变的程度，多数老年人的病变重、体征轻，应更加严密观察病情变化。儿童多因恐惧影响检查的准确性。如腹部扪及包块，应仔细检查肿块部位、形状、大小、边界、质地和移动度等。

①压痛：根据压痛部位、范围、程度及有无腹膜刺激征可大概估计病变部位、性质和严重程度。

②包块：大小、边界、形状、光滑度、活动度、有无波动或波动感、压痛。蛔虫性肠梗阻为条索状、肠套叠为腊肠样。

③叩：鼓音为气体，提示肠管胀气或腹腔内有游离气体；实音是液体，提示腹腔内有液体或扩张的肠管内有滞留液体；移动性浊音，提示腹腔内有游离液体，在肠梗阻时，应排除是扩张肠管内的液体在移动。

④听：应包括腹部4个象限，至少应听2~3min。肠鸣音亢进，提示肠蠕动加快，多见于肠炎和机械性肠梗阻，也可见于饥饿或进大量饮料后；高调金属音和频发的气过水声为肠内容物通过受阻，肠蠕动过强，推挤肠内容物突然通过受阻部位而发出的声音，提示有机械性肠梗阻；肠鸣音减弱或消失，提示肠管处于麻痹状态，失去蠕动能力，见于腹膜炎、麻痹性肠梗阻或肠绞窄。

3. 直肠指诊

下腹痛、疑有盆腔病变或上腹部的疾病已波及下腹部，应做直肠指诊。可能发现膀胱、直肠或子宫、直肠凹陷，有触痛、波动或宫颈举痛。常见于胃十二指肠穿孔、盆腔位阑尾炎或盆腔脓肿。

4. 妇科检查

妇科检查应由妇产科医生完成。

【辅助检查】

（1）化验检查：炎症时白细胞升高；内出血时血红蛋白下降，血细胞比容降低；急性胰腺炎时血、尿淀粉酶升高，超过正常值3倍，血钙降低，血糖升高等。结石尿常规提示血尿。

（2）X线检查：空腔脏器穿孔可见膈下游离气体，肠梗阻腹腔内可见扩张的肠腔及液平，肠套叠钡剂灌肠见杯状充盈缺损，尿路结石有时可见结石影。

（3）腹部超声、CT、MRI检查：超声可作为首选检查方法在急腹症的诊断中发挥重要作用，多用于肝、胰腺、脾脏、肾脏等实质脏器和胆道疾病的诊断，可判断病变回声、大小、范围等，尤其在胆道疾病的诊断价值较大，可帮助确定胆囊大小，胆囊壁的厚薄，结石的大小、数目和位置等，可发现腹腔内积液程度、范围，进而可引导穿刺定位。但超声容易受到腹部肠道积气的影响而检查范围受限，可选择腹部CT、MRI检查。

（4）内镜检查：上消化道出血时用于明确出血原因及止血治疗。

（5）腹腔穿刺：腹腔穿刺术是腹膜炎和腹腔内出血的重要辅助诊断方法之一，操作简单，准确率高。穿刺部位一般选在腹直肌外缘，4个象限均可，多选择右下腹麦氏点及左下腹反麦氏点部位，因此部位无重要血管、器官。操作时应注意手法轻柔，缓慢进针，特别是腹胀的患者，避免刺入肠管。穿刺液应做生化及常规检查，必要时进行细菌涂片及培养检查。可根据穿刺液的性质判断病变情况，如为浑浊液体或脓性液多见于各种原因引起的腹膜炎，如急性阑尾炎继发穿孔；如液体含有食物残渣是上消化道穿孔；如为粪便样是下消化道破裂；肝脾破裂、肠系膜动脉破裂可抽出新鲜不凝血；肠绞窄性或出血性病变及肿瘤为血性腹水或血性液；宫外孕时阴道后穹窿穿刺为新鲜血；腹腔脓肿可经腹腔、阴道后穹窿、直肠穿刺确诊或引流。

【诊断与鉴别诊断】

首先，应排除非外科急腹症的病变，如下叶肺炎、胸膜炎、心绞痛、心肌梗死、急性食管炎、食管痉挛、急性胃肠炎等，还有背部、脊柱旁病变；脊髓、脊柱损伤（外伤、血肿、肿瘤）或椎旁肌肉外伤也可刺激胸神经或腰神经引起腹痛。也要注意鉴别带状疱疹、腹肌外伤、腹壁肿瘤等。

其次，应特别注意鉴别内科疾病所引起的急腹症类：

（1）急性血管性紫癜可引起腹内出血甚至发生休克。

（2）铅中毒、脊髓结核、卟啉病引起的腹部绞痛，有时与肠梗阻很相似。急性胃肠炎、食物中毒引起腹痛、呕吐易造成误诊。

（3）有些病变虽在腹内，如结核性腹膜炎、急性肠系膜淋巴结炎或髂窝淋巴结炎，均不属于外科急腹症，不需急诊手术。

最后进一步确定病变的性质及部位：

（1）病变的性质：急性炎症、急性穿孔、急性出血、急性管腔梗阻、急性脏器缺血（绞窄性、栓塞性）。

（2）病变的部位：根据腹痛和阳性体征所在的部位，结合解剖知识，确定病变部位。根据病变某些特征判断病变部位。

如经上述分析仍难确诊而不能排除外科急腹症者，还可以腹腔镜探查或剖腹探查作为最后确诊手段。

【治疗】

不同类型急腹症的病因、病理、病情程度，甚至机体的反应等差异甚大，治疗方法也各有特点，归纳起来可分为非手术治疗和手术治疗。

（一）非手术治疗

急腹症的非手术治疗必须在做好手术准备的情况下进行。通过严格的监测，随时掌握病情变化。如病情加重，应及时手术。

1.适应证

（1）原发性腹膜炎。

（2）诊断明确，病情较轻或病变局限者，如急性单纯性阑尾炎，阑尾周围脓肿；无梗阻的胆道感染；无严重感染的胆道蛔虫症、胆结石；腹膜炎病因不明，病情不重或临床症状好转，炎症已趋于局限；管腔梗阻而无严重感染征象的疾病，如单纯性机械性肠梗阻、动力性（即痉挛性或麻痹性）肠梗阻。

2. 具体措施

（1）严格半卧位：适用于腹腔已有渗出者。半卧位使渗出液流向下腹部或盆腔，以减缓毒素吸收速度，减轻中毒症状；减少渗液对膈肌刺激，以免增加心肺负担；一旦形成脓肿，在下腹部或盆腔比上腹部容易处理。采取半卧位时应经常活动双下肢或变换体位及受压部位，以预防下肢静脉血栓及压疮。

（2）禁饮食：胃肠道穿孔者或急性肠梗阻患者应绝对禁食水。其他急腹症患者也应禁食水，以免加重病情或延误手术。

（3）胃肠减压：一方面减少了胃肠道内容物通过破口继续进入腹腔的机会，有利于炎症局限；可减轻胃肠道的膨胀；改善胃肠壁的血液循环；并可通过减轻腹胀而改善呼吸。另一方面经鼻胃管又影响气道的通畅，妨碍呼吸和咳嗽，增加肺部并发症的概率，所以一旦肠道功能恢复应及早拔除。

（4）静脉输液：根据患者病情按比例补充晶体液和胶体液，纠正水电解质紊乱和酸碱失衡，并给予营养支持治疗。

（5）联合应用抗菌药物：最初用药多选择针对大肠埃希菌、肠球菌和厌氧菌的抗生素，待细菌培养明确后再改用敏感的抗菌药物。

（6）镇静、止痛：诊断不明确者忌用强效镇痛药；诊断明确者可适当给予止痛药物，以减轻痛苦。

（7）其他措施：如吸氧、灌肠等措施。

（8）中药、针灸：中药、针灸在急腹症的非手术治疗中占有重要地位，疗效肯定。尤其适用于急性单纯性阑尾炎、阑尾周围脓肿、溃疡病穿孔、胆道感染、急性胰腺炎、单纯性肠梗阻等。

（9）特殊用药：对诊断明确的某些疾病，如急性胰腺炎时，使用生长抑素、抑肽酶；肠系膜血栓形成时，进行抗凝治疗和溶栓治疗；麻痹性肠梗阻时，使用溴新斯的明、垂体后叶素及西沙比利等。

（二）手术治疗

1. 适应证

（1）诊断明确的外科急腹症，以继发腹膜炎，如胃、十二指肠溃疡穿孔，绞窄性肠梗阻等。

（2）诊断明确，虽无腹膜炎但全身感染中毒症状重，如梗阻性化脓性胆管炎。

（3）病因不明的严重腹膜炎而无局限趋势时。

（4）单纯性肠梗阻出现绞窄迹象或超过48h无缓解。

（5）嵌顿疝超过4～6h未能还纳。

（6）肠系膜血管疾病，如肠系膜血管栓塞或血栓形成。

（7）经短时间（12h）非手术治疗无效者。

2. 术前准备与支持治疗

（1）具体措施

①输晶体液，补充电解质，调节酸碱平衡；

②必要时可适当输血浆或全血；

③留置胃肠减压管及尿管；

④联合应用抗生素；

⑤适当镇痛；

⑥良好沟通，取得患者和家属的配合。

（2）麻醉选择

急腹症的手术与普通疾病手术不同，属于"急救处理"范畴，术前准备无法做到充分，需要外科医生和麻醉医生充分沟通、商讨，结合诊断、预估手术的难易程度和所需时间及患者能否耐受等综合情况分析确定麻醉方案。同时，还要考虑以下因素：

①具有良好的肌肉松弛；

②便于延长切口和探查；

③易于处理可能发生的意外；

④对患者的生理干扰少；

⑤少有并发症。

常用的有硬膜腔外麻醉、全麻。

（3）切口选择原则

①距病灶最近、最直接；

②易操作、损伤小；

③便于延长切口；

④切口不易感染，一旦感染也利于引流；

⑤有利于愈合，不易形成切口疝。

常用经腹直肌纵切口、麦氏切口、正中切口等。

（4）探查

①切开腹膜时注意有无气体逸出，如于腹膜外倒些无菌盐水，切开腹膜时如有气泡，提示胃肠道有破口。

②注意腹腔内液体的性质和量，留取样本送细菌培养和药物敏感度检测。

③根据液体的性质判断病变器官。吸净脓液后探查该器官。溃疡病穿孔的腹腔液稀薄、黄绿色、量较多；阑尾穿孔的脓液较稠、量少；妇科疾病的脓液集中在盆腔，量不多，且常为血性。

探查操作要轻柔、细致，尽量避免不必要的分离。如发现病变并可解释疾病的表现，不必再探查其他器官（此点与腹部损伤不同），防止炎症扩散。

3. 手术的原则和方法

手术治疗的目的是控制、纠正并最终消除其病理改变。

（1）切除病灶：如化脓性阑尾炎时切除阑尾，肠绞窄时切除坏死肠管，胆囊坏疽时切除胆囊等。

（2）控制腹膜炎的来源：当病变不适宜切除或无法立即切除，或病情不允许做彻底切除手术时，可采取措施，控制炎症发生的原因。如十二指肠穿孔时，可选择缝合穿孔的术式；胆囊坏疽，感染中毒症状严重或病变局部炎症粘连严重时，可先进行胆囊造口引流术；结肠梗阻时可先进行近端结肠造口术等。

（3）清除腹腔内渗出物或感染坏死物质，如食物残渣、粪便、异物等。注意病灶周围，更要注意膈下、结肠外侧旁沟和盆腔。脓液不多时，以吸引器吸出或湿纱布轻轻拭去。腹腔感染严重时，用大量盐水清洗，至吸出液体清亮为止。当肠壁间已被渗出形成的显微组织覆盖时，可轻轻将纤维组织清除，避免粗暴操作造成肠管损伤或增加术后粘连的可能。

（4）引流腹腔内继续产生的渗液：控制参与的炎症病灶，使之局限或吸收，防止形成腹腔脓肿。多数情况下，腹膜炎术后无须引流。但下列情况时需放置适当的引流管，另做戳口引出体外：

①坏疽的病灶或有大量坏死组织不能彻底完全清除；

②缝合处或吻合口处组织炎症、水肿，可能影响愈合，甚至有发生瘘的可能时；

③腹腔继续有较多渗血或渗出时；

④局部已形成脓肿者；

⑤解除胃肠道梗阻，恢复胃肠道的连续和通畅，如粘连性肠梗阻的松解术、肠扭转的复位固定术、嵌顿疝的还纳术或肠切除吻合术等。

常用的引流物有橡胶管、乳胶管、多孔硅胶管、双腔套管等。有时需同时放置于不同部位数个引流管。对于严重弥漫性腹膜炎也可采用腹腔内置管（多处）持续灌洗引流。

（5）切口缝合：大多数急腹症手术的切口按通常的方法处理，逐层缝合而不发生感染，Ⅰ期愈合。轻度污染的伤口可以用稀释1倍的碘伏浸泡5min，再以清水冲洗后逐层缝合，也能达到Ⅰ期愈合。当污染严重，手术时间长，感染可能较大时，可在缝合腹膜后，用金属线或其他不吸收的单股线进行腹壁的全层张力缝合，针距不宜过密、结扎过紧，以利引流。对于肥胖或营养不良，长期吸烟咳嗽，术后可能出现肠麻痹、腹胀的患者，除常规方法缝合外，也可加数针减张缝合，在普通缝合线拆除后继续保留1周左右。

（6）术后处理：除与一般腹部手术术后相同处理之外，急腹症手术后还要体现出对急、重、变化快患者的严密观察、护理与治疗。甚至将患者送入加强监护病房（ICU），由专设医护人员进行特殊监测与护理，并依病情变化给予积极的支持治疗。根据腹腔液培养选用抗菌药物，依患者消化道功能恢复情况调整饮食，必要时给予静脉营养补充。对腹腔有渗液的患者，麻醉清醒后应继续严格地采取半卧位，使渗出液流向下腹和盆腔，以利于以后的引流处理。

【常见急腹症】

航天试验基地因地理位置偏僻，检查诊断资源匮乏，治疗条件欠佳，工作人员劳动强度大、饮食不规律等因素，容易出现外科急腹症，基地医务人员应熟练掌握常见外科急腹症的诊断要点及必要的检查手段，有助于做出正确诊断，避免延误治疗。

（一）急性阑尾炎

1. 症状

（1）突发上腹或脐周疼痛，数小时后转移至右下腹且固定，即"转移性右下腹痛"，占70%左右。需注意腹痛转移时间一般超过2h。

（2）胃肠道症状，可有恶心、呕吐和腹泻等。

（3）全身症状，发热、乏力、精神差。发热晚于腹痛为外科急腹症特征性表现。

2. 查体

（1）右下腹压痛，不论腹痛是否转移至右下腹，右下腹固定压痛即为阳性体征，可伴有肌紧张及反跳痛。

（2）判断阑尾位置的试验：结肠充气试验，腰大肌试验阳性表明阑尾位于盲肠后位，闭孔内肌试验阳性说明阑尾位置较低。

3. 辅助检查

实验室检查：血白细胞计数增高、中性粒细胞增多。

（二）急性胆囊炎、胆道结石及并发症

参见本篇第五章第六节。

（三）急性胰腺炎

参见本篇第五章第七节。

（四）胃、十二指肠溃疡穿孔

1. 病史及症状

（1）多有"胃病"史，中青年男性多见。

（2）突发上腹部剧烈疼痛，持续性，短期内迅速扩散至全腹。

（3）胃肠道症状，可有恶心、呕吐。

2. 体征

可出现发热，腹式呼吸消失，半卧位拒动。

3. 辅助检查

立位腹平片可见膈下游离气体。

（五）异位妊娠破裂

1. 病史及症状

（1）停经超过 6 周或数月。

（2）突发性下腹绞痛，持续性。

（3）阴道少量流血。

2. 体格检查

（1）下腹部肌紧张，压痛，反跳痛阳性。

（2）有移动性浊音，或有休克的表现，腹腔穿刺可抽出不凝血。

（3）妇科检查：一侧附件不规则，触痛包块，宫颈举痛，后穹窿饱满和触痛。

3. 辅助检查

（1）实验室检查，妊娠试验（＋）。

（2）腹腔镜检查有助于诊断。

（六）急性肠梗阻

1. 症状

急性肠梗阻的临床特点有"痛、吐、胀、闭"，持续性或阵发性腹痛伴腹胀，恶心、呕吐，排便、排气停止。

2. 体征

（1）腹胀（局限性或弥漫性），肠型蠕动波。

（2）肠鸣音活跃亢进、气过水声、高调肠鸣音、金属音或肠鸣音减弱或消失。

3. 辅助检查

腹部平片可见气液平面，绞窄性肠梗阻时可见孤立、胀大的肠袢。

第五节　功能性胃肠病

功能性胃肠病（Functional Gastrointestinal Disorders，FGIDs）是一组表现为慢性或反复发作的胃肠道症状，而无器质性改变的胃肠道功能性疾病，临床表现主要是胃肠道的相关症状，因症状特征而有不同命名。目前，我国采用罗马Ⅲ标准的功能性胃肠病的命名分类。临床上，以功能性消化不良及肠易激综合征多见。

功能性消化不良

【概述】

功能性消化不良（Functional Dyspepsia，FD）是指由胃和十二指肠功能紊乱引起的症状，而无器质性疾病的一组临床综合征。

【病因】

功能性消化不良的病因尚未清楚，可能与下列多种因素有关：

（1）胃肠动力障碍：包括胃排空延迟，胃、十二指肠运动协调失常。

（2）内脏感觉过敏：可能与外周感受器、传入神经、中枢整合等水平的异常有关。

（3）胃底对食物的容受性舒张功能下降：常见于有早饱症状的患者。

（4）精神和社会因素。

【临床表现】

功能性消化不良的主要症状包括餐后饱胀、早饱感、上腹胀痛、上腹灼热感、嗳气、食欲不振、恶心等。常以某一个或某一组症状为主，在病程中症状也可能发生变化。起病多缓慢，呈持续性或反复发作，许多患者有饮食、精神等诱发因素。

上腹痛为常见症状，常与进食有关，表现为餐后痛，也可无规律性，部分患者表现为上腹灼热感。餐后饱胀和早饱常与进食密切相关，餐后饱胀是指正常餐量即出现饱胀感；早饱是指有饥饿感但进食后不久即有饱感。不少患者同时伴有失眠、焦虑、抑郁、头痛、注意力不集中等精神症状。

【辅助检查】

辅助检查的目的是排除消化道及肝、胆、胰、脾、肾等器质性病变。

（一）实验室检查

血尿便常规、肝肾功能、生化常规、血沉等。

（二）影像学检查

B超、X线、CT、MRI检查等。

（三）内镜检查

【诊断与鉴别诊断】

功能性消化不良的诊断标准如下：

①有上腹痛、上腹灼热感、餐后饱胀和早饱症状之一种或多种，呈持续或反复发作的慢性过程（罗马Ⅲ标准规定病程超过6个月，近3个月症状持续）；

②上述症状排便后不能缓解（排除症状由肠易激综合征所致）；

③排除可解释症状的器质性疾病。

根据临床特点，罗马Ⅲ标准将本病分为以下两个临床亚型：

①上腹痛综合征：上腹痛和（或）上腹灼热感；

②餐后不适综合征：餐后饱胀和（或）早饱，两型可重叠。

功能性消化不良的诊断程序如下：

①在全面病史采集和体格检查的基础上，应先判断患者有无下列提示器质性疾病的报警症状和体征。

②45 岁以上，近期出现消化不良症状；有消瘦、贫血、黑便、吞咽困难、腹部肿块和黄疸等症状。

③消化不良症状进行性加重。对有报警症状和体征者，必须进行全面检查直至找到病因。

④对年龄在 45 岁以下且无报警症状和体征者，可选择基本的实验室检查和胃镜检查。

鉴别诊断时，需鉴别的疾病包括：

①食管、胃和十二指肠的各种器质性疾病，如消化性溃疡、胃癌等；

②各种肝、胆、胰疾病；

③由全身性或其他系统疾病引起的上消化道症状，如糖尿病、肾脏病、风湿免疫性疾病和精神神经性疾病等；

④药物引起的上消化道症状，如服用非甾体类抗炎药；

⑤其他功能性胃肠病和动力障碍性疾病，如胃食管反流病、肠易激综合征等。

应注意，不少功能性消化不良患者常同时有胃食管反流病、肠易激综合征及其他功能性胃肠病并存，临床上称为症状重叠。

【治疗】

（一）一般治疗

帮助患者认识和理解病情，建立良好的生活和饮食习惯，避免烟酒及服用非甾体抗炎药，避免食用可能诱发症状的食物。注意根据患者不同特点进行心理治疗，失眠、焦虑者可适当服用镇静或抗焦虑药物。

（二）药物治疗

目前无特效药物，主要是经验性治疗。

（1）抑制胃酸药：一般适用于以上腹痛、上腹灼热感为主要症状者，可选择 H2 受体拮抗剂或质子泵抑制剂。

（2）促胃肠动力药：一般适用于以餐后饱胀、早饱为主要症状者，可选用多潘立酮、莫沙必利或伊托必利。

（3）助消化药：消化酶制剂可作为治疗消化不良辅助用药。

（4）抗抑郁药：上述治疗疗效欠佳而伴随精神症状明显者可试用，常用的有三环类抗抑郁药，如阿米替林，选择性抑制 5-羟色胺再摄取抗抑郁药，如帕罗西汀等，宜从小剂量开始，注意药物的不良反应。

肠易激综合征

【概述】

肠易激综合征（Irritable Bowel Syndrome，IBS）是一种以腹痛或腹部不适伴排便习惯改变为特征而无器质性病变的常见功能性肠病。临床上根据排便特点和粪便的性状可分为腹泻型、便秘型和混合型，我国以腹泻型为主。

【病因】

肠易激综合征的病因尚不清楚，目前认为是多种因素和多种发病机制共同作用的结果，包括：

①胃肠动力学异常；

②内脏感觉异常；

③肠道感染治愈后；

④胃肠道激素；

⑤精神、心理障碍。

【临床表现】

肠易激综合征最主要的临床表现是腹痛或腹部不适、排便习惯和粪便性状的改变。精神、饮食等因素常诱使症状复发或加重。腹痛是肠易激综合征的主要症状，可有不同程度的腹痛或腹部不适，部位不定，疼痛性质多样，以下腹部和左下腹多见，排便或排气后缓解。腹泻型肠易激综合征持续性或间歇性腹泻，粪量少，呈糊状，可带有黏液；部分患者腹泻与便秘交替发生。便秘型肠易激综合征排便困难，大便干结，量少，表面可附黏液，常伴排便不尽感，部分患者同时有消化不良和失眠、焦虑、抑郁和紧张等症状。一般无明显体征，可在相应部位有轻压痛，部分患者可触及乙状结肠曲或痛性肠襻。

【辅助检查】

多次（至少3次）大便常规培养均阴性，便隐血试验阴性，血尿常规正常，血沉正常。对于年龄40岁以上的患者，除上述检查外，尚需进行结肠镜检查并进行黏膜活检，以排除肠道感染性、肿瘤性疾病等。

【诊断与鉴别诊断】

诊断采用罗马Ⅲ标准，病程6个月以上且近3个月来持续存在腹痛或不适，并伴有以下至少两项特点：

①排便后症状缓解；

②发作时伴有排便频率改变；

③发作时伴有大便性状改变。必须排除肠道及可能引起上述症状的其他器质性疾病。

鉴别诊断：腹痛为主者应与引起腹痛的疾病鉴别，腹泻为主者应与引起腹泻的疾病鉴别，其中注意与常见的乳糖不耐受症鉴别。以便秘为主者应与引起便秘的疾病鉴别，其中功能性便秘及药物不良反应引起的便秘常见，应注意详细询问病史。

【治疗】

（一）一般治疗

询问病史发现促发因素，并设法去除。教育患者建立良好的生活习惯，饮食上避免诱发症状的食物。高纤维素食物有助于改善便秘。

（二）药物对症治疗

（1）解痉药：抗胆碱药可作为缓解腹痛的短期对症治疗。匹维溴铵为选择性作用于胃肠道平滑肌的钙通道阻滞剂，对腹痛有一定疗效，用法为50mg每次，每日3次。

（2）止泻药：洛哌丁胺或地芬诺酯止泻效果好，适用于腹泻症状较重者，但不宜长期使用。轻症者宜用吸附止泻药，如蒙脱石、药用炭等。

（3）泻药：对便秘型患者酌情使用泻药，常用的有渗透性轻泻剂，如聚乙二醇、乳果糖，容积性泻药，如甲基纤维素等。

（4）肠道益生菌：对腹泻、腹胀有一定疗效。

（5）精神药物：对有明显精神症状的患者，适当予以镇静剂、抗抑郁药、抗焦虑药。

（三）心理和行为疗法

症状严重而顽固，经一般治疗和药物治疗无效者应考虑予以心理行为治疗，包括心理治疗、认知治疗、催眠疗法和生物反馈疗法等。

第六节　胆　石　症

【概述】

胆石症（Cholelithiasis）是指胆道系统（包括胆囊和胆管）的任何部位发生结石的疾病，结石的种类和成分不完全相同，临床表现取决于结石是否引起胆道感染、胆道梗阻及梗阻的部位和程度。

【病因】

胆囊结石成因复杂，与多种因素有关，任何影响胆固醇与胆汁酸浓度比例改变和造成胆汁淤滞的因素都能导致结石的形成。肝外胆管结石分为继发性和原发性。继发性结石主要是胆囊结石排进胆管并停留在胆管内，故多为胆固醇结石或黑色胆色素结石。原发性结石多为棕色胆色素结石或混合性结石，形成的诱因有胆道感染、胆道梗阻、胆道异物，包括蛔虫残体、虫卵、华支睾吸虫、缝线线结等。肝内胆管结石又称为肝胆管结石，主要与胆道感染、胆道寄生虫、胆汁停滞、胆管解剖变异和营养不良等有关。

【临床表现】

（一）胆绞痛

胆绞痛为发作性的疼痛，常位于中上腹或右上腹，偶见左上腹、心前区及下腹。疼痛可由饱食后诱发，也可无诱因。疼痛可放射至肩胛区和右肩。

（二）急性胆囊炎

急性胆囊炎最常见的原因是结石阻塞胆囊管造成胆囊的急性炎症。典型的急性胆囊炎疼痛持续 3h 以上，3h 后疼痛部位从剑突下转移至右上腹，可向右肩胛部放射，常有恶心、呕吐、发热。右上腹有压痛、肌紧张，莫菲征阳性，少数可见黄疸。

（三）慢性胆囊炎

慢性胆囊炎患者常有胆石症史，并有急性胆囊炎和胆绞痛的反复发作史。症状有持续性右上腹钝痛或不适感，或伴有右肩胛区疼痛；有恶心、嗳气、反酸、腹胀和胃部灼热等消化不良症状，进食油腻食物后加重；病程长，病情经过有急性发作和缓解交替的特点；体征有胆囊区轻度压痛及叩击痛。

（四）胆总管胆石症和胆管炎

胆总管结石可造成多种并发症，常伴有胆汁感染。胆道梗阻造成黄疸和皮肤瘙痒，胆总管胆石症可并发胆管炎。胆总管胆石症典型的临床表现是胆绞痛、黄疸和寒战，即 Charcot 三联征，发生在 70% 的病例。

（五）肝内胆管结石

肝内胆管结石可引起复发性化脓性胆管炎。临床特点：80% 以上的患者在 50 岁前发病，肝内胆管有色素性结石形成，反复发作的腹痛，常伴有黄疸、寒战和发热。

【辅助检查】

（一）实验室检查

一般的胆绞痛，无血液学和生化学的改变。急性胆囊炎常见白细胞增多和核左移；间歇性的胰管梗阻造成血清淀粉酶增高；胆囊炎症和水肿可压迫胆总管，造成氨基转移酶和碱性磷酸酶增高；总肝管和胆总管严重梗阻常有胆红素增高。

（二）影像学检查

（1）腹部平片：价值不大，只有 13％～17％ 的胆石不透射线而显影。X 线检查可排除其他疾病引起的腹痛，如溃疡穿孔或肠梗阻。

（2）B 超检查：诊断胆石的特异性和敏感性高，可作为常规检查。急性胆囊炎 B 超可见胆囊肿大，胆囊壁增厚或毛糙，伴有结石时可见结石影像。慢性胆囊炎 B 超可见胆囊结石，胆囊壁增厚，胆囊缩小或变形。

（3）超声内镜（Endoscopic Ultrasound，EUS）：诊断胆总管结石病的敏感性和特异性均较高，对于无扩张的胆总管内小结石诊断尤有价值。

（4）CT 检查：CT 检查可显示胆管的扩张、结石和肿块，也可排除肿瘤造成的胆总管梗阻。

（5）胆管造影：若需要更精确地显示胆道系统，则应进行内镜逆行胆胰管造影（ERCP）或经皮肝穿刺胆管造影（PTC）。ERCP 更适用于显示较低部位的梗阻，而 PTC 显示较高部位或近端的梗阻。

（6）磁共振胆管成像（MRC）：诊断胆管内疾病、胆管扩张和胆道狭窄的特异性和敏感性均＞95％。MRC 为非侵入性检查，避免了 ERCP 和 PTC 所带来的风险。

【诊断与鉴别诊断】

诊断有赖于临床表现和影像学检查。需与其他原因引起的腹痛相鉴别，如上消化道疾病、结肠疾病、肾绞痛、胰腺疾病、心绞痛、降主动脉瘤、胸膜炎、心包炎等。

【治疗】

（一）一般治疗

积极预防和治疗细菌感染及并发症；选用低脂肪餐，减少胆汁分泌，减轻胆囊负担。

（二）药物治疗

（1）急性胆囊炎：

①解痉、镇痛：山莨菪碱（654－2）、哌替啶等；

②抗菌治疗：喹诺酮类、头孢类；

③利胆药物：可口服 50％硫酸镁、去氢胆酸片等。

（2）慢性胆囊炎：

①利胆药物：可口服去氢胆酸片、熊去氧胆酸等；

②溶石疗法：如系胆固醇结石引起者，可用熊去氧胆酸治疗。

（3）合理选用中药：消炎利胆类药物。

（三）内镜治疗

对于无法耐受手术的胆总管结石病患者可进行内镜乳头括约肌切开术，也可通过胆管镜取石。但由于仍保留胆囊，因此结石可反复形成。

（四）外科手术治疗

手术指征如下：

①胆囊坏疽及穿孔，并发弥漫性腹膜炎者。

②慢性胆囊炎反复急性发作，诊断明确者。

③经积极内科治疗，病情继续发展并恶化者。可进行开腹手术和腹腔镜胆囊切除术，目前后者已被广泛应用，作为有症状的胆石症和急、慢性胆囊炎的标准治疗方法。

第七节　急性胰腺炎

【概述】

急性胰腺炎（Acute Pancreatitis，AP）是多种病因导致胰腺组织自身消化所致的胰腺水肿、出血及坏死等炎性损伤。临床上以急性上腹痛及血淀粉酶或脂肪酶升高为特点。多数患者病情轻，预后好；少数患者可伴发多器官功能障碍及胰腺局部并发症，病死率高。

【病因】

（一）胆道疾病

胆石症、胆道感染等是急性胰腺炎的主要病因，如胆管下端明显梗阻；胆道内压力增高；高压的胆汁逆流胰管，造成胰腺腺泡破裂，胰酶进入胰腺间质而发生胰腺炎。

（二）酒精因素

酒精可促进胰液分泌，当胰管流出道不能充分引流大量胰液时，胰管内压升高，引发腺泡细胞损害。酒精常与胆道疾病共同导致急性胰腺炎。

（三）胰管阻塞

胰管结石、蛔虫、胰管狭窄、肿瘤（壶腹周围癌、胰腺癌）可引起胰管阻塞和胰管内压增高。胰腺分裂是一种胰腺导管的先天性发育异常，主胰管和副胰管在发育过程中未能融合，大部分胰液经狭小的副乳头引流，容易发生引流不畅，导致胰管内高压。

（四）十二指肠降段疾病

如球后穿透溃疡、邻近十二指肠乳头的憩室炎等可直接累及胰腺。

（五）手术与创伤

腹腔手术、腹部外伤等损伤胰腺组织，导致胰腺严重血液循环障碍，均可引起急性胰腺炎。ERCP插管时导致的十二指肠乳头水肿或注射造影剂过多、过快等也可引发该病。

（六）代谢障碍

可与高钙血症、高脂血症等病症有关。

（七）药物

噻嗪类利尿剂、硫唑嘌呤、糖皮质激素、磺胺类等药物可能损伤胰腺组织，使胰腺分泌或黏稠度增加，引起急性胰腺炎。

（八）感染及全身炎症反应

可继发于急性流行性腮腺炎、甲型流感、肺炎衣原体感染、传染性单核细胞增多症、柯萨奇病毒感染等，常随感染痊愈而自行缓解。在全身炎症反应时，作为受损的靶器官之一，胰腺也可有急性炎性损伤。

【临床表现】

临床上按病情轻重，将急性胰腺炎分为轻度急性胰腺炎、中度重症急性胰腺炎和重度急性胰腺炎。

轻度急性胰腺炎（Mild Acute Pancreatitis，MAP）：具备急性胰腺炎的临床表现和生物化学改变，不伴有器官功能衰竭及局部或全身并发症，通常1～2周内恢复，病死率极低；

中度重症急性胰腺炎（Moderately Severe Acute Pancreatitis，MSAP）：具备急性胰腺炎的临床表现和生物化学改变，伴有一过性的器官功能衰竭（48h内可自行恢复），或伴有局部或全身并发症而不存在持续性器官功能衰竭（48h内不能自行恢复），对于有重症倾向的急性胰腺炎患者，要定期监测各项生命体征并持续评估；

重度急性胰腺炎（Severe Acute Pancreatitis，SAP）：具备急性胰腺炎的临床表现和生物化学改变，伴有持续的器官功能衰竭（持续48h以上不能自行恢复的呼吸系统、心血管或肾脏功能衰竭，可累及一个或多个脏器）。重度急性胰腺炎病死率较高，为36%～50%，如后期合并感染，则病死率极高。

（一）症状

（1）腹痛：为本病的主要表现和首发症状，大多为突然发作，常于饱餐和饮酒后发病，疼痛为持续性，有阵发性加剧，呈钝痛、刀割样痛或绞痛，常位于上腹或左上腹，也有偏右者，可向腰背部放散，仰卧位时加剧，坐位或前屈位时减轻。当有腹膜炎时，疼痛弥漫全腹。极少数病人可以没有腹痛，而仅表现为明显腹胀。

（2）恶心、呕吐：多在起病后出现恶心、呕吐，有时较频繁，呕吐物为当日所进食物或胆汁，呕吐后腹痛并不减轻。

（3）发热：多为中度发热，少数为高热，一般持续3～5天。如发热不退或逐日升高，尤其持续2～3周以上者，要警惕胰腺脓肿的可能。

（4）低血压或休克：仅见于重症急性胰腺炎，休克可逐渐发生或突然出现。休克的原因如下：

①呕吐使大量的消化液丧失，或麻痹性肠梗阻时大量消化液积于肠腔、腹腔及胰腺后间隙，有效血容量不足；

②缓激肽致周围血管扩张；

③胰腺坏死释放心肌抑制因子使心肌收缩不良；

④并发感染或出血。

（二）体征

（1）体位：病人喜蜷曲、前倾体位。

（2）腹部压痛：轻型急性胰腺炎病人主要有腹部的深压痛，但与病人自觉症状不成比例；重症急性胰腺炎可出现肌紧张、压痛、反跳痛等腹膜刺激征，可局限于上腹部或遍及全腹。

（3）肿块：有10%～20%的病人可在上腹部扪及肿块，常为胰腺假性囊肿或胰腺脓肿，一般见于起病后4周或以后。

（4）并发肠麻痹时则明显腹胀，肠鸣音减弱或消失。

（5）黄疸：于发病后第2～3天可出现轻度黄疸，数天后即消退，此系胰头部水肿压迫胆总管引起，也可因并发胆管结石或感染所致。后期出现黄疸应考虑并发胰腺脓肿或假性囊肿压迫胆总管或由于肝细胞损害所致。

（6）腹壁瘀斑：胰酶、坏死组织、出血沿腹膜间隙与肌层渗入腹壁下，致胁腹皮肤呈蓝紫斑（Grey - Turner 征）或脐周皮肤青紫（Cullen 征）。它们在重症急性胰腺炎中发生率不到 3％，一旦出现提示预后不良。

（7）胸水和/或腹水征：胰液渗入腹腔或经腹膜后途经进入胸导管时，可出现胸腹水，呈血性或紫褐色，淀粉酶浓度显著增高。

（三）并发症

（1）局部并发症：包括急性液体积聚、胰腺坏死、急性胰腺假性囊肿、胰腺脓肿等。

（2）全身并发症：通常见于重症急性胰腺炎，包括急性呼吸衰竭（即呼吸窘迫综合征，ARDS）、急性肾衰竭、心律失常和心功能衰竭、消化道出血、细菌及真菌感染（败血症）、血液学异常、胰性脑病、慢性胰腺炎和糖尿病、多脏器功能衰竭（MOF）。

【辅助检查】

（一）生化检查

（1）血象：白细胞总数及中性粒细胞增多，重者有血细胞比容降低。

（2）淀粉酶：血清淀粉酶在发病后 6～12h 开始升高，48h 后下降，持续 3～5 天。大多数急性胰腺炎血清淀粉酶超过正常值 3 倍可确诊。淀粉酶的高低不一定反映病情轻重，急性水肿型可以明显升高，而出血坏死型可正常或降低，这是因为胰腺广泛坏死不能产生胰酶所致。尿淀粉酶升高较晚，发病后 12～14h 开始升高，下降较慢，持续 1～2 周，因此适用于就诊较晚的病例。胰原性胸腹水的淀粉酶含量明显增高，可作为急性胰腺炎的诊断依据。

（3）血清脂肪酶测定：较尿淀粉酶升高更晚，常在起病后 24～72h 开始升高，可持续 7～10 天，对就诊较晚的病例诊断有一定的价值。

（4）血糖升高：多为暂时性，其发生与胰岛细胞破坏、胰岛素释放减少、胰高血糖素增加有关。持久的空腹血糖高于 10mmol/L 反映胰腺坏死，表示预后严重。

（5）肝功：血清胆红素、谷草转氨酶可一过性升高，人血白蛋白降低，病死率高。

（6）血钙降低：低血钙程度与临床严重程度平行，重症急性胰腺炎血钙降低，低于 1.75mmol/L 提示预后不良。

（7）血清甘油三酯增高。

（8）低氧血症：即动脉血氧分压低于 60mmHg，则需注意并发急性呼吸窘迫综合征。

（二）影像学检查

（1）X 线腹部平片：可排除其他急腹症，如内脏穿孔。"哨兵襻""结肠切割征"为胰腺炎的间接指征。弥漫性模糊影、腰大肌边缘不清，提示存在腹水。可发现肠麻痹或麻痹性肠梗阻征。

（2）腹部 B 超：是急性胰腺炎的常规初筛影像学检查，因常受胃肠道积气的干扰，对胰腺形态观察常不满意，但可检测胆囊及胆管情况，是胰腺炎胆源性病因的初筛方法。当胰腺发生假性囊肿时，常用腹部超声诊断、随访及协助穿刺定位。

（3）腹部 CT：平扫有助于确定有无胰腺炎、胰周炎性改变及胸腹腔积液，增强 CT

有助于确定胰腺坏死程度。水肿型：胰腺非特异性增大和增厚，胰周围边缘不规则；出血坏死型：肾周围区消失，网膜囊和网膜脂肪变性，密度增加，胸腹膜腔积液，在静脉注入造影剂后密度减低区域改变不明显。CT 征象及改变与病变程度一致，因此 CT 扫描对急性胰腺炎的诊断、分型、局部并发症及预后判断均有重要价值。

【诊断与鉴别诊断】

（一）诊断标准

一般应具备下列 3 条中的任意 2 条：

①急性、持续中上腹痛；

②血淀粉酶或脂肪酶＞正常值上限 3 倍；

③急性胰腺炎的典型影像学改变。

（二）鉴别诊断

急性胰腺炎需与胆石症和急性胆囊炎、消化性溃疡穿孔、心肌梗死、急性肠梗阻、肠系膜血管栓塞等疾病鉴别。

【治疗】

大多数轻型急性胰腺炎经 3～5 天积极治疗后可治愈，重症胰腺炎必须采取综合性措施，积极抢救治疗。

（一）内科治疗

1. 监护

密切观察体温、呼吸、脉搏、血压和尿量；动态进行腹部检查，了解有无腹肌紧张、压痛程度和范围、腹水；检查白细胞计数、血和尿淀粉酶、电解质及血气情况变化，需要时急诊做胸腹部 X 线、CT、B 超检查。

2. 维持水、电解质平衡，保持血容量

应积极补充液体及电解质，维持有效血容量。重型患者常有休克，应给予白蛋白、鲜血及血浆代用品，并应早期给予营养支持治疗。重度急性胰腺炎在相当长的一段时间内不能进食，加上机体处于高分解状态，故营养支持甚为重要，一般采用全胃肠外营养（TPN）。如无肠梗阻情况宜尽早过渡到空肠插管进行肠内营养（EN），以维持肠道黏膜功能，防止肠内细菌移位引起胰腺坏死合并感染。

3. 解痉镇痛

阿托品或山莨菪碱（654－2）肌注，疼痛剧烈者可加用哌替啶（杜冷丁）肌注。吲哚美辛可镇痛、退热，也可同时或早期应用前列腺素改善胰腺微血管通透性。

4. 减少胰腺外分泌

（1）禁食及胃肠减压：减少食物及胃酸刺激胰腺分泌，并减轻呕吐和腹胀。故疼痛明显的患者一般需禁食 1～3 天，病情重者须胃肠减压。

（2）抗胆碱药：如阿托品或山莨菪碱等，疗效有争议，尤其对肠麻痹者不宜用。

（3）H2 受体拮抗剂或质子泵抑制剂：抑制胃酸分泌，间接抑制胰腺分泌，还可预防应激性溃疡的发生。

（4）生长抑素及类似物：抑制各种因素引起的胰酶分泌，抑制胰酶合成，降低 Oddi 括约肌痉挛。生长抑素 250～500μg/h 或奥曲肽 25～50μg/h 持续静脉滴注，持续 3～7 天。

5．抑制胰酶活性

抑制胰酶活性适用于出血坏死型胰腺炎的早期。

（1）抑肽酶：抑制肠肽酶，中断瀑布效应，应早用，剂量宜大，参考剂量：第一天 50000U/h，总量 100000～250000U，随后 10000～20000U/h，疗程 1～2 周。

（2）加贝酯：为一种非肽类蛋白分解酶抑制剂，对胰蛋白酶、血管舒缓素、磷脂酶 A2 等均有极强的抑制作用，对肝胰壶腹部括约肌有松弛作用。用法：100mg 加入 250mL 补液内，8h 一次，连用 3 天，症状减轻后，100mg，一天一次，疗程 7～10 天，滴速不宜大于 2.5mg/kg/h，用药期间要注意皮疹及过敏性休克。

（3）乌司他丁：系从人尿中提取的糖蛋白，为一种蛋白酶抑制剂，可以抑制胰蛋白酶等各种胰酶，可稳定溶酶体膜、抑制溶酶体酶的释放、抑制心肌抑制因子产生和炎性介质的释放。用法：100000U 加入 500mL 补液，1～2h 内滴完，1～3 次/天。

6．抗菌药物

胆源性急性胰腺炎可选用氨基糖苷类、喹诺酮类、头孢菌素类及抗厌氧菌药物，其他病因的轻型急性胰腺炎可不用。对于重症急性胰腺炎预防和治疗感染是降低死亡率的关键，可选用第三代头孢菌素或甲砜霉素类（如亚胺培南），以降低胰腺坏死后感染。重症急性胰腺炎病人应及早应用抗生素治疗，且至少维持 14 天。

7．处理多器官功能衰竭

如急性呼吸窘迫综合征的呼吸监护和治疗，必要时给予正压机械通气；高血糖或糖尿病时胰岛素治疗等相关措施；当患者出现急性肾功能不全时，连续性血液净化治疗等。1～2 周内常有 1～2 个脏器衰竭，若控制不住可累及全身。本病初期要密切观察，只要出现 1 个脏器的机能变化，应及时抢救，以免病情扩大。

（二）急诊内镜治疗

对胆总管结石性梗阻、急性化脓性胆管炎、胆源性败血症等胆源性胰腺炎应尽早进行治疗性 ERCP，用于内镜下 Oddi 括约肌切开术、取石术、放置鼻胆引流等既有助于降低胰管内高压，又可迅速控制感染。

（三）中医中药

目前，重症急性胰腺炎时常用的中药为生大黄，对麻痹性肠梗阻疗效较好。

（四）外科治疗

急性胰腺炎内科治疗无效并出现以下情况者可考虑手术治疗：

①诊断不能肯定，且不能排除其他急腹症者；

②胰腺和胰周坏死组织继发感染经内科保守治疗不能控制，应施行坏死组织清除和引流手术；

③胆源性胰腺炎大部分患者可通过内镜治疗获得成功，少数患者或不具备内镜治疗条件的医院需外科手术解除梗阻；

④并发胰腺脓肿、假性囊肿、肠麻痹坏死时。

第八节　消化道出血

【概述】

消化道出血（Gastrointestinal Bleeding）是临床常见的症状。根据出血部位分为上消化道出血和下消化道出血。上消化道出血是指屈氏韧带以上的食管、胃、十二指肠、胰胆、胃空肠吻合术后空肠上段病变的出血。下消化道出血是指屈氏韧带以下的肠道出血。消化道大量出血一般指在短期内的失血量超过 1000mL 或循环血容量的 20%，死亡率约占 10%。

【病因】

（一）上消化道出血的病因

（1）食管疾病：食管炎（反流性食管炎、食管憩室炎）、食管癌、食管溃疡、食管贲门黏膜撕裂症、器械检查或异物引起损伤、放射性损伤、强酸和强碱引起化学性损伤。

（2）胃、十二指肠疾病：消化性溃疡、急慢性胃炎、胃黏膜脱垂、胃癌、急性胃扩张、十二指肠炎、残胃炎、残胃溃疡或癌、淋巴瘤、平滑肌瘤、息肉、肉瘤、血管瘤、神经纤维瘤、膈疝、胃扭转、憩室炎、钩虫病、杜氏（Dieulafoy）病。

（3）胃肠吻合术后的空肠溃疡和吻合口溃疡。

（4）门静脉高压症：食管胃底静脉曲张破裂出血、门脉高压性胃病、门静脉炎或血栓形成的门静脉阻塞、肝静脉阻塞（Budd－Chiari 综合征）。

（5）上消化道邻近器官或组织的疾病：胆道疾病、胰腺疾病累及十二指肠、胸腹主动脉瘤破入消化道、纵隔肿瘤或脓肿破入食管。

（6）全身性疾病在胃肠道表现出血：血液病、尿毒症、结缔组织病（如血管炎）、应激性溃疡、急性感染性疾病（如流行性出血热、钩端螺旋体病）。

（二）下消化道出血的病因

1. 肛管疾病

痔、肛裂、肛瘘。

2. 直肠疾病

直肠的损伤、非特异性直肠炎、结核性直肠炎、直肠肿瘤、直肠类癌、邻近恶性肿瘤或脓肿侵入直肠。

3. 结肠疾病

细菌性痢疾、阿米巴痢疾、溃疡性结肠炎、憩室、息肉、癌肿和血管畸形。

4. 小肠疾病

急性出血性坏死性肠炎、肠结核、克罗恩病、空肠憩室炎或溃疡、肠套叠、小肠肿瘤、肠息肉病、小肠血管瘤及血管畸形。

【临床表现】

消化道出血的临床表现取决于出血病变的性质、部位、失血量与速度，与患者的年龄、心肾功能等全身情况也有关。

（一）呕血、黑便和便血

呕血、黑便和便血是消化道出血的特征性临床表现。上消化道急性大量出血多数表现为呕血，如血液在胃内潴留，经胃酸作用后呈咖啡色；如出血速度快而多，呕血的颜色呈鲜红色。少量出血则表现为粪便潜血试验阳性。黑便或柏油便是血红蛋白经肠内硫化物作用形成硫化铁所致，常提示上消化道出血。但如果十二指肠部位病变的出血速度快，在肠道停留时间短，粪便颜色会变成紫红或鲜红色。右半结肠出血时，粪便颜色为暗红色；左半结肠及直肠出血，粪便颜色为鲜红色。在空回肠及右半结肠病变引起小量渗血时，也可有黑便。

（二）失血性周围循环衰竭

消化道出血因失血量过大、出血速度过快、出血不止时可致周围循环衰竭，临床上可出现头晕、乏力、心悸、恶心、口渴、出冷汗、黑蒙或晕厥；皮肤灰白、湿冷；按压甲床后苍白且经久不见恢复；静脉充盈差，体表静脉瘪陷；脉搏细弱、四肢湿冷、心率加快、血压下降，甚至休克，同时出现精神萎靡、烦躁不安，甚至反应迟钝、意识模糊。

【辅助检查】

（一）血常规

血红蛋白测定、红细胞计数、血细胞容积可以帮助估计失血的程度。但在急性失血初期，由于血浓缩及血液重新分布等代偿机制，上述数值可以暂时无变化。一般需组织液渗入血管内补充血容量，即 $3\sim4h$ 后才会出现血红蛋白下降，平均在出血后 $32h$ 血红蛋白可被稀释到最大程度。如果病人出血前无贫血，血红蛋白在短时间内下降至 7g 以下，表示出血量大，在 1200mL 以上。大出血后 $2\sim5h$，白细胞计数可增高，但通常不超过 $15\times10^9/L$。而在肝硬化、脾功能亢进时，白细胞计数可以不增加。

（二）呕吐物或粪便潜血试验

呕吐物或粪便潜血试验呈阳性反应。

（三）尿素氮

上消化道大量出血后，由于大量血液分解产物被肠道吸收，引起血尿素氮浓度增高，称为肠源性氮质血症。上消化道大出血后数小时，血尿素氮增高，$1\sim2$ 天达高峰，$3\sim4$ 天内降至正常。如再次出血，血尿素氮可再次增高。若活动性出血已停止，且血容量已基本纠正而尿量仍少，则应考虑由于休克时间过长或原有肾脏病变基础而发生肾功能衰竭。

（四）内镜检查

内镜是消化道出血定位、定性诊断的首选方法，不仅能直视病变、取活检，对于出血病灶可进行及时准确的止血治疗。内镜检查多主张在出血 $24\sim48h$ 内进行检查，即急诊胃镜和结肠镜检查。急诊胃镜和结肠镜检查前需先纠正休克、补充血容量、改善贫血及使用止血药物，胃灌洗和肠道清洁准备有助于提高内镜检查的阳性率。胃镜检查可在直视下观察食管，胃，十二指肠球部、降部，从而判断出血的部位、病因及出血情况。胃镜下诊断活动性出血是指病灶有喷血或渗血，近期出血是指病灶呈黑褐色基底、粘连血块、血痂或见隆起的小血管，仅见到病灶但无上述表现，如能排除其他出血原因，也考虑为原发出血灶。结肠镜检查是诊断大肠及回肠末端病变的首选检查方法。对于胃镜及结肠镜检查未能明确出血原因并可疑小肠出血时，可考虑胶囊内镜或/和小肠镜检查，用于小肠疾病的诊断。

（五）X 线钡剂检查

X 线钡剂检查仅适用于出血已停止和病情稳定的患者，其对急性消化道出血病因诊断的阳性率不高。

（六）血管造影

选择性血管造影对急性、慢性或复发性消化道出血的诊断及治疗具有重要作用。根据脏器的不同可选择腹腔动脉、肠系膜动脉或门静脉造影，该项造影术最好在活动性出血的情况下，即出血率>0.5mL/min 时，才可能发现真正的出血病灶。对确定下消化道出血的部位（特别是小肠出血）及病因更有帮助，也是发现血管畸形、血管瘤所致出血的可靠方法。

（七）放射性核素显像

近年应用放射性核素显像检查法来发现活动性出血的部位，其方法是静脉注射99mTc 标记的自体红细胞后做腹部扫描，以探测标记物从血管外溢的证据，可起到初步的定位作用，对 Meckel 憩室合并出血有较大的诊断价值。

【诊断与鉴别诊断】

（一）消化道出血的识别

根据呕血、黑便或便血及失血性周围循环衰竭的临床表现，呕吐物或黑便潜血试验强阳性，血红蛋白、红细胞计数及血细胞比容下降的实验室证据，可诊断消化道出血，但必须排除消化道以外的出血因素，如排除呼吸道出血，需鉴别咯血与呕血；排除口、鼻、咽喉部出血，注意病史询问和局部检查；排除食物及药物引起的黑便，如动物血、炭粉、铁剂或铋剂药物，详细询问病史可鉴别。注意消化道大出血的早期识别，在某些特殊情况上消化道出血引起的急性周围循环衰竭征象先于呕血及黑便的出现，应与内出血及其他原因引起的休克鉴别，及时进行上消化道内镜检查和直肠指检，借以发现尚未呕出或便出的血液，而使诊断得到及早确立。

（二）出血程度的评估和周围循环状态的判断

成人每日消化道出血超过 5mL，粪便潜血试验即出现阳性；每日出血量超过 50mL 可出现黑便；胃内积血量超过 250mL 可引起呕血。一次出血量少于 400mL 时，因轻度血容量减少可由组织液及脾脏储血所补充，多不引起全身症状。出血量超过 400mL 时，可出现头昏、心悸、乏力等症状。短时间内出血量超过 1000mL，可出现休克的症状。当患者消化道出血未及时排除，可通过观察其循环状态判断出血程度。直立性低血压常提示早期循环容量不足，即由平卧位改为坐位时，血压下降幅度＞15～20mmHg、心率增快＞10 次/min。如收缩压＜90mmHg、心率＞120 次/min，伴有面色苍白、四肢湿冷、烦躁不安或神志不清，则表明有严重大出血导致的休克。

（三）判断出血是否停止

由于肠道内积血需经数日（约 3 日）才能排尽，故不能以黑便作为上消化道继续出血的指标。下列情况应考虑有消化道活动出血：反复呕血或黑便（血便）次数增多、粪质稀薄，肠鸣音活跃；周围循环状态经充分补液及输血后未见明显改善，或虽暂时好转而又继续恶化；血红蛋白浓度、红细胞计数与血细胞比容继续下降，网织红细胞计数持续增高；补液与尿量足够的情况下血尿素氮持续或再次增高。

（四）判断出血部位及病因

1. 病史与体检

80％以上消化性溃疡患者有长期规律性上腹疼痛史，并在饮食不当、精神疲劳等诱因下并发出血，出血后疼痛减轻。呕出大量鲜红色血而有慢性肝炎、血吸虫病等病史，伴有肝掌、蜘蛛痣、腹壁静脉曲张、脾大、腹水等体征时，以门脉高压食管静脉曲张破裂出血为最大可能。45 岁以上慢性持续性粪便隐血试验阳性，伴有缺铁性贫血者应考虑胃癌或食管裂孔疝。有服用非甾体抗炎药或肾上腺皮质激素类药物史或严重创伤、手术、败血症时，其出血以应激性溃疡和急性胃黏膜病变为可能。50 岁以上原因不明的肠梗阻及便血，应考虑结肠肿瘤。60岁以上有冠心病、心房颤动病史的腹痛及便血者，缺血性肠病可能性大。突然腹痛、休克、便血者要立即想到动脉瘤破裂。黄疸、发热及腹痛者伴消化道出血时，胆道源性出血不能除外，常见于胆管结石或胆管蛔虫症。

2. 特殊诊断方法

根据临床情况合理选择内镜检查、X线钡剂检查、血管造影、放射性核素显像等有助于判断出血部位及病因，详见"辅助检查"部分。

【治疗】

消化道大量出血，病情急、变化快，抗休克、迅速补充血容量治疗应放在一切医疗措施的首位。

（一）一般急救措施

卧床，保持病人呼吸道通畅，避免呕血时吸入引起窒息，必要时吸氧，活动性出血期间禁食。进行心电监护，严密监测患者生命体征，记录心率、血压、呼吸、尿量及神志变化；观察呕血与黑便、血便情况；定期复查血红蛋白浓度、红细胞计数、血细胞比容与血尿素氮；保持静脉通路，必要时进行中心静脉压测定。

（二）积极补充血容量

立即查血型和配血，尽快建立有效的静脉输液通道补充血容量。在配血过程中，可先输平衡液或葡萄糖盐水，甚至胶体扩容剂。输液量以维持组织灌注为目标，尿量是有价值的参考指标。对肝硬化门静脉高压的患者要提防因输血而增加门静脉压力继发再出血的可能性。要避免输血、输液量过快、过多而引起急性肺水肿或诱发再次出血。原有心脏病或老年患者必要时可根据中心静脉压调节输液量。下列情况为输浓缩红细胞的指征：收缩压＜90mmHg，或较基础收缩压降低＞30mmHg；心率＞120次/min；血红蛋白＜70g/L或血细胞比容＜25%。输血量以使血红蛋白达到70g/L左右为宜。

（三）上消化道大出血的治疗

1. 抑酸药物

抑酸药能提高胃内pH值，既可促进血小板聚集和纤维蛋白凝块的形成，避免血凝块过早溶解，有利于止血和预防再出血，又可治疗消化性溃疡。临床常用的抑酸剂包括质子泵抑制剂（PPIs）和H2受体拮抗剂（H2RA），常用的PPIs针剂有：埃索美拉唑、奥美拉唑、泮托拉唑、兰索拉唑、雷贝拉唑等，常用的H2RA针剂包括雷尼替丁和法莫替丁等。静脉注射PPIs剂量的选择，消化道大出血推荐大剂量PPIs治疗，如埃索美拉唑或奥美拉唑80mg静脉推注后，以8mg/h的速度持续输注72h；常规剂量PPIs治疗，如埃索美拉唑或奥美拉唑40mg静脉输注，每12小时一次。

2. 内镜下止血

内镜下止血起效迅速、疗效确切，应作为治疗的首选。常用的内镜止血方法包括药物局部注射、热凝止血和机械止血3种。药物注射可选用1∶10000肾上腺素盐水、高渗钠-肾上腺素溶液等，其优点为简便易行；热凝止血包括高频电凝术、氩离子凝固术（APC）、热探头和微波等方法，止血效果可靠，但需要一定的设备与技术经验；机械止血主要采用各种止血夹，尤其适用于活动性出血。

3. 食管胃底静脉曲张出血的非外科手术治疗

（1）药物治疗：药物治疗是静脉曲张出血的首选治疗手段，尽早给予血管活性药物，如生长抑素、奥曲肽、特利加压素及垂体后叶素，减少门静脉血流量，降低门静脉压，从而止血。生长抑素及奥曲肽因不伴全身血流动力学改变，短期使用无严重不良反应，成为食管胃底静脉曲张出血的最常用药物。生长抑素的用法为首剂负荷量 $250\mu g$ 静脉缓注，继以 $250\mu g/h$ 持续静脉滴注，该药半衰期短，滴注过程中不能中断，中断超过 5min，应重新注射首剂。奥曲肽是 8 肽生长抑素类似物，该药半衰期较长，起始静脉静推 $50\mu g$，之后以 $50\mu g/h$ 静脉滴注，首次控制出血率为 85%～90%，无明显不良反应，使用 5 天或更长时间。特利加压素的推荐起始剂量为每 4 小时 2mg，出血停止后可改为每日 2 次，每次 1mg，维持 5 天。垂体后叶素的用法为 0.2U/min 持续静脉滴注，可逐渐增加剂量，最高可加至 0.4U/min。该药可致腹痛、血压升高、心律失常、心绞痛等副作用，严重者甚至可能发生心肌梗死，故对老年患者应同时使用硝酸甘油，以减少该药的不良反应。

（2）内镜治疗：内镜治疗的目的是控制急性食管胃底静脉曲张出血，并尽可能使静脉曲张消失或减轻，以防止其再出血。内镜治疗包括内镜下曲张静脉套扎术、硬化剂或组织黏合剂（氰基丙烯酸盐）注射治疗。药物联合内镜治疗是目前治疗急性静脉曲张出血的主要方法之一，可提高止血成功率。套扎治疗及硬化治疗适用于急性食管静脉曲张出血，组织黏合剂治疗适用于急性胃静脉曲张出血。选用何种内镜治疗方法应结合医院具体条件、医生经验和患者病情综合考虑。

（3）气囊压迫止血：气囊压迫可使出血得到有效控制，但出血复发率高。当前只用于药物治疗无效的病例或作为内镜下治疗前的过渡疗法，以获得内镜止血的时机。应注意其并发症，包括吸入性肺炎和气管阻塞等，严重者可致死亡。进行气囊压迫时，应根据病情 8～24h，放气 1 次，拔管时机应在血止后 24h，一般先放气观察 24h，若仍无出血即可拔管。

（4）介入治疗：经颈静脉肝内门-体静脉支架分流术（TIPS），能在短期内明显降低门静脉压，因此推荐用于治疗门静脉高压和食管胃静脉曲张破裂出血。与外科门-体分流手术相比，TIPS 具有创伤小、成功率高、降低门静脉压力效果可靠、并发症少等优点，但其中远期疗效尚不十分满意。

（四）下消化道大出血的治疗

进行急救措施时，输血、输液、纠正血容量不足引起的休克，再针对下消化道出血的定位及病因诊断而做出相应治疗，生长抑素或奥曲肽静脉滴注有一定作用。急诊肠镜检查发现出血病灶，可在内镜下止血，可采用对出血病灶喷洒肾上腺素、凝血酶、巴曲酶等药物，采用高频电凝术、氩离子凝固术、钛夹夹闭等方法进行止血，对出血性息肉可内镜下切除，对痔疮出血可局部注射硬化剂治疗。对内镜不能止血的病灶，可选择性介入血管造影显示出血部位后，经导管进行止血治疗，如动脉内灌注加压素或进行动脉栓塞治疗。

（五）手术治疗

食管胃底静脉曲张出血采取非手术治疗仍不能控制出血者，应进行紧急静脉曲张结扎术，如能同时做门-体静脉分流手术或断流术可降低复发率；择期门腔分流术的手术死亡率低，有预防性意义；由严重肝硬化引起者也可考虑肝移植术。溃疡病出血，当上消化道持续出血超过 48h 仍不能停止；24h 内输血 1500mL 仍不能纠正血容量、血压不稳定；保守治疗期间发生再出血者；内镜下发现有动脉活动出血而止血无效者应尽早进行外科手术。不明原因反复大量出血者，经内科保守治疗仍出血不止，危及生命，无论出血病变是否确诊，均是紧急手术的指征，必要时术中内镜检查协助查找出血病灶。

第九节　肛　裂

【概述】

肛裂是齿状线下肛管皮肤层裂伤后形成的小溃疡。方向与肛管纵轴平行，长约 0.5～1.0cm，呈梭形或椭圆形，常引起肛周剧痛。多见于青中年人，绝大多数肛裂位于肛管的后正中线上，也可在前正中线上，侧方出现肛裂者极少。

【病因及病理】

肛裂的病因尚不清楚，可能与多种因素有关。长期便秘、粪便干结引起的排便时机械性创伤是大多数肛裂形成的直接原因。

急性肛裂可见裂口边缘整齐，底浅，呈红色并有弹性，无瘢痕形成。慢性肛裂因反复发作，底深不整齐，质硬，边缘增厚纤维化、肉芽灰白。裂口上端的肛门瓣和肛乳头水肿，形成肥大乳头；下端皮肤因炎症、水肿及静脉、淋巴回流受阻，形成袋状皮垂向下突出于肛门外，称为前哨痔。因肛裂、前哨痔、乳头肥大常同时存在，称为肛裂"三联征"。

【临床表现】

肛裂病人有典型的临床表现，即疼痛、便秘和出血。

肛裂疼痛多剧烈，有典型的周期性：排便时肛管烧灼样或刀割样疼痛，称为排便时疼痛；便后数分钟可缓解，称为间歇期；随后因肛门括约肌收缩痉挛，再次剧痛，此期可持续半小时至数小时，临床称为括约肌挛缩痛。直至括约肌疲劳、松弛后疼痛缓解，但再次排便时又发生疼痛，以上称为肛裂疼痛周期。

因害怕疼痛不愿排便，久而久之引起便秘，粪便更为干硬，便秘又加重肛裂，形成恶性循环。排便时常在粪便表面或便纸上见到少量血迹，或滴鲜血，大量出血少见。

【诊断与鉴别诊断】

依据典型的临床病史、肛门检查时发现的肛裂"三联征"，不难做出诊断。应注意与其他疾病引起的肛管溃疡相鉴别，如克罗恩病、溃疡性结肠炎、结核、肛周肿瘤、梅毒、软下疳等引起的肛周溃疡相鉴别，可以取活组织做病理检查，以明确诊断。

【治疗】

急性或初发的肛裂可用坐浴和润便的方法治疗，慢性肛裂可用坐浴、润便加以扩肛的方法治疗，经久不愈、保守治疗无效且症状较重者可采用手术治疗。

1. 非手术治疗

非手术治疗的原则是解除括约肌痉挛，止痛，帮助排便，中断恶性循环，促使局部愈合。具体措施如下：排便后用 1∶5000 的高锰酸钾温水坐浴，保持局部清洁。口服缓泻剂或液状石蜡，使大便松软、润滑；增加饮水和多纤维食物，以纠正便秘，保持大便通畅。肛裂局部麻醉后，患者侧卧位，先用食指扩肛后，逐渐伸入两指，维持扩张 5min。扩张后可解除括约肌痉挛，扩大创面，促进裂口愈合。但此法复发率高，可并发出血、肛周胀肿和大便失禁等。

2. 手术疗法

（1）肛裂切除术：即切除全部增殖的裂缘、前哨痔、肥大的肛乳头、发炎的隐窝和深部不健康的组织直至暴露肛管括约肌，可同时切断部分外括约肌皮下部或内括约肌，创面敞开引流。缺点为愈合较慢。

（2）肛管内括约肌切断术：肛管内括约肌为环形的不随意肌，它的痉挛收缩是引起肛裂疼痛的主要原因。手术方法是剪断内括约肌，可一并切除肥大乳头、前哨痔，肛裂在数周后自行愈合。该方法治愈率高，但手术不当可导致肛门失禁。

第十节 痔

【概述】

痔是最常见的肛肠疾病。任何年龄都可发病，但随着年龄的增长，发病率增高。内痔是肛垫的支持结构、静脉丛及动静脉吻合支发生病理性改变或移位。外痔是齿状线远侧皮下静脉丛的病理性扩张或血栓形成。内痔通过丰富的静脉丛吻合支和相应部位的外痔相互融合为混合痔。

【病因】

病因尚未完全明确，可能与多种因素有关，目前主要有以下学说：

（1）肛垫下移学说：在肛管的黏膜下有一层环状的由静脉（或称为静脉窦）、平滑肌性组织和结缔组织组成的肛管血管垫，简称肛垫。起闭合肛管、节制排便的作用。肛垫弹性回缩作用减弱后，肛垫则充血、下移形成痔。

（2）静脉曲张学说：认为痔的形成与静脉扩张淤血相关。从解剖学上讲，门静脉系统及其分支直肠静脉都无静脉瓣；直肠上下静脉丛管壁薄、位置浅；末端直肠黏膜下组织松弛，以上因素都容易出现血液淤积和静脉扩张。静脉丛是形成肛垫的主要结构，痔的形成与静脉丛的病理性扩张、血栓形成有必然的联系。直肠肛管位于腹腔最下部，可引起直肠静脉回流受阻的因素有很多，如长期的坐立、便秘、妊娠、前列腺肥大、盆腔巨大肿瘤等，导致血液回流障碍、直肠静脉曲张。

另外，长期饮酒和进食大量刺激性食物可使局部充血；肛周感染可引起静脉周围炎，使静脉失去弹性而扩张；营养不良可使局部组织萎缩无力。以上因素都可诱发痔的发生。

【临床表现】

痔根据其所在部位不同可分为以下 3 类：

（1）内痔：内痔的主要临床表现是出血。

无痛性、间歇性便后出鲜血是内痔的常见症状。未发生血栓、嵌顿、感染时内痔无疼痛，部分病人可伴发排便困难，内痔的好发部位为截石位 3、7、11 点。

内痔的分度，Ⅰ度：便时带血、滴血或喷射状出血，便后出血可自行停止，无痔脱出；Ⅱ度：常有便血，排便时有痔脱出，便后可自行还纳；Ⅲ度：偶有便血，排便或久站、咳嗽、劳累、负重时痔脱出，需用手还纳；Ⅳ：偶有便血，痔脱出不能还纳或还纳后又脱出。

（2）外痔：主要临床表现是肛门不适、潮湿不洁、瘙痒。如发生血栓形成及皮下血肿有剧痛。血栓性外痔最为常见。结缔组织外痔（皮垂）及炎性外痔也较常见。

（3）混合痔：内痔和外痔的症状可能同时存在。内痔发展到Ⅲ度以上时多形成混合痔。混合痔逐渐加重，呈环状脱出肛门外，脱出的痔块在肛周呈梅花状，称为环状痔。脱出痔块若被痉挛的括约肌嵌顿，以致水肿、缺血甚至坏死，临床上称为嵌顿性痔或绞窄性痔。

【诊断与鉴别诊断】

痔主要靠肛门直肠检查。

首先做肛门视诊，内痔除Ⅰ度外，其他三度都可在肛门视诊下见到。对有脱垂者，最好在蹲位排便后立即观察，可清晰见到痔块大小、数目及部位。直肠指诊虽对痔的诊断意义不大，但可了解直肠内有无其他病变，如直肠癌、直肠息肉等。最后做肛门镜检查，不仅可见到痔块的情况，还可观察到直肠黏膜有无充血、水肿、溃疡和肿块等。血栓性外痔表现为肛周暗紫色长条圆形肿物，表面皮肤水肿、质硬、压痛明显。

痔的诊断不难，但应与下列疾病鉴别：

（1）直肠癌：临床上常有将直肠癌误诊为痔而延误治疗的病例，主要原因是仅凭症状及大便化验而诊断，未进行肛门指诊和直肠镜检查。直肠癌在直肠指检时可扪到高低不平的硬块；而痔为暗红色圆形柔软的血管团。

（2）直肠息肉：低位带蒂息肉脱出肛门外易误诊为痔脱出。但息肉为圆形、实质性、有蒂、可活动，多见于儿童。

（3）直肠脱垂：易误诊为环状痔，但直肠脱垂黏膜呈环形，表面平滑，括约肌松弛；而后者黏膜呈梅花瓣状，括约肌不松弛。

【治疗】

治疗应遵循3个原则：无症状的痔无须治疗；有症状的痔重在减轻或消除症状，而非根治；以保守治疗为主。

1. 一般治疗

在痔的初期和无症状静止期，只需增加纤维性食物，改变不良的大便习惯，保持大便通畅，防治便秘和腹泻。热水坐浴可改善局部血液循环。肛管内注入油剂或栓剂，有润滑和收敛的作用，可减轻局部的瘙痒不适症状。血栓性外痔有时经局部热敷、外敷消炎止痛药物后，疼痛可缓解而不需要手术。嵌顿痔初期也采用一般治疗，用手轻轻将脱出的痔块推回肛门内，阻止再脱出。

2. 注射疗法治疗

注射疗法治疗Ⅰ、Ⅱ度出血性内痔的效果较好。注射硬化剂的作用是使痔和痔块周围产生无菌性炎症反应，黏膜下组织纤维化，致使痔块萎缩。

3. 红外线凝固疗法

红外线凝固疗法适用于Ⅰ、Ⅱ度内痔。与注射疗法相似，通过红外线照射，使痔块发生纤维增生，硬化萎缩。但复发率高，目前临床上应用不多。

4. 胶圈套扎疗法

胶圈套扎疗法可用于治疗Ⅰ、Ⅱ、Ⅲ度内痔。原理是将特制的胶圈套入内痔的根部，利用胶圈的弹性阻断痔的血运，使痔缺血、坏死、脱落而愈合。Ⅱ、Ⅲ度内痔应分2～3次套扎，间隔3周，因一次性套扎可引起剧烈疼痛，Ⅰ度内痔可一次套扎完毕。

5. 多普勒超声引导下痔动脉结扎术

适用于Ⅱ、Ⅲ、Ⅴ度的内痔。采用一种特制的带有多普勒超声探头的直肠镜，于齿状线上方2～3cm探测到痔上方的动脉直接进行结扎,通过阻断痔的血液供应,以达到缓解症状的目的。

6. **手术疗法**

(1)痔单纯切除术:主要用于Ⅱ、Ⅲ度内痔和混合痔的治疗。嵌顿痔也可用同样的方法急诊切除。

(2)吻合器痔固定术:主要适用于Ⅲ、Ⅳ度内痔,非手术疗法治疗失败的Ⅱ度内痔和环状痔,直肠黏膜脱垂也可采用。主要方法是通过管状吻合器环行切除距离齿状线2cm以上的直肠黏膜2～4cm,使下移的肛垫上移固定,该术式在临床上的通用名称为PPH手术。与传统手术比较,具有疼痛轻微、手术时间短、病人恢复快等优点。

(3)血栓外痔剥离术:用于治疗血栓性外痔。在局麻下将痔表面的皮肤梭形切开,摘除血栓,伤口内填入油纱布,不缝合创面。

痔的治疗方法很多,保守疗法对大部分痔的治疗效果良好,成为痔的主要治疗方法。手术治疗只限于保守治疗失败或不适宜保守治疗的患者。

第六章　循环系统常见疾病

第一节　高　血　压

【概述】

高血压病（Hypertensive Disease）是一种以动脉血压持续升高为主要表现的慢性疾病，常引起心、脑、肾等重要器官的病变并出现相应的后果。临床上高血压可分为两类，即原发性高血压和继发性高血压。原发性高血压是一种以血压升高为主要临床表现而病因尚未明确的独立疾病。继发性高血压又称为症状性高血压，在这类疾病中病因明确，高血压仅是该种疾病的临床表现之一，血压可暂时性或持久性升高。

【病因】

参与人体血压调节的机制很多，有诸多神经、活性因子的作用，有中枢神经和周围反射的整合作用，有体液和血管因素的影响，因此，血压水平的保持是一个复杂的过程。目前，认为本病是在一定的遗传易感性基础上多种后天因素综合作用的后果。

（一）遗传

本病发病有较明显的家族聚集性，但至今尚不能肯定高血压的相关基因。可能本病是多基因的遗传病，具有遗传背景的患者约占整个高血压人群的 30%～50%。

（二）钠盐摄入过多

人群的血压水平及本病患病率与钠盐平均摄取量呈正相关。体内血钠水平增加不仅与钠的过度摄入有关，也与肾脏排钠障碍有关。研究发现，改变摄盐量和血钠水平，只能影响一部分而非全部个体血压水平。而饮食中盐的致病是有条件的，对体内有遗传性钠运转缺陷使之对摄盐敏感者才有致高血压的作用。我国人群 60% 为盐敏感性及存在饮食高钠低钾的特点。

（三）精神、神经作用

长期精神过度紧张也是高血压发病的危险因素，长期从事高度精神紧张工作的人群高血压患病率增加。

（四）其他

前列腺素系统与 RAA 系统有密切关系，有人认为高血压可能与肾髓质合成有扩血管作用的前列腺素 A 或 E 的不足有关。近年来，加压素、内皮素等肽类物质与本病的关系也引起人们的广泛注意，但至今尚未发现它们之间有明确的因果联系。吸烟、饮酒过度也易患高血压。

【临床表现】

（一）一般症状

大多数原发性高血压见于中老年人，起病隐匿，进展缓慢，病程长达十多年至数十年，初期很少有症状，约半数患者因体检或因其他疾病就医时测量血压后，才偶然发现血压升高，不少病人一旦知道患有高血压后，反而会产生各种各样神经症样症状，诸如头晕、头胀、失眠、健忘、耳鸣、乏力、多梦、易激动等，1/3～1/2 的高血压患者因头痛、头胀或心悸而就医，也有不少病人直到出现高血压的严重并发症和靶器官功能性或器质性损害，出现相应临床表现时才就医。

（二）靶器官损害症状

1. 心脏

高血压病的心脏损害症状主要与血压持续升高有关，后者可加重左心室后负荷，导致心肌肥厚，继之引起心腔扩大和反复心衰发作，此外，高血压是冠心病的主要危险因子，常合并冠心病可出现心绞痛、心肌梗死等症状，高血压早期左室多无肥厚，且收缩功能正常，随病情进展可出现左室向心性肥厚，此时其收缩功能仍多属正常，随着高血压性心脏病变和病情加重，可出现心功能不全的症状，诸如心悸、劳力性呼吸困难，若血压和病情未能及时控制，可发生夜间阵发性呼吸困难、端坐呼吸、咳粉红色泡沫样痰、肺底出现水泡音等急性左心衰和肺水肿的征象，心衰反复发作，左室可产生离心性肥厚，心腔扩大，此时，左室收缩舒张功能均明显损害，甚至可能发生全心衰竭。

高血压性心脏病变心脏检查可表现为心尖搏动增强，呈抬举性并向左下移位，心浊音界向左下扩大，心尖部可有收缩期杂音（1/6～2/6级），若并发左室扩大或乳头肌缺血和功能不全，则可出现二尖瓣关闭不全的征象，此时收缩期杂音可增强至3/6～4/6级，当心功能不全时，心尖部常有第3心音奔马律或出现病理性第4心音，主动脉瓣区第2心音亢进，主动脉硬化时可呈金属音，因主动脉扩张可出现收缩期杂音，甚至由于主动脉瓣相对性关闭不全产生轻度主动脉瓣关闭不全的舒张期杂音，此外，高血压性心脏病变也可产生各种心律失常，如频发期前收缩、阵发性室上性或室性心动过速、房颤等，可出现相应的临床症状。

2. 肾脏

原发性高血压肾损害主要与肾小动脉硬化有关，此外，与肾脏自身调节紊乱也有关，早期无泌尿系统症状，随病情进展可出现夜尿增多伴尿电解质排泄增加，表明肾脏浓缩功能已开始减退，继之可出现尿液检查异常，如出现蛋白尿、管型、红细胞，肾功能明显减退时尿相对密度（比重）常固定在1.010左右，由于肾小管受损使尿内β_2-微球蛋白增多。

高血压有严重肾损害时可出现慢性肾功能衰竭症状，患者可出现恶心、呕吐、厌食，代谢性酸中毒和电解质紊乱的症状，由于氮质潴留和尿毒症，患者常有贫血和神经系统症状，严重者可嗜睡、谵妄、昏迷、抽搐、口臭尿味、严重消化道出血等，但高血压病人死于尿毒症的患者在我国仅占高血压死亡病例的1.5％～5％，且多见于急进型高血压。

3. 脑

高血压可导致脑小动脉痉挛，产生头痛、眩晕、头胀、眼花等症状，当血压突然显著升高时可产生高血压脑病，出现剧烈头痛、呕吐、视力减退、抽搐、昏迷等脑水肿和颅内高压症状，若不及时抢救可以致死。

高血压脑部最主要的并发症是脑出血和脑梗死，持续性高血压可使脑小动脉硬化、微动脉瘤形成，常因血压波动、情绪激动、用力等情况突然破裂出血，部分病例可在无先兆的情况下破裂出血。脑出血一旦发生，患者常表现为突然晕倒、呕吐和出现意识障碍，根据出血部位的不同可出现偏瘫、口角歪斜、中枢性发热、瞳孔大小不等，若血液破入蛛网膜下腔时可出现颈项强直等脑膜刺激征象。高血压引起脑梗死多见于60岁以上伴有脑动脉硬化的老人，常在安静或睡眠时发生，部分病人脑梗死发生前可有短暂性脑缺血发作

（TIA），表现为一过性肢体麻木、无力、轻瘫和感觉障碍。

4. 眼底改变

高血压眼底改变程度的分期。

【辅助检查】

（一）体格检查

仔细的体格检查有助于发现继发性高血压线索和靶器官损害情况，体格检查包括：正确测量血压和心率，必要时测定立卧位血压和四肢血压；测量体重指数（BMI）、腰围及臀围；观察有无库欣面容、神经纤维瘤性皮肤斑、甲状腺功能亢进性突眼征或下肢水肿；听诊颈动脉、胸主动脉、腹部动脉和股动脉有无杂音；触诊甲状腺；全面的心肺检查；检查腹部有无肾脏增大（多囊肾）或肿块，检查四肢动脉搏动和神经系统体征。

（二）实验室检查

1. 基本项目

血生化（钾、空腹血糖、血清总胆固醇、甘油三酯、高密度脂蛋白胆固醇、低密度脂蛋白胆固醇和尿酸、肌酐），全血细胞计数、血红蛋白和血细胞比容，尿液分析（尿蛋白、糖和尿沉渣镜检），心电图。

2. 推荐项目

24h 动态血压监测（ABPM）、超声心动图、颈动脉超声、餐后血糖（当空腹血糖≥6.1mmol 时测定）、同型半胱氨酸、尿白蛋白定量（糖尿病患者必查项目）、尿蛋白定量（用于尿常规检查蛋白阳性者）、眼底、胸片、脉搏波传导速度（PWV）以及踝臂血压指数（ABI）等。

3. 选择项目

对怀疑继发性高血压患者，根据需要可以分别选择以下检查项目：血浆肾素活性、血和尿醛固酮、血和尿皮质醇、血游离甲氧基肾上腺素（MN）及甲氧基去甲肾上腺素（NMN）、血和尿儿茶酚胺、动脉造影、肾和肾上腺超声、CT 或 MRI、睡眠呼吸监测等。对有合并症的高血压患者，进行相应的脑功能、心功能和肾功能检查。

【诊断与鉴别诊断】

2020 年，WHO 更新了高血压分级标准：正常血压为 135/85mmHg 以下，正常高值为（135～140)/(85～89) mmHg，1 级高血压为（140～150)/(90～99) mmHg，2 级高血压为 160/100mmHg 以上。

单纯血压升高，不合并心、脑、肾等靶器官任一结构损害者为一期高血压；同时，合并上述器官任一结构损害者为二期高血压；出现上述器官任一结构功能衰竭或失代偿者为三期高血压。

与继发性高血压鉴别也是原发性高血压诊断过程中的重要内容。高血压确定之后，只有排除继发性高血压，才能明确诊断原发性高血压。继发性高血压是病因明确的高血压，当查出病因并有效去除或控制病因后，作为继发症状的高血压可被治愈或明显缓解；继发性高血压在高血压人群中占 5%～10%；常见的病因为肾实质性、内分泌性、肾血管性高血压和睡眠呼吸暂停综合征，由于精神心理问题而引发的高血压也时常可以见到。提高对继发性高血压的认识，及时明确病因并积极针对病因治疗将会大大降低因高血压及并发症造成的高致死及致残率。

【治疗】

治疗原发性高血压的主要目标是最大限度地降低心血管并发症与死亡的总体危险。基本原则包括：高血压是一种以动脉血压持续升高为特征的进行性"心血管综合征"，常伴有其他危险因素、靶器官损害或临床疾患，需要进行综合干预。抗高血压治疗包括非药物和药物两种方法，大多数患者需长期甚至终身坚持治疗。定期测量血压；规范治疗，改善治疗依从性，尽可能实现降压达标；坚持长期平稳有效地控制血压。

降压目标：尽可能在 3 个月内达到降压目标，基本标准：血压至少降低 20/10mmHg，将血压控制在 140/90mmHg 以下。最佳标准：对于 65 岁以下的人群，如果能耐受，目标血压为 130/80mmHg 以下；对于 65 岁以上的人群，如果能耐受，目标血压为 140/90mmHg 以下；根据患者的具体情况，独立生活的能力，由医生诊断并设定个体化的血压目标。

（一）非药物治疗

非药物治疗主要指生活方式干预，即去除不利于身体和心理健康的行为和习惯。健康的生活方式，在任何时候，对任何高血压患者（包括正常高值血压），都是有效的治疗方法，可降低血压、控制其他危险因素和临床情况。改善生活方式的主要措施包括：减少钠盐摄入，增加钾盐摄入；控制体重；不吸烟；不过量饮酒；体育运动；减轻精神压力，保持心理平衡。

（二）药物治疗

高危、很高危或 3 级高血压患者，应立即开始降压药物治疗。确诊的 2 级高血压患者，应考虑开始药物治疗；1 级高血压患者，可在生活方式干预数周后，血压仍≥140/90mmHg 时，再开始降压药物治疗。

常用的降压药物包括钙通道阻滞剂、血管紧张素转换酶抑制剂（ACEI）、血管紧张素受体阻滞剂（ARB）、利尿剂和 β-受体阻滞剂 5 类，以及由上述药物组成的固定配比复方制剂。此外，α-受体阻滞剂或其他种类降压药有时也可应用于某些高血压人群。钙通道阻滞剂、ACEI、ARB、利尿剂和 β-受体阻滞剂及其低剂量固定复方制剂，均可作为降压治疗的初始用药或长期维持用药，单药或联合治疗。

降压治疗的药物应用应遵循以下 4 项原则，即小剂量开始，优先选择长效制剂，联合应用及个体化。

1. 小剂量

初始治疗时通常应采用较小的有效治疗剂量，并根据需要，逐步增加剂量。降压药物需要长期或终身应用，药物的安全性和患者的耐受性、重要性不亚于或甚至胜过药物的疗效。

2. 尽量应用长效制剂

尽可能使用一天一次给药而有持续 24h 降压作用的长效药物，以有效控制夜间血压与晨峰血压，更有效预防心脑血管并发症的发生。如使用中、短效制剂，则需每天用药 2～3 次，以达到平稳控制血压的目的。

3. 联合用药

联合用药以增加降压效果又不增加不良反应。在低剂量单药治疗疗效不满意时，可以采用两种或多种降压药物联合治疗。事实上，2 级以上高血压为达到目标血压常需联合治疗。对血压≥160/100mmHg或中危及以上患者，起始即可采用小剂量两种药联合治疗，或用小剂量固定复方制剂。

4. 个体化

根据患者具体情况和耐受性及个人意愿或长期承受能力，选择适合患者的降压药物。

第二节 恶性高血压

【概述】

恶性高血压（Malignant Hypertension，MHPT）是指以重度高血压（舒张压≥130mmHg）及合并有眼底视网膜水肿和出血渗出（Ⅲ级眼底病变）和/或双侧视神经乳头的水肿（Ⅳ级眼底病变）为表现的一种临床综合征。MHPT的常见原因包括肾实质性疾病、肾血管性疾病和高血压病等。在肾实质性疾病中，以IgA肾病最为常见。MHPT典型的肾小动脉病理改变为小动脉壁的纤维素样坏死和动脉内膜增厚呈葱皮样改变。血尿、蛋白尿和肾衰竭是其常见的肾脏受累表现。

【病因】

MHPT是一组由多种病因引起的临床综合征，MHPT的病因包括原发性高血压和继发性高血压。

（1）原发性高血压：少数高血压病人由于血压未能得到有效控制，经过数年后可发生MHPT；也有部分病人发病较急剧，以MHPT为首发表现。一般认为，由高血压病导致的MHPT约占MHPT的20%～40%；但也有报道认为，高血压病是MHPT的最常见原因，约占总病例数的60%。高血压病是引起黑种人MHPT的主要原因，约占所有MHPT的82%。一般而言，和继发性高血压相比，原发性高血压的发病年龄相对较大。

（2）继发性高血压：由各种肾实质性疾病、肾血管性疾病、内分泌性疾病以及药物所引起的继发性高血压是MHPT的常见原因之一。国外多数学者认为继发性高血压，特别是肾实质性疾病和肾血管性疾病，是MHPT的最常见原因，约占全部病例的60%～80%。在所有的继发性原因中，慢性肾盂肾炎和肾小球肾炎等肾实质性疾病最常见，可高达80%。肾小管间质疾病约占继发性高血压的20%。值得注意的是，在肾实质性疾病所致的MHPT中，IgA肾病可能是最常见原因。

【临床表现】

MHPT的临床表现取决于血压升高的速度和程度、以往是否有高血压病史和基础身体状况，包括以下几个方面：

（1）血压：MHPT病人就诊的血压常在（150～290）/（100～180）mmHg范围内。患者在发生MHPT之前常有多年的良性高血压史，也可以MHPT为高血压病的首发表现。

（2）眼底表现：35%～60%的病人的表现为视力障碍，Ⅲ级和Ⅳ级眼底病变是本病特征。眼底检查可见视网膜出血、硬性渗出、软性渗出，和/或视乳头水肿。经过治疗以后，患者视力可恢复正常，眼底表现也可以好转。

（3）心脏表现：由于心脏的压力负荷过重，MHPT可引起急性心力衰竭和肺水肿。此外，缺血性心脏病也比较常见，可表现为心绞痛和心肌梗死。极少数患者可发生主动脉破裂。

（4）神经系统表现：神经系统症状是 MHPT 的常见主诉，60％以上的病人的表现为头痛，大约28％的病人主诉头晕。7％的病人以脑血管意外为首发表现，表现为一过性或局灶性脑缺血、脑出血和蛛网膜下腔出血。

（5）肾脏表现：63％～90％的 MHPT 病人有肾脏受累表现，肾脏是 MHPT 的常见受累器官，肾脏主要表现为非肾病范围的蛋白尿、血尿和不同程度的肾功能减退。蛋白尿水平越高，肾功能损害可能越严重，病人很少出现肾病综合征。

（6）电解质和血液学异常：由于存在血容量不足和继发性醛固酮增多症，病人可出现低钾性代谢性碱中毒。大多数病人血浆肾素活性和醛固酮升高，经过治疗以后可以出现血浆肾素活性和醛固酮水平分离现象，即血浆肾素活性很快下降，而醛固酮可持续升高达几个月。这些表现和原发性醛固酮增多症非常类似。此外，病人尚可出现贫血、溶血性尿毒症综合征和血沉增快等表现。

【诊断检查及鉴别诊断】

当病人满足以下两条标准即可诊断 MHPT：

①血压急剧升高达舒张压≥130mmHg；

②眼底视网膜呈现出血、渗出和/或视乳头水肿。在诊断过程中，应注意原发性与继发性 MHPT 的鉴别。

（一）诊断线索

①病人血压急剧升高，舒张压≥130mmHg；

②高血压病人短期内出现视物模糊者；

③高血压合并肾功能损害者；

④表现急进性肾病（RPGN）综合征者。

（二）诊断标准

以往文献强调 MHPT 病人必须具备舒张压≥130mmHg 和 KW Ⅳ级眼底改变，将严重高血压合并 KW Ⅲ级眼底改变的病人诊断为急进性高血压。然而，近年来的临床研究表明，Ⅲ级和Ⅳ级眼底表现的病人的病因、临床表现、病理和预后没有差异，因此，目前临床上不再区分 MHPT 与急进性高血压。只要病人具备以下两个条件，临床即可诊断MHPT：

（1）血压急剧升高达舒张压≥130mmHg。

（2）眼底病变呈现出血、渗出（眼底Ⅲ级病变）和/或视乳头水肿（眼底Ⅳ级病变）。

（三）诊断思路

（1）是否为 MHPT：对临床上可疑病例，首先应根据 MHPT 诊断标准判断能否诊断MHPT。

（2）是原发性还是继发性 MHPT：对于突然发生 MHPT（尤其是青年人），高血压时伴有心悸、多汗或乏力症状，上下肢血压明显不一致、腹部腰部血管杂音和/或肾脏影像学检查发现双侧肾脏长径相差大于1.5cm 的病人应考虑继发性 MHPT 的可能性，需做进一步检查，以鉴别。原发性高血压和肾实质性高血压是 MHPT 的最常见原因，但两者的预后与处理不尽相同，因此，临床上需要鉴别。

（3）肾功能诊断：根据肾功能的分期标准进行诊断。

（4）有无心、脑血管并发症。

【治疗】

MHPT 一旦发生，必须及时积极救治，积极降低血压，随着血压的降低，小血管损伤可能好转，肾脏病理改变可以部分逆转，肾小动脉纤维素样坏死可以吸收，肾功能损害可能会终止或好转。针对 MHPT 及其所致恶性肾小动脉硬化症的治疗主要包括病因治疗、降压治疗和肾脏替代治疗。

（一）病因治疗

MHPT 是由于肾实质性疾病、肾血管性高血压、药物等原因所致的，因此，诊断 MHPT 之后，在积极控制血压的同时，应努力寻找这些继发因素，并力争去除或治疗可逆性病因。

（二）降压治疗

1. 降压治疗的策略与目标

（1）初始目标：对于无心衰、高血压脑病、高血压危象等高血压急症的 MHPT 病人，可在 2~6h 内，通过静脉使用降压药物使血压缓慢降至 （160~170)/(100~105) mmHg 或血压下降最大幅度<治疗前血压的 25%。切忌降压过快、过猛，以免诱发心、脑和肾等重要脏器缺血；当 MHPT 合并上述高血压急症者，则应在数分钟至数小时内使血压下降，以免发生意外。

（2）最终目标：待血压稳定以后，逐渐加用口服降压药，使血压在数天~3 个月之内达到低于 140/(85~90) mmHg 的水平。

2. 静脉使用降压药物

（1）硝普钠：硝普钠是一种直接作用于血管的强效无选择性血管舒张药，用药后数秒钟起效，作用时间很短 （2~5min)。起始剂量为 $0.25~0.5\mu g/kg/min$，根据病情可逐渐加量，最大量可以用到 $8~10\mu g/kg/min$。极少数病例在长期应用硝普钠后，可发生氰化物中毒，特别是当病人合并有肾功能不全时，此副作用更易发生。因此，当病人出现肾功能不全时，应该慎用此药。

（2）尼卡地平：尼卡地平是一种直接扩张小动脉的钙离子拮抗剂。对外周血管、冠状动脉和脑血管均有较强的扩张作用。静脉持续输注，起始剂量为 5mg/h，可逐渐加量，最大剂量为 15mg/h。

（3）拉贝洛尔 （labetalol)：拉贝洛尔兼有 α_1-受体和 β-受体阻滞作用。对 β-受体的作用比 α_1-受体强，作用比率为 3∶1~7∶1。静脉使用可采用间断注射或持续输注两种方法。间断注射法：首剂 20mg，每 10min 注射 20~80mg，每日总量为 300mg。持续输注法：剂量为 0.5~2mg/min。

3. 口服降压药物使用原则

（1）主张联合用药：目前，多主张治疗 MHPT 采用两种或两种以上抗高血压药物联合应用，这样可增加降压疗效，降低不良反应，有益于靶器官保护，增加患者对药物治疗的顺应性。

（2）优先选用血管紧张素转化酶抑制剂 （ACEI）和 β-受体阻滞剂：这是因为 RAS 系统高度活化是 MHPT 发生机制中的重要环节，这两类药物可以有效地抑制该系统作用，有效地控制血压，促使肾功能恢复，因此，宜优先选用。在应用 ACEI 前 2 周内，应该每周密切监测患者的肾功能和血电解质变化一次。部分病人在服用 ACEI 1~2 周内可发生肾功能逆转。当血肌酐上升超过基础值的 30 时，应停药并排除低血容量、肾动脉狭窄等情况。

（3）宜选长效降压药，不主张使用短效降压药物。这是因为硝苯地平（Nifedipine）和卡托普利（Captopril）等短效降压药物经口服后，起效迅速，可导致血压大幅度下降，而诱发重要脏器缺血的表现。而氨氯地平（Amlodipine）、缓释或控释的硝苯地平和依那普利（Enalapril）等长效降压药物，在体内起效相对缓慢，作用持久，可平稳降压，在服用过程中很少出现脏器缺血的表现。

（4）慎用利尿剂：MHPT 时由于高血压导致的压力性利尿，病人可表现血容量不足，此时不宜使用利尿剂；否则，会加重血容量不足的状态，进一步激活 RAS 系统，不利于MHPT 的恢复。当肾功能受损出现水钠潴留时，特别是表现充血性心力衰竭时，可联合使用利尿剂治疗。

（三）肾脏替代治疗

当 MHPT 病人合并尿毒症时，需接受肾脏替代治疗。在一年以内，主要肾脏替代治疗方式为血液透析和腹膜透析。和血液透析相比，腹膜透析对血液动力学指标影响小、透析过程中低血压发生率低，更有利于肾功能恢复，因此，对于 MHPT 应首选腹膜透析。若经过积极治疗一年后，患者仍不能摆脱透析，方可考虑进行肾脏移植治疗。

（四）预后和影响预后的因素

1. 预后

在无有效的降压药物的年代，MHPT 病人的 1 年存活率仅为 20%，5 年存活率几乎为零。随着有效降压药物的广泛使用和透析技术的普遍应用，其预后大有改观，5 年生存率已达到 75%～100%。约 20%～40% 的合并肾衰竭的 MHPT 病人，在经过积极控制血压治疗 2～4 个月后，肾功能可获好转，摆脱透析治疗，少数病例在一年以后才脱离透析。仍有 60% 左右的病人，肾功能持续恶化。

2. 影响预后的因素

（1）MHPT 的基础病因：相对于慢性肾炎继发的 MHPT 而言，原发性 MHPT 的预后相对好。

（2）肾功能损害程度：发病时，肾功能损害轻者（Scr<300μmol/L），预后相对好，其中约 85% 的病人的肾功能可保持稳定或获好转；肾功能损害重者（Scr>300μmol/L），绝大多数病人肾功能将进一步恶化。

（3）肾脏大小：发病时患者的肾脏已经缩小或萎缩，则肾功能恢复可能性很小。肾脏大小正常的 MHPT 病人，经过严格控制血压，肾功能尚有好转的可能。

总之，部分 MHPT 所致的恶性肾小动脉硬化症患者经过及时的诊断和合理治疗，肾功能可好转或稳定。但此类患者的肾功能恢复相对较慢，在临床上应给予充分重视。

第三节 心 绞 痛

【概述】

心绞痛（Angina Pectoris）是指冠状动脉供血不足，心肌急剧的、暂时的缺血与缺氧所引起的以心前区疼痛为主要表现的临床综合征。临床上，常将心绞痛分为稳定型心绞痛和不稳定型心绞痛两种类型。稳定型心绞痛是指在一段时间内心绞痛的发病保持相对稳定，均由劳累诱发，发作特点无明显变化，属于稳定劳累性心绞痛。不稳定型心绞痛包括初发型心绞痛、自发性心绞痛、梗死后心绞痛、变异性心绞痛和劳力恶化性心绞痛。主要的特点是疼痛发作不稳定、持续时间长、自发性发作危险性大，易演变成心肌梗死。不稳定型心绞痛与稳定型心绞痛不同，其属于急性冠状动脉综合征，常常需要紧急处理，与非ST段抬高型心肌梗死非常接近，所以目前一般二者一并论述。

【病因】

心绞痛的直接发病原因是心肌供血不足，而心肌供血不足主要源于冠心病。有时，其他类型的心脏病或失控的高血压也能引起心绞痛。如果血管中脂肪不断沉积，就会形成斑块。斑块若发生在冠状动脉，就会导致其缩窄，进一步减少其对心肌的供血，就形成了冠心病。冠状动脉内脂肪不断沉积逐渐形成斑块的过程称为冠状动脉硬化。一些斑块比较坚硬而稳定，就会导致冠状动脉本身的缩窄和硬化。另外，一些斑块比较柔软，容易碎裂形成血液凝块。冠状动脉内壁这种斑块的积累会以下两种方式引起心绞痛：

①冠状动脉的固定位置管腔缩窄，进而导致经过的血流显著减少；

②形成的血液凝块部分或者全部阻塞冠状动脉。

【临床表现】

典型心绞痛发作是突然发生的位于胸骨体上段或中段之后的压榨性、闷胀性或窒息性疼痛，也可能波及大部分心前区，可放射至左肩、左上肢前内侧，达无名指和小指，范围有手掌大小，偶可伴有濒死的恐惧感觉，往往迫使病人立即停止活动，重者还可出汗。疼痛历时 1～5min，很少超过 15min；休息或含用硝酸甘油片，在 1～2min 内（很少超过5min）消失。常在体力劳累、情绪激动（发怒、焦急、过度兴奋）、受寒、饱食、吸烟时发生，贫血、心动过速或休克也可诱发。不典型的心绞痛，疼痛可位于胸骨下段、左心前区或上腹部，放射至颈、下颌、左肩胛部或右前胸，疼痛可很轻或仅有左前胸不适、发闷感。

（一）稳定型劳力性心绞痛简称稳定型心绞痛（Stable Angina Pectoris）

稳定型心绞痛也称为普通型心绞痛，是最常见的心绞痛。指心肌缺血、缺氧引起的典型心绞痛发作，其临床表现为在 1～3 个月内相对稳定，即每日和每周疼痛发作次数大致相同，诱发疼痛的劳力和情绪激动程度相同，每次发作疼痛的性质和疼痛部位无改变，疼痛时限相仿（3～5min），用硝酸甘油后也在相近时间内发生疗效。心绞痛发作时，病人焦虑，皮肤苍白，冷或出汗。血压可略升高或降低，心率可正常、增快或减慢，可有房性或室性奔马律，心尖区可有收缩期杂音（二尖瓣乳头肌功能失调所致），第二心音可有逆分裂，还可有交替脉或心前区抬举性搏动等体征。

病人休息时心电图 50% 以上属正常，异常心电图包括 ST 段和 T 波改变、房室传导阻滞、束支阻滞、左束支前分支或后分支阻滞、左心室肥大或其他心律失常等，偶有陈旧性心肌梗死的表现。疼痛发作时心电图可呈典型的缺血性 ST 段压低的改变。

心脏 X 线检查无异常发现或见主动脉增宽、心影增大、肺充血等。

（二）初发型劳力性心绞痛简称初发型心绞痛（Initialonset Angina Pectoris）

指以前从未发生过心绞痛或心肌梗死，心绞痛的病程在 1～2 个月内。有过稳定型心绞痛但已数月不发生心绞痛的病人再发生心绞痛时，也被归入本型。

初发型心绞痛的性质、可能出现的体征、心电图和 X 线发现等，与稳定型心绞痛相同，多数病人以后转变为稳定型心绞痛，但少数可能发展为恶化型心绞痛，甚至心肌梗死。

（三）恶化型劳力性心绞痛简称恶化型心绞痛（Crescendo Angina Pectoris）

恶化型心绞痛也称为进行型心绞痛（Progressive Angina Pectoris）。指原有稳定型心绞痛的病人，在1个月内心绞痛的发作频率突然增加、持续时间延长且程度加重，病人的痛阈逐步下降，于是较轻的体力活动或情绪激动即能引起发作，发作可超过10min，用硝酸甘油后不能使疼痛立即或完全消除。发作时心电图显示ST段明显压低与T波倒置，但发作后又恢复，且不出现心肌梗死的变化。

（四）自发性心绞痛（Angina Pectoris at Rest）

自发性心绞痛与劳力性心绞痛相比，疼痛持续时间一般较长，程度较重，且不易被硝酸甘油所缓解。包括以下4种类型：

1. 卧位型心绞痛（Angina Decubitus）

卧位型心绞痛指在休息或熟睡时发生的心绞痛，其发作时间较长，症状也较重，常发生在半夜（平卧位后1～3h内），偶尔在午睡或休息时发作。发作时需立即坐起或站立，甚至下床走动。硝酸甘油的疗效不明显，或仅能暂时缓解。

2. 变异型心绞痛（Prinzmetal's Variant Angina Pectoris）

变异型心绞痛几乎完全在静息时发生，无体力劳动或情绪激动等诱因。发作常呈周期性，多发生在午夜至上午8时之间。发作时心电图显示有关导联ST段暂时性抬高，常并发各种类型的心律失常。已有充分资料证明，本型心绞痛由冠状动脉痉挛所致，多发生在冠状动脉狭窄的基础上，但其临床表现与冠状动脉狭窄程度不成正比，少数病人冠状动脉造影正常。吸烟是本型心绞痛的重要危险因素。

3. 中间综合征（Intermediate Syndrome）

中间综合征也称为冠状动脉功能不全（Coronary Insufficiency）。指心肌缺血引起的心绞痛，发作历时较长，达到30min到1h以上，常在休息时或睡眠中发作，但心电图、放射性核素和血清学检查无心肌坏死的表现。本型疼痛其性质介于心绞痛与心肌梗死之间，常是心肌梗死的前奏。

4. 梗死后心绞痛（Postinfarction Angina Pectoris）

梗死后心绞痛指在急性心肌梗死后不久或数周后发生的心绞痛。本型心绞痛的发生与梗死相关动脉再通后的严重残余狭窄且梗死区尚有存活心肌有关，对急性心肌梗死病人的近期预后有一定影响，极易发生梗死延展。

（五）混合性心绞痛（Mixed Type Angina Pectoris）

混合性心绞痛，即劳力性和自发性心绞痛同时并存，常见为不稳定型心绞痛（Unstable Angina Pectoris）。

【辅助检查】

（一）稳定型心绞痛

心电学检查：心绞痛发作时的心电图显示心肌缺血，症状缓解后心电图的缺血恢复更具有诊断价值。也可通过心电图运动负荷试验或者选择24h动态心电图测定，来发现患者的心肌缺血改变。超声心动图大部分无异常表现。必要时可进行负荷心电图，以帮助识别心肌缺血的范围和程度。放射性核素检查，主要适于心电学检查不能确诊或者需要进一步对心肌进行特殊评估者。冠状动脉 CT 检查，可以直接显示冠状动脉血管壁和腔内的情况，准确性稍差于冠状动脉造影。冠状动脉造影，目前仍然是诊断冠心病冠脉病变最准确的方法。化验检查：包括血脂、血糖、尿酸、肝肾功能、高敏感 CRP 等有助于对患者的危险因素评估和指导下一步的处理。

（二）不稳定型心绞痛

心电学检查常能发现一过性的 ST 段的水平或下斜行下移，T 波倒置。重要的是疼痛发作时出现心电图改变，而疼痛缓解后心电图改变恢复，这是诊断心绞痛非常有意义的指标。少数患者可以没有任何心电图的改变，多见于多支冠状动脉病变的患者。本病不适合运动负荷心电图检查，可以进行动态心电图检查。肌钙蛋白 I（cTnI）、肌钙蛋白 T（cTnT）等心脏生化标志物的检查，敏感性和特异性均较高。其他化验：包括血脂、血糖、尿酸、肝肾功能、血清离子、高敏感 CRP 等有助于对患者的危险因素评估和指导下一步的处理。心脏超声、心脏核素、心脏 CT 和心脏磁共振检查等，可以观察心肌运动异常、心功能评价和病因学分析和直接冠状动脉的检查（同前述）。冠状动脉造影是诊断的金标准。

【诊断及鉴别诊断】

根据典型的发作特点和体征，含用硝酸甘油后缓解，结合年龄和存在冠心病易患因素，排除其他原因所致的心绞痛，一般即可诊断。发作时心电图检查可见以 R 波为主的导联中，ST 段压低，T 波平坦或倒置（变异型心绞痛者则有关导联 ST 段抬高），发作过后数分钟内逐渐恢复。心电图无改变的病人可考虑进行负荷试验。发作不典型者，诊断要依靠观察硝酸甘油的疗效和发作时心电图的改变；如仍不能确诊，可多次复查心电图、心电图负荷试验或 24h 动态心电图连续监测，如心电图出现阳性变化或负荷试验诱致心绞痛发作时也可确诊。诊断有困难者可进行放射性核素检查或考虑进行选择性冠状动脉造影。考虑施行外科手术治疗者则必须进行选择性冠状动脉造影。冠状动脉内超声检查可显示管壁的病变，对诊断可能更有帮助。冠状动脉血管镜检查也可考虑。

（一）心脏神经官能症

心脏神经官能症的病人常诉胸痛，但为短暂（几秒钟）的刺痛或较持久（几小时）的隐痛，病人常喜欢不时地深吸一大口气或做叹息性呼吸。胸痛部位多在左胸乳房下心尖部附近，或经常变动。症状多在疲劳之后出现，而不在疲劳的当时，做轻度活动反觉舒适，有时可耐受较重的体力活动而不发生胸痛或胸闷。含用硝酸甘油无效或在 10 多分钟后才"见效"，常伴有心悸、疲乏及其他神经衰竭的症状。

（二）急性心肌梗死

急性心脏梗死病人的疼痛部位与心绞痛相仿，但性质更剧烈，持续时间可达数小时，常伴有休克、心律失常及心力衰竭，并有发热症状，含用硝酸甘油多不能使之缓解。心电图中面向梗死部位的导联 ST 段抬高，并有异常 Q 波。实验室检查显示白细胞计数升高，血清学检查显示肌酸磷酸激酶、门冬氨酸转氨酶、乳酸脱氢酶、肌红蛋白、肌凝蛋白轻链等升高，红细胞沉降率增快。

（三）其他疾病引起的心绞痛

包括严重的主动脉瓣狭窄或关闭不全、风湿热或其他原因引起的冠状动脉炎、梅毒性主动脉炎引起的冠状动脉口狭窄或闭塞、肥厚型心肌病、先天性冠状动脉畸形等均引起心绞痛，要根据其他临床表现来进行鉴别。

（四）肋间神经痛

肋间神经疼痛常累及 1～2 个肋间，但并不一定局限在前胸，为刺痛或灼痛，多为持续性而非发作性，咳嗽、用力呼吸和身体转动可使疼痛加剧，沿神经行径处有压痛，手臂上举活动时局部有牵拉疼痛，故与心绞痛不同。

此外，不典型的心绞痛还需与食管病变、膈疝、溃疡病、肠道疾病、颈椎病等所引起的胸、腹疼痛相鉴别。

【治疗】

（一）发作时的治疗

（1）发作时立刻休息，病人一般在停止活动后症状即可缓解。

（2）药物治疗较重的发作，可使用作用快的硝酸酯制剂。这类药物除扩张冠状动脉、降低阻力和增加血流量外，还通过扩张周围血管，减少静脉回心血量，降低心室容量、心腔内压、心排血量和血压，减小心脏前后负荷和心肌的需氧量，从而缓解心绞痛。

①硝酸甘油置于舌下含化，迅速被唾液溶解而吸收。不良反应有头昏、头部胀痛、头部跳动感、面红、心悸等，偶有血压下降，因此初次用药时，病人宜取平卧位，必要时吸氧；

②硝酸异山梨酯（消心痛）舌下含化，或用喷雾剂喷入口腔。

（3）亚硝酸异戊酯为极易汽化的液体，盛于小安瓿内，用时以手帕包裹敲碎，立即盖于鼻部吸入。作用快而短。本药作用与硝酸甘油相同，其降低血压的作用更明显，宜慎用。同类制剂还有亚硝酸辛酯。

（4）应用上述药物的同时，可考虑用镇静药。

（二）缓解期的治疗

宜尽量避免各种诱因。调节饮食，特别是进食不应过饱；禁绝烟酒。调整日常生活与工作量，减轻精神负担；保持适当的体力活动，但以不发生疼痛症状为度；一般不需卧床休息。在初次发作（初发型）或发作频繁、加重（恶化型），或卧位型、变异型、中间综合征、梗死后心绞痛等，疑为心肌梗死前奏的病人，应休息一段时间。使用作用持久的抗心绞痛药物，以防心绞痛发作，可单独选用、交替应用或联合应用下列作用持久的药物：

1. 硝酸酯制剂

①硝酸异山梨酯；

②硝酸戊四醇酯；

③长效硝酸甘油制剂：服用长效片剂使硝酸甘油持续而缓慢释放。用 2% 硝酸甘油软膏或膜片制剂涂或贴在胸前皮肤，作用可维持 12～24h。

2. β-受体阻断剂（β-阻断剂）

β-阻断剂具有阻断拟交感胺类对心率和心肌收缩力受体的刺激作用，减慢心率，降低血压，减小心肌收缩力和耗氧量，从而缓解心绞痛的发作。此外，还降低运动时血流动力的反应，使在同一运动量水平上心肌耗氧量减少；使不缺血的心肌区小动脉（阻力血管）缩小，从而使更多的血液通过极度扩张的侧支循环（输送血管）流入缺血区。用量要大。不良反应有心室喷血时间延长和心脏容积增加，这时可能使心肌缺血加重或引起心力衰竭，但其使心肌耗氧量减少的作用远超过其不良反应。常用的制剂有：普萘洛尔、氧烯洛尔、阿普洛尔、吲哚洛尔、索他洛尔、美托洛尔、阿替洛尔、醋丁洛尔和纳多洛尔等。

β-阻断剂可与硝酸酯合用，但要注意：

①β-阻断剂与硝酸酯有协同作用，因而剂量应偏小，开始剂量尤其要注意减小，以免引起直立性低血压等不良反应；

②停用β-阻断剂时应逐步减量，突然停用有诱发心肌梗死的可能；

③心功能不全、支气管哮喘以及心动过缓者不宜用。

3. 钙通道阻滞剂

钙通道阻滞剂抑制钙离子进入细胞内，也抑制心肌细胞兴奋—收缩耦联中钙离子的利用。因而，抑制心肌收缩，减少心肌耗氧；扩张冠状动脉，解除冠状动脉痉挛，改善心内膜下心肌的血供；扩张周围血管，降低动脉血压，减轻心脏负荷；还降低血液黏度，抗血小板聚集，改善心肌的微循环。常用的制剂有：维拉帕米；硝苯地平，新制剂尼卡地平、尼索地平、氨氯地平、非洛地平、苄普地尔等；地尔硫卓。

钙通道阻滞剂治疗变异型心绞痛的疗效最好。本类药可与硝酸酯同服，其中硝苯地平尚可与β-阻断剂同服，但维拉帕米和地尔硫卓与β-阻断剂合用时则有过度抑制心脏的危险。停用本类药时宜逐渐减量然后停服，以免发生冠状动脉痉挛。

4. 冠状动脉扩张剂

冠状动脉扩张剂理论上能增加冠状动脉的血流，改善心肌血供，缓解心绞痛。但由于冠心病时冠状动脉病变情况复杂，有些血管扩张剂（如双嘧达莫），可能扩张无病变或轻度病变的动脉，较扩张重度病变的动脉远为显著，这样会减少侧支循环的血流量，引起所谓的"冠状动脉窃血"，增加了正常心肌的供血量，使缺血心肌的供血量反而减少，因而不再用于治疗心绞痛。目前，仍用的有：

①吗多明：不良反应有头痛、面部潮红、胃肠道不适等；

②胺碘酮：也用于治疗快速心律失常，不良反应有胃肠道反应、药疹、角膜色素沉着、心动过缓、甲状腺功能障碍及肺间质纤维化等；

③乙氧黄酮；

④卡波罗孟；

⑤奥昔非君；

⑥氨茶碱；

⑦罂粟碱等。

5. 抗氧化类药物

鉴于动脉粥样硬化的核心原因是氧化应激及炎症反应。而氧化应激是以低密度脂蛋白LDL氧化为O_X-LDL后引起的，O_X-LDL是导致动脉粥样硬化的起点，因此防止LDL氧化为O_X-LDL尤其重要，现在比较肯定的疗法是有效的抗氧化，比如说虾青素、花青素之类的天然抗氧化剂，已经作为美国等国家防治冠心病的首选药物，虾青素可以显著减轻炎症因子CRP（C-反应蛋白），阻止动脉粥样硬化的血栓形成。另外还有报道，这种物质可以显著提升高密度脂蛋白（HDL），来改善动脉粥样硬化。以至于哈佛研究院的MASON称虾青素将极有可能继他汀类药物和抗血小板药物后掀起第3次预防性药物浪潮。

缓解期药物治疗的三项基本原则是：选择性地扩张病变的冠脉血管、降低血压、改善动脉粥样硬化。

（三）其他治疗

低分子右旋糖酐或羟乙基淀粉注射液的作用为改善微循环的灌流，可用于心绞痛的频繁发作。抗凝剂（如肝素、溶血栓药和抗血小板药）可用于治疗不稳定型心绞痛。高压氧治疗增加全身的氧供应，可使顽固的心绞痛得到改善，但疗效不易巩固。体外反搏治疗能增加冠状动脉的血供，也可考虑应用。兼有早期心力衰竭者，治疗心绞痛的同时宜用快速作用的洋地黄类制剂。

（四）外科手术治疗

主要是在体外循环下施行主动脉－冠状动脉旁路移植手术，取患者自身的大隐静脉作为旁路移植的材料，一端吻合在主动脉，另一端吻合在有病变的冠状动脉段的远端；或游离内乳动脉与病变冠状动脉远端吻合，引主动脉的血流，以改善病变冠状动脉所供血心肌的血流供应。

第四节　急性心肌梗死

【概述】

心肌梗死（Myocardial Infarction）是在冠状动脉病变的基础上，发生冠状动脉血供急剧减少或中断，使相应的心肌严重而持久的急性缺血所致的部分心肌急性坏死。临床表现为胸痛、急性循环功能障碍，反映心肌急性缺血、损伤和坏死一系列特征性的心电图演变以及血清心肌酶和心肌结构蛋白的变化。

【病因】

心肌梗死通常是在冠状动脉粥样硬化病变的基础上继发血栓形成所致，其他非动脉粥样硬化的原因包括冠状动脉栓塞、主动脉夹层累及冠状动脉开口、冠状动脉炎、冠状动脉先天畸形等。本书着重介绍冠状动脉粥样硬化病变的基础上发生的急性心肌梗死。

【临床表现】

急性心肌梗死通常有明确的诱发因素。本病常在冬春季发病较多，与气候寒冷、气温变化大有关，常在安静或睡眠时发病，以清晨 6 时至午间 12 时发病最多。大约有 1/2 的病人能查明诱发因素，如剧烈运动、过重的体力劳动、创伤、情绪激动、精神紧张或饱餐、急性失血、出血性或感染性休克，主动脉瓣狭窄、发热、心动过速等引起的心肌耗氧增加都可能是心肌梗死的诱因。约半数以上的急性心肌梗死患者，在起病前 1~2 天或 1~2 周有前驱症状，最常见的是原有的心绞痛加重，发作时间延长，或对硝酸甘油效果变差；或既往无心绞痛者，突然出现长时间心绞痛。典型的心肌梗死症状如下：

（1）突然发作剧烈而持久的胸骨后或心前区压榨性疼痛，休息和含服硝酸甘油不能缓解，常伴有烦躁不安、出汗、恐惧或濒死感。

（2）少数患者无疼痛，一开始即表现为休克或急性心力衰竭。

（3）部分患者疼痛位于上腹部，可能误诊为胃穿孔、急性胰腺炎等急腹症；少数患者的表现为颈部、下颌、咽部及牙齿疼痛，易误诊。

（4）神志障碍可见于高龄患者。

（5）全身症状难以形容的不适、发热。

（6）胃肠道症状表现为恶心、呕吐、腹胀等，下壁心肌梗死患者更常见。

（7）心律失常见于75%～95%的患者，发生在起病的1～2周内，以24h内多见，前壁心肌梗死易发生室性心律失常，下壁心肌梗死易发生心率减慢、房室传导阻滞。

（8）心力衰竭主要是急性左心衰竭，在起病的最初几小时内易发生，也可在发病数日后发生，表现为呼吸困难、咳嗽、发绀、烦躁等症状。

（9）急性心肌梗死时由于剧烈疼痛、恶心、呕吐、出汗、血容量不足、心律失常等可引起低血压，大面积心肌梗死（梗死面积大于40%）时心排血量急剧减少，可引起心源性休克，收缩压＜80mmHg，面色苍白，皮肤湿冷，烦躁不安或神志淡漠，心率加快，尿量减少（＜20mL/h）。

【辅助检查】

（一）心电图

心电图特征性改变为新出现Q波及ST段抬高和ST‐T动态演变。

（二）心肌坏死血清生物标志物升高

肌酸激酶同工酶（CK‐MB）及肌钙蛋白（T或I）升高是诊断急性心肌梗死的重要指标。可于发病3～6h开始增高，CK‐MB于3～4天恢复正常，肌钙蛋白于11～14天恢复正常。GOT和LDH诊断特异性差，目前已很少应用。

（三）其他

白细胞数增多，中性粒细胞数增多，嗜酸性粒细胞数减少或消失，血沉加快，血清肌凝蛋白轻链增高。

【诊断及鉴别诊断】

根据典型的临床表现，特征性心电图演变以及血清生物标志物的动态变化，可做出正确诊断。心电图表现为ST段抬高者诊断为ST段抬高型心肌梗死；心电图无ST段抬高者诊断为非ST段抬高型心肌梗死（过去称为非Q波梗死）。老年人突然心力衰竭、休克或严重心律失常，也要想到本病的可能。表现不典型的常需与急腹症、肺梗死、夹层动脉瘤等鉴别。

【治疗】

急性心肌梗死发病突然，应及早发现，及早治疗，并加强入院前处理。治疗原则为挽救濒死的心肌，缩小梗死面积，保护心脏功能，及时处理各种并发症。

（一）监护和一般治疗

无并发症者急性期绝对卧床1～3天；吸氧；持续心电监护，观察心率、心律变化及血压和呼吸，低血压、休克的患者必要时监测肺毛细血管楔压和静脉压。低盐、低脂、少量多餐、保持大便通畅。无并发症患者3天后逐步过渡到坐在床旁椅子上吃饭、大小便及室内活动。一般可在2周内出院。有心力衰竭、严重心律失常、低血压等症状的患者卧床时间及出院时间需酌情延长。

（二）镇静止痛

小量吗啡静脉注射为最有效的镇痛剂，也可用杜冷丁。烦躁不安、精神紧张者可给予地西泮（安定）口服。

（三）调整血容量

入院后尽快建立静脉通道，前3天缓慢补液，注意出入量平衡。

（四）再灌注治疗

再灌注治疗是急性 ST 段抬高型心肌梗死最主要的治疗措施。在发病 12h 内开通闭塞冠状动脉，恢复血流，可缩小心肌梗死面积，减少死亡。越早使冠状动脉再通，患者获益越大。"时间就是心肌，时间就是生命"。因此，对所有急性 ST 段抬高型心肌梗死患者就诊后必须尽快做出诊断，并尽快做出再灌注治疗的策略。

1. 直接冠状动脉介入治疗（PCI）

在有急诊 PCI 条件的医院，在患者到达医院 90min 内能完成第一次球囊扩张的情况下，对所有发病 12h 以内的急性 ST 段抬高型心肌梗死患者均应进行直接 PCI 治疗，球囊扩张使冠状动脉再通，必要时置入支架。急性期只对梗死相关动脉进行处理。对心源性休克患者不论发病时间都应进行直接 PCI 治疗。因此，急性 ST 段抬高型心肌梗死患者应尽可能到有 PCI 条件的医院就诊。尽早应用可恢复心肌灌注，降低近期病死率，预防远期的心力衰竭发生，其效果较溶栓治疗更好。包括直接 PTCA（不做溶栓治疗、直接施行PTCA）、补救性 PTCA（溶栓治疗后闭塞动脉未再通，PTCA 作为补救治疗措施）和有适应证的病人兼作支架置入术。尤其适用于溶栓治疗禁忌证的病人。

2. 溶栓治疗

如无急诊 PCT 治疗条件，或不能在 90min 内完成第一次球囊扩张时，若患者无溶栓治疗禁忌证，对发病 12h 内的急性 ST 段抬高型心肌梗死患者应进行溶栓治疗。常用的溶栓剂包括尿激酶、链激酶和重组组织型纤溶酶原激活剂（rt－PA）等，静脉注射给药。

（1）尿激酶：30min 内静滴 100 万～150 万单位；或冠状动脉内注入 4 万单位，继以每分钟 0.6 万～2.4 万单位的速度注入，血管再通后用量减半，继续注入 30～60min，总量 50 万单位左右。

（2）链激酶：150 万单位静脉滴注，60min 内滴完；冠状动脉内给药先给 2 万单位，继以 0.2 万～0.4 万单位注入，共 30min，总量 25 万～40 万单位。对链激酶过敏者，宜于治疗前 0.5h 用异丙嗪（非那根）25mg 肌肉注射，并与少量的地塞米松（2.5～5mg）同时滴注，可防止其引起的寒战、发热的副作用。

（3）rt－PA：100mg 在 90min 内静脉给予，先静注 15mg，继而 30min 内静脉滴注50mg，其后 60min 内再给予 35mg（国内有报告，用上述剂量的一半也能奏效）。冠状动脉内用药剂量减半。用 rt－PA 前，先用肝素 5000U，静脉推注，然后，每小时 700～1000U，静脉滴注 48h，以后改为皮下注射 7500U，每 12h 一次，连用 3～5 天，用药前注意出血倾向。

（4）TNK－tPA，40mg 静脉一次性注入，无须静脉滴注。溶栓药应用期间密切注意出血倾向，并需监测 APTT 或 ACT。冠状动脉内注射药物需通过周围动脉置入导管达冠状动脉口处才能实现，因此比较费时，只宜用于介入性诊治过程中并发的冠脉内血栓栓塞。

因为通过冠状动脉造影检查观察血管再通情况在很多基层医院受到限制，因此，临床常用的溶栓再通指标为：

①心电图抬高的 ST 段于 2h 内回降＞50％；

②胸痛于 2h 内基本消失；

③2h 内出现再灌注性心律失常（短暂的加速性室性自主节律，房室或束支传导阻滞

突然消失，或下后壁心肌梗死的病人出现一过性窦性心动过缓、窦房传导阻滞，或伴低血压状态）；

④血清CK-MB峰值提前出现在发病14h内。

具备上述四项中两项或以上者（不包括第②和③两项组合），考虑再通。

非ST段抬高型心肌梗死患者不应进行溶栓治疗。

溶栓治疗的主要并发症是出血，最严重的是脑出血。溶栓治疗后仍宜转至有PCI条件的医院进一步治疗。

3. 冠状动脉旁路移植术（CABG）

对少数合并心源性休克不适宜PCI者，急诊CABG可降低病死率。机械性并发症（如心室游离壁破裂、乳头肌断裂、室间隔穿孔）引起心源性休克时，在急性期需进行CABG和相应心脏手术治疗。

4. 药物治疗

持续胸痛患者若无低血压可静脉滴注硝酸甘油。所有无禁忌证的患者均应口服阿司匹林，置入药物支架的患者应服用氯吡格雷一年，未置入支架的患者可服用氯吡格雷一月。应用rt-PA溶栓或未溶栓治疗的患者可用低分子肝素皮下注射或肝素静脉注射3～5天。对无禁忌证的患者应给予β-阻断剂。对无低血压的患者应给予肾素-血管紧张素转氨酶抑制剂（ACEI），对ACEI不耐受者可应用血管紧张素受体阻滞剂（ARB）。对β-阻断剂有禁忌证（如支气管痉挛）而患者持续有缺血或心房颤动、心房扑动伴快速心室率，而无心力衰竭、左室功能失调及房室传导阻滞的情况，可给予维拉帕米或地尔硫卓。所有患者均应给予他汀类药物。

5. 抗心律失常

偶发室性早搏可严密观察，不需用药；当频繁的室性期前收缩或室性心动过速时：

（1）利多卡因：50～100mg静脉注射（如无效，5～10min后可重复），控制后静脉滴注，每分钟1～3mg维持（利多卡因100mg加入5%葡萄糖液100mL中滴注，1～3mL/min）。情况稳定后可考虑改用口服美西律150～200mg，每6～8h一次维持。

（2）胺碘酮：静脉注射首剂75～150mg稀释于20mL生理盐水中，于10min内注入；如有效继以1.0mg/min维持静脉滴注6h后改为0.5mg/min，总量<1200mg/天；静脉用药2～3天后改用口服胺碘酮，口服负荷量为600～800mg/天，7天后酌情改为维持量100～400mg/天。

（3）索他洛尔：静脉注射首剂1～1.5mg/kg，以5%葡萄糖液20mL稀释，于15min内注入，疗效不明显时可再注射一剂1.5mg/kg，后可改用口服，剂量为160～640mg/天。

（4）室性心动过速药物治疗不满意时，应尽早应用同步直流电复律。发生心室颤动时，应立即进行非同步直流电除颤，用最合适的能量一般300J，争取一次除颤成功。在无电除颤条件时可立即做胸外心脏按压和口对口人工呼吸，心腔内注射利多卡因100～200mg，并施行其他CPR处理。

（5）对心室颤动复苏存活者，若仍有复发性致命性心律失常，可考虑安装埋藏式心脏复律除颤器（ICD），以预防猝死。加速的心室自主心律一般无须处理，但如由于心房输送血液入心室的作用未能发挥而引起血流动力失调，则可用阿托品以加快窦性心律而控制心脏搏动，仅在偶然情况下需要用人工心脏起搏或抑制异位心律的药物来治疗。

（6）对于缓慢心律失常，可用阿托品肌肉注射或静脉注射；Ⅱ～Ⅲ度房室传导阻滞时，可安置临时起搏器。

（7）室上性心律失常：房性早搏不需特殊处理，阵发性室上性心动过速和快心室率心房颤动可给予维拉帕米、地尔硫卓、美托洛尔、洋地黄制剂或胺碘酮静脉注射。

（8）对心室率快、药物治疗无效而影响血液动力学者，应直流电同步电转复。

6. 急性心肌梗死合并心源性休克和泵衰竭的治疗

肺水肿时应吸氧，静脉注射吗啡、呋塞米，静脉滴注硝普钠。心源性休克可用多巴胺、多巴酚丁胺或间羟胺静脉滴注，如能维持血压，可在严密观察下加用小量硝普钠。药物反应不佳时应在主动脉内气囊反搏术支持下进行直接 PCI，若冠状动脉造影病变不适于PCI，应考虑急诊冠状动脉搭桥手术。

7. 出院前评估及出院后生活与工作安排

出院前可进行 24h 动态心电监测、超声心动图、放射性核素检查，发现有症状或无症状性心肌缺血和严重心律失常，了解心功能，从而估计预后，决定是否需血管重建治疗，并指导出院后活动量。

出院后 2～3 个月，可酌情恢复部分工作或轻工作，以后，部分患者可恢复全天工作，但要避免过劳或过度紧张。

8. 家庭康复治疗

急性心肌梗死患者，在医院度过了急性期后，对病情平稳、无并发症的患者，医生会允许其回家进行康复治疗。

（1）按时服药，定期复诊；保持大便通畅；坚持适度体育锻炼。

（2）不要情绪激动和过度劳累，戒烟限酒和避免吃得过饱。

在上述原则中，坚持合理适当的体育锻炼是康复治疗的主要措施。因为心肌梗死后，1～2 个月心肌坏死已愈合。此时促进体力恢复，增加心脏侧支循环，改善心肌功能，减少复发及危险因素，是康复治疗的目的。应做到：

①选择适宜运动方式和方法，在医生的指导下，根据病情轻重、体质强弱、年龄大小、个人爱好等，选择能够坚持的项目，如步行、打太极拳等。

②掌握好运动量，是一个关键问题，运动量必须与医生协商决定，运动量过小，尽管比不运动好，但起不到应有作用；运动量过大则可能有害。运动中若有心前区不适发作，应立即终止运动。

③运动量增加要循序渐进，尤其出院早期运动量一定要适当，根据体力恢复情况及心功能情况逐步增加运动量。需要再次强调的是，心肌梗死后每个患者的情况都不相同，运动康复必须个体化，必须在医生的指导下进行，并应有家属陪伴。

第五节 急性左心衰竭

【概述】

急性左心衰竭（Acute Left Heart Failure）是由于心脏瓣膜疾病、心肌损害、心律失常、左室前后负荷过重导致急性心肌收缩力下降、左室舒张末期压力增高、排血量下降，从而引起以肺循环淤血为主的缺血缺氧、呼吸困难等临床症候群。急性肺水肿是最主要表现，可发生心源性休克或心搏骤停。

【病因】

下述原因，可使心排血量在短时间内急剧减少，甚至丧失排血功能，即引起急性心功能不全：

（1）急性弥漫性心肌损害引起心肌收缩无力，如急性心肌炎、广泛性心肌梗死等。

（2）急性的机械性阻塞引起心脏压力负荷加重，排血受阻，如严重的瓣膜狭窄、心室流出道梗阻、心房内血栓或黏液瘤嵌顿，动脉总干或大分支栓塞等。

（3）急性的心脏容量负荷加重，如外伤、急性心肌梗死或感染性心内膜炎引起的瓣膜损害，腱索断裂，心室乳头肌功能不全，间隔穿孔，主动脉窦动脉瘤破裂入心腔，以及静脉输血或输入含钠液体过快或过多。

（4）急性的心室舒张受限制，如急性大量心包积液或积血、快速的异位心律等。

（5）严重的心律失常，如心室颤动（简称室颤）和其他严重的室性心律失常、心室暂停、显著的心动过缓等，使心脏暂停排血或排血量显著减少。

【临床表现】

根据心脏排血功能减退的程度、速度和持续时间的不同，以及代偿功能的差别，有下列 4 种不同表现：

（1）晕厥：心脏本身排血功能减退，心排血量减少引起脑部缺血、发生短暂的意识丧失，称为心源性晕厥（Cardiogenic Syncope）。晕厥发作持续数秒钟时可有四肢抽搐、呼吸暂停、发绀等表现，称为阿斯综合征（Adams Stokes Syndrome）。发作大多短暂，发作后意识常立即恢复。主要见于急性心脏排血受阻或严重心律失常。

（2）休克：由于心脏排血功能低下导致心排血量不足而引起的休克，称为心源性休克（Cardiogenic Shock）。心排血量减少突然且显著时，机体来不及通过增加循环血量进行代偿，但通过神经反射可使周围及内脏血管显著收缩，以维持血压并保证心和脑的血供。临床上除一般休克的表现外，多伴有心功能不全、肺动脉嵌压升高、颈静脉怒张等表现。

（3）急性肺水肿：为急性左心功能不全或急性左心衰竭的主要表现。多因突发严重的左心室排血不足或左心房排血受阻引起肺静脉及肺毛细血管压力急剧升高所致。当肺毛细血管压升高超过血浆胶体渗透压时，液体即从毛细血管漏到肺间质、肺泡，甚至气道内，引起肺水肿。典型发作为突然、严重气急；每分钟呼吸可达到 30～40 次，端坐呼吸，阵阵咳嗽，面色灰白，口唇青紫，大汗，常咳出泡沫样痰，严重者可从口腔和鼻腔内涌出大量粉红色泡沫液。发作时心率、脉搏增快，血压在起始时可升高，以后降至正常或低于正常。两肺内可闻及广泛的水泡音和哮鸣音。心尖部可听到奔马律，但常被肺部水泡音掩盖。X 线片可见典型蝴蝶形大片阴影由肺门向周围扩展。急性肺水肿早期肺间质水肿阶段可无上述典型的临床和 X 线表现，而仅有气促、阵阵咳嗽、心率增快、心尖部奔马律和肺部哮鸣音，X 线片显示上肺静脉充盈、肺门血管模糊不清、肺纹理增粗和肺小叶间隔增厚，如及时做出诊断并采取治疗措施，可以避免发展成肺泡性肺水肿。

（4）心脏骤停：为严重心功能不全的表现。

【辅助检查】

（1）胸部正位片可见肺门有蝴蝶形态片状阴影并向周围扩展的肺水肿征象，心界扩大。

（2）心脏超声可见心脏扩大、射血分数降低、心肌收缩减弱等。

（3）心电图常提示窦性心动过速或各种心律失常，心肌损害，左房、左室肥大等。

【诊断及鉴别诊断】

根据典型症状和体征，诊断急性心功能不全并不困难，主要应与其他原因（特别是血管功能不全）引起的晕厥、休克和肺水肿相鉴别。晕厥当时，心律、心率无明显过缓、过速、不齐或暂停，又无引起急性心功能不全的心脏病基础的，可以排除心源性晕厥。心源性休克时静脉压和心室舒张末期压升高，与其他原因引起的休克不同。肺水肿伴肺部哮鸣音时应与支气管哮喘鉴别，此时心尖部奔马律有利于肺水肿的诊断。其他原因引起的肺水肿，如化学或物理因素引起的肺血管通透性改变（感染、低蛋白血症、过敏、有毒气体吸入和放射性肺炎等）、肺间质淋巴引流不畅（肺淋巴组织癌性浸润等）或胸腔负压增高（胸腔穿刺放液过快或过多）、支气管引流不畅（液体吸入支气管或咳嗽反射消失等）等，根据相应的病史和体征不难与急性心功能不全引起的肺水肿鉴别。但心脏病患者可由非心源性原因引起肺水肿，而其他原因引起的肺水肿合并心源性肺水肿的也并不罕见。

【治疗】

（一）一般措施

（1）立即让患者取坐位或半坐位，两腿下垂或放低，也可用止血带结扎四肢，每隔 15min 轮流放松一个肢体，以减少静脉回流，减轻肺水肿。

（2）迅速有效地纠正低氧血症：立即供氧并消除泡沫，可将氧气先通过加入 40％～70％浓度酒精湿化瓶后吸入，也可用 1％硅酮溶液代替酒精，或吸入二甲硅油去泡气雾剂，降低肺泡内泡沫的表面张力，使泡沫破裂，改善肺通气功能。一般情况下，可用鼻导管供氧，严重缺氧者也可采用面罩高浓度、大剂量吸氧（5L/min），待缺氧纠正后改为常规供氧。

（3）迅速建立静脉通道：保证静脉给药和采集电解质、肾功能等血标本。尽快送检血气标本。

（4）心电图、血压等监测：以随时处理可能存在的各种严重的心律失常。

（二）药物治疗

（1）吗啡：立即皮下或肌肉注射吗啡 5～10mg（直接或生理盐水稀释后缓慢静脉注射），必要时也可静注 5mg；或哌替啶（杜冷丁）50～100mg 肌注。业已证实，吗啡不仅具有镇静、解除患者焦虑状态和减慢呼吸的作用，且能扩张静脉和动脉，从而减轻心脏前、后负荷，改善肺水肿。对高龄、哮喘、昏迷、严重肺部病变、呼吸抑制和心动过缓、房室传导阻滞者则应慎用或禁用。

（2）洋地黄制剂：常首选毛花苷 C（西地兰），近期无用药史者，0.4～0.6mg 稀释后缓慢静脉注射。洋地黄对压力负荷过重的心源性肺水肿治疗效果好，如主动脉狭窄、高血压等。对伴有快速心房颤动的二尖瓣狭窄急性肺水肿更具救命效益。快速型房颤或室上性心动过速所致左心房衰应首选毛花苷 C，也可酌用 β-阻断药。

（3）利尿药：应立即选用起效快作用强的利尿药，常用髓袢利尿药，如静注呋塞米 20～40mg 或布美他尼（丁尿胺）1～2mg，以减少血容量和降低心脏前负荷。

（4）血管扩张药：简便急救治疗可先舌下含服硝酸甘油 0.5mg，5～10min/次，最多可用 8 次。若疗效不明显可改为静脉滴注血管扩张药，常用的制剂有硝酸甘油、硝普钠、酚妥拉明等。若应用血管扩张药过程中血压＜90/40mmHg（12/5.3kPa），可加用多巴胺，以维持血压，并酌减血管扩张药用量或滴速。

（5）氨茶碱：250mg加于5％葡萄糖液20mL内缓慢静注，或500mg加于5％葡萄糖液250mL内静滴，尤其适用于有明显哮鸣音者，可减轻支气管痉挛和加强利尿的作用。

（6）肾上腺皮质激素：具有抗过敏、抗休克、抗渗出，降低机体应激性等作用。一般选用地塞米松10～20mg静脉注射或静脉滴注。对于有活动性出血者应慎用或禁用，如为急性心肌梗死，除非合并心脏阻滞或休克，一般不常规应用。

（7）多巴胺和多巴酚丁胺：适用于急性左心衰伴低血压者，可单独使用或两者合用，一般应从中、小剂量开始，根据需要逐渐加大用量，血压显著降低者可短时联合加用间羟胺（阿拉明），以迅速提高血压，保证心、脑血液灌注。

（三）治疗原发病、消除诱因

如高血压者采用降压措施，快速异位心律失常要纠正心律失常；二尖瓣狭窄者施行紧急二尖瓣球囊成形术或二尖瓣分离术。

（四）机械辅助呼吸机的应用

用面罩法连续气道正压吸氧治疗（无创呼吸机辅助呼吸）或气管插管呼吸机辅助呼吸，可用于各种原因的严重急性左心衰，安全、有效。

第六节　心律失常

【概述】

凡由于心脏内冲动的发生与传播不正常，而使整个心肌或其一部分的活动变得过快、过慢或不规则，或者各部分活动的顺序发生紊乱时，即形成心律失常（Cardiac Arrhythmia）。

【病因】

心律失常的病因可分为遗传性和后天获得性。

遗传性心律失常多为基因突变导致的离子通道病，使得离子流发生异常。目前，已经明确的遗传性心律失常有长QT综合征、短QT综合征、Brugada综合征等，另有一部分心房颤动、预激综合征患者也发现了基因突变位点。此外，进行性心脏传导疾病、肥厚型心肌病、致心律失常型心肌病和左心室致密化不全等心肌病也认为与遗传有关。

在后天获得性心律失常中，病因又可分为心脏本身、全身性和其他器官障碍的因素。心脏本身的因素主要为各种器质性心脏病。全身性因素包括药物毒性作用、各种原因的酸碱失衡及电解质紊乱、神经与体液调节功能失调、交感与副交感系统平衡失调等。其他器官在发生功能性或结构性改变时也可诱发心律失常，如内分泌疾病等。此外，胸部手术（尤其是心脏手术）、麻醉过程、心导管检查及各种心脏介入性治疗等均可诱发心律失常。部分病因不明。

【临床表现】

心律失常的血流动力学改变的临床表现主要取决于心律失常的性质、类型、心功能及对血流动力学影响的程度，如轻度的窦性心动过缓、窦性心律不齐、偶发的房性期前收缩、一度房室传导阻滞等对血流动力学影响甚小，故无明显的临床表现，较严重的心律失常，如病窦综合征、快速心房颤动、阵发性室上性心动过速、持续性室性心动过速等，可引起心悸、胸闷、头晕、低血压、出汗，严重者可出现晕厥、阿斯综合征，甚至猝死，由于心律失常的类型不同，临床表现各异，主要有以下几种：

（一）冠状动脉供血不足的表现

各种心律失常均可引起冠状动脉血流量减少，偶发房性期前收缩可使冠状动脉血流量减少5%，偶发室性期前收缩可使冠状动脉血流量减少12%，频发性的室性期前收缩可使冠状动脉血流量减少25%，房性心动过速时可使冠状动脉血流量减少35%，快速型房颤则可使冠状动脉血流量减少40%，室性心动过速时可使冠状动脉血流量减少60%，心室颤动时冠状动脉血流量可能为零。

冠状动脉正常的人，各种心律失常虽然可以引起冠状动脉血流减少，但较少引起心肌缺血，然而，对有冠心病的患者，各种心律失常都可以诱发或加重心肌缺血，主要表现为心绞痛、气短、周围血管衰竭、急性心力衰竭和急性心肌梗死等。

（二）脑动脉供血不足的表现

不同的心律失常对脑血流量的影响也不同。脑供血不足，其表现为头晕、乏力、视物模糊、暂时性全盲，甚至于失语、瘫痪、抽搐、昏迷等一过性或永久性的脑损害。

（三）肾动脉供血不足的表现

心律失常发生后，肾血流量也发生不同的减少，频发性的房性期前收缩可使肾血流量减少8%，而频发性的室性期前收缩使肾血流量减少10%；房性心动过速时肾血流量减少18%；快速型心房纤颤和心房扑动时肾血流量可减少20%；室性心动过速时肾血流量可减少60%，临床表现有少尿、蛋白尿和氮质血症等。

（四）肠系膜动脉供血不足的表现

快速心律失常时，血流量减少34%，系膜动脉痉挛，可产生胃肠道缺血的临床表现，如腹胀、腹痛、腹泻，甚至发生出血，溃疡或麻痹。

（五）心功能不全的表现

心功能不全的表现主要为咳嗽、呼吸困难、倦怠、乏力等。

【辅助检查】

（一）心电图

心律失常发作时的心电图记录是确诊心律失常的重要依据，应包括较长的Ⅱ或V1导联记录。注意P和QRS波形态，P-QRS关系，PP、PR与RR间期，判断基本心律是窦性还是异位。房室独立活动时，找出P波与QRS波群的起源（选择Ⅱ、aVF、aVR、V1和V5、V6导联）。

（二）动态心电图

通过24h连续心电图记录可能记录到心律失常的发作，自主神经系统对自发心律失常的影响，自觉症状与心律失常的关系，并评估治疗效果。然而难以记录到不经常发作的心律失常。

（三）有创性电生理检查

除能确诊缓慢性心律失常和快速心律失常的性质外，还能在心律失常发作间歇应用程序电刺激方法判断窦房结和房室传导系统功能，诱发室上性和室性快速心律失常，确定心律失常起源部位，评价药物与非药物治疗效果，以及为手术、起搏或消融治疗提供必要的信息。

（四）运动试验

运动试验可能在心律失常发作间歇时诱发心律失常，因而有助于间歇发作心律失常的诊断。抗心律失常药物（尤其是致心室内传导减慢的药物）治疗后出现运动试验诱发的室性心动过速，可能是药物致心律失常作用的表现。

【诊断及鉴别诊断】

心律失常的确诊大多要靠心电图，但相当一部分病人可根据病史和体征做出初步诊断。详细追问发作时心率、节律、发作起止与持续时间，发作时有无低血压、昏厥或近乎昏厥、抽搐、心绞痛或心力衰竭等表现，以及既往发作的诱因、频率和治疗经过，有助于判断心律失常。

发作时体检应着重于判断心律失常的性质及心律失常对血流动力学的影响。听诊心音了解心室搏动的快、慢和规则与否，结合颈静脉搏动所反映的心房活动情况，有助于做出心律失常的初步鉴别诊断。

颈动脉窦按摩对快速性心律失常的影响有助于鉴别诊断心律失常的性质。为避免发生低血压、心脏停搏等意外，应使患者在平卧位有心电图监测下进行，老年人慎用，有脑血管病变者禁用。每次按摩一侧颈动脉窦，一次按摩持续时间不超过 5s，可使心房扑动的室率成倍下降，还可使室上性心动过速立即转为窦性心律。

发作间歇期体检应着重于有无高血压、冠心病、瓣膜病、心肌病、心肌炎等器质性心脏病的证据。常规心电图、超声心动图、心电图运动负荷试验、放射性核素显影、心血管造影等无创和有创性检查有助于确诊或排除器质性心脏病。

【治疗】

（一）病因治疗

病因治疗包括纠正心脏病理改变、调整异常病理生理功能（如冠状动脉狭窄、左/右心功能不全、自主神经张力改变等），以及去除导致心律失常发作的其他诱因（如电解质失调、药物不良副作用等）。

（二）药物治疗

药物治疗缓慢心律失常一般选用增强心肌自律性和（或）加速传导的药物，如拟交感神经药（异丙肾上腺素等）、迷走神经抑制药物（阿托品）或碱化剂（碳酸氢钠）。治疗快速心律失常则选用减慢传导和延长不应期的药物，如迷走神经兴奋剂（新斯的明、洋地黄制剂）、拟交感神经药（甲氧明、去氧肾上腺素）间接兴奋迷走神经或抗心律失常药物。

目前，抗心律失常药物广泛使用的仍是 Vaughan Williams 分类法，根据药物不同的电生理作用分为以下 4 类：

Ⅰ类为膜抑制剂，主要降低心肌细胞对 Na^+ 的通透性，使 0 期除极上升程度及幅度降低，从而减慢传导，同时延长快反应纤维有效不应期，降低 4 期除极速率，从而降低自律性，其中Ⅰa类阻滞程度中等，Ⅰb类阻滞程度较弱，Ⅰc类阻滞程度强；

Ⅱ类为肾上腺素受体阻断药，主要通过降低或阻断交感神经对心脏的作用，抑制 4 期自动除极速率，延长房室结传导时间；

Ⅲ类以阻滞 K^+ 通道为主，主要电生理效应是通过延迟复极时间，延长动作电位间期和有效不应期；

Ⅳ类为钙离子通道阻断药，主要通过阻断慢钙通道的开放，抑制慢反应纤维的 0 相后期除极及 2 期复极速率，从而降低传导速度及延长有效不应期。

（三）非药物治疗

非药物治疗包括机械方法兴奋迷走神经，心脏起搏器，电复律，电除颤，电消融，射频消融和冷冻或激光消融以及手术治疗。反射性兴奋迷走神经的方法有压迫眼球、按摩颈动脉窦、捏鼻用力呼气和屏住气等。心脏起搏器多用于治疗缓慢心律失常，以低能量电流按预定频率有规律地刺激心房或心室，维持心脏活动；也用于治疗折返性快速心律失常和心室颤动，通过程序控制的单个或连续快速电刺激终止折返形成。直流电复律和电除颤分别用于终止异位性快速心律失常发作和心室颤动，用高压直流电短暂经胸壁作用或直接作用于心脏，使正常和异常起搏点同时除极，恢复窦房结的最高起搏点。为了保证安全，利用患者心电图上的 R 波触发放电，避免易惹期除极发生心室颤动的可能，称为同步直流电复律，适用于心房扑动、心房颤动、室性和室上性心动过速的转复。治疗心室扑动和心室颤动时则用非同步直流电除颤。电除颤和电复律疗效迅速、可靠而安全，是快速终止上述快速心律失常的主要治疗方法，但并无预防发作的作用。

对严重而顽固的异位性快速心律失常，如反复发作的持续室性心动过速伴显著循环障碍、心源性猝死复苏存活者或预激综合征合并心室率极快的室上性快速心律失常患者，主张经临床电生理测试程序刺激诱发心律失常后，静脉内或口服抗心律失常药，根据药物抑制诱发心律失常的作用，判断其疗效而制定治疗方案。药物治疗无效者，结合临床电生理对心律失常折返途径的定位，考虑经静脉导管电灼、射频、冷冻、激光或选择性酒精注入折返径路所在区心肌的冠脉供血分支或手术等切断折返途径的治疗。

第七章　神经系统常见疾病

第一节　急性脑血管病

脑血管疾病（Cerebrovascular Disease，CVD）是指由于各种头颈部血管病变所引起的脑部病变，是血管源性脑部病损的总称。急性脑血管病是指急性起病、迅速出现局限性或弥漫性脑功能缺失征象的脑血管性临床事件，又称急性脑血管事件或脑卒中（Stroke），按性质主要分为缺血性脑血管病和出血性脑血管病两大类。缺血性脑血管病主要包括短暂性脑缺血发作和脑梗死（脑血栓形成和脑栓塞），出血性脑血管病主要包括脑出血和蛛网膜下腔出血。

短暂性脑缺血发作

【概述】

短暂性脑缺血发作（TIA）是颈动脉系统或椎—基底动脉系统发生短暂性血液供应不足，引起局灶性脑缺血导致突发的短暂性、可逆性神经功能障碍。发作持续数分钟不等，通常在 30min 内完全恢复，超过 2h 常遗留轻微神经功能缺损表现，在 CT 扫描及 MRI 检查时显示脑组织缺血征象。TIA 好发于中老年人，65 岁以上占 25.3%，男性多于女性。发病突然，可在体位改变或无任何先兆的情况下发生，有一过性的神经系统定位体征，一般无意识障碍，历时 5～20min 缓解，可反复发作，但一般在 24h 内完全恢复，无后遗症。

【病因】

关于 TIA 的病因和发病原理，目前还存在分歧和争论。多数认为与以下问题相关：

（一）脑动脉粥样硬化

脑动脉粥样硬化是全身动脉硬化的一部分，动脉内膜表面形成灰黄色斑块，斑块表层的胶原纤维不断增生及含有脂质的平滑肌细胞增生，引起动脉管腔狭窄。甚至纤维斑块深层的细胞发生坏死，形成粥样斑块，粥样斑块表层的纤维帽坏死、破溃形成溃疡。坏死性粥样斑块物质可排入血液而造成栓塞，溃疡处可出血形成血肿，使小动脉管腔狭窄甚至阻塞，使血液供应发生障碍。动脉粥样硬化的病因主要有：高血压病、高脂血症、糖尿病、吸烟、肥胖、胰岛素抵抗等因素。多数学者认为动脉粥样硬化的发病机制是复杂的，是多种因素长期作用的过程。

（二）微栓塞

主动脉和脑动脉粥样硬化斑块的内容物及其发生溃疡时的附壁血栓凝块的碎屑，可散落在血流中成为微栓子，这种由纤维素、血小板、白细胞、胆固醇结晶所组成的微栓子，随循环血流进入小动脉，可造成微栓塞，引起局部缺血的症状。微栓子经酶的作用而分解，或因栓塞血管远端缺血扩张，使栓子移向末梢，则血供恢复，症状消失。

（三）心脏疾病

心脏疾病是脑血管病第 3 位的危险因素。各种心脏病，如风湿性心脏病、冠状动脉粥样硬化性心脏病、高血压性心脏病、先天性心脏病，以及可能并发的各种心脏损害，如心房纤维颤动、房室传导阻滞、心功能不全、左心肥厚、细菌性心内膜炎等，这些因素通过对血流动力学影响及栓子脱落增加了脑血管病的危险性，特别是缺血性脑血管病的危险。

（四）血流动力学改变

急速的头部转动或颈部屈伸，可改变脑血流量而发生头晕，严重的可触发短暂脑缺血发作。特别是有动脉粥样硬化、颈椎病、枕骨大孔区畸形、颈动脉窦过敏等情况时更易发生。主动脉弓、锁骨下动脉的病变可引起盗血综合征，影响脑部血供。

（五）血液成分的改变

各种影响血氧、血糖、血脂、血蛋白质含量，以及血液黏度和凝固性的血液成分改变和血液病理状态，如严重贫血、红细胞增多症、白血病、血小板增多症、异常蛋白质血症、高脂蛋白质血症均可触发 TIA。

【临床表现】

（一）颈内动脉系统 TIA

颈内动脉系统 TIA 最常见的症状为单瘫、偏瘫、偏身感觉障碍、失语、单眼视力障碍等，也可出现同向性偏盲等。

主要表现：单眼突然出现一过性黑蒙，或视力丧失，或白色闪烁，或视野缺损，或复视，持续数分钟即可恢复。对侧肢体轻度偏瘫或偏身感觉异常。优势半球受损出现一过性的失语或失用或失读或失写，或同时面肌、舌肌无力。偶有同侧偏盲。其中，单眼突然出现一过性黑蒙是颈内动脉分支眼动脉缺血的特征性症状。短暂的精神症状和意识障碍偶亦可见。

（二）椎-基底动脉系统 TIA

椎-基底动脉系统 TIA 主要表现为脑干、小脑、枕叶、颞叶及脊髓近端缺血，神经缺损症状。

主要症状有：最常见的症状是一过性眩晕、眼震、站立或行走不稳，一过性视物成双或视野缺损等，一过性吞咽困难、饮水呛咳、语言不清或声音嘶哑，一过性单肢或双侧肢体无力、感觉异常，一过性听力下降、交叉性瘫痪、轻偏瘫或双侧轻度瘫痪等。少数可有意识障碍或猝倒发作。

【辅助检查】

（一）血液流变学检查

血液流变学检查主要表现为全血黏度、血浆黏度、血细胞比容、纤维蛋白原及血小板聚集率等指标的不同程度增高。

（二）脑血管检查

脑血管检查，如经颅多普勒检查、颈动脉和椎动脉 B 超检查、数字减影血管造影检查（DSA）、MRA 检查等。

（三）颈椎检查

颈椎检查可选用颈椎 X 线、颈椎 CT 扫描或颈椎 MRI 检查等。

（四）头颅 CT 扫描或 MRI 检查

头颅 CT 扫描或 MRI 检查观察颅内缺血情况，排除出血性疾病。

（五）心电图

心电图主要是排除患者是否有房颤、频发早搏、陈旧心肌梗死、左室肥厚等。超声心动图检查是否存在心脏瓣膜病变，如风湿性瓣膜病、老年性瓣膜病。

【诊断与鉴别诊断】

短暂性脑缺血发作的诊断主要是依靠详细病史，即突发性、反复性、短暂性和刻板性特点，结合必要的辅助检查，必须排除其他脑血管病后才能诊断。

【治疗】

针对 TIA 发作形式及病因采取不同的处理方法。偶尔发作或只发作 1 次在血压不太高的情况下可长期服用小剂量肠溶阿司匹林，或氯吡格雷。阿司匹林的应用时间视患者的具体情况而定，多数情况下需应用 2～5 年，如无明显副作用出现，可延长使用时间，如有致 TIA 的危险因素存在时，服用阿司匹林的时间应更长。同时，应服用防止血管痉挛的药物，如尼莫地平，也可服用肌醇烟酸酯。频繁发作即在短时间内反复多次发作的应作为神经科的急症。TIA 发作频繁者如果得不到有效的控制，近期内发生脑梗死的可能性很大，应积极治疗，其治疗原则是综合治疗和个体化治疗：

（一）积极治疗危险因素

积极治疗危险因素，如高血压、高血脂、糖尿病、脑动脉硬化等。

（二）抗血小板聚集

抗血小板聚集可选用肠溶阿司匹林或氯吡格雷等。

（三）改善脑微循环

改善脑微循环，如尼莫地平、桂利嗪（脑益嗪）等。

（四）扩血管药物

扩血管药物，如曲克芦丁（维脑路通），都可选用。

（五）血管内治疗

血管内治疗包括经皮腔内血管成形术和血管内支架置入术等。对于颈动脉狭窄＞70％，而神经功能缺损与之相关者，可根据患者的具体情况考虑进行相应的血管内治疗。

（六）外科治疗

颈内动脉狭窄也可以进行内膜剥脱术治疗。

总之，TIA 为慢性反复发作性临床综合征，发作期间可出现明显的局限性脑功能障碍表现。从而影响患者的生活质量和工作能力，不同程度地削弱患者的社会适应能力。

一般认为：TIA 后脑梗死发生率第 1 个月为 4％～8％，第 1 年为 12％～13％，在 5年后达 24.29％，第 1 个 5 年内每年的脑血管病的发生率为 5.9％。罹患 TIA 后，患者对于疾病的预后极为担心，从而导致焦虑、多疑、抑郁等情感障碍。负性情绪可影响神经内分泌系统，加重心理状态的改变。

另外，TIA 的预后与高龄、高血压、糖尿病、心脏病等均有关系，如果不能及时控制 TIA 发作，可能最后导致脑梗死，如果及时治疗 TIA 发作，则预后良好。

脑　梗　死

【概述】

脑梗死又称为缺血性脑卒中，是指局部脑组织因血液循环障碍，缺血、缺氧而发生的软化坏死。

【病因】

脑梗死主要是由于供应脑部血液的动脉出现粥样硬化和血栓形成，使管腔狭窄甚至闭塞，导致局灶性急性脑供血不足而发病；也有因异常物质（固体、液体、气体）沿血液循环进入脑动脉或供应脑血液循环的颈部动脉，造成血流阻断或血流量骤减而产生相应支配区域脑组织软化坏死者。前者称为动脉硬化性血栓形成性脑梗死，占本病的40%～60%，后者称为脑栓塞，占本病的15%～20%。此外，尚有一种腔隙性脑梗死，系高血压小动脉硬化引起的脑部动脉深穿支闭塞形成的微梗死，也有人认为少数病例可由动脉粥样硬化斑块脱落崩解导致的微栓塞引起，由于CT扫描和MRI检查的普及应用，有人统计其发病率相当高，占脑梗死的20%～30%。脑梗死是脑血管病中最常见者，约占75%，病死率平均为10%～15%，致残率极高，且极易复发，复发性中风的死亡率大幅度增加。

【临床表现】

（一）主要临床症状

脑梗死的临床症状复杂，与脑损害的部位、脑缺血性血管大小、缺血的严重程度、发病前有无其他疾病以及有无合并其他重要脏器疾病等有关，轻者可以完全没有症状，即无症状性脑梗死；也可以表现为反复发作的肢体瘫痪或眩晕，即短暂性脑缺血发作；重者不仅可以有肢体瘫痪，甚至可以突发昏迷、死亡，如病变影响大脑皮质，在脑血管病急性期可表现为癫痫发作，以病后1天内发生率最高，而以癫痫为首发的脑血管病则少见。

1. 主观症状

主观症状包括头痛、头昏、头晕、眩晕、恶心呕吐、运动性和（或）感觉性失语，甚至昏迷。

2. 脑神经症状

脑神经症状包括双眼向病灶对侧凝视麻痹、中枢性面瘫及舌瘫、假性延髓性麻痹，如饮水呛咳和吞咽困难。

3. 躯体症状

躯体症状包括肢体偏瘫或轻度偏瘫、偏身感觉减退、步态不稳、肢体无力、大小便失禁等。

（二）脑梗死部位临床分类

脑梗死的梗死面积以腔隙性梗死最多，临床表现为：亚急性起病、头昏、头晕、步态不稳、肢体无力等，少数有饮水呛咳、吞咽困难，也可有偏瘫、偏身感觉减退，部分患者没有定位体征。

中等面积梗死以基底核区、侧脑室体旁、丘脑、双侧额叶、颞叶区发病多见，临床表现为：突发性头痛、眩晕、恶心呕吐等，偏身瘫痪或偏身感觉障碍、偏盲、中枢性面瘫及舌瘫、假性延髓性麻痹、失语等。

大面积梗死患者起病急骤，临床表现危重，可以有偏瘫、偏身感觉减退，甚至四肢瘫、脑疝、昏迷等。

【辅助检查】

（一）头颅CT检查

头颅CT显示梗死灶为低密度，可以明确病变的部位、形状及大小，较大的梗死灶可使脑室受压、变形及中线结构移位，但脑梗死起病4～6h内，只有部分病例可见边界不清的稍低密度灶，而大部分的病例在24h后才能显示边界较清晰的低密度灶，且小于5mm的梗死灶、后颅凹梗死不易被CT显现，皮质表面的梗死也常常不被CT察觉。增强扫描能够提高病变的检出率和定性诊断率。出血性梗死 CT 表现为大片低密度区内有不规则斑片状高密度灶，与脑血肿的不同点为低密度区较宽广及出血灶呈散在小片状。

（二）头颅 MRI 检查

头颅 MRI 检查对脑梗死的检出极为敏感，对脑部缺血性损害的检出优于 CT，能够检出较早期的脑缺血性损害，可在缺血 1h 内见到。起病 6h 后大梗死几乎都能被 MRI 显示，表现为 T_1 加权低信号、T_2 加权高信号。

（三）常规检查

血、尿、大便常规及肝功能、肾功能、凝血功能、血糖、血脂、心电图等作为常规检查，有条件者可进行动态血压监测。胸片应作为常规检查手段，以排除癌栓，并可作为以后是否发生吸入性肺炎的诊断依据。

（四）特殊检查

经颅多普勒（TCD）、颈动脉和椎动脉彩色 B 超、核磁共振血管造影（MRA）、CT 血管成像（CTA）、数字减影全脑血管造影（DSA）等，可明确有无相关动脉狭窄或闭塞。

【治疗】

急性脑梗死的治疗原则如下：

（1）综合治疗及个体化治疗：在疾病发展的不同时间，针对不同病情、病因采取有针对性的综合治疗和个体化治疗措施。

（2）积极改善和恢复缺血区的血液供应，促进脑微循环，阻断和终止脑梗死的病理进程。

（3）预防和治疗缺血性脑水肿。

（4）急性期应早用脑细胞保护治疗，可采取综合性措施，保护缺血周边半暗带的脑组织，避免病情加重。

（5）加强护理和防治并发症，消除致病因素，预防脑梗死再发。

（6）积极进行早期规范的康复治疗，以降低致残率。

（7）其他：发病后 12h 内最好不用葡萄糖液体，可用羟乙基淀粉（706 代血浆）或林格液加三磷腺苷（ATP）、辅酶 A 及维生素 C 等，避免在急性期用高糖液体加重酸中毒和脑损害。

（一）急性期：一般治疗

急性期应尽量卧床休息，加强皮肤、口腔、呼吸道及大小便的护理，注意水电解质的平衡，如起病 48～72h 后仍不能自行进食者，应给予鼻饲流质饮食，以保障营养供应。应当把患者的生活护理、饮食、其他合并症的处理摆在首要的位置。

（二）脑水肿的治疗

1. 甘露醇

甘露醇是最常用的有效的脱水剂之一，临床常用 20％的甘露醇高渗溶液快速静脉滴注（5～10mL/min）。根据病情及全身脏器状况选择使用。可用全量 250mL 或半量 125mL，每 12h 或每 8h 一次，甚至每 6h 一次。

2.10％甘果糖（甘油果糖）

10％甘果糖可通过高渗脱水而发生药理作用，还可使甘油代谢生成的能量得到利用进入脑代谢过程，使局部代谢改善。通过上述作用能降低颅内压和眼压，消除脑水肿，增加脑血容量和脑耗氧量，改善脑代谢。

3. 利尿性脱水剂

如呋塞米（速尿）、依他尼酸可间断肌肉或静脉注射。

4. 肾上腺皮质激素

肾上腺皮质激素主要是糖皮质激素，如氢化可的松等，其分泌和生成促皮质素（ACTH）调节，具有抗炎作用、免疫抑制作用、抗休克作用。

5. 人血白蛋白（白蛋白）

人血白蛋白是一种中分子量的胶体，在产生胶体渗透压中起着重要作用，有利于液体保留在血管腔内。

（三）脑保护治疗

脑保护的药物有很多，包括自由基清除剂、阿片受体阻断剂、钙通道阻断剂、兴奋性氨基酸受体阻断剂和镁离子等，可通过降低脑代谢、干预缺血引发细胞毒性机制，减轻缺血性脑损伤。但大多数脑保护剂在动物实验中显示有效，尚缺乏多中心、随机双盲的临床试验研究证据。

（四）急性期溶栓治疗

血栓和栓塞是脑梗死发病的基础，因而理想的方法是使缺血性脑组织在出现坏死之前恢复正常的血流。脑组织获得脑血流的早期重灌注，可减轻缺血程度，限制神经细胞及其功能的损害。最新指南推荐在发生脑梗死后 3～6h 内进行静脉溶栓治疗。

1. 适应证

①在症状发生的 3～6h 内；

②年龄＜75 岁；

③无意识障碍，但对基底动脉血栓，由于预后差即使昏迷也不禁忌；

④脑 CT 扫描排除脑出血，且无神经功能缺损相对应的低密度区；

⑤溶栓治疗可以在发病后 6h 以内进行，若是进展性卒中可以延长到 12h 以内进行；

⑥患者家属需签字同意。

2. 禁忌证

①单纯性共济失调或感觉障碍。

②临床神经功能缺损很快恢复。

③活动性内出血，或出血性素质和出血性疾病，凝血障碍性疾病，低凝状态。

④口服抗凝药物及凝血酶原时间＞15s 者，或 48h 内用过肝素，且部分凝血活酶时间延长，低蛋白血症。

⑤颅内动脉瘤、动静脉畸形、颅内肿瘤、蛛网膜下隙出血、脑出血。

⑥6 个月内有过脑血管病史，但无明显肢体瘫痪的腔隙性梗死不受影响。6 周内做过大手术或有严重创伤。

⑦治疗前血压明显增高，收缩压＞180mmHg，或者舒张压＞110mmHg。

⑧其他：曾发生过脑出血或出血性脑梗死者；3 周内有胃肠道及泌尿系统出血，或活动性肺结核者；月经期、妊娠期、产后 10 天以内；严重的肝、肾功能障碍者；血小板数＜10 万者；溶栓药物过敏者；急性、亚急性细菌性心内膜炎患者。

3. 溶栓常用的药物

①尿激酶（UK）：100万～150万IU加生理盐水100～200mL，持续静点30min；

②重组组织型纤溶酶原激活物：一次用量0.9mg/kg，最大剂量＜90mg，10％的剂量静脉推注，其余剂量在约60min内持续静脉滴注。

4. 溶栓并发症

①梗死灶继发性出血或身体其他部位出血；

②致命性再灌注损伤和脑水肿；

③溶栓后再闭塞。

（五）血管内治疗

血管内治疗包括经皮腔内血管成形术和血管内支架置入术等。对于颈动脉狭窄＞70％，而神经功能缺损与之相关者，可根据患者的具体情况考虑进行相应的血管内治疗。血管内治疗是新问世的技术，目前尚没有长期随访的大规模临床研究，故应慎重选择。

（六）外科治疗

对于大面积脑梗死，水肿重，有脑疝形成危险的可给予手术减压治疗。

脑 出 血

【概述】

脑出血（ICH）是指原发性非外伤性脑实质内出血，发病率为每年（60～80)/10万，在我国占全部脑卒中的20％～30％，急性期病死率为30％～40％。通常按脑出血的部位、稳定与否及病因等分为不同类型脑出血。

【病因】

脑出血病例中大约60％是因高血压合并小动脉硬化所致，约30％由动脉瘤或动-静脉血管畸形破裂所致，其他病因包括脑动脉粥样硬化、血液病（如白血病、再生障碍性贫血、血小板减少性紫癜、血友病、红细胞增多症和镰状细胞病等）、脑淀粉样血管病变、抗凝或溶栓治疗等。

一次高血压性脑出血通常在30min内停止，致命性脑出血可直接导致死亡。动态颅脑CT监测发现脑出血有稳定型和活动型两种，后者的血肿形态往往不规则，密度不均一，发病后3h内血肿仍可扩大；前者的血肿与之相反，保持相对稳定，血肿体积扩大不明显。多发性脑出血多见于淀粉样血管病、血液病和脑肿瘤等患者。

【临床表现】

（一）一般表现

脑出血的好发年龄为50～70岁。男性稍多于女性，冬春两季发病率较高。多在情绪激动或活动中突然发病。发病后病情常于数分钟至数小时内达到高峰。

脑出血患者发病后多有血压明显升高。由于颅内压升高，常有头痛、呕吐和不同程度的意识障碍，如嗜睡或昏迷等，大约10％的脑出血病例会出现抽搐发作。

（二）局限性定位表现

局限性定位表现取决于出血量和出血部位。

1. 基底节区出血

（1）壳核出血：最常见，约占脑出血病例的60％，系豆纹动脉尤其是其外侧支破裂所致，可分为局限型（血肿仅局限于壳核内）和扩延型。常有病灶对侧偏瘫、偏身感觉缺失和同向性偏盲，还可出现双眼球向病灶对侧同向凝视不能，优势半球受累可有失语。

（2）丘脑出血：占脑出血病例的 10%～15%，系丘脑膝状体动脉或丘脑穿通动脉破裂所致，可分为局限型（血肿仅局限于丘脑）和扩延型。常有对侧偏瘫、偏身感觉障碍，通常感觉障碍重于运动障碍。深浅感觉均受累，而深感觉障碍更明显。可有特征性眼征，如上视不能或凝视鼻尖、眼球偏斜或分离性斜视、眼球汇聚障碍和无反应性小瞳孔等。小量丘脑出血致丘脑中间腹侧核受累，可出现运动性震颤和帕金森综合征样表现；累及丘脑底核或纹状体可呈偏身舞蹈-投掷样运动；优势侧丘脑出血可出现丘脑性失语、精神障碍、认知障碍和人格改变等。

（3）尾状核头出血：较少见。多由高血压动脉硬化和血管畸形破裂所致，一般出血量不大，多经侧脑室前角破入脑室。常有头痛、呕吐、颈强直、精神症状，神经系统功能缺损症状并不多见，故临床酷似蛛网膜下腔出血。

2. 脑叶出血

脑叶出血占脑出血的 5%～10%，常由脑动静脉畸形、血管淀粉样病变、血液病等所致。出血以顶叶最为常见，其次为颞叶、枕叶、额叶，也有多发脑叶出血的病例。如额叶出血可有偏瘫、尿便障碍、Broca 失语、摸索和强握反射等；颞叶出血可有 Wernicke 失语、精神症状、对侧上象限盲、癫痫等；枕叶出血可有视野缺损；顶叶出血可有偏身感觉障碍、轻偏瘫、对侧下象限盲；非优势半球受累可有构象障碍。

3. 脑干出血

（1）脑桥出血：约占脑出血的 10%，多由基底动脉脑桥支破裂所致，出血灶多位于脑桥基底部与被盖部之间。大量出血（血肿＞5mL）累及双侧被盖部和基底部，常破入第四脑室，患者迅即出现昏迷、双侧针尖样瞳孔、呕吐咖啡样胃内容物、中枢性高热、中枢性呼吸障碍、眼球浮动、四肢瘫痪和去大脑强直发作等。少量出血可无意识障碍，表现为交叉性瘫痪和共济失调性偏瘫，两眼向病灶侧凝视麻痹或核间性眼肌麻痹。

（2）中脑出血：少见，常有头痛、呕吐和意识障碍，轻症表现为一侧或双侧动眼神经不全麻痹、眼球不同轴、同侧肢体共济失调，也可表现为 Weber 或 Benedikt 综合征；重症表现为深昏迷、四肢弛缓性瘫痪，可迅速死亡。

（3）延髓出血：更为少见，临床表现为突然意识障碍，影响生命体征，如呼吸、心律、血压改变，继而死亡。轻症患者可表现不典型的 Wallenberg 综合征。

4. 小脑出血

小脑出血约占脑出血的 10%。多由小脑上动脉分支破裂所致。常有头痛、呕吐、眩晕和共济失调，起病突然，可伴有枕部疼痛。出血量较少者，主要表现为小脑受损症状，如患侧共济失调、眼震和小脑语言等，多无瘫痪；出血量较多者，尤其是小脑蚓部出血，病情迅速进展，发病时或病后 12～24h 内出现昏迷及脑干受压征象，双侧瞳孔缩小至针尖样、呼吸不规则等。暴发型则常突然昏迷，在数小时内迅速死亡。

5. 脑室出血

脑室出血占脑出血的 3%～5%，分为原发性和继发性脑室出血。原发性脑室出血多由脉络丛血管或室管膜下动脉破裂出血所致，继发性脑室出血是指脑实质出血破入脑室。常有头痛、呕吐，严重者出现意识障碍，常表现为深昏迷、脑膜刺激征、针尖样瞳孔、眼球分离斜视或浮动、四肢弛缓性瘫痪及去脑强直发作、高热、呼吸不规则、脉搏和血压不稳定等症状。临床上易误诊为蛛网膜下腔出血。

【辅助检查】

（一）CT检查

颅脑CT扫描是诊断脑出血首选的重要方法，可清楚显示出血部位、出血量、血肿形态、是否破入脑室以及血肿周围有无低密度水肿带和占位效应等。病灶多呈圆形或卵圆形均匀高密度区，边界清楚，脑室大量积血时多呈高密度铸型，脑室扩大。1周后血肿周围有环形增强，血肿吸收后呈低密度或囊性变。动态CT检查还可评价出血的进展情况。

（二）MRI和MRA检查

MRI和MRA检查对发现结构异常，明确脑出血的病因很有帮助。对检出脑干和小脑的出血灶和监测脑出血的演进过程优于CT扫描，对急性脑出血诊断不及CT扫描。

（三）脑脊液检查

脑出血患者一般无须进行腰椎穿刺检查，以免诱发脑疝的形成，如需排除颅内感染和蛛网膜下腔出血，可谨慎进行。

（四）DSA检查

脑出血患者一般不需要进行DSA检查，除非疑有血管畸形、血管炎或Moyamoya病，又需外科手术或血管介入治疗时才考虑进行。DSA检查可清楚显示异常血管和造影剂外漏的破裂血管及部位。

（五）其他检查

其他检查包括血常规、血生化、凝血功能、心电图检查和胸部X线摄片检查。外周白细胞可暂时增高，血糖和尿素氮水平也可暂时升高，凝血活酶时间和部分凝血活酶时间异常提示有凝血功能障碍。

【诊断及鉴别诊断】

中老年患者在活动中或情绪激动时突然发病，迅速出现局灶性神经功能缺损症状以及头痛、呕吐等颅内高压症状应考虑脑出血的可能，结合头颅CT检查，可以迅速明确诊断。大面积脑梗死和脑出血临床表现相似，小量脑出血和脑梗死的临床表现相似，需注意鉴别。

【治疗】

治疗原则为安静卧床、脱水降颅压、调整血压、防治继续出血、加强护理防治并发症，以挽救生命，降低死亡率、残疾率和减少复发。

（1）一般应卧床休息2～4周，保持安静，避免情绪激动和血压升高。严密观察体温、脉搏、呼吸和血压等生命体征，注意瞳孔变化和意识改变。

（2）保持呼吸道通畅，清理呼吸道分泌物或吸入物。必要时及时进行气管插管或气管切开术；有意识障碍、消化道出血者需禁食24～48h，必要时应排空胃内容物。

（3）水、电解质平衡和营养。每日入液量可按尿量＋500mL计算，如有高热、多汗、呕吐，应适当增加，维持中心静脉压5～12mmHg或肺楔压在10～14mmHg水平。注意防止低钠血症，以免加重脑水肿。每日补钠50～70mmol/L，补钾40～50mmol/L，糖类13.5～18g，补充热量（6.280～7.536）×10^6J/天。

（4）调整血糖。血糖过高或过低者，应及时纠正，维持血糖水平在6～9mmol/L范围内。

（5）明显头痛、过度烦躁不安者，可酌情适当给予镇静止痛剂；便秘者可选用缓泻剂。

（6）降低颅内压。脑出血后脑水肿约在 48h 内达到高峰，维持 3～5 天后逐渐消退，可持续 2～3 周或更长的时间。脑水肿可使颅内压增高，并致脑疝形成，是影响脑出血死亡率及功能恢复的主要因素。积极控制脑水肿、降低颅内压是脑出血急性期治疗的重要环节。可选用甘露醇，通常 125～250mL，每 6～8h 一次，疗程为 7～14 天，如有脑疝形成征象可快速加压静脉滴注或静脉推注；冠心病、心肌梗死、心力衰竭和肾功能不全者慎用。

（7）一般来说，当脑出血病情危重致颅内压过高，内科保守治疗效果不佳时，应及时进行外科手术治疗。

（8）康复治疗。脑出血后，只要患者的生命体征平稳、病情不再进展，宜尽早进行康复治疗。早期分阶段综合康复治疗对恢复患者的神经功能、提高生活质量有益。

【预后】

出血死亡率约为 40%，脑水肿、颅内压增高和脑疝形成是致死的主要原因。预后与出血量、出血部位及有无并发症有关。脑干、丘脑和大量脑室出血预后较差。

第二节 失 眠

【概述】

失眠是临床上最为常见的睡眠障碍类型。

【临床表现】

失眠通常指患者对睡眠时间和（或）质量不满足并影响日间社会功能的一种主观体验。失眠表现为入睡困难（入睡时间超过 30min）、睡眠维持障碍（整夜觉醒次数≥2次）、早醒、睡眠质量下降和总睡眠时间减少（通常少于 6h），同时伴有日间功能障碍。失眠根据病程分为：急性失眠（病程＜1 个月）、亚急性失眠（6 个月＞病程≥1 个月）和慢性失眠（病程≥6 个月）。

【辅助检查】

（1）排除神经系统疾病、使用精神药物或其他药物等因素导致的失眠。

（2）多导睡眠图（PSG）主要用于睡眠障碍的评估和鉴别诊断，对慢性失眠患者鉴别诊断时可以进行 PSG 评估。

【诊断及鉴别诊断】

（1）存在以下症状之一：入睡困难、睡眠维持障碍、早醒、睡眠质量下降或日常睡眠晨醒后无恢复感（Non-restorative Sleep）。

（2）在有条件睡眠且环境适合睡眠的情况下仍然出现上述症状。

（3）患者主诉至少有下述 1 种与睡眠相关的日间功能损害：

①疲劳或全身不适；

②注意力、注意维持能力或记忆力减退；

③学习、工作和（或）社交能力下降；

④情绪波动或易激惹；

⑤日间思睡；

⑥兴趣、精力减退；

⑦工作或驾驶过程中错误倾向增加；

⑧紧张、头痛、头晕，或与睡眠缺失有关的其他躯体症状；

⑨对睡眠过度关注。

【治疗】

（一）总体目标

尽可能明确病因，达到以下目的：

①改善睡眠质量和（或）增加有效睡眠时间；

②恢复社会功能，提高患者的生活质量；

③减少或消除与失眠相关的躯体疾病或与躯体疾病共病的风险；

④避免药物干预带来的负面效应。

（二）干预方式

失眠的干预措施主要包括药物治疗和非药物治疗，参见图 2 - 27 睡眠障碍诊治流程图。对于亚急性或慢性失眠患者，无论是原发还是继发，在应用药物治疗的同时应当辅助心理行为治疗，即使是那些已经长期服用镇静催眠药物的失眠患者也是如此。针对失眠的有效心理行为治疗方法主要是认知行为治疗（Cognitive Behavioral Therapy for Insomnia，CBT - I）。目前，国内能够从事心理行为治疗的专业资源相对匮乏，具有这方面专业资质认证的人员不多，单纯采用 CBT - I 也会面临依从性问题，所以药物干预仍然占据失眠治疗的主导地位。除心理行为治疗之外的其他非药物治疗，如饮食疗法、芳香疗法、按摩、顺势疗法、光照疗法等，均缺乏令人信服的大样本对照研究。传统中医学治疗失眠的历史悠久，但由于特殊的个体化医学模式，难以用现代循证医学模式进行评估。应强调睡眠健康教育的重要性，即在建立良好睡眠卫生习惯的基础上，开展心理行为治疗、药物治疗和传统医学治疗。

（三）药物治疗的具体建议

药物治疗的关键在于把握获益与风险的平衡。在选择干预药物时需要考虑症状的针对性、既往用药反应、患者一般状况、当前用药的相互作用、药物不良反应以及现患的其他疾病。在遵循治疗原则的同时还需兼顾个体化原则。

（1）给药方式：BZRAs 一般在夜间睡前给药，每晚服用 1 次，称为药物连续治疗。对于慢性失眠患者，从安全角度和服药的依从性方面考虑，提倡 non - BZDs 药物间歇治疗，即每周选择数晚服药而不是连续每晚用药。间歇治疗具体间隔的频次尚无定论，推荐间歇给药的频率为每周 3～5 次。

（2）疗程：失眠的药物治疗疗程没有明确规定，应根据患者情况调整剂量和维持时间。少于 4 周的药物干预可选择连续治疗，超过 4 周的药物干预需重新评估，必要时变更干预方案或者根据患者睡眠改善状况适时采用间歇治疗（Ⅱ级推荐）。

（3）变更药物：换药指征包括：

①推荐的治疗剂量无效；

②产生耐受性；

③不良反应严重；

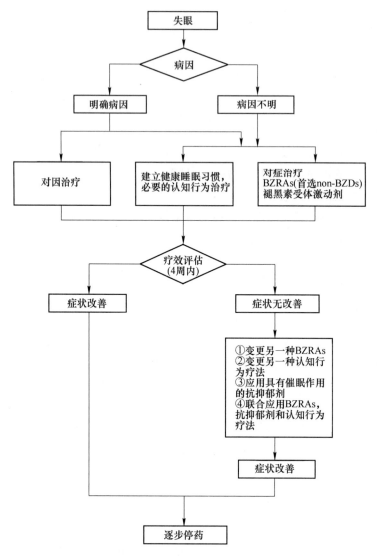

图 2-27　睡眠障碍诊治流程图

④与治疗其他疾病的药物有相互作用；

⑤使用超过 6 个月；

⑥高危人群（有成瘾史的患者），换药的选择参见序贯治疗方案。

（4）终止治疗：当患者感觉能够自我控制睡眠时，可考虑逐渐停药。如失眠与其他疾病（如抑郁障碍等）或生活事件相关，当病因去除后，也应考虑停用镇静催眠药物。推荐的停药原则：

①避免突然终止药物治疗，减少失眠反弹（Ⅱ级推荐）；

②停药应逐步减停，有时需要数周至数月，如在停药过程中出现严重或持续的精神症状，应对患者进行重新评估（Ⅱ级推荐）；

③常用的减量方法为逐步减少夜间用药量和（或）变更连续治疗为间歇治疗（Ⅲ级推荐）。

（5）药物治疗无效时的处理：部分失眠患者对药物治疗反应有限，或者是仅能获得一过性睡眠改善。此外，一些失眠患者同时罹患多种疾病，多种药物同时应用存在药物交互反应，干扰治疗效果。当规范的药物治疗无法获得满意效果时，推荐将认知行为干预作为添加或替代的治疗手段（Ⅰ级推荐）。

（6）推荐的失眠药物治疗策略（⑤～⑧可视为序贯方案）：

①失眠继发于或伴发于其他疾病时，应同时治疗原发或伴发疾病；

②药物治疗的同时应当帮助患者建立健康的睡眠习惯；

③药物治疗开始后应监测并评估患者的治疗反应，长期、难治性失眠应在专科医生指导下用药；

④如具备条件，应在药物干预的同时进行认知行为治疗（Ⅰ级推荐）；

⑤原发性失眠首选短效 BZRAs，如唑吡坦、佐匹克隆、右佐匹克隆和扎来普隆（Ⅱ级推荐）；

⑥如首选药物无效或无法依从，更换为另一种短、中效的 BZRAs 或者褪黑素受体激动剂（Ⅱ级推荐）；

⑦添加具有镇静作用的抗抑郁药物（如多塞平、曲唑酮、米氮平或帕罗西汀等），尤其适用于伴随焦虑和抑郁症状的失眠患者（Ⅱ级推荐）；

⑧BZRAs 或褪黑素受体激动剂可以与抗抑郁剂联合应用（Ⅱ级推荐）；

⑨老年患者推荐应用 non - BZDs 药物或褪黑素受体激动剂（Ⅱ级推荐）；

⑩抗组胺药物、抗过敏药物以及其他辅助睡眠的非处方药不宜用于慢性失眠的治疗；

⑪对于长期应用镇静催眠药物的慢性失眠患者，不提倡药物连续治疗，建议采用间歇治疗或按需治疗的服药方式，同时建议每 4 周进行 1 次评估（Ⅲ级推荐）。

第八章　内分泌系统常见疾病

第一节　糖　尿　病

【概述】

糖尿病（Diabetes Mellitus，DM）是一组以慢性血葡萄糖（简称血糖）水平增高为特征的代谢性疾病，是由于胰岛素分泌和（或）作用缺陷所引起的。长期碳水化合物以及脂肪、蛋白质代谢紊乱可引起多系统损害，导致眼、肾、神经、心脏、血管等组织器官的慢性进行性病变、功能减退及衰竭；病情严重或应激时可发生急性严重代谢紊乱，如糖尿病酮症酸中毒、非酮症高渗性糖尿病昏迷等。糖尿病分为四型：1 型糖尿病（免疫介导、特发性）、2 型糖尿病、特殊类型糖尿病、妊娠糖尿病。

【病因】

大部分糖尿病患者可归为两大发病机制范畴。一类（1 型）为胰岛素分泌的绝对缺乏。大多数 1 型糖尿病患者经血清或 DNA 检查可发现免疫反应指标或基因标志。另一类（2 型）的原因为胰岛素抵抗和胰岛素代偿性分泌反应不足的联合。在后一类者，虽已有足以引起慢性并发症的高血糖症，但患者在被确诊前可以长期毫无症状。这两个类型的糖尿病在发病机制、自然病史、治疗原则和反应以及预防方面均有明显不同。此外，尚有少数的糖尿病患者有其特有的病因和发病机制，可归于其他特殊类型。

【临床表现】

代谢紊乱症状群：血糖升高后因渗透性利尿引起多尿，继而口渴多饮；外周组织对葡萄糖利用障碍，脂肪分解增多，蛋白质代谢负平衡，渐见乏力、消瘦，儿童生长发育受阻；为了补偿损失的糖、维持机体活动，患者常易饥、多食，故糖尿病的临床表现常被描述为"三多一少"，即多尿、多饮、多食、体重减轻。可有皮肤瘙痒，尤其外阴瘙痒，血糖升高较快时可使眼房水、晶体渗透压改变而引起屈光改变致视力模糊。许多患者无任何症状，仅于健康体检或因各种疾病就诊化验时发现高血糖。

并发症的表现如下：

（一）急性并发症

急性并发症有糖尿病酮症酸中毒、非酮症高渗性糖尿病昏迷。

（二）感染性并发症

糖尿病患者常发生疖、痈等皮肤化脓性感染，可反复发生，有时可引起败血症或脓毒血症。皮肤真菌感染（如足癣、体癣）也常见。真菌性阴道炎和巴氏腺炎是女性患者常见并发症。糖尿病合并肺结核的发生率较非糖尿病患者高。肾盂肾炎和膀胱炎多见于女性患者。

（三）慢性并发症

1. **大血管并发症**

动脉粥样硬化主要累及主动脉、冠状动脉、脑动脉、肾动脉及肢体外周动脉等。引起冠心病、缺血性或出血性脑血管病、肾动脉硬化、肢体动脉硬化等。

2. 微血管并发症

（1）糖尿病肾病：按发生、发展可分为五期：

①Ⅰ期：肾小球高滤过和肾脏肥大期，肾小球及肾脏体积肥大，肾血流量增加，肾小球灌注压增加，肾小球内压升高。GFR（肾小球滤过率）可升至 $140\sim150mL/min$，此期血压正常，无病理组织学损害。

②Ⅱ期：正常白蛋白尿期或无临床症状的肾脏损害期，GFR 仍然显著升高。在休息状态下，尿白蛋白排泄率（UAE）正常。但短期高血糖、活动、尿路感染、血压明显升高等均可使 UAE 暂时升高。此期血压多数正常，或轻度升高。

③Ⅲ期：微量白蛋白尿期或糖尿病肾病早期，此期 GFR 可正常或稍高于正常。尿中出现微量白蛋白，且常为持续性。微量白蛋白尿：尿在非酮体非感染性标本检查时，$3\sim6$ 个月内 3 次中至少有 2 次测得尿白蛋白 $20\sim199\mu g/min$（$30\sim299mg/24h$）。

④Ⅳ期：临床糖尿病肾病期或显性糖尿病肾病期，GFR 已降到正常以下，并呈持续下降趋势。患者出现大量白蛋白尿，$UAE\geqslant200\mu g/min$（或 $300mg/24h$）或持续尿总蛋白 $>0.5g/24h$，尿蛋白为非选择性，病情进一步发展可出现肾病综合征。高血压几乎见于所有病人。

⑤Ⅴ期：终末期肾功能衰竭，GFR 呈进行性下降，出现氮质血症及终末期肾功能衰竭。尿蛋白可减少，可有严重高血压，常同时合并其他微血管合并症。

（2）糖尿病视网膜病变：按眼底改变分为六期，分属两大类：Ⅰ期：微血管瘤，小出血点；Ⅱ期：出现硬性渗出；Ⅲ期：出现棉絮状渗出；Ⅳ期：新生血管形成，玻璃体出血；Ⅴ期：纤维血管增殖，玻璃体机化；Ⅵ期：牵拉性视网膜脱离、失明。Ⅰ-Ⅲ期为背景性视网膜病变，Ⅳ-Ⅵ期为增殖性视网膜病变。

3. 糖尿病心肌病

心脏微血管病变和心肌代谢紊乱可引起心肌广泛性坏死，称为糖尿病心肌病，可诱发心力衰竭、心律失常、心源性休克和猝死。

4. 糖尿病神经病变

（1）糖尿病周围神经病变

①远端对称性多发神经病变：最常见类型；

②局灶性单神经病变：或称为单神经病变、累及单颅神经或脊神经；

③非对称性多发局灶性神经病变：同时累及多个单神经的神经病变，也称为非对称性多神经病变；

④多发神经根病变：最常见的为腰段多发神经根病变。

（2）糖尿病自主神经病变：累及心血管、消化系统、呼吸系统、泌尿生殖系统等。

5. 糖尿病足

与下肢远端神经异常和不同程度周围血管病变相关的足部溃疡、感染和（或）深层组织破坏。轻者表现为足部畸形、皮肤干燥和发凉、胼胝足，重者可出现足部溃疡、坏疽。

6. 其他

糖尿病还可以引起视网膜黄斑病、白内障、青光眼、屈光不正、虹膜睫状体炎等眼部其他并发症。皮肤病变也很常见。

【辅助检查】

（1）尿糖阳性是诊断糖尿病的重要线索，但受肾糖阈差异的影响。

（2）血糖测定和 OGTT：血糖升高是诊断糖尿病的重要依据，当血糖升高又未达到糖尿病的诊断标准时需进行 OGTT，OGTT 应在清晨空腹进行，成人口服葡萄糖水（75g 无水葡萄糖，溶于 250～300mL 水中），5～10min 内饮完，空腹及开始饮葡萄糖水后 2h 测静脉血浆葡萄糖。儿童服糖按每千克体重 1.75g 计算，总量不超过 75g。

（3）糖化血红蛋白和糖化血清蛋白测定：糖化血红蛋白反映 8～12 周平均血糖水平，糖化血清蛋白反映 2～3 周平均血糖水平。

（4）胰岛素、C 肽释放试验：1 型糖尿病呈低平曲线，2 型糖尿病基础胰岛素、C 肽水平正常、偏高或偏低，但糖负荷后胰岛素或 C 肽反应的倍数低并高峰延迟。

（5）并发症的筛查：血脂、肝肾功等常规检查，急性代谢紊乱时酮体、电解质、酸碱平衡检查，以及心、肝、肾、脑、眼科以及神经系统的各项辅助检查。

【诊断标准】

（1）诊断线索：三多一少的症状，以糖尿病的并发症或伴发疾病首诊的患者，原因不明的酸中毒、失水、昏迷、休克；反复发作皮肤疖或痈、真菌性阴道炎、结核病等，血脂异常、高血压、冠心病、脑卒中、肾病、视网膜病、周围神经炎、下肢坏疽及代谢综合征等，年龄超过 45 岁、肥胖或超重、巨大胎儿史、糖尿病或肥胖家族史的高危人群。

（2）糖尿病诊断标准：诊断标准（见表 2－2）以静脉血浆血糖为依据，如无急性代谢并发症应通过另一日的重复试验加以确定。

表 2－2　WHO 糖尿病专家委员会报告，1999 年

	血糖浓度/(mmol/L)		
	静脉血浆	静脉全血	毛细血管全血
糖尿病			
空腹	≥7.0	≥6.1	≥6.1
服糖后 2h	≥11.1	≥10.0	≥11.1
糖耐量降低（IGT）			
空腹（如有检测）	<7.0	6.1	<6.1
服糖后 2h	7.8～11.0	6.7～9.9	7.8～11.0
空腹血糖调节受损（IFG）			
空腹	6.1～6.9	5.6～6.0	5.6～6.0
服糖后 2h（如有检测）	<7.8	<6.7	<7.8

【治疗】

早期治疗，长期治疗；综合治疗；治疗措施个体化是糖尿病的治疗原则。

"五驾马车"，对糖尿病的治疗缺一不可：糖尿病教育、糖尿病饮食控制、运动疗法、药物及胰岛素治疗、糖尿病的自我监测。

（一）糖尿病饮食治疗

饮食治疗是基础治疗。制定总热量，计算碳水化合物含量、蛋白质和脂肪的比例，合理分配。

（二）运动疗法

运动促使肌肉组织利用和摄取葡萄糖增加，血糖降低，提高胰岛素敏感性，减轻胰岛素抵抗，改善血脂情况，维持肌肉弹性和体能，减轻体重，促进进血液循环，改善心肺功能，促进全身代谢，增加降糖药敏感性。根据年龄、体力、病情及有无并发症等不同条件，循序渐进和长期坚持。

（三）口服药物治疗

1. 磺脲类

作用机制：促进β细胞分泌胰岛素，也有一定胰腺外作用。

适应证：单纯饮食控制失败的非肥胖2型糖尿病患者。

禁忌证：严重肝肾功能不全，合并严重感染、创伤及大手术期间，糖尿病酮症酸中毒时，孕妇，对磺脲类过敏，其他明显副作用。

副作用：低血糖反应，胃肠道反应，恶心、呕吐、腹痛、腹泻，肝功能损害，皮肤反应：瘙痒、皮疹、斑丘疹。

2. 双胍类

作用机制：减少或者抑制葡萄糖在肠道中的吸收；改善胰岛素的敏感性，增加胰岛素与外周组织胰岛素受体结合；通过抑制糖原异生及分解，减少葡萄糖从肝的输出；增加外周组织对葡萄糖的摄取和利用。

适应证：可单用或与其他口服降糖药联用治疗2型糖尿病。与胰岛素联用治疗1型或2型糖尿病。

禁忌证：严重肝、肾、心、肺疾病，消耗性疾病、营养不良、缺氧性疾病，糖尿病酮症酸中毒时，严重感染、手术、创伤、妊娠等应激状态。

不良反应：胃肠道反应，恶心、呕吐、腹痛、腹泻，约20％的患者出现头痛、头晕。少见乳酸性酸中毒（常见于应用苯乙双胍者）。

3. α-糖苷酶抑制剂

作用机制：抑制α-糖苷酶活性，延缓肠道对碳水化合物的吸收。

不良反应：腹胀、胀气、腹泻、排气过多，一般不产生低血糖。

4. 噻唑烷二酮类（胰岛素增敏剂）

作用机制：减少脂肪分解，增加脂肪合成，减少循环游离脂肪酸，肝输出葡萄糖减少，增加葡萄糖利用。

不良反应：有水钠潴留的作用，心功能不全者忌用；贫血；水肿。

5. 格列奈类（餐时血糖调节剂）

适应证：单纯饮食、运动治疗不满意，且有一定胰岛功能的2型糖尿病。

特点：刺激早期时相胰岛素分泌，进餐服药，不进餐不服药，副作用少（主要为低血糖）。

6. 二肽基肽酶-4抑制剂（DPP-4抑制剂）

作用机制：DPP-4抑制剂通过抑制二肽基肽酶-4而减少GLP-1在体内的失活，增加GLP-1在体内的水平。GLP-1以葡萄糖浓度依赖的方式增强胰岛素分泌，抑制胰高血糖素分泌。

适应证：2型糖尿病，可单用或与二甲双胍联用。

不良反应：消化道反应少见，其他反应包括上呼吸道感染、泌尿系统感染、头痛、鼻咽炎等。

（四）胰岛素治疗

（1）胰岛素治疗不利作用：增加体重，增进食欲、饥饿感；高胰岛素血症；水钠潴留；低血糖。

（2）胰岛素的适应证：1 型糖尿病；2 型糖尿病不能耐受口服降糖药；口服药控制不佳，可合用或改用胰岛素；肝、肾功能严重损害；急性并发症时，如创伤、手术、酮症酸中毒、非酮症高渗性昏迷、感染等应激状态；糖尿病合并妊娠等。

（3）使用胰岛素的方法：常规治疗方法、强化治疗方法。

（4）胰岛素的使用原则和剂量调节：从小剂量开始使用，根据患者的反应情况和治疗需要做剂量调整（每日量分配：早餐前＞晚餐前＞午餐前）。速效＋中、长效配合使用，以减少低血糖的发生，更有效控制血糖；与口服药合用，可减少胰岛素抵抗及药物毒副作用；空腹高血糖患者，应夜间多次测血糖，调整胰岛素。

（五）GLP－1 受体激动剂

作用机制：通过激动 GLP－1 受体而发挥降低血糖的作用。GLP－1 受体激动剂以葡萄糖浓度依赖的方式增强胰岛素分泌，抑制胰高血糖素分泌并能延缓胃排空，通过中枢性的抑制食欲而减少进食量。

特点：需皮下注射。可以单独使用或与其他口服降糖药物联合使用。GLP－1 受体激动剂有显著的体重减轻作用，单独使用无明显导致低血糖发生的风险。

不良反应：常见胃肠道不良反应，如恶心，程度多为轻到中度，主要见于刚开始治疗时，随治疗时间的延长逐渐减少。有胰腺炎病史的患者禁用此类药物。

第二节　糖尿病酮症酸中毒

【概述】

糖尿病酮症酸中毒（Diabetic Ketoacidosis，DKA）是糖尿病最常见的一种急性并发症。在各种诱因的作用下，因胰岛素明显不足，升糖激素不适当升高，造成的高血糖、高血酮、酮尿、脱水、电解质紊乱、代谢性酸中毒等病理改变的症候群。DKA 分为以下几个阶段：

①早期血酮升高称为酮血症，尿酮排出增多称为酮尿症，统称为酮症；

②酮体为酸性代谢产物，消耗体内碱储备，初期血 pH 值正常，属代偿性酮症酸中毒，晚期 pH 值下降，为失代偿性酮症酸中毒；

③病情进一步发展，出现神智障碍，称为糖尿病酮症酸中毒昏迷。

【诱因】

（1）感染：是最常见的诱因，尤其是 2 型糖尿病患者伴急性全身性严重感染，如败血症、肺炎、化脓性皮肤感染、胃肠道感染、急性膜腺炎、胆囊胆管炎、腹膜炎等。

（2）胰岛素剂量不足或中断：在发生急性伴发疾病的状态下，没有及时增加胰岛素剂量，个别患者错误地自行减少胰岛素用量，年轻的 1 型糖尿病患者中断胰岛素治疗的原因还包括：害怕体重增加或发生低血糖反应等。

（3）各种急性应激状态：外伤、手术、麻醉、急性心肌梗死、心力衰竭、精神紧张或严重刺激引起应激状态等。

（4）饮食失调或胃肠疾患，尤其是伴有严重呕吐、腹泻、厌食（伴有进食紊乱精神障碍的年轻 1 型糖尿病患者导致 DKA 的复发率达 20％）。高热等导致严重失水和进食不足时，如果此时胰岛素用量不足或中断、减量时更易发生。

（5）妊娠和分娩。

（6）胰岛素抗药性：由于受体和信号传递异常引起的胰岛素不敏感或产生胰岛素抗体，均可导致胰岛素的疗效降低。

（7）伴有拮抗胰岛素的激素分泌过多，如肢端肥大症、皮质醇增多症或大量应用糖皮质激素、胰升糖素等。

其他诱因包括：脑血管意外、酗酒。新发病的患者或已经明确诊断的患者突然终止胰岛素治疗或减量不当是发生 DKA 的常见诱因。

【临床表现】

（1）糖尿病症状加重：多饮多尿、体力及体重下降的症状加重。

（2）胃肠道症状：食欲下降、恶心、呕吐。有的患者可出现腹痛。

（3）呼吸改变：酸中毒所致，当 pH＜7.2 时呼吸深快；当 pH＜7.0 时则发生呼吸中枢受抑制，部分患者呼吸中可有类似烂苹果气味的铜臭味。

（4）脱水与休克症状：中、重度酮症酸中毒患者常有脱水的症状，脱水达体重的 5％ 者可有脱水的表现，如尿量减少、皮肤干燥、眼球下陷等。脱水超过体重的 15％ 时则可有循环衰竭的症状，包括心率加快、脉搏细弱、血压及体温下降等，严重者可危及生命。

（5）神志改变：神志改变的临床表现个体差异较大，早期有头痛、头晕、萎靡，继而烦躁、嗜睡、昏迷，造成昏迷的原因包括乙酰乙酸过多，脑缺氧，脱水，血浆渗透压升高，循环衰竭。

（6）诱发疾病表现：各种诱发疾病均有特殊表现，应予以注意。

【辅助检查】

（1）尿糖和尿酮体：尿糖多为（＋＋）～（＋＋＋），尿酮多为（＋＋）～（＋＋＋），缺氧时，较多的乙酰乙酸被还原而转化为 β 羟丁酸，酮体可假性降低。

（2）血糖和血酮体：血糖多高于 16.7mmol/L，一般为 16.7～33.3mmol/L，血酮体升高，大于 1.0mmol/L 为高血酮，大于 3.0mmol/L 提示酸中毒。

（3）血电解质及尿素氮（BUN）：钠、氯常低，由于血液浓缩，也可正常或升高；血钾可正常、偏低，也可偏高。尿素氮多升高，尿素氮持续不降者，预后不佳。

（4）血酸碱度：血二氧化碳结合力、碳酸氢根及 pH 值下降，剩余碱水平下降，阴离子间隙明显升高。

（5）其他

①血常规：粒细胞及中性粒细胞水平可增高，反应血液浓缩、感染或肾上腺皮质功能增强；

②尿常规：可有泌尿系统感染的表现；

③血脂：可升高，重者血清可呈乳糜状；

④胸片：有利于寻找诱发或继发疾病；

⑤心电图：有利于寻找诱因（如心肌梗死），可帮助了解血钾水平。

【治疗】

尽快补液以恢复血容量、纠正失水状态，降低血糖，纠正电解质和酸碱平衡失调，同时积极寻找和消除诱因，防治并发症，降低病死率。

（一）补液

通常使用生理盐水，一般根据患者体重和失水程度估计已失水量，开始时输液速度较快，在1～2h内输入0.9%氯化钠1000～2000mL，前4h输入失水量1/3的液体，以尽快补充血容量，改善周围循环和肾功能。治疗前如有低血压或休克，快速输液不能有效升高血压，应输入胶体溶液并采用其他抗休克措施。以后根据血压、心率、每小时尿量、末梢循环情况及有无发热、吐泻决定输液量和速度，老年及有心肾疾病患者必要时监测中心静脉压，一般每4～6h输液1000mL。24h输液量一般4000～6000mL，严重失水者可达6000～8000mL。开始治疗时不能给予葡萄糖液，当血糖下降到13.9mmol/L时改为5%葡萄糖液，并按每2～4g葡萄糖加入1U短效胰岛素。

（二）胰岛素治疗

采用小剂量（短效）胰岛素持续静脉滴注治疗方案，即每小时给予每千克体重（按标准体重计算）0.1U胰岛素。血糖下降速度以每小时约降低3.9～6.1mmol/L为宜，每1～2h复查血糖。若在补足液量的情况下2h后血糖下降不理想反而升高，提示患者对胰岛素敏感性降低，胰岛素用量应加倍。当血糖降低到13.9mmol/L时开始输入5%葡萄糖液，并按比例加入胰岛素，此时仍需每4～6h复查血糖，调节输液中胰岛素的比例，使血糖水平稳定在较安全范围内。病情稳定后过渡到胰岛素皮下注射。

（三）纠正电解质紊乱及酸碱平衡失调

经输液和胰岛素治疗后，酮体水平下降，酸中毒可自行纠正，一般不必补碱。严重酸中毒影响心血管、呼吸和神经功能，应给予相应治疗，但补碱不宜过多、过快。补碱指征为：血pH<7.1，碳酸氢根<5mmol/L。应采用等渗碳酸氢钠溶液，给予碳酸氢钠50mmol，即将5%碳酸氢钠84mL加注射用水至300mL配成1.4%等渗溶液，一般仅给1～2次。若不能通过输液和应用胰岛素纠正酸中毒，而补碱过多、过快，可产生不利影响，包括脑脊液反常性酸中毒加重、组织缺氧加重、血钾下降和反跳性碱中毒等。

DKA患者有不同程度的失钾，补钾应根据血钾和尿量。治疗前血钾低于正常，立即开始补钾，前2～4h通过静脉输液每小时补钾约13～20mmol/L（相当于氯化钾1.0～1.5g）；血钾正常、尿量大于40mL/h，也立即开始补钾；血钾正常、尿量小于30mL/h，暂缓补钾，待尿量增加后开始补钾；血钾高于正常，暂缓补钾。前24h内可补氯化钾达6～8g或以上。治疗过程中定时监测血钾和尿量，调整补钾量和速度。病情恢复后仍应继续口服钾盐数天。

（四）处理诱发病和防止并发症

（1）休克：休克严重且经快速输液后仍不能纠正，应详细检查并分析原因采取相应措施。

（2）严重感染：是本病常见诱因，因DKA可引起体温降低和白细胞升高，故不能以有无发热或血象来判断，应进行积极处理。

（3）心力衰竭、心律失常：年老或合并冠状动脉病变（尤其是急性心肌梗死），补液过量可导致心力衰竭和肺水肿，应注意预防。可根据血压、心率、中心静脉压、尿量等调整输液量和速度，酌情应用利尿药和正性肌力药。血钾过低、过高均可引起严重心律失常，宜用心电监护，及时治疗。

（4）肾衰竭：是本病主要死亡原因之一，强调注意预防，治疗过程中密切观察尿量变化，及时处理。

（5）脑水肿：病死率很高，应重点预防、早期发现和治疗。脑水肿常与脑缺氧、补碱不当、血糖下降过快等有关。如经治疗后，血糖有所下降，酸中毒改善，但昏迷反而加重，或虽然一度清醒，但烦躁、心率快、血压偏高、肌张力增高，应警惕脑水肿的可能。可给予地塞米松、呋塞米。在血浆渗透压下降过程中出现的脑水肿可给予白蛋白。慎用甘露醇。

（6）胃肠道表现：对症治疗，因酸中毒引起呕吐或伴有急性胃扩张者，可用1.25%碳酸氢钠溶液洗胃，清除残留食物，预防吸入性肺炎。

（五）护理

按时清洁口腔、皮肤，预防压疮和继发性感染。细致观察病情变化，准确记录神志、瞳孔大小和反应、生命体征、出入水量等。每1～2h测血糖，4～6h复查酮体、肌酐、电解质和酸碱平衡指标等。

第三节 甲状腺功能亢进

甲状腺功能亢进症简称"甲亢"，是由于甲状腺合成释放过多的甲状腺激素，造成机体代谢亢进和交感神经兴奋，引起心悸、出汗、进食和便次增多以及体重减少的病症。多数患者还常常同时有突眼、眼睑水肿和视力减退等症状。

【病因】

甲亢病因包括弥漫性毒性甲状腺肿（也称Graves病）、炎性甲亢（亚急性甲状腺炎、无痛性甲状腺炎、产后甲状腺炎和桥本甲亢）、药物致甲亢（左甲状腺素钠和碘致甲亢）、hCG相关性甲亢（妊娠呕吐性暂时性甲亢）和垂体TSH瘤甲亢。

临床上80%以上的甲亢是由Graves病引起的，Graves病是甲状腺自身免疫病，患者的淋巴细胞产生了刺激甲状腺的免疫球蛋白-TSI，临床上我们测定的TSI为促甲状腺素受体抗体：TRAb。

Graves病的病因目前并不清楚，可能和发热、睡眠不足、精神压力大等因素有关，临床上绝大多数患者不能找到发病的病因。Graves病常常合并其他自身免疫病，如白癜风、脱发、1型糖尿病等。

【临床表现】

（1）高代谢症候群：怕热、多汗、低热、皮肤温暖、潮湿、体重减轻。

（2）神经精神系统：神经过敏，多言多动，紧张焦虑，烦躁易怒，偶见抑郁淡漠，手、舌、眼睑震颤，腱反射亢进。

（3）心血管系统：心悸，气短，心动过速（睡眠、休息也快）与代谢率增加成正比；收缩压升高，舒张压降低，脉压差增大，S_1亢进；心律失常：房早，阵发性室上性心动过速、阵发性或持续性心房纤颤（10%～15%），偶尔缓慢性心律失常；心脏病变严重称为甲亢性心脏病。

（4）消化系统：食欲亢进；大便次数增多，糊状，不成形；肝功能受损，转氨酶升高，偶见黄疸；少数食欲减退、厌食、恶心、呕吐。

（5）肌肉骨骼系统：肩胛带、骨盆带等近端肌群无力、肌肉萎缩，称为甲状腺毒性肌病；重症肌无力；周期性麻痹；骨质疏松，重则病理性骨折。

（6）生殖系统：女性月经稀少，闭经；生育能力下降，易流产；男性乳房发育，阳痿。

（7）血液系统：白细胞总数，粒细胞可降低；血小板寿命可缩短，紫癜；可有低色素性贫血或合并恶性贫血。

（8）主要体征

①甲状腺肿：Graves 病引起者呈弥漫性、对称性，质地不等，无压痛。甲状腺上下极可有震颤，闻及血管杂音；毒性多结节性甲状腺肿、毒性甲状腺腺瘤引起者可触及结节。少数病例甲状腺可无肿大。

②眼征：眼裂增大，突眼，双侧可发生在甲亢症状出现前、中、后，分为单纯性（良性）和浸润性（恶性）。单纯性突眼包括以下眼征，Graefe 征：眼球下转时上睑不能相应下垂。Stellwag 征：瞬目减少。Mobius 征：集合运动减弱。Joffroy 征：上视时无额纹出现。

③其他体征：局限性黏液水肿＜5％，以胫骨前多见，偶见面部、手背、肘部。非可凹性，局部皮肤粗厚、韧、橘皮样，象皮腿样。指端病：增生性骨膜下骨炎、类杵状指趾、肥大性骨关节病。

（9）特殊的临床表现和类型

①淡漠型甲亢：老年人多见，表情淡漠，嗜睡，厌食，腹泻，消瘦，恶液质，无突眼，甲状腺不肿大或轻度肿大，常误诊肿瘤、冠心病等。

②T3 型甲亢：Graves 病、毒性结节性甲状腺肿和自主高功能性腺瘤都可以发生 T3 型甲亢，碘缺乏地区甲亢的 12％为 T3 型甲亢。老年人多见。实验室检查 TT4、FT4 正常，TT3、FT3 升高，TSH 降低，131I 摄取率增加。

③妊娠期甲亢：体重不随妊娠月份的增加而增加，休息时心率＞100 次/min，四肢近端肌肉消瘦。

④甲亢危象：甲亢常见的诱因有感染、手术、创伤和精神刺激等。临床表现有高热、大汗、心动过速（140 次/min 以上）、烦躁、焦虑不安、谵妄、恶心、呕吐、腹泻，严重患者可有心衰、休克及昏迷等。

⑤甲亢性心脏病：甲亢诊断明确，排除其他心脏病，表现严重心律失常，心脏扩大，心力衰竭，甲亢控制后心脏病病情好转。

⑥甲亢合并周期性麻痹：劳累、饮酒、高钠、高碳水化合物摄入或使用糖皮质激素、胰岛素、排钾利尿剂等诱发，与甲亢程度可不平行，或为甲亢首发症状。常夜间发作，对称性肢体软瘫，重则呼吸肌麻痹甚至窒息。

【诊断依据】

①高代谢症状和体征；

②甲状腺肿大；

③血清 T3（FT3）和（或）T4（FT4）增高，TSH（促甲状腺素）降低。

具备以上三项诊断即可成立。应注意淡漠型甲亢的高代谢症状不明显，仅表现为明显消瘦或心房颤动。尤其在老年患者；少数患者无甲状腺肿大，T3 型甲亢仅有血清 T3 增高。

【鉴别诊断】

临床上还有一些炎性甲亢（或称为破坏性甲亢），是由于甲状腺炎性反应导致甲状腺滤泡细胞膜通透性发生改变，滤泡细胞中大量甲状腺激素释放入血，引起血液中甲状腺激素明显升高和 TSH 下降，临床表现和生化检查酷似甲亢。炎性甲亢包括亚急性甲状腺炎的甲亢期、无痛性甲状腺炎的甲亢期、产后甲状腺炎的甲亢期和碘致甲亢 2 型。鉴别 Graves 病和炎性甲亢十分重要，因为前者需要积极治疗，后者不需治疗。两者最大的区别是甲状腺 131I 摄取率检查，前者甲状腺 131I 摄取率是升高或正常的，后者是被抑制的；此外前者的 TRAb 是阳性，后者是阴性；前者合并甲状腺相关性眼病，后者不合并甲状腺相关性眼病。

【治疗原则】

甲亢的治疗有 3 种方法：抗甲状腺药物治疗、放射碘治疗和手术治疗。

（1）抗甲状腺药物有两种——咪唑类和硫氧嘧啶类，代表药物分别为甲巯咪唑（又称为"他巴唑"）和丙基硫氧嘧啶（又称为"丙嘧"）。

药物治疗适合甲亢孕妇、儿童、甲状腺轻度肿大的患者，治疗一般需要 1～2 年，治疗中需要根据甲状腺功能情况增减药物剂量。药物治疗有一些副作用，包括粒细胞减少、药物过敏、肝功能受损、关节疼痛和血管炎，药物治疗初期需要严密监测药物的副作用，尤其是粒细胞缺乏，需要告诫患者一旦出现发热和/或咽痛，需要立即检查粒细胞，以便明确是否出现粒细胞缺乏，一旦出现，立即停药急诊。药物治疗另一个缺点是停药后复发率高。

（2）放射碘治疗和手术治疗都属于破坏性治疗，甲亢不容易复发。放射碘适合甲状腺中度肿大或甲亢复发的患者，医生根据患者甲状腺对放射碘的摄取率计算每个患者需要的放射剂量。放射碘对孕妇和哺乳妇女是绝对禁忌证。由于放射碘有一个延迟作用，随着时间随诊，甲减发生率每年 3%～5%。放射碘治疗不适合有甲状腺眼病的甲亢患者，因为治疗后眼病可能会加剧。

（3）手术治疗适合那些甲状腺肿大显著，或高度怀疑甲状腺恶性肿瘤的，或甲状腺肿大有压迫气管引起呼吸困难者。手术前需要用药物将甲状腺功能控制在正常范围，术前还需要口服复方碘溶液做术前准备。

第四节　甲状腺炎

甲状腺炎（Thyroiditis）是由各种原因导致的一类累及甲状腺的异质性疾病。其病因不同，临床表现及预后差异较大，甲状腺功能可正常、可亢进、可减退，有时在病程中 3 种功能异常均可发生，部分患者最终发展为永久性甲减。按病程分为急性（化脓性）、亚急性（非化脓性）和慢性。按病因分为感染性、自身免疫性、放射性甲状腺炎等。其中，自身免疫性甲状腺炎最为常见，又可分为桥本甲状腺炎（即慢性淋巴细胞性甲状腺炎）、萎缩性甲状腺炎、无痛性甲状腺炎以及产后甲状腺炎等。

【病因】

自身免疫、病毒感染、细菌感染、真菌感染、慢性硬化、放射损伤、肉芽肿、药物、创伤等多种原因均与甲状腺炎的发病有关。葡萄球菌、链球菌、肺炎球菌等细菌感染，可引起急性甲状腺炎。甲状腺病毒感染，如柯萨奇病毒、腮腺炎病毒、流感病毒、腺病毒感染，被认为是亚急性甲状腺炎的发病原因，也可发生于非病毒感染（如 Q 热或疟疾等）之后。此外，遗传易感性和环境等因素也与自身免疫性甲状腺的发病相关。

【临床表现】

1. 桥本甲状腺炎

桥本甲状腺炎即慢性淋巴细胞性甲状腺炎，高发年龄在 30～50 岁，女性发病率是男性的 15～20 倍。起病缓慢，发病时多有甲状腺肿大，质地硬韧，表面呈结节状，边界清楚，常有咽部不适或轻度下咽困难，部分患者可有压迫症状。初期时常无特殊感觉，甲状腺机能可正常，少数患者早期可伴有短暂的甲亢表现，多数病例发现时已出现甲状腺功能低下。病患常表现怕冷、水肿、乏力、皮肤干燥、腹胀、便秘、月经不调、性欲减退等。少数患者可出现甲状腺相关眼病。部分患者可表现为桥本甲状腺炎和 Graves 病并存，临床上表现为甲亢和甲减症状交替出现。

2. 亚急性甲状腺炎

亚急性甲状腺炎呈自限性，是最常见的甲状腺疼痛性疾病，好发于 30～50 岁的中年女性。典型的表现为甲状腺剧痛，通常疼痛开始于一侧甲状腺，很快向腺体其他部位和耳根及颌部放射，常常伴有全身不适、乏力、肌肉疼痛，也可有发热，病后 3～4 天内达到高峰，1 周内消退，也有不少患者起病缓慢，超过 1～2 周，病情起伏波动持续 3～6 周，好转后，在数月内可有多次复发，甲状腺可较正常时体积增大 2～3 倍或者更大，接触时压痛明显。病后 1 周内，约一半患者伴有甲状腺功能亢进的表现，如兴奋、怕热、心慌、颤抖及多汗等，这些症状是由于急性炎症时从甲状腺释放出过量的甲状腺激素引起的，在疾病消退过程中，少数患者可出现肿胀、便秘、怕冷、瞌睡等甲状腺功能降低的表现，但这些表现持续时间不长，最终甲状腺功能恢复正常。

3. 无痛性甲状腺炎

无痛性甲状腺炎任何年龄均可发病，以 30～50 岁女性多见。典型者甲状腺功能变化分为甲状腺毒症期、甲减期和恢复期 3 个阶段。甲状腺毒症期表现为突然出现神经过敏、怕热、心动过速、体重减轻等。有些因初发甲状腺毒症不明显，而以甲状腺功能减退为临床表现。甲减期持续 2～9 个月后逐步恢复正常，部分患者存在持续性甲减，10 年后 10％～15％的患者可复发。约半数患者出现甲状腺轻度肿大呈弥漫性，质地较硬，无结节，无疼痛及触痛。

4. 产后甲状腺炎

产后甲状腺炎发生于产后一年内，患者甲状腺可轻、中度肿大，质地中等，无触痛。典型临床过程表现为甲亢甲减双相型。甲亢期发生于产后半年内，维持 1～2 个月，表现为心悸、情绪激动、怕热、乏力等。甲减期发生在产后 3～8 个月，持续 4～6 个月，表现为疲乏无力、注意力不集中、便秘、肌肉关节疼痛僵硬等。恢复期发生在产后 6～12 个月，约 20％的患者可遗留持续性甲减。

【辅助检查】

1. 桥本甲状腺炎

甲状腺自身抗体 TgAb（甲状腺球蛋白抗体）和 TPOAb（甲状腺过氧化物酶抗体）滴度明显升高是本病的特征之一。早期在出现甲减以前，抗体阳性是诊断本病的唯一依据。在亚临床甲减时，TSH 水平轻微升高，T4（甲状腺素）、T3（三碘甲状腺原氨酸）

水平正常。发展为显性甲减时，T4、T3 水平降低，TSH 水平明显升高。部分患者可出现甲亢与甲减交替的病程。甲状腺超声检查显示甲状腺内部回声减弱，不均，呈弥漫性改变。甲状腺摄碘率和甲状腺同位素核素扫描对本病诊断缺乏特异性。FANC（甲状腺细针穿刺和细胞学检查）检查，诊断本病很少采用，但具有确诊价值，主要用于与结节性甲状腺肿等疾病相鉴别。

2. 亚急性甲状腺炎

血液检查可见血沉明显增快，白细胞数可升高，C 反应蛋白升高。甲状腺毒症期呈现血清 T4、T3 水平升高，甲状腺摄碘率降低（常低于 2%）的双向分离现象。血清 T3/T4 的比值常＜20。甲状腺功能减退阶段 T4、T3 浓度降低，TSH 水平升高。恢复期各项指标逐渐恢复正常。整个病程中甲状腺相关抗体阴性或呈低滴度。超声检查可见甲状腺呈轻、中度弥漫性肿大，内部回声不均，可见低回声或无回声区，彩色多普勒血流显像显示低回声或无回声区内血流信号减少或消失。

3. 无痛性甲状腺炎

甲状腺毒症阶段血清 T4、T3 增高，T3/T4 比值＜20，甲状腺摄碘率＜3%。甲减期甲状腺激素降低；恢复期 T4、T3 和甲状腺摄碘率逐渐恢复正常。超过半数患者 TgAb、TPOAb 阳性，TPOAb 增高常更明显。FANC 检查可见淋巴细胞浸润。

4. 产后甲状腺炎

甲亢期实验室检查特征性表现是血清甲状腺激素水平与甲状腺摄碘率呈现双向分离的现象，即血清 T4、T3 水平升高，甲状腺摄碘率显著降低。甲减期 TSH 水平逐渐升高，T4、T3 水平下降。恢复期甲状腺激素水平与甲状腺摄碘率逐步恢复至正常。超声检查显示低回声或低回声结节。

【诊断依据】

根据病史、临床症状、甲状腺肿大等体征，结合实验室血清甲状腺激素水平、甲状腺摄碘率、甲状腺自身抗体等检查结果，可做出诊断。应注意与结节性甲状腺肿、Graves 病、甲状腺癌等相鉴别。

【治疗原则】

1. 桥本甲状腺炎

对轻度甲状腺肿大而无症状者可不予治疗，应随访观察。甲状腺明显肿大或有甲状腺功能降低时，即使仅有血清 TSH 增高，也应给予甲状腺制剂治疗。甲状腺肿大迅速，或伴有疼痛，或有压迫症状者，可短期应用糖皮质激素治疗。桥本甲亢应采用小剂量抗甲状腺药物等治疗，一般不用碘和手术治疗，以免导致严重甲减。

2. 亚急性甲状腺炎

亚急性甲状腺炎主要是对症治疗，减轻炎症反应和缓解疼痛。轻症者无须治疗。症状明显者用阿司匹林、非甾体类抗炎药等缓解症状。较严重和迁延病例主张用皮质类固醇，24～48h 内全部症状消失。当甲状腺放射性碘吸取恢复正常，治疗终止。甲状腺毒症状明显者可用 β-阻断剂，无须抗甲状腺药物治疗。发生永久性甲状腺功能减退时，需长期替代治疗。

3. 无痛性甲状腺炎

甲状腺毒症阶段一般予以对症治疗，β-阻断剂用于减轻甲状腺毒症，不需要常规使用糖皮质激素,避免应用抗甲状腺药物及放射性碘治疗。持续性甲减用甲状腺激素替代治疗,多数患者可恢复正常,甲状腺激素剂量需调整直至停用。

4. 产后甲状腺炎

甲亢症状严重者可给予β-阻断剂等对症治疗,不需要使用抗甲状腺药物。甲减期血清 TSH<10mIU/L 时不需要甲状腺激素替代治疗,可自行恢复。此后,应每年监测 TSH,一旦发生甲减,应当及时治疗。

第九章　周围血管疾病

第一节　急性下肢动脉栓塞

【概述】

急性下肢动脉栓塞是指栓子自心脏或近侧动脉壁脱落或自外界进入动脉，被血流推向下肢动脉远侧，阻塞动脉血流而导致肢体缺血以至坏死的一种病理过程，因发病急骤而得名。

【病因】

栓子的主要来源如下：

①心源性，80%～90%的栓子来源于心脏，如风湿性心脏病、细菌性心内膜炎及心房黏液瘤时，心室壁的血栓脱落，人工心脏瓣膜上的血栓脱落等。

②血管源性，如动脉瘤或人工血管腔内的血栓脱落，动脉粥样斑块脱落。

③医源性，动脉穿刺插管导管折断成异物，或内膜撕裂继发血栓形成并脱落等。

其中，以心源性为最常见。栓子可随血流到达脑部、内脏和下肢动脉。在周围动脉栓塞中，下肢较上肢多见，依次为股总动脉、髂总动脉、腘动脉和腹主动分叉部位。

主要病理变化有：早期动脉痉挛，以后发生内皮细胞变性，动脉壁退行性变；动脉腔内继发血栓形成。栓塞后组织发生坏死，动脉栓塞后最先出现周围神经病变，6h后就可出现组织细胞坏死，12h之后可有不同程度的坏疽。而栓塞后10～12h受累肢体会发生大面积的组织坏死，出现一定程度的氮质血症、高钾血症、肌红蛋白尿和代谢性酸中毒，最终导致肝肾功能衰竭。由于多数患者伴有心脏疾病，动脉栓塞后可加重心血管功能紊乱，使心功能下降，甚至休克、心律失常、心跳骤停。动脉栓塞对机体产生的影响主要取决于栓子栓塞后患肢缺血程度及时间。

【临床表现】

急性下肢动脉栓塞的临床表现，可以概括为"5P"：疼痛（Pain）、感觉异常（Paresthesia）、麻痹（Paralysis）、无脉（Pulselessness）和苍白（Pallor）。

（1）疼痛：往往是最早出现的症状，由栓塞部位动脉痉挛和近端动脉内压突然升高引起疼痛。起于阻塞平面处，以后延及远侧，并演变为持续性。轻微的体位改变或被动活动均可致剧烈疼痛，故患肢常处于轻度屈曲的强迫体位。

（2）苍白：由于动脉供血障碍，皮下静脉丛血液排空，因而皮肤呈现苍白色。如果皮下静脉丛的某些部分积聚少量血液，则有散在的小岛状紫斑。栓塞远侧肢体因供血不足，皮肤温度降低并有冰冷的感觉。用手指自趾端向近侧顺序检查，常可扪到骤然改变的变温带，其平面一般要比栓塞平面约低一手宽的距离，对栓塞部位的定位有一定临床意义。如腹主动脉末端栓塞者，约在双侧大腿和臀部；髂总动脉栓塞者，约在大腿上部；股总动脉栓塞者，约在大腿中部；腘动脉栓塞者，约在小腿中部。

（3）无脉：由于栓塞及动脉痉挛，导致栓塞平面远侧的动脉搏动明显减弱，以至消失；栓塞的近侧动脉搏动反而加强。

（4）感觉异常：由于周围神经缺血，引起栓塞平面远侧肢体皮肤感觉异常、麻木甚至丧失。然后，出现深感觉丧失、运动功能障碍以及不同程度的足或腕下垂症状。

（5）麻痹：运动神经缺血和肌肉缺血导致运动功能障碍，是病情恶化的标志，运动功能完全丧失提示肌肉和神经缺血不可逆，肢体即将发生坏疽。

【辅助检查】

（1）彩色多普勒超声（Color Duplex Ultrasound Scanning）：可作为急性动脉栓塞的首选检查方法，了解栓塞部位、远端动脉通畅情况，是否同时存在其他血管病变及外压性病变。

（2）动脉造影检查：是诊断的"金标准"，但大多数患者根据临床症状和体征以及多普勒超声就能做出临床诊断。仅在诊断上有疑问，或病情许可时才进行动脉造影。

（3）CTA：可了解栓塞部位、栓子形态，远侧动脉是否通畅，是否有继发性血栓形成等情况。

（4）MRA：可以提供肢体动脉全貌，需计算机辅助处理，耗时较长。

（5）皮温测定：根据皮温降低范围可以推测栓塞发生部位。

确定诊断后，相应做胸片、心电图和超声心动图检查，了解是否有心律不齐和新近心肌梗死，以进一步查明引起动脉栓塞的原因，以便及时处理和控制病因。实验室检查是评估缺血程度的重要方法和手术准备的必要依据。

【诊断及鉴别诊断】

（一）急性动脉栓塞具有典型的症状和体征

有心房颤动病史，近期发生心肌梗死或上述原因者，突然出现"5P"症状：疼痛、感觉异常、麻痹、无脉、苍白。较容易做出临床判断，而且可以根据临床表现估计栓塞部位。表2-3所示为急性下肢动脉栓塞的Rutherford分级。

表2-3 急性下肢动脉栓塞的Rutherford分级（引自ACC/AHA 2005 Practice Guidelines）

分级	预后	感觉丧失	运动障碍	动脉彩超	静脉彩超
Ⅰ可存活	存活未受威胁	无	无	正常	正常
Ⅱa存活未受到立即威胁	及时治疗，肢体可存活	无或局限于足趾	无	常消失	正常
Ⅱb存活受到立即威胁	立即治疗，肢体方可存活	超过足趾，出现静息痛	轻或中度	通常消失	正常
Ⅲ不可逆缺血	肢体丧失不可避免	严重感觉障碍	严重麻痹	消失	消失

（二）急性下肢动脉栓塞要与以下疾病相鉴别

（1）急性动脉血栓形成：多为动脉粥样硬化基础上继发血栓形成，造成急性动脉缺血。鉴别要点为：

①起病不如动脉栓塞急骤，肢体苍白、发冷的平面较为模糊；

②既往有慢性动脉缺血病史，如间歇性跛行及由动脉供血不足引起的营养障碍性改变；

③动脉造影可见广泛的粥样硬化、动脉管壁不光滑、不规则扭曲、节段性狭窄或闭塞、已有较多的侧支形成等表现，与动脉阻塞同时存在。

（2）急性髂-股静脉血栓形成：严重的急性髂-股静脉血栓形成如股青肿时，肢体极度肿胀对动脉的压迫和强烈的动脉痉挛，可以造成动脉供血障碍及远端动脉搏动消失，但全下肢明显肿胀，浅静脉代偿性扩张，皮肤温度正常或略升高等临床表现，是深静脉血栓形成的特征，可与动脉栓塞相区别。

（3）心脏排血量减少：急性心肌梗死、充血性心衰、败血症、脱水以及严重创伤等，都可使心脏排血量急剧减少，血管升压素分泌增加，全身血管收缩，四肢血管灌注锐减，肢体冰冷，甚至出现皮肤花斑、动脉搏动微弱或消失。但除心脏本身疾病的表现外，肢体厥冷等同时累及四肢，在抗休克、血容量恢复、心脏原发疾病得到有效控制后，肢体动脉低灌注状况也随之缓解。

（4）夹层动脉瘤：较少见。主动脉夹层动脉瘤累及一侧或双侧髂动脉，可导致下肢动脉急性缺血。通常，夹层动脉瘤的症状较突出，患者有高血压、剧烈的背部或胸部疼痛等症状。

【治疗】

急性下肢动脉栓塞由于病程进展快，后果严重，一旦诊断明确后，必须立即采取积极的有效治疗措施。

（一）非手术治疗

由于动脉栓塞的患者常伴有严重的心血管疾患，应重视手术前后非手术治疗的处理，改善全身情况，降低手术的危险性，提高手术疗效。

（1）抗凝治疗：普通肝素或低分子肝素。急性动脉栓塞一经确立，需立即开始抗凝治疗，手术或溶栓后仍需继续抗凝治疗。肝素有两种给药方式：标准方法为起始 5000U 剂量静脉注射，随后微滴泵输注肝素溶液（100U/mL）。开始的输入剂量应是每 24h 每千克体重 500U 肝素。每 4h 检查部分凝血酶原激酶时间（APTT）或激活凝血酶时间（ACT），并调整剂量。APTT 应达到基础值的 2～2.5 倍，ACT 应达到 180～200s；另一种方法是每日两次（每次间隔 12h）低分子肝素皮下注射，剂量根据患者体重来调整。

（2）抗血小板治疗：抑制血小板黏附、聚集和释放反应，如环氧化酶抑制剂、5-HT 受体阻滞药等。

（3）立即建立静脉通路补充胶体（如右旋糖酐），但要注意右旋糖酐有引发或加重心衰的危险，可将正常的 500mL/12h 减至 250mL/12h；给予碳酸氢钠碱化尿液，依照疼痛强度给予镇痛药。

（4）解除血管痉挛治疗，如前列腺素类药物等。

（5）积极治疗原发疾病，如房颤、心肌梗死等。

（6）肌肾代谢综合征的治疗：高血钾，酸中毒，肌红蛋白尿以及少尿、无尿，必须立即处理，否则将出现不可逆肾功能损害。

（二）手术疗法

手术的主要目的是快速重建下肢血流，主要方法是外科或介入取栓术及介入支架成形隔绝术。凡是动脉栓塞的患者，除非肢体已发生坏疽，或有良好的侧支建立可以维持肢体的存活，如果患者全身情况允许，应争取在发病 6h 内急诊手术取栓，一般不要超过 12h，但肢体耐受缺血的能力取决于血供和氧耗的平衡，因此手术时间并不绝对。

取栓术有以下两种主要方法：

①动脉切开利用 Fogarty 球囊导管取栓。

②采用介入操作下导管抽吸取栓；导管抽吸取栓不仅简化操作，缩短手术时间，而且创伤小，对于部分无法取出的陈旧血栓或患者基础的血管狭窄病变，术中同期置入覆膜支

架进行支架成形隔绝术；且术后可给予溶栓导管尿激酶持续泵入溶栓治疗。围术期严密观察肢体的血供情况预防缺血再灌注损伤，严重者给予持续血液滤过（Continuous Renal Replacement Therapy，CRRT）；并应继续治疗相关的内科疾病。重视肌病肾病性代谢综合征的防治。术后患肢出现肿胀，肌组织僵硬、疼痛，应及时做肌筋膜间隔切开术；肌组织已有广泛坏死者，需做截肢术。

总之，急性下肢动脉栓塞是造成截肢甚至危及生命的血管外科常见疾病，尤其对于高龄患者其风险更大。诊断和处理方法看似简单，实则不易，因此正确掌握其诊断和治疗方法至关重要，绝对不容忽视，按规范诊疗思路救治（图2-28）。在明确诊断后，必须采取积极手术治疗配合适时的药物辅助治疗，这是治疗该病的关键。同时，注意术后并发症的防治才能使该病得到良好的治疗效果。

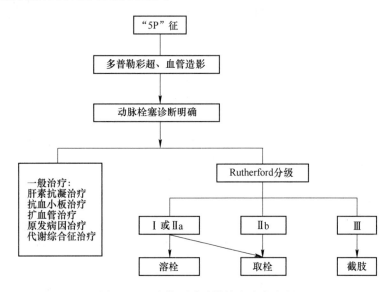

图2-28 急性下肢动脉栓塞诊疗流程

第二节 下肢静脉血栓形成

【概述】

下肢静脉血栓形成包括深静脉血栓形成（Deep Venous Thrombosis，DVT）和血栓后综合征，是指血液在深静脉内不正常地凝固成血栓，使静脉管腔部分或完全阻塞，血栓可能脱落并栓塞肺动脉，从而导致呼吸和循环功能衰竭。左下肢深静脉血栓发生概率远高于右下肢，特别是原发性髂-股静脉血栓的形成。有时下肢深静脉血栓还可以向心性延伸至下腔静脉，甚至堵塞肾静脉引起肾功能衰竭而威胁生命。

【病因】

19世纪中期著名医学家魏尔啸（Virchow）提出深静脉血栓形成的三大因素：血流瘀滞、内皮损伤和血液高凝状态，被称为Virchow三联征。

（一）血流瘀滞

久病卧床、外伤或骨折、大型手术、妊娠、肥胖、长途旅行（"经济舱综合征"）、静脉曲张或瓣膜功能不全或长时间的静坐及下蹲位等，以上原因均可导致血流缓慢、瘀滞，因而促使下肢深静脉血栓的形成。除以上原因外，由于人体在解剖和生理上的特殊性，如左髂静脉在解剖上受右髂动脉影响，其远侧的静脉血回流相对较右侧缓慢。故临床上所见的患者大部分发生在左下肢。除此之外，静脉的瓣膜袋、腓肠肌静脉窦，也是造成血流缓慢的因素。

（二）内皮损伤

当静脉壁受到任何因素（机械性、感染性及化学性等）损伤时，都会使静脉内膜下基膜和结缔组织中的胶原裸露，血小板发生聚集，并释放许多生物活性物质，这些物质又可加重血小板的聚集，从而有利于形成血栓。

（1）机械性损伤：如静脉局部挫伤、撕裂伤、骨折碎片刺伤及其他锐器伤等，均可诱发静脉血栓的形成。

（2）化学损伤：静脉输注大量的高渗葡萄糖液、各种有刺激的抗生素（如四环素、红霉素等）、抗癌药物以及造影剂等，均能不同程度地导致内皮细胞受损，诱发静脉血栓的形成。

（3）感染性损伤：细菌血液感染也可诱发静脉血栓的形成，如分娩前后盆腔充血、感染和子宫内膜炎及其他感染均可导致静脉血栓的形成。

（三）血液高凝状态

如恶性肿瘤、炎性肠病、系统性红斑狼疮、脓毒血症、蛋白C缺乏、蛋白S缺乏、抗凝血酶缺乏、易栓症（如因子Leiden突变）、创伤史、大面积烧伤、手术后、妊娠及产后等，可致血小板增高，黏附性增强。大型手术后数日内血液中血小板较正常高2～3倍。血小板对胶原纤维有很强的亲和力，当静脉内膜损伤后，血小板迅速聚集黏附于损伤部位，同时释放出凝血因子，这些凝血因子参与血液循环，血液成分改变，使血液呈高凝状态，而为血栓的形成创造了条件。此外，创伤及大面积烧伤，由于严重失血、脱水，造成血液浓缩，血细胞增多也可增加血液的凝固度。长期服用避孕药，也可使血液中凝固因子增加和抗凝血酶Ⅲ活性降低，而诱发血栓的形成。各种恶性肿瘤，在崩解产物中含有组织凝血因子，也可导致血液呈高凝状态。

（四）其他病因

其他病因如年龄、血型、种族、遗传、下腔静脉畸形及既往静脉血栓病史等。

【临床表现】

深静脉血栓形成以下肢最为常见，也可发生于上肢深静脉、下腔静脉、上腔静脉等。其临床表现根据血栓部位、时间、侧支循环代偿情况、血栓进展程度、患者体位、治疗手段等不同而出现不同的表现，患者可以从无症状到肢体明显肿胀甚至坏疽。常见的症状和体征如下：

（1）患肢肿胀和张力升高：患肢可凹性肿胀是深静脉血栓形成常见的症状之一，伴有患肢张力升高。肿胀的发展程度须依据每天用卷尺精确的测量并与健侧下肢对照粗细，单纯依靠肉眼观察是不可靠的，这一体征对确诊深静脉血栓具有较高的价值。

（2）肢体疼痛：多以肢体肿胀钝痛为主，查体时可以发现沿深静脉走行出现深压痛。将患足背屈时，可引起小腿肌肉深部疼痛，Homans征常为阳性；这是由于腓肠肌牵拉疼痛所致。当肢体高度水肿、张力明显升高，影响动脉搏动时（股青肿、股白肿），肢体出现剧烈缺血性疼痛，这也提示不良预后的可能。

（3）皮肤颜色、温度变化：由于静脉血流回流瘀滞，患肢皮肤多呈现紫红色，皮温略升高。如果同时合并感染，肢体皮温明显升高。

【辅助检查】

（1）彩色多普勒超声和静脉加压超声（Compression Ultrasonography，CUS）：可作为深静脉血栓形成的首选检查方法，通过管腔内低回声、局部加压后管腔被压扁的情况以及静脉血流特征，可了解血栓大小及所在部位，并能与其他非血管性疾病鉴别。CUS对近端深静脉血栓的诊断敏感性达到了90％～100％，特异性达到了95％～100％。值得注意的是：CUS对小腿静脉血栓的诊断尚有一定的局限性。

（2）CT血管造影（CT Venography，CTV）：可了解下肢静脉、下腔静脉等静脉的管腔情况，明确诊断深静脉血栓形成的部位。是临床诊断深静脉血栓形成的重要方法。

（3）顺行静脉造影：曾被认为是诊断深静脉血栓形成的"金标准"，但是顺行静脉造影是有创检查，临床应用受到一定限制。

（4）核磁静脉显像（Magnetic Resonance Venography，MRV）：通过静脉注入核磁造影剂并延长时相和三维重建获得静脉图像。敏感性达到95％～100％，特异性达到96％～100％。另外，通过静脉壁强化程度还可以鉴别急性血栓和慢性血栓。

（5）D-二聚体（D-dimer）：D-dimer是纤维蛋白的降解产物，当深静脉血栓形成时，D-dimer水平升高，其敏感度可达到97％，但是D-dimer升高并非深静脉血栓形成特有的，诸多病理情况可导致D-dimer非特异性升高，如弥散性血管内凝血、恶性肿瘤、大手术后、感染、创伤后等。对于D-dimer水平升高但彩超检查为阴性的患者，可考虑重复彩超检查。

【诊断及鉴别诊断】

综合患者上述症状、体征和可能的危险因素，以及辅助检查的结果，不难得出结论。下肢静脉血栓在下肢深静脉血栓形成的急性期和慢性期分别应和下列疾病相鉴别：

（一）急性动脉栓塞

急性动脉栓塞也常表现为单侧下肢的突发疼痛，与下肢静脉血栓有相似之处。但急性动脉栓塞时肢体无肿胀，主要表现为足及小腿皮温厥冷、剧痛、麻木，自主运动及皮肤感觉丧失，足背动脉、胫后动脉搏动消失，有时股腘动脉搏动也消失，根据以上特点鉴别较易。

（二）急性下肢弥散性淋巴管炎

急性下肢弥散性淋巴管炎发病也较快，肢体肿胀常伴有寒战高热、皮肤发红、皮温升高、浅静脉不曲张，根据以上特点可与下肢静脉血栓相鉴别。

（三）其他疾病

其他疾病，如淋巴水肿、急性小腿肌炎、急性小腿纤维组织炎、小腿肌肉劳损、小腿深静脉破裂出血及跟腱断裂，均有外伤史、起病急骤、局部疼痛剧烈，伴小腿尤其踝部皮肤瘀血斑相鉴别，根据以上特点与下肢静脉血栓相鉴别。

【治疗】

下肢深静脉血栓若不能得到及时、正确、规范化的治疗，会严重影响患者生命安全和后期的生活质量；而且该疾病的临床有效治疗时间窗为发病起始的14天内。在一定意义上发病时间的延长与病情和预后呈负相关。在这里，要强调的不是疾病有多让人恐怖，重点是当发现该病的时候应该刻不容缓地进行治疗。

（一）一般治疗

患者应立即制动、卧床休息，抬高患肢，使患肢位置高出心脏平面 20～30cm。卧床休息的时间为 14 天左右，开始下地活动时，需穿医用弹力袜或用弹力绷带，建议长期使用，以保护浅静脉和交通静脉的瓣膜功能。新的研究表明：下地活动与卧床相比，并不增加深静脉血栓形成的发生率。

（二）药物治疗

药物治疗也叫作非手术治疗，包括抗凝疗法、溶栓疗法和血管活性药物等。

1. 抗凝疗法

抗凝治疗是深静脉血栓形成的主要治疗措施，对于确诊的急性深静脉血栓形成患者，除禁忌证以外，应即刻开始抗凝治疗。常用的抗凝药物包括普通肝素（Ordinary Heparin）、低分子肝素（Low Molecular Weight Heparin，LMWH）、华法林（Warfarin）、利伐沙班（Rivaroxaban）等，初始治疗可以采用静脉/皮下注射普通肝素、皮下注射低分子肝素或依诺肝素等。抗凝治疗的时长至少 3 个月，临床工作中具体的抗凝治疗时间要依据病变的部位及严重程度而定。

2. 溶栓疗法

溶栓疗法就是采用具有溶解血栓作用的药物使血栓溶解，从而解除下肢深静脉的堵塞，使下肢深静脉血顺利回流。指征：急性深静脉血栓形成，症状不超过 14 天，一般情况良好，预计出血风险小。方法：不推荐全身静脉溶栓，而建议经导管溶栓（Catheter Directed Thrombolysis，CDT）。常用的溶栓药物：目前，国内两种常用的溶栓药物为：尿激酶和重组型人组织纤溶酶原激活剂（recombinant human tissue－type Plasminogen Activator，rt－PA）。尿激酶：可直接催化裂解纤溶酶原成纤溶酶，从而发挥溶栓的作用。首次负荷量为 25 万～50 万 U，之后尿激酶的实际用量需根据血栓负荷量、患者纤维蛋白原水平来确定。在溶栓治疗的同时，应给予静脉肝素抗凝，将 APTT 值调整控制在 1.5～2.5 倍。rt－PA：与纤维蛋白结合后被激活，可诱导纤溶酶原转化为纤溶酶，导致纤维蛋白降解，血栓溶解。建议开始时 10mg 在 1～2min 内静脉推注，剩余 90mg 在 2h 内静脉滴注。如出现活跃性出血、消化道出血、脑出血等需尽快停止溶栓，并给予凝血因子补充。

下肢静脉血栓形成诊治流程如图 2 - 29 所示。

3. 血管扩张药物

如血栓通、马来酸桂哌齐特等药物是用来扩张小静脉的。就像主要公路完全堵塞以后，人们就会在主干两侧踩出一些不规则的小路来解决道路交通问题一样。这些踩出来的不规则的小路，就相当于侧支循环。用血管扩张药物后，来扩张小静脉，让这些扩张的小静脉来部分或大部分代替下肢深静脉的回流。

4. 促进静脉回流、保护静脉瓣治疗

穿弹力袜或利用弹力绷带包扎压迫，以减少静脉逆流及淤血，促进下肢静脉血液回流心脏。其在脚踝部建立最高支撑压力，顺着腿部向上逐渐递减，在小腿肚减到最大压力值的 70%～90%，在大腿处减到最大压力值的 25%～45%，压力的这种递减变化可使下肢静脉血回流，有效地缓解或改善下肢静脉和静脉瓣膜所承受的压力。

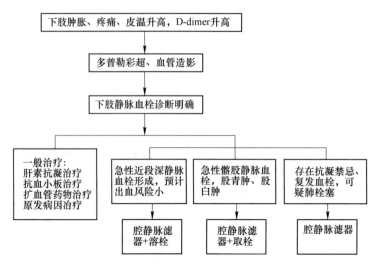

图 2-29 下肢静脉血栓形成诊治流程

（三）手术治疗

1. 取栓治疗

适应证：股青肿、股白肿或其他症状严重的急性髂股静脉血栓，症状不超过 7 天，一般情况良好，如果出血风险小，应优先考虑导管溶栓，如不适合或无法进行导管溶栓，则考虑静脉取栓术。常可采用导管抽吸、机械消融等机械性血栓清除方法，伴有髂静脉受压综合征或髂静脉闭塞的患者可使用支架植入术。禁忌证：病史过长或周围型血栓者，既往有陈旧性血栓病史，一般情况较差无法耐受手术，患者合并感染，合并凝血功能障碍或恶性肿瘤等患者。

2. 下腔静脉滤器植入术

急性深静脉血栓形成患者不建议常规放置腔静脉滤器。如果患者存在较高的肺栓塞风险或曾反复肺栓塞发作及抗凝禁忌，或者为严格抗凝基础上的复发血栓，建议放置腔静脉滤器。已经放置腔静脉滤器的患者，一旦出血风险消除，建议继续抗凝治疗。

第十章　泌尿系统常见疾病

第一节　泌尿系统感染

【概述】

泌尿系统感染又称为尿路感染（Urinary Tract Infection），是肾脏、输尿管、膀胱和尿道等泌尿系统各个部位感染的总称。尿路感染按感染部位可分为上尿路感染和下尿路感染。由于泌尿系统和男性生殖系统在解剖上是相通的管道系统，发生感染时临床上常难以明确区分，按感染发生时的尿路状态分类的方法对临床治疗的指导价值更大。可分为以下几类：单纯性尿路感染（单纯下尿路感染和单纯上尿路感染）、复杂性尿路感染（包括导管相关的感染等）、男性生殖系统感染（前列腺炎、附睾炎、睾丸炎、精囊炎等）。

【病因】

尿路感染最常见的细菌为大肠埃希菌，细菌进入膀胱引起膀胱炎后，可影响膀胱输尿管连接处的功能，导致膀胱输尿管返流，促使感染尿液逆流而上。细菌释放的内毒素可作用于输尿管平滑肌，使其蠕动减退，致输尿管尿液淤滞，管腔内压力升高，形成生理性梗阻。最后细菌可逆行而上进入肾盂。细菌在膀胱壁上形成生物膜，导致对抗菌药物敏感性差、常规细菌培养困难及病程延长和容易复发。细菌致病性与宿主的防御机制有关，尿路梗阻、留置尿管等情况下会削弱宿主的防御机制，更容易导致感染的发生或疾病迁延。

【临床表现】

（一）症状

下尿路感染的相关症状包括尿频、尿急、尿痛、耻骨上区不适和腰骶部疼痛，门诊尿路感染就诊患者95%为急性膀胱炎，最常见的症状依次为尿痛、尿急和尿频，可有肉眼血尿。

上尿路感染的患者除了排尿症状外，多以全身症状就诊，包括寒战、发热、腰痛、恶心、呕吐等。但约1/3仅有膀胱炎症状的患者经进一步检查发现同时存在上尿路病变。

对尿路感染有诊断意义的症状和体征为尿痛、尿频、血尿、背部疼痛和肋脊角压痛，如果女性患者同时存在尿痛和尿频，则尿路感染的可能性为90%。

（二）体征

除一般查体外，应进行全面的泌尿系统体检，男性患者进行外生殖器和直肠指诊检查。急性膀胱炎患者可有耻骨上区压痛，但缺乏特异性。发热、心动过速、肋脊角压痛对肾盂肾炎的诊断特异性高。盆腔和直肠检查对鉴别是否同时存在的合并疾病有意义。女性慢性、复发性、难治性尿路感染必须进行盆腔检查。当患者存在不明原因的发热、严重的低血压、感染中毒性休克时，要考虑存在肾盂肾炎的可能。

【辅助检查】

尿常规检查包括尿液物理学检查、尿生化检查和尿沉渣检查。不同单位使用的检查方法不同，化验单上有说明，应用最普遍的是尿液的干化学分析仪检查和尿沉渣人工镜检。

1. 尿液物理学检查

尿液外观浑浊对诊断症状性菌尿的敏感性为90.4%，特异性为66.4%。

2. 尿生化检查

现今最常用的是半自动或全自动的尿干化学分析仪，使用多联试剂带浸入一次尿液可同时测定多个项目。尿液生化检查用于诊断尿路感染的敏感性较低，阴性结果对排除尿路感染的特异性较高。

尿液生化检查包含 8～11 项，其中与尿路感染相关的常用指标包括：

(1) 亚硝酸盐（Nitrite, NIT）：正常值为阴性。阳性见于大肠埃希菌等革兰阴性杆菌引起的尿路感染，尿液中细菌数 $>10^5/mL$ 时多数呈阳性反应，阳性反应程度与尿液中细菌数成正比。应注意，尿中有大量淋巴细胞时该结果为阴性。

(2) 白细胞酯酶（Leukocyte Esterase, LE）：正常值为阴性，尿路感染时为阳性。

(3) 尿蛋白：正常定性为阴性，定量为小于 100mg/天。尿路感染可有蛋白尿，通常小于2g/24h。

3. 尿沉渣检查

常用的方法有尿沉渣显微镜检和尿有形成分分析仪检查。

(1) 尿沉渣显微镜检：离心尿尿沉渣中 WBC 数 1～2 个/HP 表示非离心尿中 WBC 数为 10 个/mm^3。配合革兰染色可以作为感染的确定性诊断。有症状的女性患者尿沉渣显微镜检诊断细菌感染的敏感性为 60%～100%，特异性为 49%～100%。应注意，尿检没有 WBC 不能排除上尿路感染，同时尿 WBC 也可见于非感染性肾疾病。

镜下血尿（正常情况下尿红细胞数 <3 个/HP）见于 40%～60% 的膀胱炎患者，对诊断尿路感染缺乏敏感性，但特异性较高。

(2) 尿有形成分分析仪检查：尿有形成分分析仪会自动进行标本的定时、定速离心，留取定量的尿沉渣，在相差显微镜下，数码摄像系统对每个层流经过的标本摄像，计算机进行图像分析，提取尿有形成分特征，运用形态识别软件自动识别和分类尿液有形成分。与普通光学显微镜法相比，具有简便、高效、精确度高等优点。目前的尿有形成分分析仪主要有以下两大类：

①尿有形成分直接镜检影像分析仪；

②流式细胞术和电阻抗检测相结合的全自动尿有形成分分析仪。

在严格质量控制的前提下，对尿路感染诊断的敏感性为 94.4%～100%，特异性为 49.8%～73.4%，可以使 38.5%～58.2% 的患者免于尿培养检查。临床应结合尿液干化学分析结果进行综合判断，以提高尿沉渣检验结果的精确度和可靠性。此方法不能完全替代显微镜检，可作为显微镜检的筛选。

4. 尿培养

治疗前的中段尿标本培养是诊断尿路感染最可靠的指标。

【诊断及鉴别诊断】

(1) 女性有尿路感染症状时应考虑是否存在阴道炎、生殖器溃疡或淋病。通过妇科检查可以明确，如果患者存在阴道分泌物或外阴炎症常可鉴别，盆腔双合诊可以排除盆腔肿块和盆腔炎。

(2) 有下尿路症状并存在脓尿，但尿培养阴性的患者应考虑有无淋病双球菌感染或解脲支原体感染。

(3) 对有下尿路症状但没有感染证据的女性患者，应与引起下尿路症状的其他疾病

（如膀胱过度活动等）相鉴别。

（4）青年男性的尿路感染症状需与前列腺炎引起的下尿路症状相鉴别，中老年男性需与前列腺增生等疾病引起的下尿路症状相鉴别。

（5）缺乏充分感染依据的膀胱刺激征患者应排除膀胱原位癌。

（6）对一般抗菌药物治疗无效的尿路感染应排除泌尿系统结核。

【治疗】

尿路感染的治疗目的在于消灭病原菌，缓解症状，防止肾功能损害和感染的扩散。各种尿路感染的治疗方法如下：

（一）急性单纯性膀胱炎的治疗

急性单纯性膀胱炎可采用短程抗菌药物疗法。短程疗法分为单剂疗法（Single‐dose Therapy）和 3 日疗法（3‐day Therapy）两种方式。

（1）短程疗法：可采用磷霉素氨丁三醇敬、匹美西林、呋喃妥因、喹诺酮类、第二代或第三代头孢菌素抗菌药物。在大肠杆菌耐药率低于 20％的地区，可首选复方新诺明或甲氧苄啶治疗。绝大多数急性单纯性膀胱炎患者经单剂疗法或 3 日疗法治疗后，尿菌可转阴。

（2）对症治疗：治疗期间多饮水，口服碳酸氢钠或枸橼酸钾碱化尿液，并可用黄酮哌酯盐或抗胆碱能类药物，以缓解膀胱痉挛，减轻膀胱刺激症状。此外，膀胱区热敷、热水坐浴等也可减轻膀胱痉挛。

雌激素替代疗法（口服或阴道局部使用雌激素霜剂）可使绝经后妇女泌尿生殖道萎缩的黏膜恢复，并增加阴道内乳酸杆菌的数量，降低阴道 pH 值，从而有利于预防尿路感染再发。但是，长期使用雌激素可能会增加女性肿瘤的发病率，故应在妇科医师的指导下应用。

（二）急性肾盂肾炎的治疗

急性肾盂肾炎常累及肾间质，有发生菌血症的危险性，应选用在尿液及血液中均有较高浓度的抗菌药物。对于轻、中度患者，可通过口服给药。而对于重度患者则应首先通过注射给药，待病情缓解后，可转为口服敏感抗菌药物治疗 1～2 周。其治疗原则是：

①控制或预防全身脓毒症的发生；

②消灭侵入的致病菌；

③预防再发。

【预防】

（一）专业医生对尿路感染患者的教育

（1）首先，告知患者如何正确认知尿路感染的症状。医生应当帮助患者了解尿路感染及其危害性。

（2）告知患者如何采集、储存和检验尿液。

（3）告知患者各种可供选择的治疗方法。

（4）告知患者疾病预防知识。

（5）告知患者各种泌尿系统检查的目的和原因。

（6）告知患者疾病的预后。

（7）对需长期治疗和随访的病人解释原因和具体时间安排。

（二）对尿路感染患者的一般教育

（1）足量饮水，以冲洗清除细菌。

（2）不要憋尿，有尿意即排尿。

（3）女性排便后，从前向后擦肛门。

（4）性交前后，男女均应清洗会阴区。性交后立即排尿，冲刷细菌。

（5）在性交时充分使用润滑胶，防止阴道干燥。

（三）对保留尿管患者的教育非常重要，需适时强化

（1）尿道外口并不需要每日涂擦抗菌药软膏和油性润滑剂。

（2）必须有足量的液体摄入。液体摄入量应当达到 30mL/kg（体重）。而每日排尿量应当达到约 1500～2000mL（或 1～4mL/kg·24h），目的是稀释尿液，避免导管结痂。

（3）保持导管系统的闭合状态。在更换引流袋时，应当仔细洗手。最好用酒精消毒接口。

（4）对女性单纯性尿路感染患者的教育如下：

①增加液体摄入，维持足量尿液。包括饮用酸性水果汁酸化尿液。

②养成良好的排尿习惯。一旦有初始尿意，就不要再等待，立即排尿。在性交前后排尿。避免便秘。

③勤换内裤和卫生巾。使用棉质内裤。

④从前向后方向擦肛门。

第二节　泌尿系统结石

【概述】

泌尿系统结石是泌尿外科的常见病之一，在泌尿外科住院病人中占据首位。我国泌尿系统结石的发病率有增加趋势，是世界上 3 大结石高发区之一。

【病因】

（一）代谢异常

1. 尿液酸碱度

2. 高钙血症

引起高钙血症的常见疾病包括甲状旁腺机能亢进、乳-碱综合征、结节病或类肉瘤病、维生素 D 中毒、恶性肿瘤、皮质醇增多、甲状腺功能亢进、嗜铬细胞瘤、肾上腺功能不全、服用噻嗪类利尿剂、急性肾小管坏死恢复期、多发性骨髓瘤、甲状腺功能低下和维生素 A 中毒等。

3. 高钙尿症

原发性高钙尿症分为 3 型：吸收性高钙尿症、肾性高钙尿症和重吸收性高钙尿症。

4. 高草酸尿症

（二）局部病因

尿路梗阻、感染和尿路中存在异物是诱发结石形成的主要局部因素，梗阻可以导致感染和结石的形成，而结石本身也是尿路中的异物，后者会加重梗阻与感染的程度。

（三）药物相关因素

药物引起的肾结石占所有结石的 1%～2%，分为 2 大类，一类为尿液的浓度高而溶

解度比较低的药物，包括氨苯蝶啶（triamterene）、治疗 HIV 感染的药物（如茚地那韦 indinavir）、硅酸镁和磺胺类药物等，这些药物本身就是结石的成分。另一类为能够诱发结石形成的药物，包括乙酰唑胺，Vit D、Vit C 和皮质激素等，这些药物在代谢的过程中导致了其他成分结石的形成。

【临床表现】

肾结石可能长期存在而无症状，特别是较大的鹿角状结石进入肾盂输尿管连接部、输尿管时，或输尿管结石引起输尿管剧烈的蠕动，以促使结石排出，于是出现绞痛和血尿。

肾结石引起的疼痛可分为钝痛和绞痛。多有间歇发作的疼痛史。疼痛常位于脊肋角、腰部或腹部，呈阵发性，也可为持续性疼痛。疼痛时，可能仅表现为腰部酸胀或不适，活动或劳动可促使疼痛发作或加重。肾结石绞痛呈严重刀割样痛，常突然发作，疼痛常放射至下腹部、腹股沟、股内侧，女性则放射至阴唇部位。患者呈急性病容，蜷曲在床，双手紧压腹部或腰部，甚至在床上翻滚，呻吟不已。发作常持续数小时，但也可数分钟即行缓解。肾绞痛严重时，患者面色苍白，全身出冷汗，脉细而速，甚至血压下降，呈虚脱状态，同时多伴恶心、呕吐、腹胀、便秘。绞痛发作时，尿量减少，绞痛缓解后，可有多尿的现象。患者既往常有同样发作史。

血尿是肾、输尿管结石另一主要症状，疼痛时，往往伴发肉眼血尿或镜下血尿，以后者居多。大量肉眼血尿并不多见。体力劳动后血尿可加重。患者偶可因无痛血尿而就医。近年常规体检，经尿常规及 B 超发现无症状肾结石患者明显增多。

肾结石患者尿中可排砂石，特别是在疼痛和血尿发作时，尿内混有砂粒或小结石。结石通过尿道时，发生阻塞或刺痛。对有疼痛和镜下血尿疑为肾结石患者，如 X 线片未见钙化影像，应嘱患者密切观察有无砂石随尿排出。如收集到结石，应予以分析，以作为防治参考。

肾、输尿管结石的常见并发症是梗阻和感染，不少病例因尿路感染的症状就医。梗阻则可引起肾积水，出现上腹部或腰部肿块。有时沿输尿管行程有压痛。孤立肾或双侧尿路结石因梗阻而引起无尿，即所谓结石梗阻性无尿。

肾绞痛发作静止期，仅有患侧脊肋角叩击痛。绞痛发作时，患者躯体屈曲，腹肌紧张，脊肋角可有压痛及局部肌紧张，并发肾积水者于腹肌放松时可触及肿大而有压痛的肾脏。多数没有梗阻的肾结石病例，可无明显体征。

【辅助检查】

（1）B 型超声检查经济方便，对人体无损害，可用作筛选方法。近年来在例行体检时发现不少无症状的肾结石患者。此检查还可提供肾、输尿管积水的情况及肾皮质厚度等。对阴性结石的诊断很有帮助。但结石太小时不能查知。

（2）X 线检查是肾、输尿管结石诊断中的重要步骤，可以了解肾的外形，结石的大小、形态、数目、部位，肾盂形态，肾脏功能以及骨骼改变，特别是肾脏和输尿管在解剖上的异常。

（3）泌尿系统 X 线平片（KUB）必须包括全泌尿系统。95％的肾结石均能在 X 线平片上显示。各种结石在 X 线平片上也各有其特点，例如，磷酸钙结石表面光滑，密度均匀；草酸钙结石显影和磷酸钙相仿，有时稍淡，但可能边缘带刺呈桑葚状；胱氨酸结石显影尚好；磷酸镁铵结石密度较低，显示较差而呈层状；纯尿酸结石不显示，但单纯一种成分的结石极罕见。在判断结石时应注意与腹腔内其他钙化灶相鉴别。腹腔内肠系膜钙化的淋巴结通常为多发、散在，很少局限在肾脏部位，钙化影不均匀，呈斑点状，在不同时间钙化影的位置变化很大，侧位 X 线片可见钙化斑在腰椎前方。断层 X 线片能在不同层次照出更清晰的平片，对较小的结石也能显示。静脉尿路造影（IVU）可了解肾盏、肾盂形态及肾功能状态，有助于判定肾内（外）肾盂类型、肾盂输尿管连接部狭窄、多囊肾、蹄铁性肾、海绵肾及肾积水等。阴性结石在显影的肾盂内表现为透明区，类似占位性病变。在肾功能较差、显影欠佳时，可应用大剂量造影剂造影或进行逆行肾盂造影。后者需在膀胱镜下输尿管插管，有一定痛苦，并可能继发感染，仅在必要时施行。

（4）放射性核素肾图及扫描可了解肾功能损害程度以及结石引起梗阻的状况。

（5）CT 检查可显示 X 线阴性结石（尿酸石）。

（6）输尿管镜及肾镜检查：对腹部 X 线平片未显示结石，静脉尿路造影有充盈缺损而不能确诊时，可做此检查并进行治疗。

（7）实验室检查：实验室检查对肾结石病因的诊断极为重要，通常包括：

①血清钙、磷、尿酸、血浆蛋白、二氧化碳结合力、电解质及肌酐等；

②尿常规、尿培养以及 24h 尿 pH 值、钙、磷、尿酸、草酸、胱氨酸、枸橼酸、肌酐等；

③结石成分分析；

④特殊代谢检查包括甲状腺功能测定、氯化铵负荷实验、钙负荷实验等。

【治疗】

肾、输尿管结石治疗的目的不仅是解除病痛，保护肾脏功能，而且应尽可能找到并解除病因，防止结石复发。根据每个患者的全身状况、结石大小、结石成分、有无梗阻、感染、积水、肾实质损害程度以及结石复发趋势等，制定防治方案。

（一）保守疗法

1．大量饮水

增加饮水量可以降低尿内结石形成成分的浓度，减小沉淀成石的机会，促使小结石的排出，也有利于感染的引流。所以，结石患者应养成多饮水的习惯，保持每日尿量在 2000～3000mL 以上。

2．控制泌尿系统感染

结石、梗阻和感染在体内常形成恶性循环，故结石合并感染时，应在控制感染的条件下进行结石的检查和治疗。在感染尿内形成的常是磷酸铵镁结石。

3．调节饮食

根据结石的成分决定防石饮食。尿酸结石应采用低嘌呤饮食，胱氨酸结石应采用低蛋氨酸饮食。水果蔬菜能使尿转为碱性，对防止尿酸和胱氨酸结石较好。肉类食物使尿呈酸性，对防止感染结石较好。对磷酸盐结石可采用低钙、低磷饮食，同时服用氢氧化铝凝胶。含钙肾结石避免高钙、高盐、高草酸、高动物蛋白、高动物脂肪及高糖，而采用高纤维饮食。

4．在肾绞痛发作时应首先解除痛苦

对剧烈的肾绞痛、腹胀、恶心及呕吐等的急症处理上，多数在输液，局部热敷，注射阿托品、吗啡或哌替啶后可以缓解。针灸及耳针均有止痛的作用。注射吲哚美辛（消炎痛）等对止痛效果较佳。

5. 排石治疗

对任何成分大多数直径小于 0.4cm 的结石常能自行排出，直径为 0.4～0.6cm 或个别达 1.0cm 的结石，表面光滑，无明显梗阻及感染症状者，采用中西医结合疗法，有可能排出。

6. 溶石疗法

①纯尿酸结石：用口服药物溶解效果较好。如有肾造口可用碱性药物溶解尿酸石，效果也较佳。大量饮水保持每日尿量在 3000mL 以上，调节尿 pH 值至 6.5～7.0，限制高嘌呤饮食，并服别嘌醇，可能将结石溶解。注意在使用别嘌醇时，应警惕其肾毒性，特别是对于肾功能不良者，应根据肌酐清除率来调整其剂量。

②胱氨酸结石：用口服药物溶解结石及经肾造口，用药物溶解胱氨酸结石效果均较好。除日、夜定时多饮水，每日达 3000～4000mL，低蛋氨酸饮食，碱化尿至 pH 值 7.0～7.5 外，还可采用 D-青霉胺或 Thiola。如用 THAM-E 或 Acetylcysteinebicarbonate 直接冲洗，平均 30 天可溶解胱氨酸结石。

③感染性结石的溶石：仅有少量报道；已有采用 10% 的溶肾石酸素及一种尿素分解抑制剂乙羟肟酸以及 SubysolutionG 溶解感染结石成功的报道。但溶石时有感染扩散到全身的危险。

④草酸钙及磷酸钙结石：迄今尚未发现有口服药溶石的可靠报道。

（二）手术治疗

手术治疗的目的是取净结石，孤立结石疗效显著，较多发及复发肾结石疗效好。

1. 手术治疗

指征是相对的，一般认为直径大于 1.0cm 的结石自排的机会较小，特别是常见的草酸结石，因表面不光滑，难以排出。结石引起的梗阻影响肾功能，或经非手术治疗无效者，均应考虑手术治疗。近年来，随着体外震波碎石及腔内泌尿外科的发展，手术指征发生了一定的变化。

2. 手术治疗的原则

①对于双侧肾结石：一般情况下应先取手术简单安全的一侧。原则上如总肾功能尚好，应先进行梗阻严重的一侧；若总肾功能不良，宜先选择肾功能较好的一侧。如结石难以除去，患者病情严重，可经膀胱镜进行输尿管插管，进入肾盂做引流或先进行肾造口术。必要时手术前可配合人工肾或腹膜透析治疗。

②一侧肾结石对侧输尿管结石：应先进行梗阻严重的输尿管取石术。

③双侧输尿管结石：应先取梗阻严重的一侧。对有原发尿路梗阻的肾结石，例如合并肾盂输尿管连接处狭窄的，在取石的同时需做肾盂成形术，以矫正梗阻。对有原发性甲状腺功能亢进的肾结石患者应先做甲状旁腺手术，术后有的肾结石可自行溶解。对于因结石引起的急性梗阻性无尿症，手术取石解除梗阻后，应注意多尿期的水电解质及酸碱代谢紊乱的防治。

3. 手术方式

①肾盂或肾窦切开取石：优点是出血少，并发症少，对单个肾结石疗效最好。有多数小结石在肾盂内时可采用凝块法肾盂切开取石术。近年来，利用此技术结合术中弹道碎石

术，可取出较复杂的肾铸型结石。此手术应注意勿损伤肾盂输尿管连接部，以免术后狭窄。

②肾实质切开取石：方法是在肾脏外后侧血管较少的"Brodel"线或在肾背侧做放射形切口，甚或只在扩张的小盏上做小切口，以取出肾盂及小盏内的肾结石。

③肾部分切除多发结石：集中于肾一极难以取净时，可采用肾一极的部分切除术。

④肾切除术：肾破坏严重的鹿角状或大量结石合并严重肾积水或肾积脓，而对侧肾正常时，才考虑进行患肾切除。近年来因肾结石而进行肾切除术的逐渐减少。

⑤输尿管切开取石术：临手术前应再照泌尿系统 X 线平片，以肯定结石的部位无变动。输尿管上中段结石比下段结石的手术操作更简易，并发症少。输尿管的取石切口争取在结石上方正常的输尿管部位，将结石推上取出，以免术后狭窄。取石后还应用导管探查远端有无梗阻。孤立结石的预后较多发结石好。

4. 体外冲击波碎石（ESWL）与腔内泌尿外科技术取石

自从 20 世纪 80 年代以来，尿石症的治疗取得了长足的进展，开始采用 ESWL、经皮肾镜取石术（PCNL）及经输尿管镜取石术。它的适应证是相对的，应根据各医疗单位的技术、设备等具体情况采取相应的方法。

【预防】

由于目前对各种预防含钙结石复发的治疗措施仍然存在着一定的争议，而且，患者往往需要长期甚至终身接受治疗，因此，充分地认识各种预防措施的利弊是最重要的。对于任何一种预防性措施来说，不仅需要其临床效果确切，同时，还要求它简单易行，而且没有副作用。否则，患者将难以遵从治疗。

含钙尿路结石患者的预防措施应该从改变生活习惯和调整饮食结构开始，保持合适的体重指数、适当的体力活动、保持营养平衡和增加富含枸橼酸的水果摄入是预防结石复发的重要措施。只有在改变生活习惯和调整饮食结构无效时，再考虑采用药物治疗。

1. 增加液体的摄入

增加液体的摄入能增加尿量，从而降低尿路结石成分的过饱和状态，预防结石的复发。推荐每天的液体摄入量在 2.5～3.0L 以上，使每天的尿量保持在 2.0～2.5L 以上。建议尿石症患者在家中自行测量尿的比重，使尿的比重低于 1.010 为宜，以达到并维持可靠的尿液稀释度。

关于饮水的种类，一般认为以草酸含量少的非奶制品液体为宜。饮用硬水是否会增加含钙结石的形成，目前仍然存在不同的看法。应避免过多饮用咖啡因、红茶、葡萄汁、苹果汁和碳酸饮料。推荐多喝橙汁、酸果蔓汁和柠檬水。

2. 饮食调节

维持饮食营养的综合平衡，强调避免其中某一种营养成分的过度摄入。

（1）饮食钙的含量：每天饮食钙的含量低于 800mg（20mmol）就会引起体内的负钙平衡。低钙饮食虽然能够降低尿钙的排泄，但是可能会导致骨质疏松和增加尿液草酸的排泄。摄入正常钙质含量的饮食、限制动物蛋白和钠盐的摄入比传统的低钙饮食具有更好的预防结石复发的作用。正常范围或者适当程度的高钙饮食对于预防尿路含钙结石的复发具有临床治疗的价值。但是，饮食含钙以外的补钙对于结石的预防可能不利，因为不加控制的高钙饮食会增加尿液的过饱和水平。通过药物补钙来预防含钙结石的复发仅适用于肠源性高草酸尿症，口服 200～400mg 枸橼酸钙在抑制尿液草酸排泄的同时，可以增加尿液枸橼酸的排泄。

推荐多食用乳制品（牛奶、干酪、酸乳酪等）、豆腐和小鱼等食品。成人每天钙的摄入量应为 800～1000mg（20～25mmol）。

推荐吸收性高钙尿症患者摄入低钙饮食，不推荐其他患者摄入限钙饮食。

（2）限制饮食中草酸的摄入：虽然仅有 10%～15% 的尿液草酸来源于饮食，但是，大量摄入富含草酸的食物后，尿液中的草酸排泄量会明显地增加。草酸钙结石患者尤其是高草酸尿症的患者应该避免摄入诸如甘蓝、杏仁、花生、甜菜、欧芹、菠菜、大黄、红茶和可可粉等富含草酸的食物。其中，菠菜中草酸的含量是最高的，草酸钙结石患者更应该注意忌食菠菜。

低钙饮食会促进肠道对草酸盐的吸收，增加尿液草酸盐的排泄。补钙对于减少肠道草酸盐的吸收是有利的，然而，仅适用于肠源性高草酸尿症患者。

（3）限制钠盐的摄入：高钠饮食会增加尿钙的排泄，每天钠的摄入量应少于 2g。

（4）限制蛋白质的过量摄入：低碳水化合物和高动物蛋白饮食与含钙结石的形成有关。高蛋白质饮食引起尿钙和尿草酸盐排泄增多的同时，使尿的枸橼酸排泄减少，并降低尿的 pH 值，是诱发尿路含钙结石形成的重要危险因素之一。

推荐摄入营养平衡的饮食，保持早、中、晚 3 餐营养的均衡性非常重要。避免过量摄入动物蛋白质，每天动物蛋白质的摄入量应该限制在 150g 以内。其中，复发性结石患者每天的蛋白质摄入量不应该超过 80g。

（5）减轻体重：研究表明，超重是尿路结石形成的至关重要的因素之一。推荐尿路结石患者的体重指数（Body Mass Index，BMI）维持在 11～18 之间。

（6）增加水果和蔬菜的摄入：饮食中水果和蔬菜的摄入可以稀释尿液中的成石危险因子，但并不影响尿钾和尿枸橼酸的浓度。因此，增加水果和蔬菜的摄入可以预防低枸橼酸尿症患者的结石复发。

（7）增加粗粮及纤维素饮食：米麸可以减少尿钙的排泄，降低尿路结石的复发率，但要避免诸如麦麸等富含草酸的纤维素食物。

（8）减少维生素 C 的摄入：维生素 C 经过自然转化后能够生成草酸。服用维生素 C 后尿草酸的排泄会显著增加，形成草酸钙结晶的危险程度也相应增加。尽管目前还没有资料表明大剂量的维生素 C 摄入与草酸钙结石的复发有关，但是，建议复发性草酸钙结石患者避免摄入大剂量的维生素 C。推荐他们每天维生素 C 的摄入不要超过 1.0g。

（9）限制高嘌呤饮食：伴高尿酸尿症的草酸钙结石患者应避免高嘌呤饮食，推荐每天食物中嘌呤的摄入量少于 500mg。富含嘌呤的食物有：动物的内脏（肝脏及肾脏）、家禽皮、带皮的鲱鱼、沙丁鱼、凤尾鱼等。

3. 药物预防性治疗

用于含钙结石预防性治疗的药物虽然种类很多，但是，目前疗效较为肯定的只有碱性枸橼酸盐、噻嗪类利尿剂和别嘌醇。

（1）噻嗪类利尿药：噻嗪类利尿药（如苯氟噻、三氯噻唑、氢氯噻嗪和吲达帕胺等）可以降低尿钙正常患者的尿钙水平，降低尿液草酸盐的排泄水平，抑制钙的肠道吸收。另外，噻嗪类药物可以抑制骨质吸收，增加骨细胞的更新，防止伴高钙尿症结石患者发生骨质疏松的现象。因此，噻嗪类利尿药的主要作用是减轻高钙尿症，适用于伴高钙尿症的含钙结石患者。常用剂量为氢氯噻嗪 25mg，每天 2 次，或者三氯噻唑 4mg/天。

噻嗪类利尿药的主要副作用是低钾血症和低枸橼酸尿症，与枸橼酸钾一起应用可以减轻副作用，并且可以增强预防结石复发的作用。部分患者长期应用后可能会出现低血压、疲倦和勃起障碍，应该注意用药后发生低镁血症和低镁尿症的可能性。

（2）正磷酸盐：正磷酸盐能够降低 1，25（OH）2－D 的合成，主要的作用是减少钙的排泄并增加磷酸盐及尿枸橼酸的排泄，可以抑制结石的形成。其中，中性正磷酸盐的效果比酸性正磷酸盐好。

正磷酸盐主要应用于伴有高钙尿症的尿路含钙结石患者，但是，目前还缺乏足够的证据来证明其治疗的有效性。因此，临床上可选择性地应用于某些尿路结石患者，不作为预防性治疗的首选药物。

（3）磷酸纤维素：磷酸纤维素和磷酸纤维钠可以通过与钙结合形成复合物而抑制肠道对钙的吸收，从而降低尿钙的排泄。主要适用于伴吸收性高钙尿症的结石患者，但临床效果还不肯定。由于用药后可能会出现高草酸尿症和低镁尿症，因此目前不推荐将磷酸纤维素用于预防结石复发的治疗。

（4）碱性枸橼酸盐：碱性枸橼酸盐能够增加尿枸橼酸的排泄，降低尿液草酸钙、磷酸钙和尿酸盐的过饱和度，提高对结晶聚集和生长的抑制能力，能有效地减少含钙结石的复发。

临床上用于预防含钙结石复发的碱性枸橼酸盐种类包括枸橼酸氢钾钠、枸橼酸钾、枸橼酸钠、枸橼酸钾钠和枸橼酸钾镁等制剂。枸橼酸钾和枸橼酸钠都具有良好的治疗效果，但是，钠盐能够促进尿钙排泄，单纯应用枸橼酸钠盐时，降低尿钙的作用会有所减弱。临床研究也表明枸橼酸钾盐的碱化尿液效果比钠盐好，而且，钾离子不会增加尿钙的排泄。因此，枸橼酸钾预防结石复发的作用比枸橼酸钠强。枸橼酸氢钾钠（友来特）具有便于服用、口感较好等优点，患者依从性较高。

尽管碱性枸橼酸盐最适用于伴低枸橼酸尿症的结石病人，但是，目前认为其适应证可能可以扩大至所有类型的含钙结石患者。常用的剂量为枸橼酸氢钾钠（友来特）1～2 天，3 次/天，枸橼酸钾 1～2g 或者枸橼酸钾钠 3g，2～3 次/天。

碱性枸橼酸盐的主要副作用是腹泻，患者服用后依从性较差。

（5）别嘌醇：别嘌醇可以减少尿酸盐的产生，降低血清尿酸盐的浓度，减少尿液尿酸盐的排泄。此外，别嘌醇还可以减少尿液草酸盐的排泄。

推荐别嘌醇用于预防尿酸结石和伴高尿酸尿症的草酸钙结石患者，用法为 100mg，每天 3 次，或者 300mg，每天 1 次。

（6）镁剂：镁通过与草酸盐结合而降低草酸钙的过饱和度，从而抑制含钙尿路结石的形成。补充镁剂在促进尿镁增加的同时，可以增加尿枸橼酸的含量，并提高尿的 pH 值。因此，镁剂能有效地减少草酸钙结石的复发。适用于伴有低镁尿症或不伴有低镁尿症的草酸钙结石患者。

由于含钙结石患者伴低镁尿症者并不多（＜4％），因此，除枸橼酸盐以外，目前不推荐将其他的镁盐单独用于预防含钙尿路结石复发的治疗。

（7）葡甘聚糖：葡甘聚糖可以抑制草酸钙结石的生长，适用于复发性草酸钙结石的治疗，但目前还缺乏关于合成的或半合成的葡甘聚糖应用于预防含钙尿路结石复发的依据。

（8）维生素 B_6：维生素 B_6 是体内草酸代谢过程中的辅酶之一，体内维生素缺乏可以引起草酸的排泄增多。大剂量的维生素 B_6（300～500mg/天）对于原发性高草酸尿症患者有治疗的作用。维生素 B_6 主要用于轻度高草酸尿症和原发性高草酸尿症的患者。

（9）中草药：目前，认为对含钙结石具有一定预防作用的中草药包括泽泻、胖大海、金钱草、玉米须及芭蕉芯等。但是，尚缺乏临床疗效观察的报道。

第十一章 眼部常见疾病

第一节 眼 睑 病

睑 腺 炎

【概述】

睑腺炎又称为麦粒肿，为眼睑腺体及睫毛毛囊的急性化脓性炎症。

【病因】

睑腺炎的多数致病菌为葡萄球菌，特别是金黄色葡萄球菌。

【分类】

根据感染的腺体部位，睑腺炎可分为外睑腺炎和内睑腺炎。如为睫毛毛囊所属的皮脂腺（Zeiss腺）和睫毛汗腺（Moll腺）感染，称为外睑腺炎；如为睑板腺受累，称为内睑腺炎。

【临床表现】

（一）外睑腺炎

（1）自觉有胀痛，眼睑皮肤局限性红肿，扪之有硬结及压痛。如炎症接近外眦部，可引起反应性球结膜水肿。

（2）轻者可自行消退，或3～5日后硬结逐渐软化，脓肿形成，皮肤面有黄色脓头，脓肿破溃排脓后，疼痛立即缓解。

（3）重者可发展为眼睑蜂窝织炎，伴耳前或颌下淋巴结肿大和压痛，及发热等全身症状。

（二）内睑腺炎

（1）症状与外睑腺炎大致相似。由于睑板腺位于致密的睑板纤维组织内，故疼痛较剧烈。

（2）早期睑结膜局部充血，数日后在睑结膜面出现黄色脓头，可自行穿破。少数情况下，脓液可从睑板腺的管道向外排出，但较为常见的是脓液突破睑板和结膜的屏障，而流入结膜囊内，脓液排出后，红肿即消退。

（3）如炎症未能控制，细菌毒素较剧烈时，炎症扩散可形成眼睑脓肿或眼睑蜂窝织炎。

【诊断】

根据病史、症状和眼睑的局部体征即可以明确诊断。

【治疗】

（1）早期局部热敷，每日2～3次，每次15～20min，同时结膜囊内滴抗生素眼药水及涂眼药膏。

（2）早期也可采用耳尖放血疗法。

（3）局部炎症重者或伴淋巴结肿大者，可全身应用抗生素。

（4）脓肿形成时，切开排脓。外睑腺炎手术切口位于皮肤面，切口方向与睑缘平行；

内睑腺炎手术切口位于结膜面，切口方向垂直于睑缘。

睑板腺囊肿（霰粒肿）

【概述】

睑板腺囊肿又称为霰粒肿，是睑板腺慢性炎症性肉芽肿。

【病因】

睑板腺囊肿是在睑板腺排出管道阻塞和分泌物潴留的基础上而形成的。

【临床表现】

（1）病程缓慢，多无显著自觉症状，多为偶然发现。无疼痛，有时仅有沉重感，一般不影响视力，但也可因有肿块压迫引起暂时性散光，或肿块压迫眼球而引起异物感。

（2）好发于上睑，也可上下睑并发；大的睑板腺囊肿可以引起上睑下垂。

（3）可以单个出现，也可新旧肿物交替出现。

（4）肿物大小不等，边缘清楚，表面光滑，无触痛，不与皮肤粘连。

（5）睑结膜面，可见紫红色或灰红色局部隆起。如有继发感染，则其表现与内睑腺炎近似。

（6）小型肿块可自行完全吸收，或自行穿破结膜面，排出胶样内容物，可在睑结膜面引起肉芽组织增生，也可在皮下形成暗紫红色的肉芽组织。

【病理检查】

睑板腺囊肿是一种含有巨细胞的肉芽肿性炎症，主要由浆细胞、上皮样细胞、淋巴细胞和大量纤维化组织所形成。无干酪样坏死，是其和结核的主要区别。

【诊断及鉴别诊断】

根据病史、症状和眼睑的局部体征，大多数病人都可以明确诊断。在老年人中，尤其是经常发生睑板腺囊肿或术后有复发者，应将剪除的囊壁送病理组织检查，排除睑板腺癌的可能。

【治疗原则】

（1）小的睑板腺囊肿无须治疗，可待其自行吸收消散。

（2）较大的不能消退的睑板腺囊肿可在局麻下手术摘除。术中一定要将囊壁摘净，以防复发。术毕手术区用拇指和食指压迫止血5min，结膜囊涂抗生素眼膏，无菌包扎，翌日除去。

第二节　结　膜　病

急性卡他性结膜炎

【概述】

急性卡他性结膜炎是由细菌感染引起的一种常见的急性流行性眼病。其主要特征为结膜明显充血，脓性或黏液脓性分泌物，有自愈倾向。

【病因】

常见的致病菌为肺炎双球菌。细菌可以通过多种媒介直接接触结膜，在公共场所、集体单位（如幼儿园、学校及家庭中）迅速蔓延，导致流行。特别是在春秋两季，各种呼吸道疾病，如流感、鼻炎盛行，结膜炎致病菌有可能经呼吸道分泌物传播。

【临床表现与诊断】

（1）双眼同时或间隔 1～2 日发病。

（2）病程：急性起病，发病 3～4 日病情即达高峰，约 10～14 日即可痊愈。

（3）症状：自觉患眼刺痒，如异物感，畏光、流泪及烧灼感。有时因分泌物附着在角膜表面瞳孔区，造成暂时性视物不清，冲洗后即可恢复视力。

（4）体征：眼睑肿胀，结膜充血、水肿，以睑部及穹窿部结膜最为显著；结膜囊常有大量脓性和黏脓性分泌物；重症患者结膜有假膜形成，或伴有全身症状，如发热等；少有耳前淋巴结肿大者。

【预防】

严加注意消毒及隔离。医务人员在检查和治疗操作后，应注意防止交叉感染。

【治疗原则】

治疗要及时、彻底，防止复发。

（1）对分泌物多的患者，可用生理盐水冲洗结膜囊。

（2）早期冷敷，可以减轻本病引起的眼部不适症状。

（3）以眼局部用药为主：一般首选广谱、强效抗生素，如喹诺酮类或氨基糖苷类抗生素。急性期采用频点药物法，每 1～2h 一次，连续滴用 24～48h，一般不超过 48h，之后根据病情减少次数。睡前涂抗生素眼膏。

（4）全身用药：对儿童或伴有免疫功能障碍的患者需根据炎症程度给予口服抗生素。

慢性卡他性结膜炎

【概述】

慢性卡他性结膜炎是由多种原因引起的结膜慢性炎症，是常见的眼病，多双侧发病。

【病因】

（1）感染因素：可为急性卡他性结膜炎未彻底治愈而转为慢性，也可以是起病即为慢性迁延状态。常见的病原菌有摩-阿双杆菌、卡他球菌、大肠杆菌、变形杆菌、链球菌等。

（2）肺感染因素：不良的环境因素刺激，如灰尘、风沙、烟雾、强光、有害气体等；眼部刺激，如倒睫、睑缘炎、屈光不正、隐斜视等；不良生活习惯，如熬夜、烟酒过度等；长期使用某些眼药。

【临床表现与诊断】

（1）自觉症状轻重不一，因人而异。

（2）主要症状：眼痒、干涩感、刺痛、异物感、眼睑沉重及视物疲劳等，尤以夜间或阅读时加重。

（3）体征：病变较轻，表现为睑结膜充血，肥厚粗糙，结膜乳头增生，呈天鹅绒状。分泌物多为黏液性，黄色或白色泡沫状。

【治疗】

（1）以去除病因为主，改善工作及生活环境，消除各种不良习惯，积极治疗眼部相关疾病，例如睑内翻、睑缘炎及矫正屈光不正等。

（2）可选用抗生素滴眼液点眼。

过敏性结膜炎

【概述】

过敏性结膜炎分为急性和慢性两大类。急性过敏性结膜炎包括：季节性过敏性结膜炎（SAC）、常年性过敏性结膜炎（PAC）和接触性过敏性结膜炎（CAC）；慢性过敏性结膜炎包括：春季卡他性结膜炎（VKC）、特应性角结膜炎（AKC）和巨乳头性结膜炎（GPC），见表 2 - 4。

【临床表现及实验室检查】

（1）病史：详细了解患者的过敏史，询问发病是否有季节性，注意病程的长短、每次发作持续的时间、症状加重和缓解的因素。

（2）症状：眼痒为最常见的症状；眼红、分泌物、流泪；异物感、眼痛及畏光。

（3）体征：结膜充血为最常见体征；结膜乳头增生；角膜损害：常见弥漫性浅点状角膜炎，也可有角膜溃疡和角膜白斑；其他：结膜瘢痕、结膜滤泡、结膜水肿。

（4）实验室检查，结膜刮片：可见变性上皮细胞和嗜酸性粒细胞；皮肤划痕实验：寻找过敏原。

【诊断及鉴别诊断】

（1）典型过敏症状：眼痒、眼红。

（2）体征：结膜充血、乳头增生、滤泡形成、黏性分泌物。

（3）结膜分泌物涂片、结膜刮片可见嗜酸性粒细胞。

（4）结合病史，特别是过敏性疾病史。

表 2 - 4 各型过敏性结膜炎的特点

各型过敏性结膜炎	季节性	体征	症状
季节性过敏性结膜炎	有	睑结膜细小乳头	较轻
常年性过敏性结膜炎	常年	睑结膜细小乳头，但较轻、持久	较轻
接触性过敏性结膜炎	无	睑结膜细小乳头，但更严重，常伴眼睑和面部皮肤过敏	较重
春季卡他性结膜炎	部分	上睑结膜铺路石样巨乳头增生、上方角膜缘胶质样结节或隆起、盾形角膜溃疡和 Horner-Trantas 点	严重 可影响视力
特应性角结膜炎	无	睑结膜乳头增生，下睑明显，部分患者可见上睑结膜扁平巨乳头增生。易发生新生血管和瘢痕，严重时可导致下穹隆缩短、睑球粘连。眼睑及眶周皮肤可受累。可有白内障和圆锥角膜	影响视力
巨乳头性结膜炎	无	上睑结膜巨乳头增生，与缝线结膜、角膜接触镜或义眼的刺激有关	中等

【治疗原则与方法】

（一）原则

（1）尽量避免接触过敏原。

（2）迅速控制症状，减少角结膜组织损伤。

（3）根据过敏性结膜炎的类型选择药物。

（二）方法

（1）非药物治疗：确定刺激因素，尽量减少眼部刺激，如关窗、通风、隔离宠物、经常除螨等；戴护目镜有益；冷敷：收缩血管，减少结膜充血，缓解症状。

（2）药物治疗：眼用抗组胺及肥大细胞稳定剂、血管收缩剂、糖皮质激素、免疫抑制剂、非甾体抗炎药、人工泪液和口服抗组胺药。

干 眼 症

【概述】

干眼为多因素引起的慢性眼表疾病，是由泪液的质、量及动力学异常导致的泪膜不稳定或眼表微环境失衡，可伴有眼表炎性反应、组织损伤及神经异常，造成眼部多种不适症状和（或）视功能障碍。

【分类】

（一）按照发病原因和危险因素分类

（1）全身因素：免疫系统疾病及内分泌系统失衡会导致干眼，如 Sjögren 综合征、Steven - Johnson 综合征、糖尿病及痛风、更年期后的女性较为普遍。

（2）眼局部因素：包括局部感染及免疫相关疾病，如感染性结膜炎、过敏性结膜炎、角膜上皮基底膜下神经纤维丛密度异常，泪腺、睑板腺、眼表上皮细胞及角膜神经功能异常，睑缘炎、睑缘结构异常等；各种原因引起的泪液动力学异常，如眼睑皮肤及结膜松弛症、眼睑痉挛等。

（3）环境因素：包括空气污染、光污染、射线、高海拔、低湿度及强风力等。

（4）生活方式相关因素：如长时间操作视频终端、户外活动少、睡眠不足、吸烟、长期配戴角膜接触镜，眼部化妆及长时间驾驶等。

（5）手术相关因素：手术导致泪腺、睑板腺、眼表上皮细胞、角膜上皮基底膜下神经纤维丛损伤及缺失；手术导致泪液动力学异常，如眼表面光滑程度改变或曲率变化、泪小点位置异常/睑缘缺损等。激光角膜屈光手术和白内障摘除手术等导致干眼的发生率较高，大部分患者于术后 3～6 个月恢复，但少数患者可以持续较长时间。

（6）药物相关因素：包括全身及局部用药。全身用药，如服用抗抑郁、抗组胺、抗精神病药物以及利尿剂、避孕药物等；局部用药，如眼部使用消毒剂/抗病毒药物、抗青光眼药物及含防腐剂滴眼液等。

（7）其他因素：如焦虑、抑郁等情绪也会导致干眼。

（二）按照泪液主要成分或功能异常分类

按照泪液主要成分和功能异常分为：水液缺乏型（Aqueous Tear Deficiency）、脂质异常型（Lipid Deficiency）、黏蛋白异常型（Mucin Deficiency）、泪液动力学异常型（Abnormal Tear Dynamics）、混合型（Mixed Dry Eye）。

（三）按照干眼严重程度分类

按照干眼严重程度分类见表 2－5。

表 2－5 按照干眼严重程度分类

严重程度	角膜损伤范围	角膜荧光染色点	泪膜破裂时间（BUT）
轻	局限	<5 个	2s 及以上
中	不超过 2 个象限	5～30 个	2s 及以上
重	2 个象限及以上	>30 个。染色点融合成粗点、片状或伴有丝状物	<2s

【检查及诊断】

（一）干眼的检查

（1）病史：包括全身及眼部疾病史、手术史等。

（2）症状：眼部干涩、烧灼感、异物感、眼痒、畏光、眼红、视物模糊、视力波动等。

（3）临床检查

①裂隙灯检查：眼睑、睑缘及睑板腺改变，泪河高度改变，角结膜改变。

②泪河高度：0.3～0.5mm。

③泪膜破裂时间（Break－up Time，BUT）：＞10s。

④眼表面活体细胞染色：荧光素染色、虎红染色、丽丝胺绿染色。

⑤泪液分泌试验（Schirmer's test）：分为Ⅰ型和Ⅱ型。Ⅰ型＞10mm/5min，Ⅱ型＞5mm/5min。

（4）辅助检查：泪膜镜、角膜地形图、共聚焦显微镜、泪液乳铁蛋白含量测定、泪液渗透压测定及血清学检查等。

（5）临床检查顺序：病史询问—症状询问—裂隙灯检查—BUT—荧光素染色—泪液分泌试验—睑板腺形态和功能—其他所需辅助检查。

（二）干眼诊断标准（我国角膜病学组制定）

（1）有干燥感、异物感、烧灼感、疲劳感、不适感、视力波动等主观症状之一和BUT≤5s或Schirmer's test Ⅰ试验≤5mm/5min。

（2）有干燥感、异物感、烧灼感、疲劳感、不适感、视力波动等主观症状之一和5＜BUT≤10s或5mm/5min＜Schirmer's test Ⅰ试验≤10mm/5min，同时有角结膜荧光素染色阳性。

【治疗】

（一）治疗目标

治疗目标是缓解眼部不适症状和保护患者的视功能。

（二）治疗方法

（1）去除病因，治疗原发病：寻找原因，针对病因进行治疗是提高干眼治疗效果的关键。

（2）非药物治疗

①患者指导；

②湿房镜及硅胶眼罩；

③软性角膜接触镜；

④泪道栓塞；

⑤物理疗法：眼睑清洁、热敷及睑板腺按摩；

⑥心理干预。

（3）药物治疗

①人工泪液：人工泪液的选择应根据干眼患者的类型、程度及经济条件等进行个体化选择。若须长期或高频率使用时，应选不含防腐剂的人工泪液。

②润滑膏剂。

③局部抗炎及免疫抑制剂：糖皮质激素、环孢素 A、他克莫司（FK506）、非甾体类抗炎药。

④自体血清。

⑤其他：雄激素、促泪液分泌药物、重组人表皮生长因子、维生素 A 棕榈酸酯、四环素等。

（4）手术治疗：对于泪液分泌明显减少、常规治疗方法效果不佳且有可能导致视力严重受损的干眼患者可以考虑手术治疗。手术方式包括永久性泪小点封闭、睑缘缝合、颌下腺及唇腺移植等。

第三节 角 膜 病

角膜病是常见的致盲眼病之一，角膜病主要有炎症、外伤、先天性异常、变性、营养不良和肿瘤等。其中，最常见的是角膜炎。角膜炎是指角膜防御能力减弱，各种原因引起的角膜组织的炎症反应。感染是引起角膜炎最主要的原因，如细菌性角膜炎、病毒性角膜炎等。

细菌性角膜炎

【概述】

细菌性角膜炎是因细菌感染引起的，角膜上皮缺损及角膜基质坏死的化脓性角膜炎，又称为细菌性角膜溃疡。病情多较危重，如果得不到有效治疗，可发生角膜溃疡穿孔，甚至眼内感染，最终眼球萎缩。常见的致病菌为葡萄球菌和链球菌等，某些因素如干眼、戴角膜接触镜、慢性泪囊炎、眼部外伤等都可造成角膜感染。

【临床表现】

（1）起病急。

（2）患眼有畏光、流泪、眼红、疼痛、视力下降、眼睑痉挛等，伴较多脓性分泌物。

（3）眼睑、球结膜水肿、睫状充血或混合充血。病变早期角膜上出现一个界线清楚的上皮缺失，溃疡下有边界模糊、致密的灰黄色浸润灶，周围组织水肿。浸润灶迅速扩大，形成溃疡。角膜溃疡向深层发展，可发生后弹力膜膨出，甚至角膜穿孔。

（4）革兰氏阳性球菌角膜炎表现为圆形或椭圆形局灶性脓肿病灶，边界灰白基质浸润。常伴前房积脓及角膜穿孔。革兰氏阴性细菌角膜炎多表现迅猛发展的角膜液化性坏死。

【鉴别诊断】

（1）无菌性溃疡：多见于干燥综合征、风湿免疫性疾病、维生素 A 缺乏症等，前房炎症反应轻，微生物培养阴性。

（2）真菌性角膜炎：多有植物外伤史，疾病进展速度慢，实验室检查找到真菌和菌丝可确诊。

【治疗原则】

（1）局部使用抗生素：急性期用高浓度的抗生素滴眼液频繁点眼（每 15～30min 一次），严重病例，开始 30min 内，每 5min 一次点药，病情控制后逐渐减少点药次数。抗生素眼膏因眼表停留时间长，适合夜间及儿童使用。及时治疗多可治愈。

（2）结膜下注射可提高角膜和前房的药物浓度。严重的角膜炎应在局部点眼的同时全身应用抗生素。治疗过程中应该根据细菌学检查及药物敏感试验结果，及时调整使用有效的抗生素。

（3）角膜穿孔者，考虑角膜移植手术。

单纯疱疹病毒性角膜炎

【概述】

单纯疱疹病毒（HSV）引起的角膜感染，发病率和致盲率均占角膜病首位。当患者机体抵抗力下降，如感冒、发热、劳累或受严重精神刺激时，容易患该病。

【临床表现】

（1）多有反复发作病史。

（2）包括树枝状、地图状角膜炎，非坏死和坏死性角膜基质炎及角膜内皮炎。

（3）症状有畏光、流泪、眼睑痉挛、视物模糊等。体征有结膜充血，树枝状、地图状溃疡灶或盘状基质炎病灶等，角膜知觉减退。反复发作的病例常新、旧病灶并存。

【鉴别诊断】

（1）带状疱疹病毒性角膜炎：面部沿神经分布的疼痛性皮肤疱疹，不跨过中线，角膜假树枝状改变。

（2）棘阿米巴角膜炎：有配戴角膜接触镜病史，疼痛症状较炎症反应明显，慢性病程。

【治疗】

（1）药物治疗：局部抗病毒药物主要是更昔洛韦眼膏。严重感染者需口服抗病毒药物。

（2）上皮型角膜炎禁用糖皮质激素，非溃疡性盘状角膜炎病例应联合滴用糖皮质激素类眼药水。

（3）有虹膜睫状体炎时，及时散瞳治疗。

（4）角膜穿孔者，可进行治疗性角膜移植。

第四节　晶　状　体　病

晶状体病包括晶状体的浑浊（白内障）和晶状体位置形态的异常。白内障是全球第一位的致盲眼病。白内障根据病因可分为：先天性、年龄相关性、并发性、代谢性、药物性、外伤性、后发性。其中，年龄相关性白内障最为常见。

年龄相关性白内障

【概述】

年龄相关性白内障多见于 50 岁以上中老年人，80 岁以上患病率可达 100％。临床上分为皮质性、核性和后囊膜下 3 种类型。皮质性白内障最为常见，按病情的发展分为 4期：初发期、膨胀期、成熟期、过熟期。

【临床表现及诊断】

（1）症状：单眼或双眼渐进性视力下降，可伴有眩光、复视、屈光改变等。

（2）体征：皮质性白内障初发期晶状体周边部楔形浑浊；膨胀期晶状体浑浊加重，体积增大，闭角型青光眼体质者可能诱发青光眼急性发作；成熟期晶状体完全浑浊，眼底很难窥入；过熟期晶状体囊膜皱缩、核下沉，可引起葡萄膜炎及继发性青光眼。

（3）裂隙灯检查可明确诊断。

【治疗原则】

（1）药物治疗：目前尚无肯定有效的治疗药物。

（2）手术治疗：视力低于 0.5 以下者即可手术。术前需完善全身相关检查、视力、眼压、裂隙灯、眼底、眼部 B 超，人工晶体度数的测量，角膜内皮细胞计数、泪道冲洗等。最常用的手术方式为超声乳化白内障吸除联合人工晶体植入术。手术效果好，切口小，无痛苦。

第五节　青光眼疾病

青光眼是一组具有特征性视神经损害和视野缺损的眼病，病理性眼压升高是其主要危险因素之一。通常，青光眼分为原发性、继发性和发育性。原发性青光眼分为闭角型青光眼和开角型青光眼。原发性急性闭角型青光眼是我国最常见的青光眼类型。

原发性急性闭角型青光眼

【概述】

急性闭角型青光眼是前房角突然关闭，房水流出受阻引起眼压增高而导致的眼病，有特征性的解剖结构：眼轴短、前房浅、晶状体相对较厚等。多发生于 40 岁以上的中老年人，女性为多，双眼先后发病，与遗传有关，情绪激动或大量饮水后容易诱发。

【临床表现及诊断标准】

（一）症状

急性发作时出现眼疼、眼红，视力明显下降，伴同侧头痛，恶心、呕吐。

（二）体征

根据临床过程分为六期，不同时期体征不同。

（1）临床前期：具有前房浅、房角窄的解剖特点。另一眼有急性发作史。激发试验阳性。

（2）前驱期：一过性的房角关闭，引起轻度的眼压升高，眼胀，视物模糊，鼻根或眼眶酸痛，休息后可缓解。

（3）急性发作期：眼压急剧增高。球结膜混合充血，角膜水肿，浅前房，房角关闭，前房反应性炎症，瞳孔散大，光反射消失。

（4）间歇期：急性发作经过治疗后，房角重新开放，眼压恢复正常，角膜透明，色素性 KP（＋），虹膜节段性萎缩，晶状体前囊下青光眼斑，视力可部分或全部恢复。

（5）慢性期：急性发作后未经及时治疗，导致房角粘连，眼压中度升高，球结膜轻度充血，角膜透明或轻度浑浊，瞳孔中等大，前房角部分关闭，病程长者可出现视盘凹陷性萎缩及视野缺损。

（6）绝对期：视神经完全萎缩，视力无光感，眼压持续增高。

【鉴别诊断】

（1）原发性开角型青光眼：眼压升高，发展缓慢隐匿，房角开放，有特征性的视神经萎缩及视野缺损。

（2）继发性青光眼：有明确的继发因素，如晶状体源性青光眼、炎症相关性青光眼、激素性青光眼、外伤相关性青光眼及新生血管性青光眼等。

【治疗】

目前，治疗以降低眼压为主，辅助以保护神经药物。

（1）药物治疗：目的是解除瞳孔阻滞，抑制房水生成，增加房水外流。目前的药物主要有高渗剂（甘露醇注射液）、碳酸酐酶抑制剂（醋甲唑胺片、布林佐胺滴眼液）、拟胆碱能药物（毛果芸香碱滴眼液）、β-阻断剂（卡替洛尔滴眼液）、α-受体激动剂（阿法根滴眼液）、前列腺素衍生物（曲伏前列素滴眼液、拉坦前列素滴眼液）等。

（2）激光治疗：解除瞳孔阻滞，开大房角增加房水外流，如激光周边虹膜切除术。

（3）手术治疗：周边虹膜切除术或滤过性手术。

第六节　玻璃体及视网膜疾病

飞 蚊 症

【概述】

飞蚊症是玻璃体内漂浮物在视网膜上形成的投影，表现为眼前有小飞虫或其他形态的漂浮物。

【病因】

飞蚊症主要由胶体样玻璃体的液化、后脱离引起。40 岁以上 90％的人已存在玻璃体液化。

【临床表现】

（1）自觉眼前出现不同形状的漂浮物，一般视力不受影响。

（2）散大瞳孔查眼底，可见玻璃体内的漂浮物，眼底一般无异常改变。

【辅助检查】

眼部 B 超/多普勒彩超：仅见玻璃体内点、线状强回声。

【诊断及鉴别诊断】

（1）主诉症状为眼前漂浮物；急性发生的玻璃体液化和后脱离，部分患者可伴有眼前闪光感。

（2）眼 B 超＋散瞳眼底检查可见玻璃体内浑浊漂浮物。

需要同玻璃体积血、视网膜裂孔、视网膜脱离进行鉴别。

【治疗原则】

确定无视网膜病变时则不需治疗。滴用氨碘肽滴眼液可辅助治疗。

孔源性视网膜脱离

【概述】

孔源性视网膜脱离是导致不可逆性盲的重要眼部疾病。视网膜脱离（Detachment of

Retina）是指视网膜本身组织中的神经上皮层与色素上皮层之间的分离。色素上皮层与神经上皮层之间存在潜在腔隙，在病理情况下，液体经视网膜裂孔进入两层之间发生孔源性视网膜脱离。

【病因】

玻璃体液化和视网膜裂孔是孔源性视网膜脱离发生的重要基础。

危险因素包括：高度近视、视网膜周边变性、裂孔、眼部手术史、眼部外伤史、对侧眼视网膜脱离病史等。

【临床表现】

（1）突然发生，早期可仅表现为眼前黑影伴闪光感，或者表现为视力下降、视物模糊、视物遮挡等，随视网膜脱离范围增加症状加重。

（2）散大瞳孔查眼底、早期部分可见玻璃体视网膜牵拉、可查见视网膜裂孔及波浪状脱离隆起的视网膜，随病情进展视网膜脱离范围、高度增加，裂孔可隐藏于脱离的视网膜内，甚至呈漏斗状脱离，仅见视盘。

【辅助检查】

眼部 B 超/多普勒彩超：可见玻璃体腔内脱离隆起的网膜回声。

【诊断及鉴别诊断】

（1）主诉症状为突然发生的眼前黑影、视物遮挡、视力下降等。

（2）散瞳眼底查见玻璃体内色素颗粒等，同时可见视网膜裂孔及波浪状脱离的视网膜。

（3）眼部 B 超/多普勒彩超查见玻璃体腔内脱离隆起的网膜回声。

需要同牵拉性视网膜脱离、渗出性视网膜脱离、脉络膜脱离等鉴别，合并玻璃体积血时需仔细查找裂孔。

【治疗原则】

一经发现，及早治疗。

局限的孔源性视网膜脱离可通过冷冻、激光等治疗手段封闭裂孔，使脱离视网膜复位。

视力下降明显、视野缺损范围大、累及黄斑等视网膜脱离发生时需及早接受手术治疗。

视网膜中央动脉阻塞

【概述】

视网膜中央动脉阻塞（Central Retinal Artery Occlusion，CRAO）是指视网膜中央动脉发生的急性阻塞，导致视网膜急性缺血、缺氧，是导致突然失明的眼科急症之一。除非阻塞时间极短，且解除及时，否则将导致永久性视力障碍。多发于老年人，常伴有高血压、动脉硬化、糖尿病等全身病。

【病因】

动脉粥样硬化、颈动脉内斑块或栓子脱落、心源性栓子或其他来源的栓子、视网膜中央动脉周围炎（结节性多动脉炎、巨细胞动脉炎等全身血管炎）、眼外伤球后出血等机械压迫均可能造成视网膜中央动脉阻塞。

视网膜中央动脉阻塞常与全身疾病紧密相关：约 2/3 的患者同时合并高血压动脉硬化，1/4 的患者合并糖尿病等全身疾病。

【临床表现】

（1）突然发生的无痛性视力丧失，可仅存光感或无光感。

（2）传入性瞳孔障碍：瞳孔开大，直接对光反射消失或极度迟缓。

（3）眼底改变

①视盘色淡，边缘模糊，后期萎缩苍白；

②视网膜动脉细如线状，血栓可呈节段状或念珠状；

③视网膜后极部呈乳白色浑浊水肿；

④黄斑呈樱桃红色；

⑤压迫眼球无动脉搏动出现；

⑥发病数周后，视网膜水肿消退，血管更细且伴以白鞘或形成白线。

【辅助检查】

（1）电生理检查：呈典型负相波。b 波降低，A 波呈负波型。

（2）眼底荧光血管造影

①可有动脉充盈延迟，动脉"前锋"可见；

②视网膜动静脉回流时间延长；

③中央动脉无灌注。

（3）光学相干断层扫描（OCT）：可见神经纤维层及内层视网膜增厚水肿。

（4）全身检查：根据既往病史可选择颈动脉超声、超声心动图以及抗凝血功能、红细胞沉降率（ESR）等。

【诊断及鉴别诊断】

（1）有诱发视网膜中央动脉阻塞的危险因素：高血压、动脉粥样硬化、心脏病、全身血管炎等。

（2）典型的临床表现：无痛性视力下降，眼底查见后极部灰白水肿的视网膜以及黄斑樱桃红斑。

（3）眼底荧光血管造影见视网膜动脉无灌注、充盈延迟以及动脉"前锋"等，应与眼动脉阻塞及前部缺血性视神经病变进行鉴别。

【治疗原则】

一经诊断，需急诊抢救治疗。

（1）眼球按摩：手指反复按压与松开至少 15min，每次按压 10～15s 后快速松开。

（2）吸氧：吸 95％氧气与 5％二氧化碳混合气体，每天 1h，每次 10min。

（3）降眼压措施：前房穿刺术可快速降低眼压，口服乙酰唑胺或滴降眼压滴眼液等。

（4）血管扩张剂：硝酸甘油舌下含服。

（5）纤维蛋白溶解药物：疑有血栓或纤维蛋白原增高的患者可用纤溶制剂。

（6）活血化瘀，改善微循环。

视网膜分支动脉阻塞

视网膜分支动脉阻塞（Branch Retinal Artery Occlusion，BRAO）眼底仅查见阻塞

分支所属区域网膜的灰白水肿及相应区域的视野缺损，病因、发病机制、临床检查、诊断及治疗手段基本同视网膜中央动脉阻塞。

视网膜静脉阻塞

【概述】

视网膜静脉阻塞（Retinal Vein Occlusion，RVO）是比视网膜中央动脉阻塞更常见的网膜血管性疾病。常见于60岁以上的老年人，可分为视网膜中央静脉阻塞和视网膜分支静脉阻塞，其中分支静脉阻塞更为常见，多发生在颞上分支（约60%）处。

【病因】

各种危险因素造成网膜血管内皮损伤，继之血栓形成，是静脉阻塞的常见原因。

常见的危险因素包括高血压、糖尿病、动脉硬化及血液黏稠度增高等。

【临床表现】

因病情的严重程度、阻塞累及静脉位置不同、病程长短不同、有无并发症等，临床表现变化多端。

（1）症状：无痛性。轻型者视力正常或轻度减退。分支阻塞者可表现为相应区域的视野缺损，当视网膜出血水肿累及黄斑时可出现明显视力下降直至手动/光感。

（2）检眼镜下查见视网膜出血、水肿、棉絮斑等病变，病变区的尖端指示阻塞部位所在。分支静脉阻塞常发生在动静脉交叉处。发病6~12个月后出血吸收，遗留血管鞘、黄斑囊样水肿、微动脉瘤、硬性渗出和黄斑区色素变化。

（3）约50%的分支静脉阻塞患者发病1年后视力逐渐恢复到0.5以上。

（4）主要并发症是黄斑水肿和继发的视网膜新生血管，视网膜新生血管常引发玻璃体积血和视网膜脱离。

【辅助检查】

（1）荧光素眼底血管造影：可明确是否存在视网膜缺血区及缺血区范围。

（2）光学相干断层扫描：明确有无并发的黄斑水肿。

【诊断及鉴别诊断】

一般根据临床检查表现即可诊断。

需结合眼底荧光血管造影检查明确有无缺血性病灶及其范围。

需与高血压性视网膜病变、缺血性视网膜病变及糖尿病视网膜病变进行鉴别。

【治疗原则】

（1）病因治疗：积极治疗引发本病的全身病，如高血压、高血脂及高血黏度状态等。

（2）根据荧光素眼底血管造影结果确定缺血区范围并决定是否进行激光治疗。

（3）并发黄斑水肿、视网膜新生血管及虹膜新生血管时，给予玻璃体体腔注射抗VEGF药物，必要时联合视网膜激光光凝治疗。

（4）发生玻璃体积血且浓厚积血不吸收或有视网膜脱离时，应做玻璃体切割术。

糖尿病视网膜病变

【概述】

糖尿病视网膜病变（Diabetic Retinopathy，DR）是糖尿病人最常见的眼部并发症，是工作年龄人群最重要的致盲性眼病，也是我国近 10 余年发病率急剧上升的重要眼部疾病。

【病因】

长期高血糖造成的视网膜血管内皮损伤和血视网膜屏障破坏是疾病发生的主要机制。

【临床表现】

（1）早期可无明显临床症状，随病变进展可出现不同程度的视力障碍。

（2）糖尿病视网膜病变依据眼底改变分为非增殖型（背景型）和增殖型。

非增殖型糖尿病视网膜病变又可分为轻、中、重三级，眼底可查见视网膜微血管瘤、出血、硬性渗出及棉绒斑等眼底改变。

增殖型糖尿病视网膜病变的眼底特点是出现视网膜新生血管和纤维组织的增殖，此期间可突然发生大量的视网膜出血及玻璃体积血，同时纤维血管增殖可牵拉视网膜造成视网膜脱离。

【辅助检查】

（1）眼底荧光血管造影：明确病变分期。

（2）光学相干断层扫描：明确有无并发的黄斑水肿。

（3）眼部 B 超：发生玻璃体积血时辅助诊断有无并发的视网膜脱离。

【诊断及鉴别诊断】

一般依据全身病史及眼部查体可明确诊断，需同时结合眼底荧光血管造影检查明确疾病分期。

需与缺血性视网膜病变、高血压性视网膜病变、肾性视网膜病变等进行鉴别。

【治疗】

（1）全身治疗：严格控制血糖、血压等全身基础疾病。

（2）非增殖期：可加用羟苯磺酸钙等药物改善微循环治疗，重度非增殖期病变依据荧光血管造影结果必要时可给予视网膜激光光凝治疗。

（3）增殖期病变需要接受全视网膜光凝治疗，并发玻璃体积血及视网膜脱离时需要接受玻璃体手术治疗。

（4）存在视网膜新生血管和黄斑水肿时可给予玻璃体腔抗 VEGF 药物注射治疗。

年龄相关性黄斑变性

【概述】

年龄相关性黄斑变性（Age－related Macular Degeneration，AMD）是最常见的老年人不可逆致盲性眼病，AMD 多见于 50 岁以上，而且随年龄增大发病率逐渐增加。

【病因】

目前，发病机制尚不明确，年龄为明确危险因素，其他可能的危险因素还包括：吸烟、紫外线照射等。

【临床表现】

依据眼底表现，年龄相关性黄斑变性可分为干性型（萎缩型）和湿性型（渗出型）。

（1）症状：早期患者可无明显视觉异常，随疾病的进展可出现视物模糊、视力下降、视物变形、中心暗点等视觉障碍。

（2）眼底表现：后极部视网膜及黄斑区数量、大小不等的玻璃膜疣；萎缩型以眼底黄斑区不同程度的视网膜色素上皮层萎缩为主要表现；渗出型则主要表现为视网膜内及视网膜下的出血、渗出和水肿，部分患者可见灰白色纤维血管膜，晚期表现为黄斑区纤维血管瘢痕。

【辅助检查】

（1）眼底血管造影：明确有无脉络膜新生血管等。

（2）光学相干断层扫描：明确黄斑区病变的形态、范围。

（3）阿姆斯勒表格：可用于疾病早期或治疗阶段的监测手段。

【诊断及鉴别诊断】

结合年龄、症状及眼底表现不难诊断。需结合眼底血管造影及黄斑光学相干断层扫描检查明确疾病的活动程度。

【治疗】

（1）萎缩型以保守治疗为主，可适量补充叶黄素、维生素及抗氧化剂等。

（2）渗出型以玻璃体腔抗 VEGF 药物注射作为一线治疗，必要时可联合光动力学疗法（PDT）等。

（3）早期病变者需定期进行眼底检查和随访。

第七节　屈 光 不 正

用调节机能的静息眼，平行光不能聚焦于视网膜上，则此眼的光学情况为非正视状态，即屈光不正，包括近视、远视和散光。

近　　视

【概述】

近视是指眼在调节松弛状态下，平行光线经眼的屈光系统屈折后所形成的焦点在视网膜前。

【病因】

病因有遗传和环境两大因素。

【分类】

（一）按照近视的程度分类

（1）－3.0D 以内者，为轻度。

（2）－3.0D～－6.0D 者，为中度。

（3）－6.0D 以上者，为高度。

（二）按照屈光成分分类

（1）曲率性近视：由于角膜或晶状体表面弯曲度过强所致。

（2）屈光指数性近视：由于屈光介质的屈折指数过高所引起。

（3）轴性近视：眼球前后径过度发展所致。

（4）晶状体向前移位，属少见。

（三）按照是否由动态屈光参与分类

（1）假性近视：散瞳后，近视度数消失，呈现为正视或远视。

（2）真性近视：散瞳后，近视屈光度未降低，或降低的度数＜0.5D。

（3）混合性近视：散瞳后，近视屈光度明显降低，但未恢复为正视。

（四）按照病程进展和病理变化分类

（1）单纯性近视：属于配合性屈光不正。主要特点：进展缓慢，屈光一般为低度或中度，远视力多可理想矫正，其他视功能多属正常，遗传因素不明显或不肯定。

（2）病理性近视：属于因子性屈光不正。主要特点：早年即已开始；持续进行性加深、加快；一般为高度近视；眼轴明显延长；眼底病变早期即可出现，并进行性加重；视功能明显受损，矫正多不理想；有遗传因素；多伴合并症。

【临床表现】

（1）视力：远视力降低，近视力多正常。在一定范围内视力降低程度与屈光度相关，视疲劳。

（2）眼位偏斜：易引起外斜或外隐斜。

（3）病理性近视除生理盲点扩大外，周边视野早期也可异常。

（4）近视眼光觉敏感性多降低。

（5）病理性近视眼的对比敏感度多低于正常眼。

（6）蓝-黄色觉异常。

（7）眼底改变：近视弧形斑，豹纹状改变，黄斑色素紊乱、出血、新生血管、裂孔、萎缩和后葡萄肿，漆样裂纹，周边视网膜变性、裂孔和视网膜脱离。

【治疗】

（1）镜片矫正：使用凹透镜。

（2）手术治疗：角膜屈光手术，有晶体眼人工晶体植入术等。

（3）假性近视的治疗：提高视觉中枢的兴奋性，改善视觉功能；放松调节。

远　视

【概述】

眼在调节松弛状态下，平行光线经眼的屈光系统屈折后在视网膜后形成焦点。

【分类】

（一）按照远视的程度分类

（1）＋3.0D以内者，为轻度。

（2）＋3.0D～＋6.0D者，为中度。

（3）＋6.0D以上者，为高度

（二）按照屈光成分分类

（1）轴性远视：眼球前后径较正视眼短，是远视中最常见的一种。如果发育过程中，眼轴不能达到正常长度，即成为轴性远视。

（2）曲率性远视：常由角膜的弯曲度所致，如扁平角膜。

（3）屈光指数性远视：由于屈光介质的屈折指数降低所引起。

（4）无晶状体眼或晶状体全脱位表现的高度远视屈光状态。

【临床表现】

（1）视力：不论视远或视近都需要调节。

①轻度远视在青少年时期，远近视力都正常；

②中高度远视，有的远视力正常近视力差，有的远近视力都不正常；

③随着年龄的增长，远近视力都下降，以近视力减退更明显，出现"早花"；

④年轻患者由于长时间过度的调节容易产生调节痉挛，引起假性近视。

（2）视疲劳：表现为视物模糊，眼球、眼眶和眉弓胀痛，甚至恶心、呕吐，近距离工作更为明显。

（3）内斜视。

（4）远视患者常伴有慢性结膜炎、睑缘炎和睑腺炎。

（5）眼底：视乳头较小，色红，边界不清，类似视乳头炎或水肿。

【治疗】

（1）镜片矫正：使用凸透镜。

（2）角膜屈光手术。

（3）轻度远视无症状则不需矫正。

散　　光

【概述】

散光是由于眼球各径线的屈光力不同，平行光线进入眼内不能在视网膜上形成焦点而形成焦线的一种屈光状态。

【病因和分类】

（一）规则散光

眼球各径线屈光力不相同，但各径线具有一定规律。强弱两主径线互成直角，可以用柱镜矫正。

（1）单纯近视散光：一条主径线为正视，另一条主径线为近视。

（2）单纯远视散光：一条主径线为正视，另一条主径线为远视。

（3）复性近视散光：两条互相垂直的主径线均为近视，但屈光度数不同。

（4）复性远视散光：两条互相垂直的主径线均为远视，但屈光度数不同。

（5）混合散光：一条主径线为近视，另一条与其垂直的主径线为远视。

（二）不规则散光

眼球各径线的屈光力不相同，在同一径线的屈光力也不同，无规律可循，无法用柱镜矫正。常见于圆锥角膜、角膜云翳或晶状体疾病。

【临床表现】

（1）视物模糊，视远视近均不清楚。低度者视力尚好，高度散光视力明显减退。

（2）眼疲劳：低度患者较明显。

（3）不正常头位：高度不对称散光或斜轴散光可有头位倾斜和斜颈。

（4）高度散光患者无论视远视近常眯眼看。

【治疗】

（1）轻度规则散光（如无眼疲劳或视物模糊）可不必矫正。

（2）高度散光用柱镜矫正。

（3）不规则散光不能用柱镜矫正，可试用接触镜矫正。

（4）角膜屈光手术。

第八节 职业性眼病

化学性眼烧伤

【概述】

在生产过程中，强烈的化学物质接触眼部后可致严重的眼部烧伤。见于眼部暴露在强烈的化学气体中，如砷及其化合物、硫化氢、氨气等；化学液体溅入眼内，如强酸（硫酸、硝酸及其他酸类）、强碱（苛性钠、苛性钾、氨水、液态氨、硫化碱溶液等，其中液态氨除腐蚀外尚有冷冻的作用，破坏力大）；化学性粉尘，如染料、化肥等。

【临床表现】

化学物质进入结膜囊后，立即引起剧烈的刺激症状，如畏光、流泪、疼痛、烧灼感、异物感，使眼睑痉挛、视力减退。检查可见眼睑和结膜充血、水肿，甚至坏死。损伤程度与化学物质的性质和浓度有关。一般酸性物质较碱性物质损害轻。酸性烧伤者，眼表层组织受烧后其蛋白质结合凝固，不再向周围和深处扩散，易修复。而碱性烧伤者，因碱溶于水，水溶液中的氢氧离子与组织内的脂肪结合，起皂化作用，使组织软化，蛋白质溶解，致使碱性物质继续向深部扩散，甚至可使角膜穿破，虹膜萎缩，继发青光眼、白内障等，危害严重。

【诊断及鉴别诊断】

根据明确的化学物质眼部接触史，患眼剧烈的刺激症状及急诊处理时的探查和检查所见可以诊断。

【治疗】

应急救处理，即刻就近用大量清水或其他冲洗液冲洗受伤部位，愈快、愈彻底愈好，不可忽略结膜囊穹隆部，冲洗后方可移送眼科做进一步检查治疗。

（1）为了解烧伤性质，可用试纸测定结膜囊内液体，以确定其为酸性或碱性。

（2）局部滴表面麻醉剂，如丁卡因、哈洛卡因等。

（3）详细检查结膜囊内有无残留的化学物质，有则擦去或剔出。再用蒸馏水、生理盐水或中和液冲洗。酸性烧伤，可用2％碳酸氢钠溶液或0.5％氢氧化钾溶液冲洗，重者可结膜下注射20％碘胺嘧啶钠1～2mL；碱性烧伤，可用1％～2％醋酸、1％乳酸、3％硼酸等溶液冲洗，重者可剪开结膜，用5％维生素C在结膜下冲洗，每天1～2次，甚或进行前房穿刺，放出含碱性房水，促使生成新的房水，提高抵抗力，每天1～2次，共2～3天。石灰烧伤，除上述疗法外，尚可用0.5％依地酸二钠钙滴眼。

（4）于结膜囊内滴2％荧光素钠溶液，再用生理盐水冲洗，绿的着色区即烧伤的范围。为预防感染和睑球粘连，应去掉已被破坏的组织，上抗感染眼药水和眼药膏，或应用角膜绷带镜，以避免角膜和结膜的烧伤面直接接触。如烧伤面积较大，则两者间应以结膜囊弥补物隔离，或进行结膜或黏膜移植术，也可施行角膜板层移植术。后期，如果也已形成睑球粘连、角膜瘢痕，可施行眼睑、结膜囊成形术，角膜移植术。

预防：整理车间环境，制定防护烧伤制度，戴防护眼镜或面罩。

辐射性眼损伤

【概述】

眼辐射性损伤是指由电磁谱中各种辐射射线造成的一类眼部外伤。根据致伤辐射射线电磁谱中波长的长短，大致分为非电离辐射性眼损伤和电离辐射性眼损伤两类。非电离辐射性电磁波包括波长大于 100nm 的紫外线，可见光线、红外线、微波等。其对组织损伤的作用机制为热效应和光化效应；电离辐射性电磁波包括 X 射线、γ 射线、中子、质子和波长在 10nm 以下的极短波紫外线，其对组织损伤的作用机制为电离效应。激光根据波长的不同对人眼的损伤机理非常复杂，目前认为激光有 3 种破坏性效应：热、光化、电磁效应。

【临床表现】

（一）紫外线损伤

紫外线所致的电光性眼炎（Photophthalmia）是指由于紫外线辐射造成的角结膜炎。多发生于电焊操作及高山、雪地、沙漠、海面等炫目耀眼的环境下长期接受日光中大量反射的紫外线引起类似电光性眼炎症状（称为雪盲）的场所。暴露当时并无症状。曝光后到症状发作之间有潜伏期，潜伏期长短取决于紫外线暴露强度及照射时间，一般为 6～12h。通常在下班后、夜间入睡前后发病。轻症或早期患者，仅有眼部异物感或轻度不适，重者有眼部烧灼感和剧痛，并伴有高度畏光、流泪和睑痉挛。检查时可见面部及眼睑皮肤潮红，重者可见红斑，球结膜充血水肿，角膜上皮点状或片状脱落，角膜知觉减退，瞳孔痉挛性缩小，多数病例有短期视力减退。这些急性症状可持续 6～24h，但几乎所有的不适症状在 48h 内消失。

（二）红外线损伤

红外线来源于高热物体，如熔化的玻璃和钢、铁等。红外线辐射对眼的损伤，主要表现在晶状体和视网膜黄斑部。损伤晶状体引起红外线性白内障和晶体前囊膜的膜状剥脱。损伤视网膜引起视网膜灼伤。红外线性白内障多起始于晶状体中轴部，因此，白内障早期即可影响视力。表现为无痛性视力下降，渐进性加重。晶状体前囊膜剥离是红外线白内障的典型变化，此种剥离发生在瞳孔区，且厚而宽。有时剥脱囊皮的游离端打卷而浮荡于前房水内。应与老年性晶状体囊膜剥脱鉴别，后者发生在虹膜后，薄而细小。视网膜灼伤临床上表现有两种情况：

（1）高强度急性（一次性）暴露灼伤，如日蚀性视网膜灼伤及闪光灼伤，表现为急性视力下降。

（2）低强度慢性暴露灼伤，见于工业上长期受红外线辐射。视网膜灼伤仅限于黄斑部，轻者黄斑颜色发暗，数周内暗区消退，视力恢复。重者，黄斑部水肿呈灰白色，出现小出血点及渗出质。待水肿消退后，黄斑部呈黄白色萎缩斑，色素沉着。数月或数年后，黄斑部可出现囊样变性，甚至形成黄斑破孔，视力不能恢复。

（三）微波损伤

微波对于血管分布少、散热较慢的晶状体危害较大。表现为无痛性渐进性视力下降。根据发病急缓可分为：急性、亚急性及迟发性 3 种类型的微波白内障。急性者是多次重复接触大剂量微波，数周数月后发生的白内障；亚急性者是反复接触亚临床剂量数月到数年后发生的白内障；而照射 5～30 年内缓慢发生者称为迟发性白内障。严重者也可引起视网膜出血等。

（四）激光损伤

激光对眼损伤可分为明显性和潜伏性，前者大都由于意外事故所引起，而后者主要由于工作中缺乏必要的措施或不遵守操作规程，使眼部反复受到激光照射而逐步造成的损伤。根据损伤的部位和程度，临床表现为：

（1）角膜损伤：为凝固性灼伤，常为治疗眼病时的误伤，预后可留斑翳。

（2）晶状体损伤：主要为热效应损伤，使晶状体后囊下皮质浑浊，形成白内障。

（3）应用激光治疗眼底病时，可使患者玻璃体变浑浊。

（4）视网膜损伤：工作人员或患者在使用激光器时正视激光束，可造成黄斑部视网膜脉络膜严重损伤，中央视力明显减退，甚至失明。眼底表现和日蚀性视网膜炎相同，黄斑部明显水肿，并伴有出血。

（五）电离辐射性损伤

可致眼部组织电离性损伤的辐射粒子有 X 射线、γ 射线、中子，其中以中子危害性最大。β 射线因其穿透能力小，作为外照射一般不造成严重的危害，但高能量的 β 射线也可致晶体浑浊。对肿瘤进行放射治疗是常见的致病原因。眼部组织的损伤包括：眉毛和睫毛脱落；眼睑皮肤红斑、溃疡，甚至癌变；结膜水肿、充血、坏死、血管阻塞膨胀成串珠状；角膜知觉减退、上皮点状脱落、溃疡、坏死、新生血管；虹膜睫状体炎、虹膜萎缩；视网膜血管扩张、水肿、渗出、出血、脱离等，也可发生视网膜中央静脉阻塞、视乳头水肿；晶体最敏感，可发生电离辐射性白内障，白内障发生的潜伏期最短 4 个月，最长 12 年，平均为 2～4 年。年龄越小，潜伏期越短；剂量越大，潜伏期也越短。

【诊断】

（1）明确的眼部辐射线损伤史。

（2）眼部由辐射线损伤引起的一系列症状和体征。

【治疗】

（1）主要是对症处理。

（2）紫外线性角膜病变：处理方法以止痛、防止感染、减少摩擦及促进上皮恢复为原则。局部用 0.5%～1% 丁卡因溶液、软膏及抗生素眼药水。如眼痛可以忍受，少用甚至不用丁卡因，以利于角膜上皮细胞修复。

（3）辐射性白内障：当晶状体浑浊影响视力时，可进行白内障摘除联合人工晶体植入。

（4）辐射性视网膜损伤：早期可给予糖皮质激素、血管扩张药、能量合剂及维生素 B 类、维生素 C 等药物治疗；晚期根据视网膜病变的具体情况，可进行玻璃体腔注射抗 VEGF 类药物、激素类药物治疗，眼底激光或视网膜手术治疗等。

预防：需将作业场所的电离辐射控制到安全标准以下。从事相关作业的工作人员应严格遵守操作规程，按需要穿专用的防护衣和戴防护眼镜。

热　烧　伤

【概述】

热烧伤性眼外伤是一种较常见的眼部外伤。根据致伤原因不同，可以分为火焰性热烧伤和接触性热烧伤两大类。临床表现根据烧伤的具体程度各不相同。热烧伤性眼外伤多于日常生活或工农业生产事故中发生，也可见于战争。工业中常见的有高热固体、液体或气体对眼部的直接烫伤或烧伤，如飞来的赤热铁（1200℃），熔化的钢、铅、玻璃（1300～1900℃）等。

【临床表现】

（1）轻度热烧伤性眼外伤可见眼睑皮肤红斑、水疱，结膜充血水肿，虹膜纹理不清。

（2）重度热烧伤性眼外伤可见眼睑皮肤全层坏死、结膜凝固性坏死，其下巩膜也常受累而出现坏死穿孔；角膜瓷白色浑浊，边界清晰，角膜浑浊坏死后轻者形成溃疡，重者形成局部葡萄肿，甚至发生角膜穿孔，严重者引发睑球粘连、眼内容物脱出、眼内炎、眼球萎缩、假性翼状胬肉、眼睑畸形、眼睑内翻或外翻、眼睑闭合不全（即兔眼症）等。

【诊断】

（1）明确的眼部热烧伤史。

（2）眼睑皮肤和眼球可见由热烧伤导致的一系列症状和体征。

【治疗】

（1）治疗原则是防止感染，促进创面愈合，预防并发症的发生。

（2）轻度热烧伤性眼外伤：局部应用抗菌药物滴眼液。发生虹膜睫状体炎时，给予散瞳药散大瞳孔。

（3）重度热烧伤性眼外伤：大剂量应用抗菌药物控制感染，去除坏死组织。有角膜坏死时可进行羊膜移植或角膜移植术，巩膜局限性坏死可进行巩膜修补术。

（4）晚期主要根据具体病情，针对相关的并发症进行治疗，如进行睑球分离术、眼睑整形术等。若合并全身烧伤，请烧伤科协助诊治。

第十二章 皮肤病

第一节 荨 麻 疹

【概述】

荨麻疹（Urticaria）俗称"风疹块""风疙瘩"，是由于皮肤、黏膜小血管扩张及渗透性增加而出现的一种局限性水肿反应，通常在 2～24h 内消退，但可反复发作。主要表现为边缘清楚的红色或苍白色的瘙痒性风团。荨麻疹发病率较高，大部分人群为一过性发作，15%～20% 的人一生中至少发生过一次荨麻疹。

【病因】

荨麻疹的病因复杂，约 3/4 的患者不能找到原因，尤其是慢性荨麻疹。常见的病因如下：

（一）食物及食物添加剂

食物及食物添加剂主要是动物蛋白性食物（如鱼、虾、蟹、肉类、蛋类等）、植物性食物（茄子、蕈类、竹笋、菠菜、苹果及李子等）以及食物中加入的某些色素、调味品和添加剂（如防腐剂、酵母、水杨酸、柠檬酸、偶氮样四氮嗪和苯甲酸衍生物等）。这些食物中有的可作为变应原（allergen）引起机体变态反应，有的则可刺激肥大细胞释放组胺。

（二）吸入物

吸入物，如花粉、动物皮屑、羽毛、真菌孢子、灰尘、甲醛、丙烯醛、蓖麻粉等吸入后均可发生荨麻疹。

（三）感染

各种急慢性感染因素均可引起荨麻疹，包括：

①细菌感染，如急性扁桃体炎、咽炎、脓疱疮、疖、胆囊炎、阑尾炎、胰腺炎、鼻窦炎等。有报道，幽门螺旋杆菌可间接引起自身抗体的产生，与慢性荨麻疹有一定关系。

②各种病毒感染，如病毒性上呼吸道感染、病毒性肝炎的前驱期或黄疸期、柯萨奇病毒感染与传染性单核细胞增多症等。

③寄生虫感染，如疟原虫、蛔虫、钩虫、蛲虫、溶组织阿米巴、旋毛虫等肠道寄生虫，以及血吸虫、丝虫、包囊虫等。

④真菌感染，如浅部真菌感染和深部真菌感染。

（四）药物

许多药物常易引起荨麻疹，如青霉素、磺胺、血清、疫苗等。通常是免疫反应，但有些药物本身就是组胺释放剂，例如阿司匹林及其他非甾体抗炎剂、吗啡、可待因、多粘菌素等。

（五）物理因素

各种物理因素（如冷、热、日光、摩擦及压力等）可引起某些患者发生荨麻疹。

（六）昆虫叮咬

蜜蜂、黄蜂等虫咬所致的变态反应中，风团是一突出症状。毛虫、甲虫、袋蜘蛛及飞蛾等的毛鳞刺入皮肤也可发生风团。

（七）精神因素及内分泌改变

精神紧张、感情冲动、绝经、妊娠等也可诱发荨麻疹。

（八）系统疾病

系统性红斑狼疮、淋巴瘤、癌肿、甲状腺功能亢进、风湿病和类风湿性关节炎、高脂血症以及慢性病灶，如口腔、齿、牙龈疾病、胃炎、肠炎（过敏性结肠炎，溃疡性结肠炎）、胆囊炎、肾炎、肝病、溃疡病、糖尿病等也可诱发荨麻疹。

（九）遗传因素

与遗传有关的荨麻疹有遗传性家族性荨麻疹综合征、家族性寒冷性荨麻疹、迟延性家族性局限性热荨麻疹、红细胞生成性原卟啉病。

【临床表现】

（一）症状体征

患者常突然自觉皮肤瘙痒，很快于瘙痒部位出现大小不等的鲜红或苍白色风团，风团的大小和形态不一，可呈圆形、椭圆形或不规则形，开始孤立或散在，逐渐扩大并融合成片；由于真皮乳头水肿可见表皮毛囊口向下凹陷，似橘皮样改变。风团持续时间数分钟到数小时不等，一般不超过 24h，风团消退后不留痕迹，但新风团可此起彼伏，不断发生。病情严重者可伴有心慌、烦躁、恶心、呕吐甚至血压降低等过敏性休克样症状，胃肠道黏膜受累时可出现恶心、呕吐、腹痛和腹泻等症状，累及喉头、支气管时，出现呼吸困难甚至窒息。感染引起者可出现寒战、高热、脉速等全身中毒症状。一般经历 3 周可自行痊愈。

（二）临床分型

疾病于短期内痊愈者称为急性荨麻疹。若反复发作达每周至少两次并连续 6 周以上者称为慢性荨麻疹。慢性荨麻疹除由物理性、感染及"假变应原"等因素引起者外，对无法寻找原因的慢性荨麻疹称为"慢性特发性荨麻疹"（Chronic Idiopathic Urticaria）。有人将慢性特发性荨麻疹中症状持续几天、几周，间隙几天、几周或几月后反复发作者称为间歇性荨麻疹（Episodic or Intermittent Urticaria）。现已证明，在慢性特发性荨麻疹中，有 25%～45% 的人为自身免疫性荨麻疹，这些患者的风团发生数多，分布广，很痒，并可有系统性症状。实验室检查：血清 IgE 值低，外周血嗜碱性粒细胞减少或无。

除上述普通型荨麻疹外，还有以下几种特殊临床类型的荨麻疹：

1. 皮肤划痕症荨麻疹（Dermographic Urticaria）

皮肤划痕症荨麻疹也称为人工荨麻疹（Factitial Urticaria）。患者对外来较弱的机械性刺激引起生理性反应增强，表现为用手搔抓或用钝器划过皮肤后，沿划痕出现条状隆起，伴瘙痒，不久后可自行消退。本型可单独发生或与其他类型荨麻疹伴发。

2. 寒冷性荨麻疹

寒冷性荨麻疹可分为两种类型：一种为家族性，为常染色体显性遗传，较罕见，自婴儿期开始发病，常持续终生。在受冷后，0.5～4h 发生迟发性反应，皮疹是不痒的风团，可以有青紫的中心，周围绕有苍白晕，皮损持续 24～48h，有烧灼感，并伴有发热、关节痛、白细胞增多等全身症状；另一种为获得性，较常见，表现为接触冷风、冷水或冷物后，暴露或接触部位产生风团或斑块状水肿，病情严重者可出现手麻、唇麻、胸闷、心悸、腹痛、腹泻、晕厥甚至休克等，有时进食冷饮可引起口腔和喉头水肿。寒冷性荨麻疹患者被动转移试验可阳性，冰块可在局部诱发风团。本病可为某些疾病的临床表现之一，如冷球蛋白血症、阵发性冷性血红蛋白尿症等。

3. 胆碱能性荨麻疹

胆碱能性荨麻疹多见于青年。主要由于运动、受热、情绪紧张、进食热饮或乙醇饮料后，躯体深部温度上升，促使乙酰胆碱作用于肥大细胞而发病。表现为受刺激后数分钟出现风团，直径为 2～3mm，周围有约 1～2cm 的红晕，常散发于躯干上部和上肢，互不融合，自觉剧痒，有时仅有剧痒而无皮损，可于 0.5～1h 内消退。偶伴发乙酰胆碱引起的全身症状（如流涎、头痛、脉缓、瞳孔缩小及痉挛性腹痛、腹泻）等，头晕严重者可致晕厥。以 1∶5000 乙酰胆碱做皮试或划痕试验，可在注射处出现风团，周围可出现卫星状小风团。

4. 日光性荨麻疹

日光性荨麻疹较少见，常由中波、长波紫外线或可见光引起，以波长 300nm 左右的紫外线最敏感。皮肤暴露于日光数分钟后，局部迅速出现瘙痒、红斑和风团；少数敏感性较高的患者接受透过玻璃的日光也可诱发。病情严重的患者可出现全身症状，如畏寒、乏力、晕厥和痉挛性腹痛等。

5. 延迟压力性荨麻疹（Delayed Pressure Urticaria）

延迟压力性荨麻疹表现为局部皮肤受压 4～6h 后局部深在疼痛性肿胀，一般持续 8～12h 消退，发作时可伴寒战、发热、头痛、关节痛、全身不适和轻度白细胞增多等症状。常见于走路后的局部和久坐后的臀部。

6. 血管神经性水肿

血管神经性水肿又称为巨大性荨麻疹。血管神经性水肿的病变累及皮肤深层（包括皮下组织），多发生在皮肤组织疏松处，发生局限性水肿，如眼睑、口唇、包皮和肢端、头皮、耳廓、口腔黏膜、舌、喉也可发生。皮损皮肤处紧张发亮，境界不明显，呈淡红色或苍白色，质地柔软，为不可凹性水肿。患者自觉不痒或较轻，或有麻木胀感。肿胀经 2～3 天后消退，或持续更长时间，消退后不留痕迹。

【辅助检查】

疑为感染因素引起者可选择做血液白细胞计数及分类，末梢血异形淋巴细胞，血原虫、丝虫、尿液常规及培养，大便找虫卵或寄生虫，阴道涂片找霉菌或滴虫，旁鼻窦、齿、胸、胃肠道和泌尿生殖道的 X 光摄片。

【诊断及鉴别诊断】

根据皮疹为风团，发生及消退迅速，消退后不留痕迹及各型特点，本病不难诊断，但多数患者的病因诊断较为困难，应详细询问患者病史、生活史及生活环境的变化等。

荨麻疹应与丘疹性荨麻疹、荨麻疹性血管炎等进行鉴别；伴腹痛或腹泻者，应与急腹症及胃肠炎等进行鉴别；伴高热和中毒症状者，应考虑合并严重感染。

【治疗】

荨麻疹的根本治疗是除去病因，可通过检查过敏原筛查可疑诱因。如不能除去，则应减少各种促进发病的因素。即使许多患者不能发现病因，药物治疗也常能使疾病得到控制，减轻瘙痒，改善患者生活质量。

（一）内用药物治疗

（1）急性荨麻疹：可选用第一代或第二代抗组胺药，代表药物为氯雷他定片、西替利嗪片、依巴斯汀片等；维生素 C 及钙剂可降低血管通透性，与抗组胺药有协同作用，静脉注射效果优于口服；如上述治疗仍不能控制病情，可考虑系统应用糖皮质激素治疗。伴腹痛可给予解痉药物（如 654-2、阿托品等）；脓毒血症或败血症引起者应立即使用抗生素控制感染，并处理感染病灶。

病情严重，伴有休克、喉头水肿及呼吸困难者，应立即抢救。方法如下：

①0.1％肾上腺素 0.5～1mL 皮下注射或肌注，也可加入 50％葡萄糖溶液 40mL 内静脉注射，以减轻呼吸道黏膜水肿及平滑肌痉挛，并可升高血压；

②地塞米松 5～10mg 肌注或静注，然后可将氢化可的松 200～400mg 加入 5％～10％葡萄糖溶液 500～1000mL 内静滴；

③上述处理后收缩压仍低于 80mmHg 时，可给升压药（如多巴胺、间羟胺）；

④给予吸氧，支气管痉挛严重时可静注 0.25g 氨茶碱，喉头水肿呼吸受阻时可进行气管切开；

⑤心跳、呼吸骤停时，应进行心肺复苏术。

（2）慢性荨麻疹：以抗组胺药（如氯雷他定片、西替利嗪片等）为主，给药时间应根据风团发生的时间进行调整，如晨起较多，则应临睡前给予稍大剂量，如临睡时多，则晚饭后给予稍大剂量；风团控制后宜继续用药并逐渐减量；一种抗组胺药无效时，可 2～3 种不同类型抗组胺药物联用或交替使用。用药疗程一般为 2～3 个月。顽固性荨麻疹单用 H1 受体拮抗剂疗效不佳者，可联用 H2 受体拮抗剂，还可酌情选用氨茶碱、氯喹、雷公藤等口服。

（3）特殊类型荨麻疹：在抗组胺药的基础上，根据不同类型荨麻疹可联合使用不同药物。如皮肤划痕症荨麻疹可用酮替芬；寒冷性荨麻疹可用赛庚啶；胆碱能性荨麻疹可用酮替芬、阿托品、溴丙胺太林；日光性荨麻疹可用氯喹。

（二）外用药物治疗

局部外用安抚止痒药，如 1％薄荷炉甘石洗剂。

第二节　湿　疹

【概述】

湿疹（Eczema）是由多种内外因素引起的一种复发性瘙痒性炎症性皮肤病，皮疹形态多样，急性期有渗出倾向，慢性期皮损局限而有浸润和肥厚。一般认为与变态反应有关。

【病因】

湿疹的发病原因很复杂，有内部因素与外部因素的相互作用，常是多方面的。

（一）内部因素

慢性感染病灶（如慢性胆囊炎、扁桃体炎、肠寄生虫病等）、慢性消化系统疾病、胃肠道功能障碍、内分泌及代谢改变（如月经紊乱、妊娠等）、血液循环障碍（如小腿静脉曲张等）、神经精神因素（如精神紧张、过度疲劳等）、遗传因素（如过敏体质），其中遗传因素与个体的易感性及耐受性有关。

（二）外部因素

湿疹的发生可由食物（如鱼、虾、牛羊肉等）、吸入物（如花粉、屋尘螨、微生物等）、生活环境（如日光、寒冷、炎热、干燥等）、动物毛皮、各种化学物质（如化妆品、肥皂、合成纤维等）所诱发或加重。

【临床表现】

根据病程和临床特点可分为急性、亚急性和慢性湿疹。

（一）急性湿疹

皮损多形性，常表现为多数密集的针头至粟粒大小丘疹、丘疱疹或小水疱，基底潮红，常融合成片，境界不清楚，丘疹、丘疱疹或水疱顶端常因搔抓形成点状渗出及小糜烂面，浆液不断渗出，病变中心往往较重，而逐渐向周围蔓延，外围又有散在丘疹、丘疱疹。好发于面、耳、手、足、前臂、小腿外露部位，严重者可弥漫全身，常对称分布。自觉瘙痒剧烈，搔抓、热水洗烫可加重皮损。如继发感染则形成脓疱、脓液、脓痂、淋巴结肿大，甚至出现发热等全身症状。

（二）亚急性湿疹

亚急性湿疹因急性湿疹炎症减轻或急性期不适当处理，拖延时间较久发展而来。皮损以小丘疹、鳞屑和结痂为主，仅有少数丘疱疹或小水疱及糜烂，也可有轻度浸润。仍自觉有剧烈瘙痒。再次暴露于致敏原、新的刺激或处理不当可导致急性发作；如经久不愈，则可发展为慢性湿疹。

（三）慢性湿疹

慢性湿疹可因急性、亚急性湿疹迁延而来，也可一开始就表现为慢性炎症。表现为局部皮肤肥厚、浸润，棕红色，色素沉着，表面粗糙，覆以少许糠秕状鳞屑，个别有不同程度的苔藓样变。好发于手、足、小腿、肘窝、股部、乳房、外阴、肛门等处，多对称发病。自觉也有明显瘙痒，常呈阵发性。病情时轻时重，延续数月或更久。

（四）几种特殊类型的湿疹

1. 手部湿疹

手部接触外界各种刺激的机会较多，故湿疹发病率高，但一般很难确定确切病因。多数起病缓慢，表现为手背、手指等处的干燥暗红斑，局部浸润、肥厚，边缘较清楚，冬季常形成裂隙。

2. 乳房湿疹

多见于哺乳期女性。表现为乳头、乳晕及其周围暗红斑，其上有丘疹和丘疱疹，边界不清楚，可伴糜烂、渗出和裂隙；可单侧或对称发病；瘙痒明显，发生裂隙时可出现疼痛。仅发生于乳头部位者称为乳头湿疹。

3. 外阴、阴囊和肛门湿疹

局部瘙痒剧烈，常因过度搔抓、热水烫洗而呈红肿、渗出、糜烂，长期反复发作可慢性化，表现为局部皮肤苔藓样变。

4. 钱币状湿疹

钱币状湿疹病因不明，常于冬季与皮肤干燥同时发生。皮损为密集小丘疹和丘疱疹融合成的圆形或类圆形的钱币状斑片，境界清楚，直径 1～3cm 大小，好发于四肢；急性期渗出明显，慢性期皮损肥厚、色素增加，表面覆有干燥鳞屑。患者自觉有剧烈瘙痒。

【诊断及鉴别诊断】

根据急性期多形性、对称性皮损，有渗出倾向、瘙痒剧烈等特点，慢性期苔藓样变皮损等特征，本病一般不难诊断。

【治疗】

尽可能寻找病因，避免各种外界刺激（如热水烫洗、暴力搔抓），发病期间应避免食用辛辣食物及饮酒。

（一）内用药物治疗

目的在于抗炎、止痒。可用抗组胺药（如氯雷他定片、西替利嗪片等）止痒，必要时可两种交替或配合使用，或配合使用镇静安定剂（多虑平）等，一般不宜使用糖皮质激素；急性期可用钙剂、维生素C、硫代硫酸钠等静注或普鲁卡因静脉封闭；有继发感染者加用抗生素。

（二）外用药物治疗

应充分遵循外用药物的使用原则。急性期无渗液者可用炉甘石洗剂，渗出多者可用3％硼酸溶液进行湿敷，渗出减少后用糖皮质激素乳膏（如糠酸莫米松乳膏、卤米松乳膏等），可和氧化锌油交替使用；亚急性期可选用糖皮质激素乳膏，为防止和控制继发性感染，可加用外用抗生素软膏（如莫匹罗星软膏、夫西地酸钠乳膏等）；慢性期可选用糖皮质激素乳膏、硬膏、涂膜剂；顽固性局限性皮损可用糖皮质激素进行皮损内注射。局部免疫调节药物（如0.03％、0.1％他克莫司软膏）治疗湿疹也有较好的效果，可减少糖皮质激素长期应用而引起的不良反应。

第三节 带 状 疱 疹

【概述】

带状疱疹（Herpes Zoster）是由水痘－带状疱疹病毒（Varicella－Zoster Virus，VZV）所致的以沿单侧周围神经分布的簇集性小水疱为特征的皮肤病，常伴有明显的神经痛。本病多见于成人，中医称为缠腰火丹。

【病因】

带状疱疹病原体为水痘－带状疱疹病毒，该病毒在免疫力低下的人群（多数为儿童）初次感染后，临床上表现为水痘或呈隐性感染，以后病毒潜伏于脊髓后根神经节或颅神经的感觉神经节内；当机体受到某种刺激（如创伤、疲劳、恶性肿瘤或病后虚弱等）导致机体抵抗力下降时，潜伏病毒被激活，沿感觉神经轴索下行，到达该神经所支配区域的皮肤内复制，产生水疱，同时受累神经发生炎症、坏死，产生神经痛。病愈后可获得较持久的免疫，不易反复发作。

【临床表现】

带状疱疹好发于成人，老年人发病率较高。

（一）典型表现

发疹前可有轻度乏力、低热、纳差等类似感冒的全身症状，患处皮肤自觉灼热感、瘙痒感或神经痛，也可无前驱症状，即发疹。经1～3天后，在一定神经分布区域先出现不规则红斑，很快出现粟粒至黄豆大小丘疹，簇状分布而不融合，继之迅速变为水疱，疱壁紧张发亮，疱液澄清，外周绕以红晕，各簇水疱群间皮肤正常，水疱干涸、结痂脱落后留有暂时性淡红斑或色素沉着；皮损沿某一周围神经呈带状排列，多发生在身体的一侧，一般不超过正中线。好发部位依次为肋间神经、颈神经、三叉神经和腰骶神经支配区域。神经痛为本病特征之一，可在发病前或伴随皮损出现，通常儿童带状疱疹患者没有疼痛或疼痛很轻，老年患者疼痛常较为剧烈，某些患者在皮损完全消退后，仍遗留有神经痛，此种后遗神经痛可持续数月之久。儿童及青年人病程一般为 2～3 周，老年人为 3～4 周。

（二）特殊表现

1. 耳带状疱疹（Herpes Zoster Oticus）

耳带状疱疹系病毒侵犯面神经及听神经所致，表现为外耳道或鼓膜有疱疹，患侧面瘫及轻重不等的耳鸣、耳聋等听觉症状。当膝状神经节受累，影响面神经的运动和感觉神经纤维时，可出现面瘫、耳痛及外耳道疱疹三联征，称为 Ramsay‐Hunt 综合征。

2. 带状疱疹后遗神经痛（Postherpetic Neuralgia）

带状疱疹常伴有神经痛，但多在皮损完全消退后或 1 个月内消失，少数患者神经痛可持续超过 1 个月以上，称为带状疱疹后遗神经痛。

3. 其他不典型带状疱疹

其他不典型带状疱疹由于患者机体抵抗力差异所致，可表现为顿挫型（不出现皮损仅有神经痛）、不全型（仅出现红斑、丘疹而不发生水疱即消退）、大疱型、出血型和坏疽型、泛发型（同时累及 2 个以上神经节产生对侧或同侧多个区域皮损）；病毒偶可经血液播散产生广泛性水痘样疹并侵犯肺和脑等器官，称为播散型带状疱疹。

【辅助检查】

疱底刮取物涂片找到多核巨细胞和核内包涵体，疱液或脑脊液分离到病毒等有助于确诊。

【诊断及鉴别诊断】

带状疱疹根据典型临床表现即可做出诊断。

带状疱疹前驱期或无疹型应与肋间神经痛、胸膜炎、阑尾炎、坐骨神经痛、尿路结石等进行鉴别。发疹后有时需与单纯疱疹、脓疱疮等进行鉴别。

【治疗】

带状疱疹具有自限性，治疗原则为抗病毒、止痛、消炎，防止并发症。

（一）内用药物治疗

（1）抗病毒药物：抗病毒治疗应在发病后早期迅速进行。通常用阿昔洛韦 10mg/kg 静脉滴注，每 8h 一次，连续使用 5～10 天，或口服伐昔洛韦 1g 或泛昔洛韦每次 250～500mg，每天 3 次口服，疗程 7 天。新一代抗病毒药物溴夫定片 125mg 每日 1 次口服，连用 7 天，疗效与输液治疗相当。

（2）止痛：可酌情选用去痛片、扶他林、吲哚美辛、普瑞巴林、加巴喷丁等。同时，可应用营养神经的药物，如口服或肌注维生素 B_1 和 B_{12}。

（3）糖皮质激素：应用有争议，有报道若无明显禁忌时，早期口服泼尼松 40mg/天，3 周内逐渐减量，合并使用抗病毒治疗，可抑制炎症过程，减轻对神经节和神经纤维的毒性和破坏作用。

（二）外用药物治疗

（1）外用药：以消炎、干燥、收敛，防止继发感染为原则。疱液未破时可外用炉甘石洗剂、阿昔洛韦乳膏或喷昔洛韦乳膏；疱疹破溃后可酌情用 3％硼酸溶液或 1∶5000 呋喃西林溶液湿敷，或外用莫匹罗星软膏或夫西地酸钠乳膏。

（2）眼部处理：如合并眼部损害须请眼科医师协同处理。可外用 3％阿昔洛韦眼膏、0.1％～0.5％阿昔洛韦滴眼液。

（三）物理治疗

如紫外线、半导体激光、红外线等局部照射，可缓解疼痛，促进皮损干涸和结痂。

第四节　日　晒　伤

【概述】

日晒伤（Sunburn）也称为晒斑或日光性皮炎（Solar Dermatitis），为正常皮肤过度接受 UVB 后产生的一种急性炎症反应，表现为红斑、水肿、水疱和色素沉着、脱屑。

【病因及发生机制】

皮肤接受了超过耐受量的紫外线，以 UVB 为主。皮肤经紫外线过度照射后，细胞中蛋白质和核酸吸收大量的紫外线产生一系列复杂的光生物化学反应，局部产生多种活性物质，如 IL-1、IL-6、TNF、组胺、前列腺素等。这些物质弥散入真皮，引起血管扩张、细胞浸润等炎性反应，从而引起表皮、真皮的炎症反应。发病情况视日光强度、暴晒时间及个体皮肤敏感性而异。

【临床表现】

日晒伤春末夏初多见，在高山、雪山、海滩等环境易发，长期室内工作者突然短期室外劳动，或野外长途行军或进行较久的日光浴后也易发生，其反应的强度与光线强弱、照射时间、个体肤色、体质、种族等有关。日晒伤多发生在暴晒日光后 1～12h 后，曝光部位出现境界清楚的鲜红至猩红色水肿性斑，重者可起水疱、破裂、糜烂，随后红斑颜色逐渐变暗、脱屑，留有色素沉着斑或减退。患者自觉局部灼痛感或刺痛感。皮损广泛时可有发热、寒战、头痛、乏力、恶心等全身症状。症状轻者 2～3 天内痊愈，严重者需 1 周左右才能恢复。

【诊断及鉴别诊断】

根据日晒后局部皮肤出现红斑、水肿或水疱，预后留有色素沉着斑，自觉烧灼、疼痛感，日晒伤容易诊断。

日晒伤应与刺激性接触性皮炎进行鉴别，后者有接触刺激物史，与日晒无关，可发生于任何季节，皮损局限于接触部位，自觉瘙痒。

【预防及治疗】

（一）预防

①经常参加室外锻炼，增强皮肤对日晒的耐受力。

②在上午 10 时至下午 2 时日光照射最强时应避免户外活动。

③避免日光暴晒，烈日下外出前应注意防护，如撑伞、带宽边帽、穿长袖衫。

④可在暴露部位外用日光保护因子（Sun Protection Faction，SPF）15 以上的遮光剂，有严重光敏者需用 SPF30 以上的高效遮光剂。遮光剂要在日晒前至少 20min 使用。

（二）治疗

1. 外用药物

对于轻症患者可外用炉甘石洗剂，稍重者可用糖皮质激素乳膏（如糠酸莫米松乳膏、丁酸氢化可的松乳膏等）。冰牛奶局部冷敷可减轻炎症，缓解不适症状。

2. 系统治疗

轻者可口服抗组胺药（如氯雷他定片、西替利嗪片等）。重者或疗效欠佳者可口服小剂量糖皮质激素。

第五节　冻　　疮

【概述】

冻疮（Chilblains，Perniosis）是一种由于气候寒冷引起的末梢部位局部皮肤反复红斑、肿胀性损害，严重者可出现水疱、溃疡，病程缓慢，天气转暖后自愈，易复发。

【病因及发生机制】

长期暴露于寒冷、潮湿的空气中，加上患者末梢血液循环较差为主要发病因素，缺乏运动、手足多汗、营养不良、贫血、鞋袜过紧、户外工作及慢性消耗性疾病，均可为本病诱因。其发病机制是冻疮患者皮肤在遇到寒冷、潮湿或冷暖急变时小动脉发生收缩，长期受寒冷的作用后动脉血管麻痹而扩张，造成静脉淤血，局部血液循环不良而发病。

【临床表现】

冻疮易发于初冬、早春季节，以儿童、妇女和末梢血液循环不良者多见。皮损好发于四肢末端、耳廓、鼻尖等末梢部位。典型皮损为境界不清的局限性水肿性紫红斑，边缘鲜红，表面紧张。按之色退，压力去除后红色恢复。严重时可有水疱、破溃、糜烂、溃疡，预后留有色素沉着、色素脱失和萎缩性瘢痕。自觉瘙痒，受热后明显。

【诊断及鉴别诊断】

冻疮根据典型临床表现易于诊断。冻疮应与多形红斑等进行鉴别。

多形红斑：好发于春秋季，常见于患者手足背面，分布对称，皮损为绿豆至黄豆大小紫红色斑块，典型损害为虹膜样红斑。

【预防及治疗】

（一）预防

（1）应注意保暖，避免暴露于湿冷环境中；

（2）坚持体育锻炼可促进血液循环，提高机体对寒冷的耐受性；

（3）受冻后不宜立即用热水浸泡；

（4）伴有其他相关系统性疾病时应积极治疗；

（5）对反复发作冻疮者，可在入冬前用紫外线或红外线照射局部皮肤，促进局部血液循环。

（二）治疗

1. 外用药物治疗

未破溃皮损可外搽多磺酸粘多糖乳膏、辣椒酊、维生素 E 软膏等。已破溃皮损可用抗生素软膏（如红霉素软膏、莫匹罗星软膏等）。

2. 系统治疗

可口服烟酰胺（50～100mg，每日 3 次）、硝苯地平（10～20mg，每日 3 次）血管扩张剂；丹参 20mL 加入低分子右旋糖酐 500mL 静脉滴注，有扩张血管、改善微循环、增加血流量和溶血栓等作用。

3. 物理治疗

物理治疗采用红外线、半导体激光等局部照射。

第六节　过敏性紫癜

【概述】

过敏性紫癜（Anaphylactoid Purpura）是一种侵犯皮肤或其他器官的毛细血管及毛细血管后静脉的一种过敏性小血管炎，其特征为非血小板减少性紫癜，可伴有关节痛、腹痛和肾脏的改变。

【病因】

本病病因不明，发病前 60％～70％ 的患者有上呼吸道感染症状，常见的是病毒或链球菌性肺炎，也可能与食物（鱼、虾、鸡蛋等）和药物（水杨酸盐类、抗生素类、巴比妥类）、支原体感染、昆虫叮咬、恶性肿瘤或自身免疫性疾病有关。

【临床表现】

过敏性紫癜多见于儿童和青少年，男性多于女性。发病前常有低热、全身不适等前驱症状，继而皮肤黏膜出现小而分散的瘀点，可稍隆起呈斑丘疹状出血性紫斑，部分有融合倾向，2～3 周后颜色由暗红变为黄褐色而消退，成批的损害可在数周或数月内反复发生。常对称发生于四肢伸侧（特别是肘和膝伸侧）及臀部，也可累及躯干及面部。本病病程长短不一，可数月或 1～2 年，常复发，除严重并发症外，一般预后良好。

仅累及皮肤者，紫癜往往较轻，称为单纯型；如并发关节酸痛、肿胀、活动受限，称为关节型，以膝、踝关节多见，也可累及肘、腕、指关节；如并发腹部症状时，称为腹型，多表现为脐周和下腹部绞痛，也可伴恶心、呕吐、便血等，严重者反复发生，可引起肠套叠或肠穿孔；如并发肾脏损害，称为肾型，30％～90％ 的患者可出现蛋白尿、血尿、管型尿，重者可反复发作成慢性肾炎；上述各型有时可合并存在，称为混合型。非单纯型患者除瘀点、瘀斑外，还可出现风团、丘疹、血疱等多形性皮损。

【辅助检查】

血小板计数、出凝血时间、凝血因子等均在正常范围内。肾脏受累时可有蛋白尿、血尿和管型尿；组织病理显示真皮浅层毛细血管和细小血管的内皮细胞肿胀，管腔闭塞，管壁有纤维蛋白沉积、变性和坏死，血管及其周围有中性粒细胞浸润，有核破碎（核尘）、水肿及红细胞外渗。

【诊断及鉴别诊断】

根据分批反复出现于以下肢为主的可触及性紫癜，伴有胃肠道或关节的症状，或肾脏累及的表现，血小板计数正常。

腹型紫癜应与急腹症进行鉴别；肾脏症状明显而皮损不突出时，应与其他肾病进行鉴别；有关节症状并伴低热者，应与系统性红斑狼疮进行鉴别。

【治疗】

本病常为自限性，大部分病例在数周或数月内痊愈。治疗首先应除去致敏因素，如防治上呼吸道感染、去除感染性病灶（如扁桃体炎、龋齿等）、避免服用可疑药物及食物。

单纯型紫癜可口服降低血管通透性的药物（如维生素C、钙剂等）、抗组胺药（如氯雷他定片或西替利嗪片）；严重者可应用激素（如强的松10mg，3次/天，或氢化可的松150～200mg加入5％葡萄糖溶液250～500mL中静滴）；病情顽固者可应用免疫抑制剂：如雷公藤多苷20mg，3次/天；硫唑嘌呤50mg，3次/天。

关节痛：非甾体类抗炎药可用于治疗本病的关节痛，但有肾脏受累者慎用。

进行性肾损害：单用大剂量糖皮质激素或与环磷酰胺和双嘧达莫联合使用有效。严重肾炎患者可连用3天大剂量甲泼尼龙，随之改为口服糖皮质激素或免疫抑制剂，如硫唑嘌呤或环磷酰胺。

胃肠道症状：糖皮质激素或麻黄碱解除腹痛疗效较麻醉镇痛药好。

各型紫癜病情严重时均可酌情应用糖皮质激素及免疫抑制剂。

第七节　毛　囊　炎

【概述】

毛囊炎（Folliculitis）为金黄色葡萄球菌所引起的红色毛囊丘疹，为毛囊部的急性、亚急性或慢性化脓性或非化脓性炎症。

【病因及发生机制】

病原菌主要是葡萄球菌，有时也可分离出表皮葡萄球菌。不清洁、搔抓及机体抵抗力低下可为毛囊炎的诱因。

【临床表现】

毛囊炎初起为红色丘疹，逐渐演变成丘疹性脓疱，孤立散在，自觉轻度疼痛。本病好发于头部、项部、臀部、肛周或身体其他部位，且有复发的倾向，常多处发生，性质顽固，迁延难愈。毛发的牵拉、搔抓、皮肤的浸渍、局部密封包扎、皮肤受损、经常接触焦油类物质，或长期应用焦油类软膏或皮质类固醇激素药物，以及皮肤经常摩擦等刺激，均为本病的诱发因素。毛囊炎初起为红色充实性丘疹，以后迅速发展成丘疹性脓疱，继而干燥、结痂，痂脱不留痕迹。皮疹数目多，但不融合，自觉瘙痒或轻度疼痛。

【诊断及鉴别诊断】

毛囊炎根据典型临床表现易于诊断。毛囊炎皮疹较多时，白细胞可升高或有发热等全身症状。本病应与马拉色菌毛囊炎相鉴别。马拉色菌毛囊炎由马拉色菌感染引起，为真菌性毛囊炎，瘙痒更为剧烈，炎症反应重，外用抗生素类药品效果欠佳。

【预防及治疗】

（一）预防

（1）应注意卫生，保持身体干爽清洁。

（2）避免用力搔抓皮肤及头皮，造成外伤。

（3）清淡饮食，减少油腻食品及甜食摄入。

（二）治疗

1. 外用药物治疗

可酌情选用抗生素，局部可用1％新霉素软膏、莫匹罗星软膏、夫西地酸乳膏或2％

碘酊外涂，也可适用紫外线照射。

2. 系统治疗

可口服四环素类抗炎药物盐酸米诺环素胶囊 50～100mg，每日两次，或口服异维 A 酸软胶囊 10mg，每日两次，注意用药后需停药至少半年方可备孕。

3. 物理治疗

红蓝光照射对炎症消退有一定的作用。

第十三章　心理健康

【概述】

2013 年中国航天科工集团某单位组织参加心理测试，参加人数为 162 人，心理状态基本正常 115 人，占总人数 70％；心理异常 47 人，占总人数 30％；其中，轻度情绪异常 33 人，占总人数 21.1％；中度情绪异常 14 人，占总人数 8.9％。与中国最新的调查结果（2009 年）相比偏高（中国 4 省 96 个城市和 267 个农村抽样点 6 万余人的调查显示心理疾病现患率达 17.5％）。提示航天工作人员尤其需要重视心理健康。

世界卫生组织指出：健康乃是一种在身体、心理和社会上的完满状态，而不仅仅是没有疾病和衰弱的状态，它包含了 3 个基本要素：躯体健康、心理健康、具有社会适应能力。具有社会适应能力是国际上公认的心理健康首要标准，全面健康包括躯体健康和心理健康两大部分，两者密切相关，缺一不可，无法分割。

心理健康（Mental Health）是指个体能够适应发展着的环境，具有完善的个性特征；且其认知、情绪反应、意志行为处于积极状态，并能保持正常的调控能力。在生活实践中，能够正确认识自我，自觉控制自己，正确对待外界影响，使心理保持平衡协调，就已具备了心理健康的基本特征。

心理健康的理想状态是保持性格完美、智力正常、认知正确、情感适当、意志合理、态度积极、行为恰当、适应良好的状态。与心理健康相对应的是心理亚健康以及心理病态。

【心理健康的标准】

①具有充分的适应力。

②能充分地了解自己，并对自己的能力做出适当的评价。

③生活的目标切合实际。

④不脱离现实环境。

⑤能保持人格的完整与和谐。

⑥善于从经验中学习。

⑦能保持良好的人际关系。

⑧能适度地发泄自己的情绪和控制自己的情绪。

⑨在不违背集体利益的前提下，能够有限度地发挥个性。

⑩在不违背社会规范的前提下，能够恰当地满足个人的基本需求。

中年人心理健康标准：

①感觉、知觉良好。判定事物不发生错觉。

②记忆良好。能够轻松地记住一读而过的 7 位数字电话号码。

③逻辑思维健全。考虑问题和回答问题时，条理清楚明确。

④想象力丰富。善于联想和类比，但不是胡思乱想。

⑤情感反应适度。碰到突发事件时处理恰当，情绪稳定。

⑥意志坚强。办事有始有终，不轻举妄动，不压抑伤悲，并能经得起悲痛和欢乐。

⑦态度和蔼，情绪乐观，能自得其乐，能自我消除怒气，注重自我修养。

⑧人际关系良好。乐意助人，也受他人欢迎。

⑨学习爱好和能力基本保持不衰。关心各方面的信息，善于学习新知识、新技能。

⑩保持某种业余爱好，保持有所追求、有所向往的生活方式。

⑪与大多数人的心理基本一致。遵守公德和伦理观念。

⑫保持正常的行为。生活自理能力强，能有效地适应社会环境的变化。

【心理健康的测试】

现将测定心理老化的 16 个问题列表如下：

1. 是否变得很健忘？

2. 是否经常束手无策？

3. 是否总把心思集中在以自己为中心的事情上？

4. 是否喜欢谈起往事？

5. 是否总是爱发牢骚？

6. 是否对发生在眼前的事漠不关心？

7. 是否对亲人产生疏离感，甚至想独自生活？

8. 是否对接受新事物感到非常困难？

9. 是否对与自己有关的事过于敏感？

10. 是否不愿与人交往？

11. 是否觉得自己已经跟不上时代？

12. 是否常常很冲动？

13. 是否常会莫名其妙地伤感？

14. 是否觉得生活枯燥无味，没有意义？

15. 是否渐渐喜好收集不实用的东西？

16. 是否常常无缘无故地生气？

如果你的答案有 7 条以上是肯定的，那么你的心理就出现老化的危机了，要小心保护自己的心理健康了。

【心理健康的维护】

①优化现实环境，减少不良刺激；

②加强心理修养，提高心理素质；

③接受心理教育，学会心理调适；

④主动向人求助，及时缓解心病。

【心理健康的调节方法】

（1）生活规律性：良好的生活规律——早起早睡；养成健康的生活方式，调节脑代谢的规律，有利于调节情绪，保持心理健康。尽量避免熬夜或超过夜里 12 点入睡。

（2）深呼吸：呼吸深而慢、匀长；吸气时用鼻子，呼气时用嘴；吸气时 3～5s，屏气 1s，呼气时 3～5s；吸气时腹部鼓起，呼气时腹部下降、平坦。深呼吸可以帮助我们缓解焦虑情绪，减轻压力，并有按摩腹部内脏的效果。

（3）肌肉放松：是指一种逐渐的、有序的，使肌肉先紧张后放松的训练方法；渐进式肌肉放松的要领就是用力后彻底放松；放松的顺序是：双手—双臂—双肩—脖子—脸—后背—小腹—臀—双腿—双脚—全身。每次放松训练时间为 20～30min。

（4）冥想：想象自己处于一种非常安静的场景时，配合深呼吸，你会感觉全身心的放松，从而有助于你从焦虑的想法中走出来，这样做的目的就是要让你从平时紧张的思绪转变为一种深度放松的状态。

（5）运动：适量的运动对于心理健康调节很重要。在运动达到一定量时，感觉出汗、很舒服，是脑内释放内啡肽，它是调节情绪的重要化学物质，可以止痛和让人有欣快感等。如：踢足球、打羽毛球、爬山、走路、骑车、瑜伽等都是很好的运动方式，不同年龄段可以选择适合自己的运动方式。

（6）也可以做一些增加幸福感的事情，如：对身边的人、父母、孩子常怀感恩之心；遇事往两个方向考虑，不要走极端；保持乐观、正向思维；发挥自己的长处；常常做好事帮助别人等。

（7）饮食控制：低盐、低脂、清淡的饮食有利于身心健康，体重控制，情绪调节。

（8）社会交往：积极参加社会组织和活动，有利于情绪调整。

【心理问题的识别】

（1）如果经常感觉情绪低落，兴趣减退，疲乏无力，焦虑不安，急躁，紧张担心，容易发脾气等，持续时间超过 1 个月，需及时就诊于专科医院或综合医院的心理门诊。可以通过临床问诊进一步确诊，并排除心理测查可能出现的假阳性结果。如果明确诊断，就需要抗抑郁焦虑药物规范治疗，足量足疗程，缓解情绪和躯体症状，提高生活质量。如果不及时治疗，情绪问题会进一步加重，发展为心理重度异常，可能会出现自杀的想法或行为。有统计学数据显示，自杀人群中 70％为抑郁症患者。

（2）如果经常感觉疲惫、各种躯体不适、睡眠质量差、早醒等，但在医院反复检查身体均正常，就是处于亚健康状态，工作、生活会受到影响。可以做一些放松训练，适量运动，适合不同年龄段、不同性别等的活动，如年轻人可以爬山、打球，老年人可以选择散步、快走等；社会交往，培养兴趣爱好，跟朋友多交流；生活规律，早起早睡；健康饮食，低盐低脂低糖饮食，增加蔬菜、水果的摄入。这些都有利于情绪的调节，可以帮助人从亚健康状态逐渐回到身心健康状态。

第十四章　中毒

急性中毒是指短时间内或一次超量暴露于某种化学物而造成人体器官器质性的损害，起病急骤，病情凶险，抢救的不及时会导致很快死亡。抢救步骤为：

①迅速确定诊断，立即终止毒物接触，估计中毒程度；

②尽快排除尚未吸收的毒物；

③对已被吸收的毒物，迅速采取排毒和解毒措施；

④积极对症支持治疗。

【确立诊断】

有的急性中毒，通过陪伴人叙述病史，诊断已能确立；但有的则必须进一步探索，以取得确切证据。

病史询问应包括起病经过、健康状况、工种以及饮食、服药史等。必要时调查中毒现场，寻找毒物与疾病因果关系的证据：疾病发生过程中急性中毒的规律，临床表现与毒物的靶器官损害相符合，病情严重程度与估计吸收毒物的剂量一致。再根据患者面容、呼出气味、特殊体征及排泄物性状等，结合病史综合分析，做出诊断。

在诊断时，应尽早选择性采集标本，例如呕吐物或腹泻物、血、尿、唾液及剩余毒物，并将毒物或生物标志物进行测定。

急性中毒伴有下列任何一种临床表现时均应看作危重的病例：深度昏迷、高血压或血压偏低、高热或体温过低、呼吸功能衰竭、肺水肿、吸入性肺炎、心律失常、精神激动、癫痫发作、抗胆碱能综合征、少尿或肾功能衰竭。

【排毒方法】

根据进入途径的不同，采取相应排毒措施。如呼吸道吸入有毒气体应立即撤离中毒现场，加强通风，积极吸氧，以排除呼吸道内残留毒气。如毒物系由皮肤吸收应立即脱去污染衣服，用大量温水冲洗皮肤，特别注意毛发、指甲等部位。对不溶于水的毒物，可用适当溶剂，也可用适当的解毒剂加入水中冲洗。毒物污染眼内，必须立即用清水或生理盐水冲洗，至少10min。大多数中毒患者为口服摄入，排毒最直接的方法是催吐、洗胃，具体如下：

（一）催吐

对神志清醒的患者，最简单的方法是用压舌板等刺激咽后壁，以催吐。如因食物过稠，不易吐出时，先喝适量温水或盐水，再促使呕吐。如此反复，直至吐出液体变清为止。

（二）洗胃

如催吐无效，患者神志清醒，毒物系水溶性，洗胃最为适宜。患者取平卧位，头偏向一侧。正确掌握洗胃技术，密切观察病人反应，防止窒息或胃内容物反流入肺。操作要轻巧迅速，不得过分用力，以免部分胃内容物进入小肠，影响洗胃效果。每次灌洗液300～400mL［昏迷病人如必须洗胃，可用注射器抽吸胃内容物，再注入少量液体（100～300mL），反复灌洗；也可用气管插管后正常洗胃］。胃内容物要尽量抽净，反复灌洗，直至洗出的胃液清晰为止。一般成人共需洗胃液5～10L。灌洗液要稍加温，接近37℃，防止洗胃后体温过低和水中毒。否则，患者可突然发生阵挛性抽搐。在洗胃过程中，万一病人发生惊厥或窒息，应立即停止洗胃，并进行相应治疗。

洗胃禁忌证：

①深度昏迷，洗胃时可引起吸入性肺炎。

②估计服毒时间已超过 4h 以上，此时胃内容物极少，洗胃意义不大。除非为抗胆碱能药物中毒，因其可延迟胃内容物进入小肠。

③强腐蚀剂中毒，有可能引起食管及胃穿孔。

④挥发性烃类化学物（例如汽油）口服中毒，发生误吸，可引起类脂质性肺炎。

⑤休克患者血压尚未纠正者。

上述禁忌证都不是绝对的，应针对个别情况，酌情处理。例如三氧化二砷呈粒状，易进入胃肠皱袋，4h 后可能还有残留在胃内；镇静和麻醉药物均可减少胃肠蠕动，使毒物在胃肠保留时间较长。

（三）导泻及灌肠

多数毒物可经小肠及大肠吸收，或引起肠道刺激症状。故除催吐及洗胃外，尚需要导泻和灌肠，便已进入肠道毒物，尽快排出。对腐蚀性毒物中毒或患者极度虚弱时，导泻和灌肠是禁忌的。

导泻药物以硫酸钠为佳，每次剂量为 15～30g，加水 200mL 口服；也可口服甘露醇导泻。当毒物已引起严重腹泻时，不再予以导泻。

灌肠适用于毒物已服用数小时，而导泻尚未发生作用时。对抑制肠蠕动的毒物（如巴比妥类和吗啡类）摄入或重金属所致的中毒，灌肠尤为必要。灌肠用 1% 微温皂水，约5000mL，做高位连续清洗。活性炭加入灌肠液中，可促使毒物吸附后排出。

（四）利尿排毒

大多数毒物吸收后由肾脏排泄，因此积极利尿是加速毒物排泄的重要措施。常用的有以下几种方法：

①积极补液是促使毒物随尿排出的最简单措施。补液速度可每小时 200～400mL，补液时加适量氯化钾，同时静脉注射呋塞米（速尿）20～40mg。经补液和利尿后，水溶性的、与蛋白结合很弱的化合物很容易从体内排出。

②碳酸氢钠与利尿剂合用，可碱化尿液，使有些化合物（如巴比妥酸盐、水杨酸盐及异烟肼等）离子化而不易在肾小管内重吸收。

③应用维生素 C 8g/天，使尿液 pH<5，或氯化铵 1.0～2.0g，每 6h 口服或静脉滴注，使体液酸化，促使有些毒物（如苯丙胺等）加速排出。

（五）血液净化疗法

血液净化疗法为中毒的重要治疗措施之一，适应证有：

（1）该毒物或其代谢产物能被透析清除出体外者。

（2）估计中毒剂量大，预后严重者。

（3）发生急性肾功能衰竭者，应争取在中毒后 8～16h 内采用，疗效较佳。相对禁忌证有：

①严重心功能不全；

②有严重贫血或出血；

③高血压患者收缩压超过 220mmHg（29.3kPa）。

目前，常用的血液净化方法有：血液透析、血液灌流、血浆置换。

【拮抗解毒】

在进行排毒的同时，应设法尽快采用有效的拮抗剂和特异解毒剂。

【支持疗法】

很多毒物迄今尚无有效拮抗剂和特异性解毒剂，抢救措施主要依靠及早排毒及积极支持疗法。急性中毒常用的支持疗法及其处理原则有以下几点：

（一）高压氧治疗

急性一氧化碳中毒，高压氧加速碳氧血红蛋白解离和清除，具有解毒和治疗的双重作用。

（二）肾上腺皮质激素

肾上腺皮质激素可增强机体应急能力，改善毛细血管通透性，减少液体渗出，抑制神经垂体分泌抗利尿激素，增加肾血流量和肾小球滤过率，以及稳定细胞膜和溶酶体，减少细胞损伤。用于中毒性脑病、肺水肿、急性呼吸窘迫综合征、中毒性肝病、肾功能衰竭以及化学物引起的溶血性贫血。治疗原则是早期、足量、短程。常用的有地塞米松 20～60mg/天或氢化可的松琥珀酸钠 200～600mg/天，加入 5% 葡萄糖液静滴。

（三）其他对症支持疗法

按症状分别阐述如下：

1. 低血压

常见于镇静药、催眠药、抗精神病及抗抑郁药物中毒，其作用机制是综合性的，均应予以积极调整：如中心静脉压偏低时，充分补液是最好的治疗方法；由中枢抑制药物引起的休克，血管活性药物常有效；吩噻嗪类药物可阻滞 α-肾上腺素能神经，导致周围血管张力降低而引起低血压，应使用 α-肾上腺素能药物（如重酒石酸去甲肾上腺素或盐酸去氧肾上腺素），较为有效。

2. 心律失常

有些毒物影响心肌纤维的电作用，或由于心肌缺氧或引起代谢紊乱而发生心律失常或传导阻滞。

3. 心脏骤停

除因严重缺氧外，也可能由于某些毒物的直接心脏毒作用，引起阿-斯综合征，如急性有机磷或有机溶剂中毒。汽油、苯等化学物能突然导致原发性心室纤维颤动而致死；三氯甲烷、氟乙酸、氟乙酰胺等严重中毒时，也可因直接作用于心肌，而发生心室颤动致死亡；可溶性钡盐、氯化汞等可引起低血钾，诱发严重心律失常而猝死；高浓度氯气吸入，可因迷走神经的反射增强而导致心搏骤停。患者一旦发生心脏骤停，应迅速施行心肺脑复苏。

4. 急性呼吸衰竭

毒物抑制呼吸中枢而导致肺换气不足及二氧化碳潴留，也可因中毒后呼吸肌麻痹或肺水肿而引起急性呼吸衰竭。中毒性肺水肿多由于肺毛细血管内皮细胞与肺泡上皮细胞受刺激性气体损伤引起。因麻醉药过量而抑制呼吸中枢，可用纳洛酮 0.4mg 静注。抢救中毒性肺水肿，应积极氧疗，配合加压辅助呼吸及大剂量肾上腺皮质激素注射。

5. 中毒性脑病

中毒性脑病主要由亲神经性毒物引起，如一氧化碳、二硫化碳、四乙基铅、锰、有机汞、砷、苯、麻醉剂、催眠药、镇静药以及其他中枢神经系统抑制药物。出现脑水肿、昏迷时，应积极降颅内压，以甘露醇快速静脉滴注及地塞米松静脉推注，尚可用利尿剂以及降温疗法。高压氧治疗急性一氧化碳中毒脑病，疗效显著。

惊厥为中毒性脑病的常见表现。苯妥英钠是药物中毒所致癫痫的最理想药物。一般情况下，地西泮、苯巴比妥不用于昏迷患者，因其可进一步加深中枢神经系统的抑制作用。

6. 高热

以高热为主要表现的化学物直接作用于体温调节中枢，而引起发热。这类高热必须用物理降温，如无禁忌，可同时使用氯丙嗪药物降温。

7. 急性肾功能衰竭

约 20％的中毒性肾病发生急性肾功能衰竭，二氧化汞、四氯化碳、乙二醇、砷化氢、铋、铀等急性中毒引起的急性肾功能衰竭的发生率更高。主要治疗措施是血液或腹膜透析。此外，控制水分、电解质平衡、纠正酸中毒、处理氮质血症以及防止继发感染等都极为重要。

第一节　急性有机磷酸酯类农药中毒

【概述】

有机磷酸酯类农药品种达百余种，大多属剧毒或高毒类。由于生产、运输、使用不当或防护不周，可发生急、慢性中毒，也可因误服、自服或污染食物的摄入而引起急性中毒。

【毒作用机制】

有机磷酸酯类农药（简称有机磷农药）易挥发、有蒜臭味。可经皮肤、呼吸道、消化道吸收，迅速随血流分布到全身各组织器官，在脂肪组织中储存，脂肪中的浓度可达血浓度的 20～50 倍。

有机磷农药主要通过亲电子性磷与胆碱酯酶（ChE）结合，形成磷酸化 ChE，抑制 ChE 活性，特别是乙酰胆碱酯酶（AChE）的活性，使 AChE 失去分解乙酰胆碱的能力，乙酰胆碱在生理效应部位积蓄，产生一系列胆碱能神经过度兴奋的表现：累及交感、副交感神经节前纤维、副交感神经节后纤维、横纹肌的运动神经肌肉接头、控制汗腺分泌和血管收缩的交感神经节后纤维以及中枢神经系统，出现相应的症状和体征。

某些有机磷可与脑和脊髓中的特异蛋白质"神经毒酯酶"（NTE）结合，使 NTE 老化，即有机磷抑制轴索内 NTE 的活性，使轴索内轴浆运输中的能量代谢发生障碍，轴索发生退行性变化，继发脱髓鞘病变，引起迟发性神经毒作用。有机磷可干扰神经轴索内的钙离子/钙调蛋白激酶Ⅱ，使神经轴索内钙稳态失调，导致轴索变性和迟发性神经病的发生。

【临床表现】

急性中毒经口中毒的潜伏期约为 5～10min，首发症状有恶心、呕吐。全身中毒症状与摄入量呈明显正相关。经皮肤或呼吸道吸收中毒者，潜伏期长，中毒症状相对较轻。

（一）胆碱能危象

胆碱能危象是急性有机磷农药中毒的典型表现：

（1）毒蕈碱样作用：多汗、缩瞳、流涎、恶心、呕吐、腹痛、腹泻、二便失禁、支气管平滑肌痉挛、支气管分泌物增多、心跳减慢。重者出现肺水肿。

（2）烟碱样作用：肌张力增强、肌纤维震颤、肌束颤动，心率加快，甚至全身抽搐，可因呼吸肌麻痹而死亡。

（3）中枢神经系统效应：头昏、头痛、眼花、软弱无力、意识模糊甚至昏迷、抽搐，可因中枢性呼吸衰竭而死亡。

急性有机磷农药中毒的诊断分级以临床表现为主，ChE 活力测定作为参考。

轻度中毒：出现轻度中枢神经系统和毒蕈碱样症状，一般全血或红细胞 ChE 在 50％～70％。

中度中毒：除上述表现外，伴有肌颤、大汗淋漓，全血或红细胞 ChE 在 30％～50％。

重度中毒：尚有昏迷、抽搐、肺水肿、呼吸麻痹等发生，全血或红细胞 ChE＜30％。

（二）中间综合征（中间肌无力综合征，Intermediate Myasthenia Syndrome，IMS）

因其发生在急性中毒胆碱能危象控制之后，迟发性神经病变发生之前而命名。发生率约在 7％。IMS 发生在急性中毒后 10h～7d，多数在急性中毒后 24～96h；持续时间一般为 2～3 天，个别可长达 1 个月。

主要表现：第 3～7 和 9～12 对脑神经支配的肌肉、屈颈肌、四肢近端肌肉以及呼吸肌的力弱和麻痹。

患者在意识清醒的情况下，出现部分或全部上述肌肉无力或麻痹，表现为不能抬头、上、下肢抬举困难，不能睁眼和张口，吞咽困难，声音嘶哑，复视，不能咀嚼，转动颈部和耸肩力弱，伸舌困难等。严重时，呼吸肌麻痹，出现胸闷、憋气、发绀、呼吸肌活动幅度减弱、呼吸浅速，常迅速发展为呼吸衰竭。如不及时建立人工气道，辅以机械通气，患者可很快死亡。呼吸衰竭是 IMS 的主要致死原因。

肌力恢复的次序是先脑神经支配的肌肉，然后是呼吸肌，最后是肢体近端肌肉和屈颈肌。

（三）迟发性多发性周围神经病变

少数急性中毒病人在急性症状恢复后 2～4 周，出现进行性肢体麻木、刺痛，呈对称性手套、袜套型感觉异常，伴四肢无力，双手不能持物，双下肢行走困难，肢体萎缩无力。重症患者出现轻瘫或全瘫，四肢远端肌肉萎缩，四肢腱反射减弱或消失，足背屈无力或足下垂，下肢病变重于上肢病变，6～12 个月逐渐恢复。肌电图提示神经电位和运动神经传导速度明显减慢。

（四）非神经系统损害的表现

（1）心肌损害：心电图上显现早搏、传导阻滞、ST－T 改变、QT 间期延长等，严重者发生尖端扭转型室性心动过速或心室颤动而死亡，QT 间期延长者的预后较无 QT 延长者差；心肌酶谱均有不同程度升高，持续而极度升高者往往预后不佳。

（2）肝脏损害：以血清转氨酶升高为多见，少数严重患者可出现肝脏肿大、黄疸等。

（3）肾脏损害：主要有蛋白尿、血尿、尿 β 微球蛋白增多等，个别重症发生急性肾功能衰竭。

（4）急性胰腺炎和腮腺炎：往往呈无痛性，患者出现血清淀粉酶和脂肪酶升高，CT影像学出现相应改变。

（5）横纹肌溶解症：多见于重度中毒患者，常伴有严重肺水肿并发呼吸肌麻痹、呼吸衰竭、心脏骤停及急性肾功能衰竭。

【实验室检查】

ChE活力测定是诊断有机磷农药中毒的方法。但ChE酶活性下降并不与病情轻重完全平行，故不单纯以其作为中毒严重程度的分级依据。

生物样品（血、尿、胃液等）中农药及其代谢产物的检出，对中毒诊断和鉴别诊断有指导意义。

【治疗】

（一）迅速清除毒物，阻止未吸收毒物的继续吸收

皮肤接触中毒者，迅速脱去污染衣物，彻底用水冲洗皮肤、毛发和指甲。

口服中毒者除常规洗胃外，可用2%～5%碳酸氢钠（美曲磷酯禁用，可转化为毒性更强的敌敌畏）洗胃。注意洗胃后要常规用水冲洗皮肤、毛发，因洗胃时可能使皮肤、毛发沾染毒物，继之用甘露醇或硫酸镁导泻。

（二）应用特效解毒剂

1. 抗胆碱能药物

治疗目标：面色潮红，瞳孔散大，分泌物减少，肺湿啰音明显减少至消失，躁动不安后逐渐减量。需注意个体化用药的原则。

（1）阿托品和山莨菪碱类：阿托品和山莨菪碱类能有效阻断毒蕈碱样作用和解除呼吸中枢抑制。阿托品用量：轻度中毒2mg；中度中毒2～4mg；重度中毒3～10mg，肌注或静注，必要时每15min一次。山莨菪碱在解除平滑肌痉挛、减少分泌物、改善微循环和调节体温方面优于阿托品，且无大脑兴奋的作用，推荐应用。阿托品对有机磷农药的中枢神经系统症状的缓解作用有限，可考虑给予东莨菪碱。东莨菪碱用法：0.3～0.6mg/30～60min，直到神志逐渐清楚，面色潮红，瞳孔散大，分泌物减少，肺湿啰音明显减少至消失，躁动不安后逐渐减量至停用。

（2）盐酸戊乙奎醚（长托宁）：长托宁是新型抗胆碱药。主要作用于中枢神经（M_1受体）和平滑肌、腺体（M_3受体），对心脏和神经元突触前膜自身受体（M_2受体）无明显作用，对中枢M受体和N受体均有作用，能有效防治中枢性呼吸衰竭，以及外周抗N受体作用。不致心率加快和心肌耗氧增加，引起尿潴留的程度减轻。肌注后10～15s起效，半衰期为10.4h。与阿托品比较，长托宁用药量减少和给药间隔较长，并可显著减少中间综合征的发生。轻、中、重度中毒的首次剂量分别为2mg，4mg和6mg，肌肉注射，1h后给予首剂的一半，尽快达到"长托宁"化：口干、皮肤干燥、肺部啰音减少或消失、精神神经症状好转，维持量为1～2mg，每1～12h一次。

2. 肟类复能剂

国内现有肟类复能剂有氯解磷定（PAM-Cl）、碘解磷定（PAM-I），它们使抑制的ChE复能，并减轻或消除烟碱样作用。应及早、足量、重复应用。中毒24h后，磷酸化的ChE老化率达97%，已不能被复能剂复能，故宜早用。

肟类复能剂的有效血浆浓度是4mg/L，首剂足量，可尽快达到有效血浆浓度。因储

存在组织中的有机磷再入血，可使复能的 ChE 再次被抑制，使症状反复、病情恶化，故应重复持续用药。PAM－Cl 可肌注，不与血浆蛋白结合，肝脏代谢快，4h 内由肾排出 82%，在体内无积蓄作用，是治疗有机磷农药中毒的首选药物。

阿托品和肟类复能剂的联合应用有互补和增效的作用。肟类复能剂对敌敌畏、美曲磷酯、乐果、氧化乐果等有机磷农药中毒的疗效差，则以阿托品或长托宁药物治疗为主，但仍应继续肟类复能剂的治疗。

我国已配制的复方制剂有解磷注射液（2mL/支）。

有机磷中毒解毒剂的治疗量见表 2-6。

表 2-6　有机磷中毒解毒剂的治疗量

药品	轻度中毒	中度中毒	重度中毒
阿托品	1～2mg 肌注，必要时 1～2h 后 0.5～1.0mg	2～4mg 肌注或静滴，10～20min 后重复一次	5～10mg 肌注或静注，以后每 5～10min 给予 3～5mg
长托宁	2mg 肌注，间隔 0.5～12h 后给予首剂的 1/2～1/4量	4mg 肌注，间隔 0.5～12h 后给予首剂的 1/2～1/4 量	6mg 肌注，间隔 0.5～12h 后给予首剂的 1/2～1/4 量
氯解磷定（PAM－Cl）	0.25～0.5g 肌注，必要时 2h 后重复一次	0.5～0.75g 肌注或静注，1～2h 后重复 1 次，以后每 2h 重复一次	0.75～1.0g 肌注或静滴，0.5h 可重复一次，以后每 2h 重复一次
碘解磷定（PAM－I）	0.5g 缓慢静注，必要时 2h 后重复一次	0.5～1.0g 缓慢静注，1～2h 后重复，也可静滴维持	1.0～2.0g 缓慢静注，0.5h 后可重复一次，以后 0.5g/h 静注或静滴
解磷注射液	0.5～1 支肌注	1～2 支肌注或静注，1h 后重复一次	2～3 支肌注或静注，1h 后重复 1～2 支

3. 血液净化技术

血液净化技术在治疗重症有机磷农药中毒中具有显著疗效。可选用血液灌流加血液透析。早期、反复应用，可有效清除血液中和组织中蓄积释放入血的有机磷农药，提高治愈率。血浆置换可与血液灌流加血液透析的疗效相当，主要用于危重且常规治疗无效的患者。

4. 对症支持治疗

一旦出现呼吸肌麻痹，应及早进行气管插管或切开，保持气道通畅，并进行辅助呼吸，直至自主呼吸稳定。严重中毒者，应积极防治肺水肿、脑水肿，做好心电图监护，加用糖皮质激素。及时纠正电解质和酸碱失调。

第二节　百草枯中毒

【概述】

百草枯又名克芜踪、对草快，是目前最常用的除草剂，属快速作用、触杀型、灭生性除草剂，进入泥土后，很快失去活性，无残留毒性。

【毒作用机制】

百草枯属中等毒类，在酸性环境下性质稳定，遇碱性分解，可由胃肠道、皮肤及呼吸道吸收，进入人体后，迅速分布到全身各器官组织，以肺和骨骼中浓度最高，大部分 5 天内经肾脏由尿排出。百草枯对人体的毒作用机制尚未完全阐明。大多数人认为百草枯作为一种电子受体，细胞摄入后，作用于细胞内的氧化-还原过程，产生超氧阴离子自由基，导致细胞膜脂质过氧化，使血清中丙二醛浓度升高，超氧歧化酶活性降低，引起以肺部病变类似于氧中毒为主的多脏器损害。病理改变：早期肺泡充血、水肿、炎性细胞浸润，晚期为肺间质纤维化。低剂量摄入（<16mg/kg）可由于进展性的肺纤维化和呼吸衰竭，在数天后死亡。20％百草枯溶液 5～15mL，中毒死亡率高达 30％～50％，多系口服所致。

【临床表现】

在生产和使用过程中，可通过皮肤和呼吸道吸收，一般全身症状较轻；口服引起以肺损伤为主的心、肝、肾等多脏器功能损伤，病情严重甚至功能衰竭，是导致死亡的主要原因。

（一）局部刺激反应

皮肤接触部位发生接触性皮炎、皮肤灼伤，高浓度污染指甲，指甲可出现白点、横断、脱落；眼睛接触则引起结膜、角膜灼伤，并可形成溃疡；呼吸道吸入后，鼻、喉产生刺激症状、鼻出血等。

（二）消化道表现

经口吞服后，出现口、咽喉烧灼感，口腔黏膜糜烂，恶心，呕吐，腹痛，腹泻，甚至呕血、便血、胃穿孔等。重症患者有肝区疼痛、肝脏肿大、触痛、黄疸及肝功能异常等症状。

（三）肺

肺部病变最突出，而且严重。症状为胸闷、咳嗽，出现进行性呼吸困难和发绀。两肺可闻及干、湿性啰音。严重中毒者，24h 内出现肺水肿、肺出血，1～3 天内可因急性呼吸窘迫综合征（ARDS）死亡。一些患者急性中毒控制后 1～2 周内发生肺间质进行性纤维化，呼吸窘迫又现，并进行性加重，以致呼吸衰竭死亡。X 线肺部检查：早期可无异常，以后出现弥漫性斑片状或网状阴影。肺部 CT 检查更能反映肺部病变进行性的发展。肺功能检查，表现为弥散障碍、中等强度气道阻塞和（或）限制性通气异常。偶有发生食管破裂、纵隔气肿、皮下气肿和气胸的报道。

（四）泌尿系统

中毒患者可出现尿频、尿急、尿痛等膀胱刺激症状及尿常规异常，甚至发生急性肾功能衰竭。

（五）其他

可发生中毒性心肌炎、精神神经症状（抽搐、昏迷等），个别病人发生高铁血红蛋白血症。

【治疗】

尚无特效解毒剂，以减少毒物吸收、促进体内毒物清除和对症支持治疗为主。

彻底清洗被污染的皮肤、黏膜和眼睛。经口中毒者立即催吐，用清水或 2％碳酸氢钠彻底洗胃，洗胃时要小心，避免引起食管或胃穿孔。然后用 30％漂白土、皂土或活性炭60g 灌胃，以吸附在胃肠内的百草枯，再用硫酸镁、硫酸钠或 20％甘露醇导泻，重复应用，直至粪便中出现吸附剂。

在基层单位，可就地取清洁黏土调成混悬液，灌服，再用硫酸镁导泻，以清除毒物。早期、反复应用血液灌流和血液透析净化血液或血浆置换技术，可视预后改观。

防治肺损伤，及时给予抗氧剂，如维生素 E、乙酰半胱氨酸、还原型谷胱甘肽等。褪黑激素可通过清除羟基、过氧化氢、过氧亚硝酸盐阴离子等直接发挥抗氧化作用。

避免高浓度氧气吸入，以免加重肺损伤。当 $PaO_2 < 5.3kPa$（40mmHg）或发生急性呼吸窘迫综合征时，可吸入 $>21\%$ 氧浓度的气体，或用有创或无创呼吸机给氧。早期应用糖皮质激素和免疫抑制剂，如硫唑嘌呤、环磷酰胺等，抑制炎症，减少粒细胞和巨噬细胞诱导的活性氧簇生成，以期减轻肺水肿和阻断肺纤维化病变。

中毒剂量和接触毒物后就诊时间是影响预后的重要因素。

第三节　刺激性气体中毒

【概述】

刺激性气体中毒是指刺激性气体主要对呼吸道黏膜、眼及皮肤有直接刺激的作用。吸入后，轻者表现为上呼吸道刺激或支气管炎症状，重者产生中毒性肺炎或中毒性肺水肿，且可发展为急性呼吸窘迫综合征。损害的严重程度主要取决于吸入气体的理化特性、浓度及暴露时间的长短。

常见的刺激性气体有：

①酸类：无机酸，如硫酸、硝酸、盐酸、氢氟酸；有机酸，如甲酸、乙酸、丙酸、乙二酸、丙烯酸等；

②酸性氧化物：二氧化硫、三氧化硫、二氧化氮、四氧化二氮等；

③氨及胺：氨、甲胺、乙胺、丙烯胺等；

④光气；

⑤卤代烃类：八氟异丁烯、氟光气、聚四氯乙烯裂解气、澳甲烷、氯化苦等；

⑥酯类：硫酸二甲酯、醋酸甲酯等；

⑦醛类：甲醛、乙醛、丙烯醛等；

⑧醚类：氯甲基甲醚等；

⑨金属与类金属化合物烟尘：如羰基镍、氧化镉等。

按刺激性气体的化学特性可分为：

（1）高水溶性刺激性气体，有氯气、氨气、二氧化硫等。这类毒物在水中的溶解度大，在眼和上呼吸道的潮湿组织表面很快溶解，形成酸类或碱类物质。临床表现主要为刺激症状，出现肺水肿时常无潜伏期。

（2）低水溶性刺激性气体，如氮氧化物、光气、硫酸二甲酯、羰基镍等。因溶解度小，对上呼吸道的刺激作用弱，气体吸入量就相对增多，且易进入呼吸道深部，引起中毒性肺炎、肺水肿的可能性大，发病有一定的潜伏期。潜伏期随吸入毒物的量、毒物浓度及接触时间增加而缩短，但与溶解度成反比。

【临床表现】

（一）中毒性呼吸道炎症

中毒性呼吸道炎症大多由高水溶性刺激性气体引起，吸入后立即出现黏膜刺激症状。临床表现有鼻炎、咽炎、声门水肿及气管、支气管炎等呼吸道症状。长期反复吸入低浓度刺激性气体可引起慢性鼻炎、支气管炎、支气管哮喘、慢性阻塞性肺病（COPD），表现为鼻干、鼻痒、嗅觉减退、咽干、咽痛、胸闷、气急、咳嗽、咳痰，偶有痰中带血。慢性喘息型支气管炎恢复较困难。

（二）中毒性肺炎

刺激性气体进入呼吸道深部，到达肺泡，易引起肺实质的炎症反应。锰、镉等烟尘吸入及汽油呛入肺内引起肺炎。中毒性肺炎主要表现为上呼吸道刺激症状，胸闷、胸痛、气急、剧咳、咯痰，有时痰中带有血丝。吸入汽油引起的吸入性肺炎，胸痛尤为突出，表现为患侧刺痛或刀割样疼痛，一般4～5日后症状减轻。白细胞总数和中性粒细胞比例均增高，2～3天内可恢复正常，如白细胞持续增高，则有继发细菌感染的可能。X线征象可有局部片状阴影和密度不高的点状阴影，肺纹理增粗，边缘不整，上肺野比较清晰。

（三）中毒性肺水肿及急性呼吸窘迫综合征

吸入水溶性小的刺激性气体后，黏膜刺激症状较轻，仅有呛咳、胸闷及恶心，阳性体征很少，仅咽部及眼结膜充血，偶闻干啰音。脱离接触后上述症状可明显减轻或基本消失（假愈期），但经数小时至数十小时后，病情突然加重，出现胸闷、咳嗽加重，且有呼吸困难、发绀、烦躁、咳粉红色泡沫痰症状，两肺可闻及弥漫性湿啰音。部分患者呼吸困难呈进行性加剧，进而演变为急性呼吸窘迫综合征，如不及时抢救，可因呼吸循环衰竭而危及生命。

吸入水溶性大的刺激性气体后，则立即出现明显的眼和上呼吸道黏膜刺激症状，随即出现肺水肿的症状和体征，可发展为急性呼吸窘迫综合征。危重患者可并发喉头水肿、纵隔气肿、气胸、肺不张。X线胸片检查早期可见两肺纹理模糊，有广泛网状阴影或散在细粒状阴影，肺野透亮度降低，随着病情的发展，出现大片均匀、密度增高阴影或大小与密度不一、边缘模糊的片状阴影，广泛分布于两肺野，少数呈蝴蝶翼状。

【治疗】

立即脱离刺激性气体环境。

对呈酸性气体可用5％碳酸氢钠溶液雾化吸入；呈碱性气体可用3％硼酸溶液雾化吸入，起到中和的作用，以减轻呼吸道刺激症状。

如咳嗽频繁，并有气急、胸闷等症状，可用0.5％异丙肾上腺素1mL和地塞米松2mg，加水至3mL雾化吸入，需要时应用解痉、祛痰、抗感染药物。

吸入水溶性小的刺激性气体后，即使当时临床表现轻微，也应卧床休息，保持安静、密切观察72h。有气急、胸闷等症状时，均应进行氧疗，一般用鼻导管吸入，氧流量为5～6L/min。

肺水肿时吸入有机硅消泡剂（二甲基硅酮），以清除气道水泡，增加氧气吸入。

发生急性呼吸窘迫综合征时采用加压给氧或给予呼气末正压呼吸（PEEP），应早期、大量、短程使用糖皮质激素。常用地塞米松20～40mg/天，或氢化可的松400～1000mg/天，或甲泼尼龙100～200mg/天，一般使用3～5天，病情好转后减量或停用。为防止闭塞性细支气管炎或肺纤维化，可在减少剂量后维持使用一定时间。

氢溴酸东莨菪碱有松弛平滑肌、减少黏液分泌、改善微循环的作用，常用量为0.01～0.1mg/kg，静脉给药，每15～30min一次，一般用1～4次，对肺水肿、急性呼吸窘迫综合征有一定疗效。

危重患者应防止窒息的发生，必要时进行气管切开，纠正酸碱失衡和水、电解质紊乱，积极处理肺部感染、气胸、多脏器衰竭等并发症。

第四节　氰化物中毒

【概述】

吸入性氰化物中毒主要见于事故或意外，主要化学物为氰化氢。亚铁氰化物和铁氰化物在一般条件下是低毒的，但在加热或遇酸作用后能生成剧毒的氰化氢。苦杏仁、枇杷仁、桃仁、木薯、白果等都含有氰化物，进食过量可致中毒，甚至死亡。

【毒作用机制】

氰化氢通过呼吸道进入体内后析出氰离子，迅速与细胞线粒体内氧化型细胞色素氧化酶的三价铁结合，阻止了氧化酶中三价铁的还原，也就阻断了氧化过程中的电子传递，使组织细胞不能利用氧，形成了细胞内窒息。某些腈类化合物在体内不释放 CN^-，而是直接抑制中枢神经系统，或具有强烈的呼吸道刺激作用或致敏作用，如异氰酸酯类、硫氰酸酯类等。

【临床表现】

吸入高浓度氰化氢气体可引起猝死。

非猝死型患者呼出气中有苦杏仁气味。

根据中毒的轻重程度可分别表现为眼和上呼吸道刺激症状，进而出现呼吸困难，并有胸闷、头痛、心悸、心率增快，皮肤黏膜呈樱桃红色，随即出现强直性和阵发性痉挛，甚至角弓反张。如不及时抢救，患者昏迷加重、血压骤降、呼吸浅而不规则，出现发绀、反射消失，很快呼吸先于心跳停止而死亡。

【治疗】

氰离子在体内易与三价铁结合，在硫氰酸酶的参与下再同硫结合成毒性很低的硫氰酸盐从尿排出。所以，高铁血红蛋白形成剂和供硫剂的联合应用可达到解毒的目的。

急性中毒时治疗：

(1) 使患者迅速脱离中毒现场，脱去污染的衣物，如属口服中毒，应立即用氧化剂溶液，如 5％硫代硫酸钠、0.2％高锰酸钾或 3％过氧化氢洗胃。皮肤或眼污染时用大量清水冲洗。

(2) 立即将亚硝酸异戊酯 1～2 支放在手帕中压碎，给患者吸入 15～30s，间隔 2～3min 再吸 1 支，直至静脉注射亚硝酸钠为止。

(3) 立即用 3％亚硝酸钠 10～15mL，加入 25％葡萄糖液 20mL，静脉缓慢注射，不少于 10min。注射时注意血压，如有休克先兆，应停止应用本药。

(4) 紧接着用同一针头，以相同速度注入 50％硫代硫酸钠 20～40mL。必要时可在 1h 后重复注射半量或全量。轻度中毒者单用此药即可。

(5) 4-二甲氨基苯酚（4-DMAP）和对氨基苯丙酮（PAPP）为高铁血红蛋白生成剂。轻度中毒口服 4-DMAP 及 PAPP 各 1 片；较重中毒立即肌注 10％ 4-DMAP 2mL；重度中毒立即用 10％ 4-DMAP 2mL，肌注，50％硫代硫酸钠 20mL 静脉注射，必要时 1h 后重复半量。本品效价高，作用快，副作用小。应用本品者严禁再用亚硝酸类药品，防止高铁血红蛋白形成过度（发绀症）。

第五节　一氧化碳中毒

【概述】

在化学工业中，合成光气、甲醇、羰基镍等都需一氧化碳（CO）作为原料。在生产和生活中，凡含碳物质燃烧不完全时，均可产生一氧化碳气体，如炼钢、炼焦、矿井放炮、内燃机排出的废气等。在生产过程中防护不周或通风不良可发生急性一氧化碳中毒。家庭用煤炉产生的一氧化碳及煤气泄漏，则是生活性中毒最常见的原因。

【毒作用机制】

一氧化碳经呼吸道吸入后，立即与血红蛋白结合形成碳氧血红蛋白（HbCO）。一氧化碳与血红蛋白的亲和力较氧大 $200\sim300$ 倍，HbCO 解离速度仅为氧合血红蛋白的 1/3600。HbCO 不能携带氧，还影响 HbO_2 的解离，阻碍氧的释放和传递，导致低氧血症，引起组织缺氧。一氧化碳可与肌球蛋白结合，影响细胞内氧弥散，损害线粒体功能。一氧化碳还与线粒体中细胞色素 a_3 结合，阻断电子传递链，延缓还原型辅酶 I（NADH）的氧化，抑制细胞呼吸。急性一氧化碳中毒导致脑缺氧后，脑血管麻痹扩张，发生脑水肿，脑容积增大。脑内神经细胞 ATP 很快耗尽，钠钾泵不能运转，细胞内钠离子积累过多，导致严重的细胞内水肿。血管内皮细胞肿胀，造成脑血液循环障碍，进一步加剧脑组织缺血、缺氧。由于酸性代谢产物增多及血脑屏障通透性增高，发生细胞间质水肿。由于缺氧和脑水肿后的脑血液循环障碍，可促使血栓形成、缺血性软化或广泛的脱髓鞘变，致使一部分急性一氧化碳中毒患者经假愈期，随后又出现多种神经精神症状的迟发性脑病。

【临床表现】

急性一氧化碳中毒症状和体征主要与吸入空气中的一氧化碳气体的浓度、持续中毒时间、健康状态及个体差异有关。男性、温度高、湿度大、低气压、婴幼儿、靠墙居宿、较高卧位者中毒程度较重。

1. 轻度中毒

在上述可能产生大量煤气的环境中，感觉头痛、头晕、无力、耳鸣、眼花、恶心、呕吐、心慌、全身乏力及视力模糊，这时如能觉察到是煤气中毒，及时开窗通风，逃离中毒环境，呼吸新鲜空气，上述症状常常会很快减轻、消失。

2. 中度中毒

病人除有轻度中毒症状外，尚可出现多汗、烦躁、走路不稳、皮肤苍白、意识障碍、老是感觉睡不醒、困倦乏力、颜面潮红，皮肤、黏膜和甲床可呈樱桃红色。此时，如能被及时发现，救离中毒现场，经过呼吸新鲜空气或吸氧后，可较快苏醒，很少留下后遗症。

3. 重度中毒

意外情况下，特别是在夜间睡眠中引起中毒，起床时才被发现，此时多已神志不清，呼叫不应，牙关紧闭，全身抽动，大小便失禁，颜面潮红，皮肤、黏膜和甲床可呈樱桃红色，呼吸、脉搏增快，体温可能上升。极易出现呼吸衰竭、心肌梗死、脑梗死、心律失常、休克、急性肾功能衰竭，皮肤出现红斑、水泡，肌肉肿胀。妊娠病人可能发生胎死宫内。

极度危重者，持续深度昏迷，疼痛刺激及呼叫无反应，脉细弱，不规则呼吸，血压下降，也可出现高热 40℃，此时生命垂危，死亡率高。遗留严重的后遗症，如痴呆、瘫痪，丧失生活、工作能力。

约 3‰～30％的严重中毒患者抢救苏醒后经约 2～60 天的假愈期，出现迟发性脑病的症状，表现为痴呆木僵、定向障碍、行为异常、震颤麻痹、偏瘫、癫痫、感觉运动障碍。长期低浓度接触可出现头晕、头痛、失眠、乏力、记忆力减退等症状。

测定血中 HbCO 有确定诊断的价值。

【诊断】

根据一氧化碳接触史和中枢神经损害的症状和体征，诊断一般并不困难。病史询问有困难时，应与脑血管意外、脑膜脑炎、糖尿病酮症酸中毒等相鉴别。轻度一氧化碳中毒者 HbCO 约在 10％～20％，中度中毒 30％～40％，严重中毒约在 50％以上，但 HbCO 含量与临床症状间可不完全呈平行关系。

【治疗】

积极纠正缺氧和防治脑水肿：

（1）立即使中毒者脱离中毒现场，移至空气新鲜处，保持呼吸道通畅。

（2）高流量吸氧，以提高吸入气中的氧分压。对昏迷或有昏迷史的患者以及出现明显心血管系统症状、HbCO 明显增高（一般 HbCO＞25％）的患者，应给予高压氧治疗。高压氧治疗可以使血液中物理溶解氧增加，供组织、细胞利用，并使肺泡氧分压提高，可加速 HbCO 的解离，促进一氧化碳清除，其清除率比未吸氧时快 10 倍，比常压吸氧快 2 倍。高压氧治疗不仅可以缩短病程，降低病死率，而且还可以减少或防止迟发性脑病的发生。

（3）防治脑水肿。急性中毒后 2～4h 即可出现脑水肿，24～48h 达高峰，可持续多天。静滴甘露醇 125～250mL，脑水肿严重致昏迷患者可应用糖皮质激素（如地塞米松，20～40mg/天），以防治脑水肿。

（4）维持呼吸循环功能，并进行对症治疗和支持治疗。

（5）经抢救苏醒后，应绝对卧床休息，密切观察 2 周，加强护理，及时发现并治疗迟发性脑病。

第六节　强酸类中毒

【概述】

强酸类主要指硫酸、硝酸、盐酸 3 种无机酸。此外，氢氟酸及铬酸毒性也强。有机酸，如醋酸、甲酸、草酸等的腐蚀作用较硫酸、硝酸弱。经口服用和呼吸道吸入大量酸雾可致中毒。皮肤接触可致腐蚀性灼伤。

【毒作用机制和临床表现】

（1）强酸与皮肤接触后引起细胞脱水，蛋白凝固，故灼伤后创面干燥，边缘分界清楚，肿胀较轻。灼伤的痂皮或焦痂色泽随酸的种类而异，如硝酸为黄色，硫酸为黑色或棕色，盐酸为灰棕色，氢氟酸为灰白色。氢氟酸可溶解脂肪和脱钙，造成持久的局部组织坏死；重者溃疡长期不愈合，损害可深达骨膜，甚至骨骼无菌性坏死。氢氟酸中毒常可合并急性氟中毒，高渗的氟离子可造成表皮、真皮及皮下组织及肌层液化坏死；氟离子与体内的钙、镁离子结合，形成不溶的氟化钙、氟化镁，出现低血钙、低血镁，可引起室性心律失常，甚至心搏骤停，心肌酶谱可明显增高。草酸可结合钙质并使细胞浆灭活而妨碍肌肉收缩，皮肤及黏膜产生粉白色顽固溃烂。酸接触皮肤后即有疼痛，但氢氟酸接触皮肤后疼痛不明显，一般在 1～8h 后才出现疼痛。铬酸接触引起溃烂及水疱，铬离子可从创面吸收，导致全身中毒。

（2）强酸类酸雾吸入呼吸道有刺激作用，呛咳、咯泡沫状痰，痰带血丝等。浓度较高时可发生喉头痉挛或支气管痉挛（参见"刺激性气体中毒"）。高浓度硝酸盐与空气接触，释放出二氧化氮，吸入后直接刺激支气管黏膜和肺泡细胞，最后导致肺水肿。铬酸雾反复接触后可发生鼻中隔穿孔。

（3）口服强酸后，口腔黏膜糜烂，可产生不同色泽痂皮。食管及胃黏膜严重腐蚀，受损组织收缩变脆，严重时 1～2 日内可发生穿孔。患者口、咽、喉头、食管、胃均有剧烈灼痛；恶心、呕吐反复不已，呕吐物内含有血液和黏膜组织。虽有口渴，但因喉头水肿和痉挛，吞咽困难。严重者会产生窒息。由于大量强酸吸收入血，会出现酸中毒。肝、肾均呈明显损害征象。广泛组织坏死及剧痛则可导致休克，患者逐渐出现意识障碍，终至呼吸中枢麻痹而死亡。经积极治疗而恢复的患者，可因瘢痕组织收缩而致食管及胃狭窄或粘连性肠梗阻等后遗症。草酸口服后引起低血钙，可致手足抽搐。

【治疗】

（1）皮肤灼伤可立即用大量流动水冲洗，一般 20～30min，至少 15min。

其中，硫酸灼伤应先吸附创面硫酸。草酸及氢氟酸灼伤，局部及静脉注射 10% 葡萄糖酸钙，氢氟酸皮肤灼伤，使用氢氟酸烧伤治疗液（5% 氯化钙 20mL、2% 利多卡因 20mL、二甲基亚砜 60mL 及地塞米松 5mg）湿敷创面可起较好的作用。酸灼伤处肿胀较轻，创面渗液少，如无全身中毒征象，输液量较非化学性皮肤烧伤可相应减少。对于深度创面，应早期采用切削痂，清除坏死组织，避免向深部渗透。

（2）浓酸雾吸入引起呼吸道损伤的处理原则：应立即撤离中毒现场，加强通风，积极吸氧，以排除呼吸道内残留毒气。所致肺水肿，高压氧使肺泡内压和肺组织间歇压差距升高，以阻止毛细血管内液体向肺泡渗漏，并迫使气道内气泡体积缩小或破坏。

（3）口服中毒者一般禁忌催吐及胃管洗胃，不宜用碳酸氢钠，以免产生二氧化碳气体而使胃肠道胀气致穿孔。

①即刻口服 10% 氢氧化铝凝胶、2.5% 氧化镁溶液或 7.5% 氢氧化镁混悬液 60mL。内服润滑剂，如生蛋清 60mL 调水或牛奶 200mL，再服植物油 100～200mL。

②立即补液，除葡萄糖、生理盐水外，应用碱性药物，如 5% 碳酸氢钠 250～500mL 或 1.87% 乳酸钠 500mL，以拮抗酸中毒。如果发生休克，则输血和注射右旋糖酐及人工代血浆。铬酸中毒用 5% 硫代硫酸钠静注，氢氟酸或草酸中毒用 10% 葡萄糖酸钙 10mL 静脉注射，并纠正电解质紊乱。氢氟酸中毒后钙的流失是非均衡的，中毒后最初 3h 内钙的流失明显加速，因而中毒后最初 3h 补钙需充分。

③对剧痛、频繁呕吐、喉头痉挛、呼吸困难均须积极对症处理。

④为预防消化道瘢痕的形成，在服酸后第 2 日起可口服泼尼松，每次 10mg，每日 3 次，共两周。为预防食管狭窄应及早考虑扩张术，对于酸灼伤引起的幽门梗阻，也可采用胃镜下支架置入治疗。

（4）对于眼灼伤，应以生理盐水或清水彻底冲洗结膜囊，用量为每只眼至少 500mL，冲洗时间一般为 5～10min，眼局部给予透明质酸钠溶液可减轻严重的眼部并发症，降低伤残率。

第七节　强碱类中毒

【概述】

强碱类化学物中以氢氧化钠、氢氧化钾、氧化钠和氧化钾等腐蚀作用最强，其他如碳酸钠、碳酸钾、氢氧化钙和氢氧化铵，腐蚀作用较弱，均可造成程度不同的皮肤、黏膜及眼结膜等的灼伤。中毒原因主要是经口误服，接触皮肤及眼部可发生灼伤。高浓度的氨气吸入也可严重损伤呼吸道。

【毒作用机制和临床表现】

（1）强碱类化学物能溶解蛋白及胶原组织，形成碱性蛋白化合物，并能皂化脂肪，使组织细胞脱水。皂化时产生热量可使深层组织坏死。因而，灼伤初期的深度常不易估计，严重者后期深度可达Ⅲ度灼伤。局部肿胀明显，丧失液量多。故碱烧伤病员烧伤总面积，成人超过20％、儿童超过10％时要谨防因补液不足而发生休克。

（2）口服强碱后，口腔黏膜呈红色或棕色，有水肿、溃疡。口腔、食管、胃有强烈烧灼痛。腹部绞痛，有反复呕吐，吐出血性胃内容物，并有血性腹泻。声音嘶哑、语言障碍及吞咽困难。全身有碱中毒，出现手足抽搐。重症发生休克和昏迷，为早期死亡原因。后期可因继发感染、胃肠道出血及急性肾功能衰竭而危及生命。食管和胃黏膜病变较深，后遗狭窄很常见。

（3）氨为强烈刺激性气体，吸入高浓度氨，可因反射性声门痉挛而呼吸骤停。一般先有一过性眼和上呼吸道刺激症状，很快出现支气管肺损害，如支气管炎、支气管肺炎、肺水肿、急性呼吸窘迫综合征，并可并发气胸、纵隔气肿，甚至引起窒息。极易继发肺部感染而发生肺脓肿。常伴有眼、皮肤黏膜灼伤和不同程度的喉头水肿等。

【治疗】

（1）皮肤黏膜灼伤时要争取在现场立即用大量流动水冲洗，在清洗的同时即可清除腐皮，以防碱性物质皂化加深创面。冲洗时间至少20min，再用1％硼酸溶液冲洗创面。冲洗期间应不断用试纸测定创面的中和情况，直到创面的碱性逐渐减弱后停止冲洗。眼灼伤时，冲洗更应彻底，至少冲洗15～30min，尤其须暴露穹隆部，清除可能隐藏的碱性物质。清洗液使用清水或平衡液均可，清洗液总量为每只眼至少500mL。必要时可考虑球结膜放射状切开，辅以平衡液冲洗，以有效清除结膜下碱性液体，对减少张力和改善角结膜血供有好处。中和剂切勿在冲洗前使用，否则产生中和热量，加重灼伤。对石灰灼伤，应先将石灰粉末擦拭干净，再用大量流水冲洗，以免石灰遇水生热，加重灼伤。要积极静脉补液。

（2）口服中毒患者，速吞服食用醋、1％醋酸以中和之，接着吞服生蛋清及植物油。禁忌洗胃或导泻。支持疗法为补液纠正脱水，防止休克及肾功能衰竭。当穿孔危险期过后，应尽早做食管扩张术。如吞咽困难发生较早，可先放置保留胃管，以防止食管完全狭窄。酌情应用肾上腺糖皮质激素，以减轻瘢痕的形成。对于形成气管—食管瘘的患者，采用镍钛合金被膜支架联合治疗可获得好疗效。

（3）急性吸入性氨中毒，如发生肺水肿，应及早做气管切开，吸出大量的呼吸道分泌物及脱落的假膜，以保持呼吸道通畅，预防窒息。早期施行雾化吸入，可减轻呼吸道灼伤程度。详见"刺激性气体中毒"。

第八节　急性酒精中毒

【概述】

酒精即乙醇。各种酒类饮料中均含有不同浓度的酒精，其中白酒中酒精的含量可达50％～60％，而啤酒中的酒精含量仅2％～5％。成人一次口服最低致死量约为纯酒精250～500mL。近年来，我国饮酒人数逐年增加，嗜酒者日益增多，急、慢性酒精中毒的发病率也随之增加，病情严重者可危及生命。

【毒作用机制】

正常情况下，酒精摄入后，约80％由十二指肠及空肠吸收，其余部分在胃内吸收，仅2％～10％由呼吸道、尿液和汗腺以原形排出。空腹饮酒时，约在1.5h内，95％以上的酒精被吸收，2.5h全部吸收。胃内有食物时可延缓酒精吸收。胃肠道吸收的酒精约90％～98％由门静脉入血循环，在肝脏内被乙醇脱氢酶和过氧化氢酶氧化成乙醛，再由乙醛脱氢酶进一步氧化为乙酸，最后通过三羧酸循环生成二氧化碳和水。约2％的酒精不经过氧化，缓慢由肺和肾排出。当过量酒精进入体内时，超过了肝脏的氧化代谢能力，即在体内蓄积，并进入大脑。此时，下丘脑释放因子促使垂体前叶释放内源性阿片样物质，其中作用最强的是β-内啡肽；另外，乙醇的代谢产物乙醛在体内与多巴胺缩合成阿片样物质，直接或间接作用于脑内阿片受体，使患者先处于兴奋状态，逐渐转入抑制状态，继之皮层下中枢、小脑、延脑血管运动中枢和呼吸中枢相继受抑制，严重急性中毒可发生呼吸和循环衰竭。

【临床表现】

急性酒精中毒其临床表现因人而异，中毒症状出现迟早也各不相同，与饮酒量、血中乙醇浓度呈正相关，也与个体敏感性有关。急性中毒的症状主要为神经系统和消化系统损害，以神经系统损害最多见，中枢神经系统损害大致分为3期：

（1）兴奋期：当血酒精含量在200～990mg/L时，出现头昏、乏力、自控力丧失，自感欣快、言语增多，有时粗鲁无礼，易感情用事，颜面潮红或苍白，口中出气带酒味。

（2）共济失调期：此时血酒精含量达1000～2999mg/L。患者动作不协调，步态蹒跚、动作笨拙、语无伦次，眼球震颤、躁动、复视。

（3）昏迷期：血酒精含量达3000mg/L以上。患者沉睡，颜面苍白、体温降低、皮肤湿冷、口唇微绀，严重者昏迷、出现呼吸异常、心跳加快、二便失禁，因呼吸衰竭死亡。也有因咽部反射减弱，饱餐后呕吐，导致吸入性肺炎或窒息而死亡。也有继发腔隙性脑梗死和急性酒精中毒性肌病（肌痛、触痛、肌肿胀、肌无力等）的报道。酒精因抑制糖原异生，使肝糖原明显下降，引起低血糖，可加重昏迷。

患者的呼出气、呕吐物有酒味，血尿中可测得乙醇，这些症状有助于诊断。

【治疗】

急性中毒一般无须特效治疗，需卧床休息，注意保暖，可自行恢复。中毒症状较重者，可予以催吐（禁用阿扑吗啡），必要时用清水或1％碳酸氢钠洗胃，期间要预防吸入性肺炎。对烦躁不安或过度兴奋者，可用小剂量地西泮，避免用吗啡、氯丙嗪、苯巴比妥类镇静药。静脉推注50％葡萄糖100mL，肌肉注射维生素B_1、维生素B_6、烟酰胺各

100mg，以加速乙醇在体内的氧化。

纳洛酮是阿片样物质的特异性拮抗剂，能透过血脑屏障，与阿片肽受体结合，导致阿片肽失活，解除阿片肽对心血管系统和神经系统的抑制作用，有抑制氧自由基释放、稳定肝溶酶体膜等非阿片受体作用，对意识障碍有催醒作用，并能促进乙醇在体内转化。可肌肉或静脉注射，每次 0.4～0.8mg。静脉注射 1～2min，血浓度即达峰值，清除半衰期 1h。必要时可间隔 1h 左右重复应用，直至患者清醒。重度中毒患者的首次剂量可用0.8～1.2mg。发生呼吸衰竭、脑水肿、低血糖等并发症时，应予以相应的对症、支持治疗。

严重中毒时可用腹膜透析或血液透析促使体内乙醇排出。透析治疗的指征：血乙醇含量＞5g/L，伴酸中毒，或同时服用甲醇或可疑其他药物。

严重中毒时可用血液透析促使体内乙醇排出。透析治疗的指征：血乙醇含量＞5g/L 伴酸中毒，或同时服用甲醇或可疑其他药物。

第九节 毒 蕈 中 毒

【概述】

毒蕈又称为毒蘑菇。毒蕈中毒常由采食毒性较小，但烹调不当的蕈类或误食外观与无毒蕈相似的毒蕈所致。世界上约有毒蕈 200 多种，我国发现有 190 余种，能致死的达 30 余种。

【毒作用机制和临床表现】

毒蕈中毒在临床上有 4 型：胃肠炎型、神经精神型、中毒性肝炎型和中毒性溶血型。以后者最为严重，常可导致多系统器官功能衰竭。

（一）胃肠炎型

几乎所有的毒蕈中毒首先表现为轻重不一的胃肠炎。致严重胃肠炎的毒蕈有小毒蝇菇、黄粘盖牛肝、密褶黑菇、毒粉褶菌、肥脚环柄菇和铅绿褶菇等。已分离出的胃肠刺激物质为类似于树脂毒性物质或含苯酚、甲酚的化合物。摄入后 0.5～1.0h 发病，表现为恶心、呕吐、腹痛、腹泻。严重中毒时有腹绞痛、频繁水样腹泻，有时带血。患者可因失水、电解质紊乱、谵妄、昏迷、休克致死。胃肠黏膜呈现充血、水肿和出血。单纯胃肠炎型毒蕈中毒一般预后良好。

（二）神经精神型

引起神经精神型的毒蕈主要有毒蝇伞、红网牛肝菌、毒红菇、豹斑毒伞、光盖伞属、假黑伞属、橘黄裸伞、细网牛肝菌等。毒性物质有毒蝇碱、蟾蜍素、光盖伞毒素、毒伞毒素、毒伞溶血素等。毒蝇碱是致精神兴奋的主要毒素，还含有乙酰胆碱，刺激副交感神经，出现副交感神经兴奋症状；又有类似阿托品的毒作用。蟾蜍素有明显的对色的幻觉作用。光盖伞毒素可引起视觉、听觉和味觉紊乱，人格变态，并有交感神经兴奋的作用。橘黄裸伞和细网牛肝中分离出的毒素也是幻觉诱发剂，引起幻觉、共济失调、幻视。这类毒素进入后，发病的潜伏期为 1～6h，除有胃肠道症状外，出现毒蕈碱样症状：出汗、流涎、流泪、心动过缓、瞳孔缩小等。少数病情严重者出现头昏、谵妄、幻觉，甚至被迫害妄想，以致发生自杀或杀人行为，或类似精神分裂症表现。个别病人发生癫痫大发作。

（三）中毒性肝炎型

主要毒蕈有白毒伞、毒伞、磷柄白毒伞等。主要毒素有两大类：毒肽和毒伞肽，共

11 种化学结构，为环肽类中分子物质，耐热、耐干燥，不为一般烹调所破坏。毒肽主要作用于肝细胞内质网，发生作用快，大剂量摄入 1～2h 内可致死亡；毒伞肽直接作用于细胞核，作用较迟缓，可能抑制 RNA 聚合酶，并显著减少肝糖原，导致肝细胞坏死，并兼有肾脏、心脏和神经毒作用。α-毒伞肽的毒力为毒肽的 10～20 倍，摄入 0.1mg/kg 以下即可致死。在我国湖南省发现灰花纹鹅膏菌和亚烯褶黑菇是引起毒蕈中毒死亡的主要蕈种，所含毒素量是毒鹅膏的 4 倍，推算摄入 50mg 灰花纹鹅膏杆菌即可致命。病人在中毒性胃肠炎后，可有约 1～2 天的假愈期，此时病人几乎无症状或感觉轻微乏力、不思饮食，而血清转氨酶已升高。典型表现为恶心、呕吐、腹部不适、食欲不振、肝区疼痛、肝脏肿大和压痛，出现黄疸和出血倾向，凝血酶原时间延长。积极治疗，一般 2～3 周后渐趋正常。重症患者如果病程中出现"胆酶分离"，提示预后不佳。少数病人呈暴发性经过，因昏迷、呼吸衰竭而死亡。本型是毒蕈中毒中最严重的一型，常可导致多系统器官功能损伤，甚至衰竭。死亡病例的尸体解剖显示肝脏多显著缩小，切面呈槟榔状，肝细胞大片坏死，肝细胞索支架塌陷，肝小叶结构破坏，肝窦扩张，星状细胞增生，或有肝细胞脂肪变性等。少数病人有心律失常、少尿和尿闭的发生。

（四）中毒性溶血型

主要毒蕈有鹿花蕈和纹缘毒伞。所含毒素有马鞍酸、鹿花蕈素和毒伞溶血素等。它们除有破坏红细胞的作用外，还可使肌肉溶解，偶有致中毒性心肌炎。病人中毒后 1～2 天内出现进行性贫血、黄疸加深，伴血红蛋白尿。严重溶血或伴肌肉溶解，可引起继发性肝脏损害、急性肾功能衰竭，死亡。某些毒素尚可引起继发性血小板减少，出现出血倾向。

近年来，在毒蕈中分离到一种毒素，引起以肾毒性为主的多脏器功能损伤，甚至急性肾功能衰竭，肾脏活检见肾小管扩张，上皮细胞变平坦，间质水肿的急性间质性肾炎。经积极治疗存活的患者，数月后重复肾活检，呈现肾间质性纤维化表现。

【诊断】

毒蕈中毒者大多起病有呕吐、腹泻等消化道症状。详细询问采摘、食用鲜蕈史。同食者相继发病，症状类同，应考虑毒蕈中毒的可能。如能从现场觅得鲜蕈，加以鉴定，或用以喂食动物，证实其毒性，则诊断更明确。毒蕈中毒需与急性胃肠炎、食物中毒、菌病、霍乱等疾病相鉴别。

【治疗】

（一）清除毒物

用 1：5000 高锰酸钾、1％～4％鞣酸溶液、0.5％活性炭混悬液或浓茶反复洗胃，继之予以口服活性炭和硫酸镁导泻，以清除未吸收毒素。同时，补液利尿，促使已吸收毒物排出体外。摄入 24h 后来者，给予高位灌肠。近年来，利用血液灌流和血液透析技术清除毒蕈毒素，取得了肯定的疗效，且可治疗并发的急性肾功能衰竭和水、电解质和酸碱平衡。对中、重型中毒病人尽早采用血液灌流或血液透析。

（二）解毒药

1. 抗胆碱药

抗胆碱药具有对抗毒蕈碱样作用，以选用阿托品为主。剂量为 0.5～1.0mg，皮下注射，每 0.5～6h 一次，必要时可加大剂量或静脉注射。本品对中毒性心肌炎的房室传导阻滞也有效。也可以应用盐酸戊乙奎醚肌肉注射，轻者 1～2mg，中度中毒 2～4mg，重症中毒 4～6mg，每 8～12h 一次。

2. 巯基类络合剂

巯基类络合剂有二巯丙磺钠、二巯丁二钠等。可 5％二巯丙磺钠 5mL 肌肉注射或加入葡萄糖液 20mL 中静脉注射，每日 2 次，疗程约 5～7 天。

（三）对症治疗

（1）有中毒性心肌炎、严重肝脏损伤和出血倾向的病人，可应用糖皮质激素、细胞色素 C、腺苷蛋氨酸改善中毒症状；用维生素 K_1 增加凝血因子合成，预防 DIC 发生；使用肝细胞生长素，促进受损肝细胞的修复。

（2）发生溶血者，用 5％碳酸氢钠 250mL，静脉滴注，每日 1～2 次。

（3）积极纠正水、电解质和酸碱紊乱。

【预后】

毒蕈中毒的严重性取决于毒蕈的种类、毒素的毒性和摄入量等。儿童及老年人对毒蕈中毒的耐受性较差，预后较严重。一般来讲，胃肠炎型、神经精神型及溶血型中毒如能积极治疗，病死率不高。唯中毒性肝炎型毒蕈中毒的病死率可达 50％～90％。

【预防】

虽毒蕈与无毒蕈在外观上有差异，如毒蕈一般色彩鲜艳，有疣、斑、沟裂、生泡流浆、蕈环、蕈托或奇异状。但有部分毒蕈与可食蕈外观极为相似，所以不应随便采摘、食用野蕈。

当发生毒蕈中毒时，对同食而未发病的人也应加以观察，并做相应的排毒、解毒处理，以防其发病或减轻发病的病情。

第十节　亚硝酸盐中毒

【概述】

亚硝酸盐中毒是进食较多含有硝酸盐的蔬菜和苦井水、蒸锅水引起的肠源性发绀，近年来则多见因误将亚硝酸盐当作食盐使用而致中毒，且常为群体性中毒，过量食用含亚硝酸盐的腌肉、咸肉和熟食、火腿肠等也有中毒的报道。新鲜腌制咸菜或变质陈腐的韭菜、菠菜、卷心菜、萝卜、莴苣等含有较多的硝酸盐。进食这些腌制和变质蔬菜中的硝酸盐，被肠道细菌还原为亚硝酸盐也可引起亚硝酸盐中毒。亚硝酸盐吸收后使血红蛋白二价铁氧化为三价铁形成高铁血红蛋白。

【临床表现】

不同程度的发绀，重度中毒患者出现意识障碍和昏迷，一般在食后 1～3h 起病，短者仅 10～15min，长者可达 20h。

中毒的临床表现主要为缺氧和发绀，因为高铁血红蛋白不能携氧和可逆地释放氧。临床症状的严重程度取决于高铁血红蛋白的量、发病速度以及患者心脏、呼吸和造血系统对缺氧的代偿能力。高铁血红蛋白占 40％时可产生心悸、乏力、呼吸困难等缺氧症状；当高铁血红蛋白达 60％以上时可出现虚脱、出汗、昏迷甚至死亡，须紧急抢救。中毒性高铁血红蛋白血症可表现为急性，也可表现为慢性，慢性型可能只表现为发绀，缺乏全身症状。严重缺氧可致心肌损伤、意识障碍和昏迷。

高铁血红蛋白的测定有助于诊断急性亚硝酸盐中毒。确诊依赖于呕吐物或食物中亚硝酸盐的检测。对于上述检测有困难的医疗单位，尿液亚硝酸盐检测强阳性有助于诊断，尤其是尿液稀释后亚硝酸盐仍呈强阳性或呕吐物、胃洗出物、血栓液等以尿液分析仪测定为强阳性。

【治疗】

治疗用亚甲蓝（美蓝）为主，大剂量维生素 C 可作为辅助治疗。

（1）轻度：高铁血红蛋白在 20％～30％，患者仅需休息、用含糖饮料即可。停止服药或脱离化学物质接触 24～72h 后，高铁血红蛋白可自行降至正常范围。

（2）重度：当高铁血红蛋白超过 40％或患者症状明显时，须立即用亚甲蓝（美蓝）治疗，剂量为 1～2mg/kg，用 25％葡萄糖液 20～40mL 稀释缓慢注射，可在 30～60min 内使高铁血红蛋白血症消失。如 1h 后青紫未退，则可重复上述剂量。

亚甲蓝注射过速可产生恶心、呕吐和腹痛等不良反应。大剂量亚甲（超过 15mg/kg 体重）可引起溶血反应。患者发生严重溶血性贫血时，除输血外可静滴氢化可的松 200～300mg/天。积极防治肾衰竭。

有意识障碍、昏迷者用阿片受体拮抗剂纳洛酮治疗可取得较好疗效：纳洛酮肌注或静注，每次 0.4～0.8mg，静脉注射 1～2min，血浓度即达峰值，清除半衰期 1h，必要时可间隔 1h 左右重复应用，直至患者清醒。重度中毒患者的首次剂量为 0.8～1.2mg。

【预防】

应不食变质陈腐的蔬菜和腌制的咸菜。经分析 5～8 天的腌菜中硝酸盐含量最高。苦井水、过夜的蒸锅水含较多硝酸盐和亚硝酸盐，应严禁食用。尚需注意避免误将亚硝酸盐当作食盐使用。

第十五章　其他

第一节　高　原　病

【概述】

海拔 3000m 以上的地区，称为高原地区，其特点为气压低，氧分压也相应降低，易导致人体缺氧。航天工作者因为工作需要，可能会在高海拔地区作业，如未采取预防措施，可引起高原病（High Altitude Sickness）或高原适应不全症，又称为高山病（Mountain Sickness）。高原病多发生于初登山时，特别在最初几天内，称为急性反应。凡高原反应持续 3 个月以上不消退者称为慢性反应。我国学者将高原病划分为急性高原病和慢性高原病两大类。

【发生机制】

久居高原者，机体逐渐在神经体液的调节下，各种功能相应地改变，以适应高原地区特殊的自然条件，尤其是呼吸和循环系统更为明显。在高原地区，大气与肺泡中氧分压之差随着高度的增加而缩小，致使机体供氧不足，产生缺氧。低氧性肺动脉高压是高原适应生理的重要环节，而显著的肺动脉高压又是各型高原病的重要发病机制，是一种潜在的高原病，且病情越重，低氧性肺动脉高压越明显。

初登高原者，由于低氧而通过外周化学感受器（主要为颈动脉球），间接刺激呼吸中枢引起早期通气增加，机体可吸入更多的氧气，以进行代偿。此过程即人体对高原低氧的适应过程，约需 1～3 个月可逐渐过渡到稳定适应，称为高原习服。个体的适应差异极大，一般在海拔 3000m 以内能较快适应；4200～5330m 仅部分人，且需较长时间才能适应；5330m 左右为人的适应临界高度，易发生缺氧反应。海拔越高，大气中氧分压越低，则机体缺氧程度相应加重。登高速度与劳动强度均能影响高原反应的发生速度和严重程度。此外，精神过度紧张、疲劳、营养不良以及低温等因素对发病也有影响。

【临床表现和治疗】

（一）急性高原病

1. 急性高原反应

短时间内进入 3000m 以上的高原，或高原地区居民在平原生活一段时间后重返高原时，均可产生反应，有头痛、头昏、心悸、气短等症状。重者有食欲减退、恶心、呕吐、失眠、疲乏、排尿减少、腹胀和胸闷等症状。检查发现有口唇轻度发绀及面部、手、踝部浮肿等。

急性高原反应多发生在登山后 24h 内，一般在 1～2 周内即能适应，症状自行消失。症状重者可对症治疗，采用乙酰唑胺剂量 0.25g 口服，每日 2～4 次，上山前 2 天起服至登山后 3 天。乙酰唑胺可起利尿的作用，并可减轻睡眠时的缺氧状况；可提高动脉氧浓度及改善动脉血的氧合作用，还可减少蛋白尿和周围水肿等。如在登山前 2 天，同时口服地塞米松 4mg，每天 2 次，其改善急性高原病症状的效果更好。此外，尚可用适量镇静剂、各种维生素以及氨茶碱等。

2. 高原肺水肿

高原肺水肿的发病率约为 3％～5％。在急性高原反应的基础上，当海拔达 4000m 以上则发病，但也可在 2500m 快速登山者中发病。潜伏期短则 3～48h，长者 3～10 天。症状有头痛、胸闷、咳嗽、呼吸困难、不能平卧等，个别严重者可有少尿、咯多量血性泡沫痰，甚至神志不清。体征有发绀及双肺呼吸音降低，满布湿啰音。X 线显示双肺野有密度较淡、片状云絮状模糊阴影，在肺门旁最明显，右侧常较左侧为重。

综合治疗效果较好。早期充分吸氧，氧的流量约每分钟 6～8L。有肺水肿者，应绝对卧床休息，保暖，用高压氧更好。防止上呼吸道感染。严禁大量饮水。呋塞米（速尿）20～40mg 立刻静脉注射，或 40～80mg 口服，每日 2 次，为期 2～3 日。利尿期间宜补钾并观察脱水情况。有烦躁不安和呼吸率加快时，可用吗啡 10～15mg 静脉注射；也可采用 0.25g 氨茶碱溶于 50％葡萄糖液 40mL 缓慢静注，以降低肺动脉压。静脉缓慢滴入氢化可的松可减少毛细血管渗出及解除支气管痉挛。如症状仍不缓解，可采用气管插管，持续性正压通气并充分给氧。有呼吸和心力衰竭时，应立即采用相应治疗措施，病情稳定后，转至海拔较低处。

3. 高原脑水肿

高原脑水肿又称为高原昏迷或高原脑病。发病率低，约为 0.5％～2％，但较易引起死亡。见于快速进入 4000m 以上高原者，发病急，多在夜间。因急性缺氧，引起脑部小血管痉挛和通透性增加，产生脑水肿。

患者除有早期的急性高原反应的症状外，伴有颅压增高现象，如剧烈头痛、呕吐等。还可出现神志恍惚、抑郁或兴奋、谵妄等精神症状。个别患者抽搐、嗜睡、昏睡以至昏迷。患者脉率增快，呼吸极不规则，瞳孔对光反应迟钝，有时出现病理反射及视神经盘水肿和出血等。脑脊液正常，压力可稍偏高。

治疗应首先连续给氧（95％的氧和 5％的二氧化碳），清醒后仍应间断给氧。应用高渗葡萄糖、甘露醇、肾上腺皮质激素、细胞色素 C 等积极治疗，以减轻脑水肿，降低脑细胞代谢，提供能量，以促进恢复。可酌情使用中枢神经兴奋剂，如盐酸山梗菜碱（洛贝林）、尼可刹米（可拉明）等。注意水、盐和电解质平衡以及采用必要的抗感染措施。必要时可采用气管插管，过度通气，使颅压降低。病情稳定后转至低地继续治疗。

军事医学科学院在国内首次研制成功轻便折叠加压舱。当加压舱的应用压力为 50kPa时，其内部模拟高度可以降至海平面。此时，急性高原病患者的心率下降、血氧饱和度升高，头痛、头昏、心慌、恶心等症状随之缓解，甚至消除。

（二）慢性高原病

慢性高原病通常发生在年龄 20～50 岁的男子。按临床表现又分为 5 种类型，但各类型间表现互有交叉，大多数病例是以肺动脉高压和心脏改变为主的混合型。

1. 慢性高原反应

有些患者虽在高原居住一定时间，但高原反应症状始终迁延存在，常出现神经衰弱综合征，有时可有心律失常或短暂性昏厥。应注意体质锻炼，提高对缺氧的适应能力。对症治疗用维生素 B_6、溴剂等。

2. 高原心脏病

由于对缺氧的代偿能力较差，缺氧引起肺血管痉挛、硬化，使肺动脉压增高。右心室因持续负荷过重而增大，导致右心衰竭。此外，血压增高及血液黏稠度增加等也影响左心室，造成整个心脏肥大和全心衰竭。临床症状有发绀、气急、浮肿、阵发性咳嗽、夜啼、精神萎靡等。成人有心悸、咳嗽、发绀、浮肿、体力衰退等。心脏扩大以右心室为主，X线检查时，心脏常呈弥漫性或球形扩大，成人的肺动脉明显突出，肺动脉主干直径常大于1.5cm。转低地后，症状和体征减轻或消失。治疗重点是纠正心力衰竭和防治感染。

3. 高原红细胞增多症

久居高原，缺氧刺激使红细胞生成素增多；β_2-肾上腺素能受体参与红细胞生成素的产生。红细胞与血红蛋白增多是一种代偿功能。海拔越高，居留时间越久，其红细胞也越多。红细胞增多，则引起血液黏稠度增高。全血黏度增高，致循环阻力增加，加重心脏负荷和组织缺氧，产生一系列症状。诊断标准，一般红细胞超过 7×10^{12}/L，血红蛋白超过170g/L，血细胞比积高达 80%。静脉放血 300～400mL 仅可使症状暂时缓解，故以转低地治疗为宜。

4. 高原高血压症

初到高原血压升高，主要由于缺氧使小血管收缩、痉挛，循环外周阻力增高，心率加速，循环时间缩短。移居高原 1 年内为适应不稳定期，血压波动明显，而以升高者居多。肾素分泌增加、血液黏稠度增高等，均可能对高血压形成有影响。临床表现与慢性高原反应相似，主要为神经衰弱综合征，很少引起心、肾损害。返回低地后，血压很快恢复正常。

5. 高原低血压症

高原低血压症我国患病率为 10% 左右，临床表现为神经衰弱综合征。发病原因与长期低氧所致组胺含量增多以及肾上腺皮质功能减退有关。多数不需特殊治疗，对症状明显者可酌情对症处理。

【预防】

（1）对进入高原地区的人员，应进行全面体格检查。凡孕妇及有明显心、肺、肝、肾等疾病，高血压Ⅱ期，患有癫痫、严重神经衰弱，消化道溃疡活动期、严重贫血者，不宜进入高原地区。

（2）平时应加强体育锻炼，实行阶梯上升，使逐步适应。由平原抵海拔 4200m 处，应在 7～15 日内逐步抵达，以减少急性高原反应的发病率。

（3）初入高原者应减少体力劳动，以后视适应程度逐步增加劳动量。应注意保暖，防治急性上呼吸道感染。

（4）初入高原时应多食碳水化合物类、多种维生素和易消化食品。禁止饮酒。有高山病症状者，睡眠时最好采取半卧位，以减少右心的静脉回流和肺毛细血管充血。

（5）医药保障：为了应对航天工作者在高海拔地区工作引起急性高原反应，医疗保障人员需准备乙酰唑胺、地塞米松、氢化可的松、氨茶碱、呋塞米（速尿）、甘露醇等常备药物，另外需准备氧气瓶、气管插管及便携式呼吸机并熟练掌握应用，以备危重病情患者需要。

第二节　减　压　病

【概述】

减压病（Decompression Sickness，DCS）旧称沉箱病（Caisson Disease）、潜水员病

（Diver Disease），是指人体在高气压环境下，停留一定时间后，在转向正常气压时，因减压过速，气压幅度降低过大所引起的一种疾病。航天工作者如需进行水下作业需严格遵守减压规则，否则即可出现减压病。此时，人体组织和血液中原来溶解的氮气，游离为气相，形成气泡，导致血液循环障碍和组织损伤。航天员自地面（常压）迅速飞向8000m的高空（低压）时，若座舱密闭不严，也会发生减压病。

【发生机制】

水下作业时，身体每下潜10m，大致相当于增加一个大气压的压力，所增加的压力称附加压。机体在高气压环境下，肺泡内各种气体分压随之增高，相应地增加了气体在血液中的溶解量，再经血循环运送至各组织。其中，大部分氧及二氧化碳迅速被血红蛋白及血浆内成分所吸收。氮在体液内的溶解量与气压高低和停留时间长短成正比。氮在脂肪中的溶解度约为血液中的5倍，所以大部分氮集中于脂肪和神经组织中。

当人体由高气压环境逐步转向正常气压环境时，体内多余的氮便由组织中释放而进入血液，并经肺泡逐渐缓慢地排出体外，无不良后果。当减压过速，氮就无法继续维持溶解状态，于是在几秒至几分钟内游离为气相，以气泡形式聚积于组织和血液中；减压越快，产生气泡越多，聚积量也越多。在脂肪较多而血循环较少的组织中，如脂肪组织、外周神经髓销、中枢神经白质、肌腱和关节囊的结缔组织等，脱氮困难。除了血管内的气泡外，氮气泡往往聚积于血管壁外，挤压周围组织和血管，并刺激神经末梢，甚至压迫、撕裂组织，造成局部出血等症状。在脂肪少而血流通畅的组织中，氮气泡多在血管内形成栓塞，阻碍血液循环。氮气泡可引起血管痉挛，导致远端组织缺血、水肿及出血。

骨骼是一个不能扩张的组织。股骨、肱骨、胫骨等长骨内黄骨髓含脂量高，血流很缓慢，减压时会产生多量气泡，直接压迫骨骼内的血管；骨骼营养血管内也有气栓与血栓，容易造成局部梗死，最终缓慢地引起无菌性的缺血性骨坏死（Ischemic Osteonecrosis）或无菌性骨坏死。此外，脂肪栓塞、血小板凝聚、气体引起渗透压改变、自体免疫等在骨坏死中也起到一定作用。

【临床表现】

绝大多数患者症状发生在减压后1～2h内，长者达6h，甚至36h。减压越快，症状出现越早，病情也越重。严格遵守减压规则，可以不发病。

（一）皮肤

瘙痒及皮肤灼热最多见。瘙痒可发生在局部或以皮下脂肪较多处为重，主要由于气泡刺激皮下末梢神经所致。可见缺血（苍白色）与静脉淤血（青紫色）共存，而呈大理石斑纹。大量气体在皮下组织聚积时，也可形成皮下气肿。

（二）肌肉骨髓系统

肌肉骨髓系统约90%的病例出现肢体疼痛。轻者有劳累后酸痛，重者可呈搏动、针刺或撕裂样难以忍受的剧痛。患肢保持弯曲位，以求减轻疼痛，又称为屈肢症或弯痛（Bends）。疼痛部位在潜水作业者以上肢为多，沉箱作业则以下肢为多，主要由于深度较大、时间较长且劳动强度较大。局部检查并无红肿和明显压痛。

（三）神经系统

神经系统大多损害在脊髓，因该处血流灌注较差，特别是在供血较少的胸段。可发生截瘫，四肢感觉及运动功能障碍，以至尿潴留或大小便失禁等。如不及时进行有效治疗，病变可长期存在。

由于脑部血液供应丰富，脑部病变较少。如脑部血管被气泡栓塞，可产生头痛、眩晕、呕吐、运动失调、偏瘫，重者昏迷甚至死亡。特殊感官受累可产生内耳眩晕综合征、神经性耳聋、复视、视野缩小、视力减退等。

（四）循环、呼吸系统

血循环中有多量气体栓塞时，可引起心血管功能障碍，如脉搏增快、黏膜发绀等，严重者并发低血容量休克。淋巴管受侵，可产生局部浮肿。如大量气体在肺小动脉及毛细血管内栓塞时，可引起肺梗死或肺水肿等。

（五）其他

如大网膜、肠系膜及微血管中有气泡栓塞时，可引起腹痛、恶心、呕吐或腹泻甚至肠穿孔、肠麻痹等，患者也可有发热，也有致耳气压伤的报道。患者双耳耳鸣、耳闷、听力下降，双耳纯音气导电测听检查显示其听阈位移明显。

【诊断】

航天工作者有潜水作业、沉箱作业、特殊的高空飞行史，且未遵守减压规定，并出现氮气泡压迫或血管栓塞症状和体征者，均应考虑为减压病。

我国将急性减压病分为轻、中、重三级。

（一）轻度

轻度减压病表现为皮肤症状，如瘙痒、丘疹、大理石样斑纹、皮下出血，浮肿等。

（二）中度

中度减压病主要发生于四肢大关节及其附近的肌肉关节痛。

（三）重度

凡出现神经系统、循环系统、呼吸系统和消化系统障碍之一者，都属于重度减压病。

采用多普勒（Doppler）气泡检测仪能在症状未发生前，就及时在心前区大血管内发现流动气泡。本病疼痛症状须与一般外伤和炎症相鉴别。其他潜水疾病（如肺气压伤、急性缺氧、氧中毒及氮麻醉等）必须与潜水减压病鉴别。

对减压性骨坏死的常规诊断用 X 线片检查。CT 较常规 X 线片检查更为确切，在早期骨坏死，CT 更清楚地显示骨小梁增厚，也更易查出结构不清。常规 X 线片加上 CT，仍为目前最容易和最有用的诊断减压性骨坏死的方法。MRI 能查出早期骨损伤，可用于检查不确切的 X 线片，还可查出脊髓减压病的病变以及动脉气栓对脑的损伤。

【治疗】

（一）特殊治疗

及时送入加压舱中再加压治疗减压病是唯一有效的方法，可使 90% 以上的急性减压病获得治愈。加压治疗越早越好，以免时间过久导致组织严重损害而产生持久的后遗症。患者出舱后，应在舱旁观察 6~24h；如症状复发，应立即再次加压治疗。

（二）药物治疗

对于严重病例，加压治疗只能排除气泡的栓塞作用，有时难以解决继发的生化变化及功能障碍。药物作为辅助疗法，一般应在减压病刚发病时就给药。

常用的药物有血液扩容剂，如低分子右旋糖酐、血浆和生理盐水，除了使血液扩容外，尚可抑制血小板黏附和聚集，减少血小板因子的活性，从而阻止血凝，改善症状和体征。乙醇不但是有效的消泡剂，还能抑制血小板黏附到气泡壁上，且使血小板从气泡壁上解离下来，血小板数量明显上升。因此，潜水员出水后迅速饮50°白酒75～150g治疗急性减压病，在无加压舱的边远地区更有实际意义。此外，小剂量阿司匹林可抑制血小板的聚集和释放作用。在减压病的加压治疗基础上应用抗血小板药（如 GP Ⅱb/Ⅲa 受体拮抗剂等）可防止血栓的形成。肾上腺皮质激素类药物可恢复血管的正常通透性，减少血浆渗出，缓解脑和脊髓水肿。

（三）对症治疗

如有肌肉关节痛，在再加压后，可进行全身热水浴，并可进行按摩及理疗等。有气急者，除再加压外，须保持安静，适量给氧吸入以及罕见并发症的治疗。

【预防】

（1）技术革新：采用管柱钻孔法及沉井代替沉箱，使工人在常压下工作，从根本上消灭减压病。氮氧潜水（Nitrox Diving，含氮 67.5％、氧 32.5％）可缩短减压时间，有利于预防减压病。

（2）严格遵守减压规则：由于减压过程中，吸入的二氧化碳越多，减压病发病率越高，因此，降低二氧化碳浓度十分重要。国外有人建议在隧道中空气成分的最低要求：氧 20％～22％，甲烷＜10％，二氧化碳＜2000×10^{-6}，一氧化碳＜20×10^{-6}，油或颗粒物＜$5mg/m^3$。

（3）潜水作业现场必须预置加压舱。

（4）潜水员就业前定期及下潜前体检。骨关节尤其四肢大关节每年应进行 X 线摄片，一直到停止高气压作业后 4 年为止。凡患有听觉器官、心血管系统、消化系统、呼吸系统、神经系统以及皮肤疾病者，均不宜从事高压环境工作。重病后、体力衰弱者、远期骨折者、嗜酒者及肥胖者也均列为就业禁忌。

（5）保健措施

①对潜水员尤其新潜水员，要进行医学防治知识教育，使潜水员了解减压病的发病原因及预防方法。

②养成良好的卫生习惯，建立合理的生活制度。工作前应充分休息，防止过度疲劳；不饮酒和少饮水。工作后应立即脱下潮湿的工作服，饮热茶，洗热水浴，在温暖的室内休息 0.5h 以上，以促进血液循环，使体内多余的氮加速排出。

③每日应保证高热量（一般每日约 15072～16747kJ）、高蛋白、中等脂肪饮食，并适当增加各种维生素。维生素 E 具有一定的预防或减轻实验性减压病的作用。

第三节　晕　动　病

【概述】

晕动病（Motion Sickness）即晕车病、晕船病、晕机病，或其他原因引起的摇摆、颠簸、旋转，加速运动引起的以前庭功能受损为特征的疾病。在车、船、飞机等交通设备工作的航天工作者均有晕动病的发病可能性。

【发生机制】

晕动病的发病主要与前庭功能受影响有关。前庭器由椭圆囊、球囊和 3 个半规管构成。当不正常运动刺激所产生的神经冲动由前庭神经传至前庭神经核，再传至小脑和下丘脑，可引起一系列以眩晕为主要症状的临床表现。前庭受刺激后影响网状结构，引起血压下降和呕吐。前庭神经核通过内侧纵束纤维至眼肌运动核引起眼球震颤。小脑和下丘脑接受神经冲动后引起全身肌肉张力改变。

晕动病可能与视觉有一定关系。人们凝视快速运动或旋转的物体时也可引起本病。小脑受刺激也可能为本病的又一机制。此外，高温、噪声、特殊气味、情绪紧张、睡眠不足、过度疲劳、饥饿或饱餐、身体虚弱、内耳疾病等均易诱发本病。

【临床表现】

晕动病常在乘车、航海、飞行和其他运行数分钟至数小时后发生。初时感觉上腹不适，继有恶心、面色苍白、出冷汗，旋即有眩晕、精神抑郁、唾液分泌增多和呕吐的症状。可有血压下降、呼吸深而慢、眼球震颤。严重者因呕吐引起失水和电解质紊乱。

症状一般在停止运动或减速后数十分钟至几小时内消失或减轻。也有持续数天后恢复，并伴有精神萎靡、四肢无力。重复运行或加速运动后，症状又可再度出现。但经多次发病后，症状反可减轻，甚至不发生。

【治疗】

发病时患者宜闭目仰卧。坐位时头部紧靠在固定椅背或物体上，避免较大幅度的摇摆。环境要安静，通风要良好。同时，可选用下列抗组胺和抗胆碱能药物：

（1）东莨菪碱（Scopolamine），0.3～0.6mg，每日3次。副作用有口干、嗜睡、视力模糊。青光眼忌服。

（2）茶苯海明（乘晕宁、晕海宁、捉迷明、曲拉明，Theohydramin），每次口服25～50mg，每日3次。副作用有嗜睡。

（3）倍他司汀（抗眩啶）主要用于内耳眩晕症，每次口服4～8mg，每日3次。

（4）盐酸美克洛嗪（敏克静，Meclizine Hydrochloride），抗晕动症和眩晕效应与其抗胆碱作用有关。每次口服25mg，每日3次。副作用为嗜睡、视力模糊、口干、疲乏。

（5）其他，如甲氧氯普胺（胃复安）、氯丙嗪、地西泮（安定）等止吐剂和镇静剂也可酌情使用。

易患本病的患者，应积极寻找诱发因素，并加以避免。在旅行前0.5～1h先服用一次剂量上述药物，可减轻症状或避免发病。

第四节 淹 溺

【概述】

淹溺（Drowning）是人淹没于水中，水和水中杂物堵塞呼吸或引起反射性喉、支气管痉挛，引起通气障碍而窒息。跌入粪坑、污水池和化学物储槽时，可引起皮肤和黏膜损伤以及全身中毒。

【发生机制】

人淹没在水中，引起急性喉痉挛反射而致窒息，主要表现为缺氧，吸入液体和颗粒性物质可引起化学性肺炎，损伤肺泡壁上皮细胞，并影响肺泡表面活性物质的分泌，以致产生斑片状肺不张。

肺不张和通气不足肺泡区域的血流灌注引起肺内动静脉样分流而加重缺氧。吸入的水越多，则表面活性物质的丧失、肺不张和缺氧程度越严重。严重时将致肺顺应性明显下降而变僵硬，产生呼吸衰竭，此时可出现低氧血症、高碳酸血症伴呼吸性酸中毒，同时由于组织缺氧可出现代谢性酸中毒。低氧血症和组织缺氧最终导致肺水肿，甚至脑水肿。在 X 线表现上，肺水肿看上去像肺不张，事实上两者往往同时存在。临床上，通气不足比电解质紊乱和血容量改变更重要。

【临床表现】

患者常意识不清，呼吸、心跳微弱或停止。皮肤黏膜苍白和发绀，四肢厥冷。口、鼻充满泡沫或杂质，腹部常膨隆，在复苏过程中可能出现各种心律失常、肺水肿的表现，甚至心力衰竭、心室颤动、急性呼吸窘迫综合征、脑水肿、溶血性贫血以及急性肾功能衰竭或 DIC（弥漫性血管内凝血）等各种临床表现，病程中常并发肺部感染。如淹溺在非常冷的水中，患者可发生低温综合征。

【辅助检查】

血气分析显示低氧血症、高碳酸血症和呼吸性酸中毒，可合并代谢性酸中毒。淡水淹溺，出现低钠低氯血症，溶血时引起高钾血症，尿中游离血红蛋白阳性。海水淹溺，血钠、血氯轻度增高，并可伴血钙、血镁增高。肺部 X 线有肺不张或肺水肿的表现。

【治疗】

（1）立即清除口、鼻中的杂物，保持呼吸道通畅。患者采取俯卧位，头部向下，迅速按压背部使呼吸道和胃内的水倒出。如淡水淹溺，不宜倒水时间过长而延误复苏；海水淹溺，宜取低头仰卧位，以利于水分引流。

（2）呼吸、心跳停止者给予心肺复苏。即刻进行口对口人工呼吸，有条件时，建立人工气道予以机械通气，并积极供氧。同时，进行胸外按压。迅速送医院抢救。入院初期重点仍在心肺监护，通过高浓度供氧、气管插管、辅助呼吸等一系列措施来维持适当的动脉血气和酸碱平衡。通常，静脉滴注碳酸氢钠，以纠正代谢性酸中毒，进一步治疗依据血气分析监护而做调整。一旦出现心室颤动，立即予以电击除颤。间断人工肺过度通气以使肺不张肺泡再扩张。

（3）维持水、电解质平衡。淡水淹溺时，适当限制入水量并积极补充氯化钠溶液。海水淹溺时，由于大量体液渗入肺组织，血容量偏低，且肺水肿和脑水肿是由于缺氧所致，而非心力衰竭时循环负荷过重引起，此时不宜限制补充液体。如溶血明显，则宜输血，输血有助于增加血液携氧能力，以利于组织脱水，纠正低血容量。

（4）吸入或静脉滴注 β_2-受体阻滞剂解除支气管痉挛。激素可用于防治肺水肿、脑水肿、ARDS 及溶血等。乙酰唑胺对缺氧引起的脑水肿可能有效。

（5）合并症的防治：防治继发感染。积极处理急性成人呼吸窘迫综合征、急性肾功能衰竭、弥漫性血管内凝血及心律失常、心力衰竭等合并症。

【预后】

溺水后存活的关键因素是溺水的时间、水温、溺水者年龄及复苏抢救的速度。如沉溺在冷水中，心跳减慢，外周血管收缩，这样可以使得更多的动脉血供应心脏和大脑；同时，低温时组织耗氧减少，延长了溺水者的可能生存时间，因此即便淹溺长达 1h，也应积极抢救。

【预防】

航天工作者在深水区工作前不宜进食过饱。所有的工作者均应在限定范围内操作并应由有经验者陪同。不会游泳者在可能落水的情况下应穿上救生衣。所有涉水工作者应熟悉心肺复苏基本技术。

第五节　高温综合征

【概述】

高温综合征（Hyperthermia Syndromes）是在高温环境下或由于体液过度丧失或由于散热机制衰竭出现高热，所发生的一系列热损伤疾病。当深部体温＞41℃时，体内蛋白酶发生变性，线粒体功能受损，细胞膜稳定性差，氧代谢途径遭破坏。多系统衰竭常伴随存在。依据发生机制和临床表现分为 3 型：

（1）热痉挛（Heat Cramps）是由于大量失水和失盐引起的肌肉疼痛性痉挛。

（2）热衰竭（Heat Exhaustion）是由于严重脱水和电解质紊乱引起周围循环容量不足而发生虚脱，病情轻而短暂者称为热晕厥（Heat Syncope）。

（3）热射病（Heat Stroke）是因高温引起体温调节中枢功能障碍出现高热、严重生理和生化异常。

【病因】

在高温环境中从事劳动或体育运动，且无相应的防护措施，常易发生高温综合征。下列情况为易发因素：

（一）个体因素

气候适应性差、脱水、训练不当、感染发热、肥胖、疲劳、衣着过多、老年。

（二）环境因素

高温天气、湿度高、通风不良。

（三）身体条件

酒精中毒、神经疾患、心血管病、皮肤或汗腺病、糖尿病、甲状腺功能亢进、慢性阻塞性肺病、精神病、低钾血症。

（四）药物

苯丙胺（安非他命）、抗胆碱能药、抗组胺药、抗抑郁药、巴比妥类、抗帕金森药、β-肾上腺素能受体阻滞剂、利尿剂、乙醇、吩噻嗪类。

【临床表现】

热痉挛常在高温环境下运动或劳动结束后数小时发病。起病突然，先四肢肌肉受累，阵发性发作，痉挛使横纹肌摸上去有硬结感。当痉挛影响腹部肌肉时，疼痛类似于急腹症。患者常诉恶心、呕吐和乏力。生命体征一般平稳，皮肤科表现为干热或湿凉，依据环境湿度而定。

热衰竭患者感到疲乏、倦怠、焦虑、头疼、恶心、呕吐，进一步发展可致循环衰竭，皮肤苍白、湿冷，大量出汗，脉弱而缓慢，血压降低，神志改变或休克样，神志不清。进行性疲乏加重须警惕热衰竭的发生。热晕厥是热衰竭中较轻的表现，主要是由于长时间在高温环境下站立，血液流向下肢扩张的血管所致。体温升高可不明显。

热射病以高温、无汗和意识障碍为特征。起病前往往头疼、眩晕和乏力。患者皮肤干热、潮红、出汗少。脉率明显加快，可达 160～180 次/min，呼吸加速，但血压很少变化。患者神志不清或惊厥，体温高达 40～41℃，严重时患者出现休克，心力衰竭，心律失常，肺水肿，脑水肿，肝、肾衰竭，急性呼吸窘迫综合征，消化道出血及弥漫性血管内凝血。

【辅助检查】

热痉挛常见实验室异常为血钠、血氯降低，尿肌酸增高。热衰竭实验室检查有低钠、低氯表现。

热射病患者实验室检查可发现高钾、高钙、血液浓缩，白细胞增多，血小板减少，肌酐、尿素氮、GPT、LDH、CPK 增高，代谢性酸中毒，蛋白尿，心电图显示心律失常和心肌损害。

【诊断及鉴别诊断】

根据易患人群在高温环境下，较长时间剧烈运动或劳动后出现相应的临床表现（肌肉痉挛、体温升高或晕厥、神态改变等）并排除其他疾病方可诊断。热痉挛腹痛时需与急腹症鉴别；热衰竭需与中暑、出血、外伤性休克等鉴别；热射病需与食物中毒、化学中毒、药物中毒等相鉴别。在诊断高温综合征时尚需区分热衰竭或热射病，两者病因虽相似，但发病机制及治疗却大相径庭。

【治疗】

热痉挛和热衰竭患者应迅速转移到阴凉通风处休息，饮用凉盐水等饮料补充盐和水分的缺失。有周围循环衰竭者应补给生理盐水、葡萄糖溶液和氯化钾。一般经治疗数小时内可恢复，但患者往往需休息 1～3 天才能重返高温下进行重体力劳动。

热射病患者预后严重，死亡率高，幸存者可能留下永久性脑损伤，故需积极抢救。

（一）物理降温

物理降温旨在迅速降低深部体温。脱去患者衣服，吹送凉风并喷以凉水或以凉湿床单包裹全身。以冰水浸泡治疗已不再推荐，因发生低血压和寒战的并发症较多。但如经其他方法无法降温时，也可考虑此方法，但此时需监测深部体温，一旦低于 38.5℃时需停止冰水降温，以防体温过低。

（二）药物降温

氯丙嗪有调节体温中枢的功能，扩张血管、松弛肌肉和降低氧耗的作用。25～50mg加入 500mL 补液中静脉滴注，并同时监测血压。阿司匹林不宜使用，因有抗血小板的作用，且对高体温也无功效。

（三）对症治疗

昏迷患者容易发生误吸及窒息，保持呼吸道通畅，给予吸氧，积极纠正水、电解质紊乱，维持酸碱平衡，补液速度不宜过快，以免促发心力衰竭，发生心力衰竭给予快速效应的洋地黄制剂；应用升压药纠正休克；甘露醇脱水防治脑水肿。激素对治疗肺水肿、脑水肿等有一定疗效，但剂量过大易继发感染。

总之，由于基地条件艰苦，夏季容易出现高温综合征，基地医疗保障工作人员应对此病有足够的认识，热痉挛及热衰竭，处理相对简单，一旦考虑热射病，应积极降温对症治疗的同时，立即启动急救系统，迅速转移至上级医院进一步抢救治疗。

第六节　低温综合征

【概述】

低温（Hypothermia）定义为深部体温＜35℃，常分为意外低温即原发性低温和继发性低温。意外低温是寒冷环境引起体温自发性下降至低于35℃而体温调节中枢并未受损。继发性低温是由于下丘脑体温调节中枢功能受损引起的，常存在潜在的疾病或药物作用。本节主要讨论原发性低体温。

【病因】

接触寒冷时间过长或温度过低都会引起意外低温。下列因素易引发低温：

（一）个体因素

衣着不当，老年或幼儿，精神障碍，行动不便，神志不清，极度疲乏，湿衣服。

（二）药物

麻醉药、抗抑郁药、抗甲状腺药物、致低血糖药物、镇静剂、毒品、安定药。

（三）身体条件

酒精中毒、严重烧伤、肿瘤治疗、中枢神经系统损伤、痴呆、脑病、糖尿病并发症、低血糖、肾上腺皮质功能低下、垂体功能低下、营养不良、黏液性水肿、败血症、休克、尿毒症、手术时间过长。

【临床表现】

低温患者在受寒冷初期有头痛、不安、四肢肌肉和关节僵硬、皮肤苍白冰冷、心跳和呼吸加快、血压升高。当体温持续下降，患者由嗜睡陷于精神错乱状态。体温低于32.2℃时，患者心跳、呼吸减慢，脉搏细弱，并有心律失常，患者出现幻觉、好战、拒绝救助，进一步进展至木僵和昏迷。ECG显示特征性J波，但出现此特征性ECG者不到50％，更常见的是ECG显示基线抖动，这种抖动是由于快速细微的肌肉颤抖所引起的，但常被误认为是电干扰或人为所致。寒冷时心脏经受不起刺激，任何刺激都可引起室颤。如体温继续下降至29～24℃，则将因心脏停搏或室颤致死。

由于酶损害，肾浓缩功能丧失。产生大量稀释尿液及系统性高渗血症，晚期将发生肾小管坏死。低温并发症主要有横纹肌溶解、胃扩张、上消化道出血、胰腺炎、肺水肿、肝衰竭、肢体坏疽及感染。

【实验室检查】

实验室检查可发现代谢性酸中毒、高钾、高磷、低钠血症，高糖血症。血液学方面异常包括血液浓缩、血黏度增高、血小板减少、粒细胞减少以及消耗性凝血病。

【诊断】

诊断低温综合征需要有一支能测28～42.2℃的体温计，因普通体温计很难测出34.4℃以下的体温。任何低血压、昏迷患者的鉴别诊断中要考虑低温综合征，并寻找易发因素。

【治疗】

治疗的目的是防止热量进一步散失，升高体温，防止并发症。治疗主张让患者利用自身产生的热量自行缓慢、逐渐地复温。快速地复温常导致不可逆的低血压。如果患者生命体征缺如，需进行心肺复苏直至体温恢复正常。

（1）迅速将患者脱离寒冷环境，更换湿冷衣服，用毛毯或被褥包裹身体，采取温和的被动复温。如患者体温＜33℃，采取主动外周复温：毛毯、床褥加热，热水袋温暖全身，或将患者浸泡于44℃的温水中。

（2）采用温热的氧气和液体，提高室温，如深部体温每小时升高不足 0.5～1℃，可采取主动深部体温复温措施：灌肠、洗胃、腹透、血透和膀胱冲洗。

（3）心电、呼吸、体温监护，予以常规实验室检查，全面了解各脏器功能。

第七节　毒 蛇 咬 伤

【概述】

世界上有毒蛇 650 余种，有剧毒的毒蛇达 195 种。我国已知有毒蛇近 50 种，有剧毒的毒蛇约 10 余种。在世界上，以热带和亚热带地区蛇的种类和数量最多，温带次之，寒带最少。我国大部分蛇种都集中在长江以南和西南各地，在此区域野外作业的航天工作者尤其需要防备毒蛇咬伤。

【病因和毒作用机制】

我国较常见且危害较大的毒蛇主要有金环蛇、银环蛇、眼镜蛇和眼镜王蛇（隶属眼镜蛇科），主要分布在长江以南；青环海蛇和长吻海蛇（隶属海蛇科）分布在我国东南沿海；蝰蛇、五步蛇、烙铁头、竹叶青和蝮蛇（隶属蝰蛇科），除蝮蛇分布范围广外，其他几种毒蛇主要分布在长江流域和东南、西南各省。

毒蛇的毒液器官在头部，有毒腺、排毒导管和毒牙。咬人时，毒液由毒腺经排毒导管输送到毒牙，注入创口，经淋巴和血液循环扩散，可引起局部和全身中毒的症状。毒液的成分复杂，主要含有蛋白质（有近 30 种酶和毒素）。尚含有一些小分子肽、氨基酸、碳水化合物、核苷、生物胺类（组胺、精胺及 5 -羟色胺等）及金属离子（Na^+、K^+、Ca^{2+}、Mg^{2+}、Cu^{2+} 及 Zn^{2+} 等）。蛇毒的毒作用机制复杂，主要有神经毒、血循毒和肌肉毒。金环蛇、银环蛇的毒液以神经毒为主；蝮蛇、五步蛇、竹叶青、烙铁头等毒蛇的毒液以血循毒为主；海蛇以肌肉毒为主；眼镜蛇、眼镜王蛇及蝮蛇的毒液兼有神经毒和血循毒（混合毒）。

进入人体的毒液，经淋巴和血液循环分布到全身各组织，以肾脏最多，脑部最少，主要在肝脏代谢分解，以肾脏排泄为主，部分由肝脏排泄。一般 72h 后，毒性成分在体内仅剩微量。

蛇毒的毒作用如下：

（1）神经毒这类毒液具有神经肌肉传导阻滞的作用，引起横纹肌弛缓性瘫痪，可导致呼吸肌麻痹，是临床上主要致死原因。

（2）溶血毒包括凝血毒、抗凝血毒、纤维蛋白溶解毒、溶血毒、出血毒、心脏毒、磷脂酶 A^2 和蛋白水解酶等成分。

【临床表现】

蛇毒的毒液直接进入血液循环，患者可在短时间内死亡。毒蛇咬伤后，首先出现头痛、头昏、恶心、呕吐、出汗和感觉异常等应激反应，此后才出现蛇毒中毒的临床表现。

（一）神经毒表现

神经毒表现主要由金环蛇、银环蛇、眼镜蛇咬伤引起。一般咬伤局部的症状不明显，仅有麻痒感。1～3h后出现全身中毒症状，有视力模糊、眼睑下垂、声音嘶哑、言语和吞咽困难、流涎、共济失调和牙关紧闭等。严重的患者出现肢体弛缓性瘫痪、惊厥、昏迷、休克、呼吸肌麻痹的症状，以致呼吸衰竭。呼吸衰竭是毒蛇咬伤急性期的主要致死原因。患者若能度过1～2天呼吸衰竭的危险期，神经系统症状大多能消失。

（二）血循毒表现

血循毒表现主要由蝰蛇、五步蛇、竹叶青等毒蛇咬伤引起。咬伤后，局部症状明显：肿胀、剧痛，伴有出血、水肿和组织坏死。肿胀可迅速蔓延到整个肢体，伴附近淋巴结肿痛。蝰蛇毒常致皮肤局部缺血，呈干性坏死；眼镜蛇毒因有直接细胞毒作用，局部常呈湿性坏疽，伴继发感染。全身症状有畏寒、发热、恶心、呕吐、心悸、烦躁不安、语妄、便血、血尿，甚至血压下降、少尿、无尿。全身皮肤可出现淤点、瘀斑、黄疸。心脏受累者，有胸闷、心悸和气短等表现，心电图上可有异位心律，ST-T波改变、Q-T间期延长、心脏传导阻滞等。严重患者可因肺出血、颅内出血、消化道大出血，循环衰竭、休克及心脏骤停死亡。

（三）混合毒表现

混合毒表现主要由眼镜蛇、眼镜王蛇、蝮蛇咬伤引起。但各自的临床表现有主次不同，眼镜蛇毒以神经毒为主，蝮蛇以血循毒为主。

（四）肌肉毒

海蛇毒除有神经毒作用外，对横纹肌有严重的破坏作用，一般在毒蛇咬伤后2h内出现肌肉酸痛、乏力，继之出现肌红蛋白尿和发生高血钾，导致急性肾功能衰竭、严重心律失常和周围型呼吸衰竭，病人可发生猝死。病愈后，肌力恢复需数月。

毒蛇咬伤后，症状的轻重，与毒蛇的种类、咬伤程度的深浅、毒蛇注毒量、毒液的吸收量、中毒时间的长短有关。

【诊断】

有蛇咬伤史，伤口留有蛇咬痕，并伴有局部和全身症状，有助于毒蛇咬伤的诊断。虽用免疫学方法（如对流免疫电泳法、ELISA双抗体夹心法、乳胶凝集抑制试验和放射免疫法等）可诊断何种毒蛇咬伤，但在临床上并不常用。如果陪同者将咬人的蛇一起带来，则可明确诊断。

【治疗】

有时毒蛇与无毒蛇咬伤不易鉴别，一旦发生蛇咬伤，均应按毒蛇咬伤处理，要分秒必争抢救。被咬伤者应保持安静，不要惊慌奔走，以免加速毒液吸收和扩散。

（一）伤口局部处理

立即在伤口近心端、肿胀部位上方缚扎，每隔15～20min放松2～3min。同时，冲洗、清洁伤口。然后沿牙痕进行十字形或一字形切开，用负压吸引排毒。根据局部反应大小，用胰蛋白酶2000～5000U加0.25%～0.5%普鲁卡因或蒸馏稀释水后，做局部环形封闭。胰蛋白酶是一个广谱解毒剂，宜早用，可反复局部应用。在使用过程中如果出现荨麻疹等过敏反应，可用抗过敏药物治疗。伤口有潜行性坏死时，应尽量切开，清除坏死组织。依地酸钙钠能与蛇毒蛋白水解酶中的金属离子整合，形成无毒性金属物自尿中排出，而对抗蛋白水解酶的毒性，可尽早用2%～5%依地酸钙钠进行伤口冲洗，或用1%普鲁卡因与本注射液混合，做伤口周围皮下浸润注射，以解毒。

（二）特效解毒药的应用

抗蛇毒血清是中和蛇毒的特效解毒药。经动物试验证实，中毒量超过绝对致死量的20倍注入动物体内，及时注射足量的抗蛇毒血清，可将中毒动物救活。在蛇咬伤病人中，应尽早足量给予应用。进入体内的蛇毒与靶器官的蛋白质结合，造成对人体的损害，抗蛇毒血清不能破坏结合状态的蛇毒，起到解毒的作用，故抗蛇毒血清最好在咬伤后24h内使用。

应用抗蛇毒血清前应做蛇毒血清皮肤过敏试验，反应阴性时才可使用。过敏试验方法：取0.1mL抗蛇毒血清加1.9mL生理盐水稀释20倍，取0.1mL于前臂掌侧皮内注射，20～30min后观察注射部位皮丘大小，如在2cm以内，且周围无红晕和蜘蛛足为阴性，阳性者应按常规脱敏后使用。

国产抗蛇毒血清及其一次注射量为：抗蝮蛇毒血清8000U；抗五步蛇毒血清10000U；抗银环蛇毒血清10000U；抗眼镜蛇毒血清10000U；抗金环蛇毒血清5000U；抗蝰蛇毒血清5000U，溶于5％葡萄糖盐水中，缓慢静脉注射或静脉滴注。病情严重者可重复1～2个剂量。皮肤试验阴性者，在使用抗蛇毒血清过程中偶有过敏反应发生，仍需密切观察，及时处理。

目前，尚无抗眼镜王蛇毒血清和抗海蛇毒血清供应，发生中毒时，可用抗眼镜蛇毒血清和银环蛇毒血清联合治疗重型眼镜王蛇毒中毒；用抗眼镜蛇毒血清治疗海蛇咬伤。

（三）中医中药的应用

中医中药认为清热解毒是治疗毒蛇咬伤的关键，基本方含白花蛇舌草、黄连、黄柏、黄芩、大黄等药材；神经毒型加防风、白芷、僵蚕、南星等；血循毒型加石膏、水牛角、生地、赤芍、栀子等；混合毒型则加刁竹、蝉衣、姜黄、蚤休等，浓煎后喂服。

由中草药制成的蛇药有南通蛇药、上海蛇药和季德胜蛇药等，用于治疗蝮蛇咬伤；湛江蛇药用于治疗眼镜蛇、眼镜王蛇咬伤；红卫蛇药用于治疗五步蛇咬伤，可局敷和口服应用。

（四）对症支持治疗

1. 防治呼吸衰竭

发现呼吸肌麻痹，及时进行气管插管或气管切开，维持呼吸道通畅，人工加压呼吸或机械通气，是抢救毒蛇咬伤成功的关键。

2. 纠正低血压、休克

应用低分子右旋糖酐、输血、输液等，补充血容量；纠正酸中毒；酌情选用升压药物，如多巴胺、间羟胺等。

3. 防治急性肾功能衰竭

当患者出现少尿、固定低比重尿时，提示肾功能衰竭发生。此时，应根据尿量控制进液量，早期应用利尿药物。尿闭伴尿毒症、高血钾时，应进行透析治疗。

4. 心脏骤停

心脏骤停立即进行胸外心脏按压，进行心肺脑复苏。

5. 防治感染

伤口和体内继发感染存在时，应积极治疗，可预防多脏器功能衰竭的发生。常规注射破伤风抗毒素1500U。

6. 其他

糖皮质激素的应用可减轻毒血症和组织细胞损伤，减轻炎症反应，消除对蛇毒的过敏反应、抑制溶血和防止弥漫性血管内凝血的发生，应早期应用。低分子右旋糖酐和碳酸氢钠的应用，尚可减轻急性溶血和血红蛋白对肾脏的损害。654-2 的应用可改善微循环，增加肾小球滤过率，防止肾功能衰竭。

【预后】

及时处理伤口，早期足量静脉给予抗蛇毒血清，可使毒蛇咬伤的病死率明显下降。婴儿咬伤或咬伤部位接近心脏者病情多严重。出现呼吸麻痹、心力衰竭、肾功能衰竭、严重出血倾向者，预后不佳。

【预防】

根据毒蛇活动规律进行捕杀。春暖后毒蛇出洞，可在洞口附近捕杀；夏秋季节毒蛇多在田间、田边活动，可乘机捕杀；冬季毒蛇进洞冬眠，可挖洞捕杀。

加强个人防护。在毒蛇分布地区，航天工作者如需夜间外出或野外作业，要穿厚长裤、长袜、鞋子，头戴帽子，手拿木棒、照明用具，以防毒蛇咬伤。毒蛇咬伤后，蛇毒的主动免疫维持时间短，接触毒蛇的工作人员必须加强安全操作。

第八节 毒 虫 咬 伤

毒虫咬伤是指能分泌毒液的昆虫刺伤或螫伤后引起的局部反应和全身症状。毒虫咬伤的临床表现和预后与毒液的毒性、注入量、作用靶器官和人体的敏感性有关。毒虫种类繁多，本节介绍几种常见的毒虫咬伤。

蜂 类 螫 伤

【概述】

常见螫人蜂类有蜜蜂科、胡蜂科、细腰蜂科、蚁蜂科、丸蜂科和黄蜂科等。

【发生机制】

蜂类腹部末端有一对毒螫和一根毒刺。毒刺刺入皮肤，将毒液注入人体，引起局部反应和全身症状。蜂毒的成分为多种酶（透明质酸酶、磷脂酶 A_2、组氨酸脱羧酶等）、肽类、非酶蛋白质、氨基酸和多种生物碱（组胺、儿茶酚胺、5-羟色胺等）的混合物。蜜蜂的毒液呈酸性，毒液中尚含有神经毒素、溶血毒素；胡蜂等的毒液呈碱性。蜜蜂刺人后将毒刺留于刺伤处，其他蜂类大多将毒刺缩回，可继续刺人，偶尔也留下毒刺。

【临床表现】

蜂类刺伤后，体内生物活性物质大量释放时，可使人在短期内出现血压下降，休克、呼吸困难，甚者衰竭。螫伤后，一般局部红肿、疼痛、痛痒，少数有水泡或坏死，数小时后即自愈，很少出现全身中毒症状。群蜂多次螫伤，可迅速出现全身症状：发热、头痛、恶心、呕吐、腹泻，以致肌肉痉挛、昏迷。严重者尚可出现肾脏（少尿、无尿、血尿等）、肝脏、血液（溶血、弥漫性血管内凝血）、胃肠道（呕血、黑便）、心脏（心慌、气急、呼吸困难、心律失常）、急性胰腺炎、腮腺炎、胸腹水等多器官功能不全甚至衰竭（MODS）而死亡。蜂毒中还含有一种抗原性蛋白，能引起严重变态反应，出现荨麻疹、喉头水肿、支气管痉挛，可因过敏性休克、窒息致死。

【治疗】

受伤者应保持镇静，结扎被刺肢体的近心端。如有毒刺和毒囊遗留在伤口处，即用针挑出，局部用弱酸性或弱碱性溶液冲洗和冷敷。严重过敏发生时，应常规应用 1∶1000 肾上腺素 0.5mL 皮下注射，并静脉注射氢化可的松，服用抗组胺药物。严重呼吸困难者，可同时吸入支气管扩张剂；静脉推注或滴注氨茶碱葡萄糖溶液。肌肉痉挛者用 10％ 葡萄糖酸钙 10mL 静脉注射。全身中毒症状明显者，按毒蛇咬伤治疗处理。血液净化治疗在发生衰竭的病人中应早期应用，可使体内毒素、有害的代谢产物（如肌酐、尿素氮、胆红素）及一些细胞因子不断被清除，而使多脏器受损程度不断减轻。

毒蜘蛛螫伤

【概述】

绝大多数蜘蛛均有毒。在我国能引起中等到严重反应的毒蜘蛛有黑寡妇蜘蛛（海南省）、捕鸟蜘蛛（广东、海南岛等地）、红螯蛛（华东、华北、东北等地）、穴居蜘蛛（华北、东北、西北等地）和赫氏长尾蛛（台湾为主）等。其中，黑寡妇蜘蛛最毒。蜘蛛毒液具有神经毒素和组织溶解毒素。因排毒量小，毒蜘蛛螫伤一般很少引起致命。

【临床表现】

螫伤后 30～60min，局部可有剧痛、红肿，继之出现红斑、水泡，3～5 天后出现坏死的痂皮，痂皮下常有深溃疡，易继发感染。全身反应以颈、胸、腹肌痉挛性疼痛为明显，甚至类似急腹症，一般出现在螫伤后 2～3h。严重者可见血小板减少、溶血性贫血、急性肾功能衰竭、弥漫性血管内凝血及呼吸窘迫等。致死性并发症多见于老年人。

【治疗】

四肢的伤口近心端立即缚扎，每隔 15min 放松 1min，同时伤口进行清创处理：用 0.5％普鲁卡因在伤口周围做环形封闭，抽吸毒液；在伤口未出现水泡和焦痂前，可口服氨苯砜（DDS）50～100mg/天，对伤口愈合有效。肌肉痉挛明显者，给予 10％葡萄糖酸钙 10mL，静脉注射，必要时可重复使用；肌肉松弛剂，如地西泮（安定）类的应用可减少葡萄糖酸钙的应用次数。肾上腺皮质激素可用于减轻全身症状和局部反应，但用量不必很大。抗菌药物可用于继发感染的预防。积极防治溶血、急性肾功能衰竭及弥漫性血管内凝血。特异性抗毒素可以达到中和毒素的作用，但临床上很少使用。

蝎 子 螫 伤

【概述】

毒蝎螫伤主要发生在热带和亚热带地区，常见的有红蝎、黄蝎和黑蝎等，其毒性大小不一。东方毒蝎的毒力相当于眼镜蛇毒。蝎子有一对毒腺和尾刺，刺人时毒液通过尾钩进入人体。蝎毒为低分子量、无色的酸性蛋白，主要毒作用为神经毒、胆碱能作用和肾上腺素能作用；尚有溶血、出血毒作用、凝血毒、心脏毒和血管收缩毒作用。

【临床表现】

刺伤局部常迅速出现剧烈疼痛，持续数分钟至 24h，但局部常无明显红肿。全身症状多见于儿童，病情进展迅速，有流泪、流涎、大汗、全身肌肉痉挛、血压升高的症状，重症病人可发生心肌损伤、心律失常、休克、肺水肿，甚至呼吸麻痹而死亡。个别病人有血糖升高，出现糖尿、血尿、黑便等，甚至并发弥漫性血管内凝血。也有并发急性胰腺炎的报道。

【治疗】

蝎子螫伤后，应尽早将蝎子的尾刺取出，用 1∶5000 高锰酸钾冲洗伤口后，予以局部冰敷，使用抗菌素预防感染。肌肉痉挛时，可用 10％葡萄糖酸钙 10mL 静脉注射，以缓解肌肉痉挛。可用阿托品、普萘洛尔、酚妥拉明等防治低血压、肺水肿及呼吸麻痹等。吗啡及巴比妥类药物慎用。

蜈 蚣 咬 伤

【概述】

蜈蚣俗称百足，国内有巨蜈蚣科和石蜈蚣科，前者分布在我国南方各省市，后者主要分布在我国北方。

【临床表现】

蜈蚣的第一对足又称为毒螯。螫人时，毒螯分泌毒液进入人体，毒液呈酸性，含组胺样物质、溶血性蛋白质及蚁酸等有毒物质。螫伤后，临床的严重程度与蜈蚣大小、螫人时注入毒液量有关。螫伤局部红肿、灼痛、奇痒，可引起局部淋巴管炎和组织坏死。全身反应一般较轻微，可有头痛、眩晕、发热、恶心、呕吐等症状，严重者发生谵语、全身麻木，甚至昏迷。个别病人可发生过敏性休克。

【治疗】

轻症患者数日后，症状都可消失；发病严重者多见于儿童，可危及生命。局部处理和全身治疗与蜂类螫伤类同。

第九节 电 击 伤

【概述】

电击伤（Electrical Injury），俗称触电，系超过一定剂量的电流通过人体，产生机体损伤或功能障碍。身体某部位直接接触电流或被雷电击中，电流通过中枢神经和心脏时，可引起呼吸抑制、心室纤维颤动或心跳骤停，造成死亡或假死；电流局限于一侧肢体，可造成该肢体残废。常见的原因有：

（1）主观因素：在工作中没有严格执行安全操作规程和安全用电制度，不懂用电的基本知识和存在的危险性或对安全用电不加重视，麻痹大意等；如误碰裸露电线或开关；随便玩弄电气设备；或身体进入高压电弧内；雷雨时在大树下避雨，或撑铁柄伞；或直接用手拉救触电者等。

（2）客观因素：高温、高湿度场所，腐蚀性化学车间，雷雨季节等，使电气绝缘性降低，容易漏电。人体淋雨受潮，皮肤电阻降低，也会使大电流容易通过人体。电器及线路等没有定期检查和维修发生漏电。

【发生机制】

人体为导电体，电流对人体引起损伤的程度，与电流的性质（直流或交流）、强度、频率、电压的高低、接触部位的电阻、接触时间的长短、电流在人体内的径路，以及触电时人体功能状态等有关。

【临床表现】

（一）电击伤

电击伤主要表现为局部的电灼伤和全身的电休克，导致呼吸麻痹和心跳停止。临床上分为轻型、重型和危重型三型。

1. 轻型

触电后，因肌肉强烈收缩，有可能人体很快被弹离电流。病人表现出惊慌、四肢软弱、面色苍白、头晕、心动过速、表情呆滞、呼吸急促。皮肤灼伤处疼痛，或可发现心脏期前收缩。

2. 重型

患者神志不清，呼吸不规则，增快变浅，心率加快，心律不齐，或伴有抽搐、休克。有些病人可转入假死状态：心跳、呼吸极其微弱或暂停，心电图可呈心室颤动。经积极治疗，一般也可恢复，或遗留有头晕、耳鸣、眼花、听觉或视力障碍等。

3. 危重型

危重型多见于高压电击伤，或低压电通电时间较长。患者昏迷，呼吸、心跳停止，瞳孔扩大。电击时可致关节脱位和骨折；枕叶、颞叶的永久性损害可致失明或耳聋，少数出现短期精神失常。脊髓损伤可致肢体瘫痪和侧索硬化症。

（二）电热灼伤

电热灼伤主要为电接触烧伤。常有入口和出口两个伤面，皮肤入口处灼伤比出口处严重。灼伤早期常难以从外表确定损伤范围和程度，24～48h 后周围组织开始发红、肿胀、炎症反应，1 周左右损伤组织开始出现坏死、感染，甚至发生败血症。

（三）闪电损伤

当人被闪电击中，心跳和呼吸常立即停止。皮肤血管收缩呈网状图案，为闪电损伤特征。其他临床表现与电击伤相似。

【治疗】

（一）脱离电源

立即切断总电源或用绝缘物分离患者与电源。切忌直接用手拉救触电者。

（二）心肺脑复苏

呼吸停止者，立刻进行人工呼吸，每分钟 16～20 次，同时可使用呼吸兴奋剂等；心跳停止者，同时进行胸外心脏按压，每分钟多于 100 次。如病人瞳孔缩小，能触及颈动脉或股动脉搏动，面色改善，唇色有转红，表示抢救有效。在转送途中应继续上述急救措施，尽快做气管内插管后进行机械通气。如电流进出口在两上肢，心脏多呈松弛状态，可心内注射肾上腺素 1mg 或 10％氯化钙 5～10mL。如电流进出口分别在上下肢，心脏多呈收缩状态，应注射阿托品 1～2mg 为好。防治脑缺氧及脑水肿，以降低颅内压，应用高渗葡萄糖、山梨醇、甘露醇等，可减轻脑水肿。

（三）严密观察病情

严密观察病情变化，防治各种并发症，及时纠正水、电解质和酸碱失衡。进行心脏、呼吸、血压监护和肝、肾功能监测。

（四）其他

电灼伤创面消毒包扎，减少感染。待坏死区域边界明确，予以清创去除坏死组织。肢体经高压电热灼伤后,大块软组织水肿、坏死和小营养血管内血栓形成,可使远端肢体发生缺血性坏死,应酌情及时进行筋膜松解术,以减轻周围组织的压力,改善远端血液循环。对需截肢者,严格掌握手术指征。对高处触电跌下者,必须进行全面体格检查,予以相应处理。

【预防】

大力宣传安全用电知识和触电现场抢救方法,定期对线路和电气设备进行检查和维修。避免带电操作,救火时先切断电源。雷雨时切忌在田野中行走或在大树下躲雨。医疗用电器仪表,应使用隔离变压器,使漏电电流控制在 $10\mu A$ 以下。高压电周围应配置防护栏,并要有明显的警示标志。

第十节 烧 伤

【概述】

由热力所引起的组织损伤统称为烧伤(Burn),如火焰、热液、热蒸气和热金属等。由电、化学物质所致的损伤,也属烧伤范畴。

【临床表现】

(一) 伤情判断

伤情判断最基本的要求是烧伤面积和深度,还应兼顾呼吸道损伤的程度。

1. 烧伤面积的估算

为了便于记忆,按体表面积划分为 11 个 9% 的等份,另加 1% 构成 100% 的体表面积,即头颈部＝1×9%;躯干＝3×9%;两上肢＝2×9%;双下肢＝5×9%＋1%,共为 11×9%＋1%。

不论性别、年龄,病人并指的掌面约占体表面积1%,如医者的手掌大小与病人相近,可用医者手掌估算,此法可辅助九分法,测算小面积烧伤也较便捷。

2. 烧伤深度的识别

采用三度四分法,即分为Ⅰ°、浅Ⅱ°、深Ⅱ°、Ⅲ°。Ⅰ°、浅Ⅱ°烧伤一般称为浅度烧伤,深Ⅱ°、Ⅲ°烧伤则属深度烧伤。

Ⅰ°烧伤:仅伤及表皮浅层,生发层健在,再生能力强。表面红斑状、干燥,烧灼感,3～7 天脱屑痊愈,短期内有色素沉着。

浅Ⅱ°烧伤:伤及表皮的生发层、真皮乳头层。局部红肿明显,形成大小不一的水疱,内含淡黄色澄清液体,水疱皮如剥脱,创面红润、潮湿、疼痛明显。上皮再生靠残存的表皮生发层和皮肤附件(汗腺、毛囊)的上皮增生,如不感染,1～2 周内愈合,一般不留瘢痕,多数有色素沉着。

深Ⅱ°烧伤:伤及皮肤的真皮层,介于浅Ⅱ°和Ⅲ°之间,深浅不尽一致,也可有水疱,但去疱皮后,创面微湿,红白相间,痛觉较迟钝。由于真皮层内有残存的皮肤附件,可赖其上皮增殖形成上皮小岛,如不感染,可融合修复,需 3～4 周,但常有瘢痕增生。

Ⅲ°烧伤:是全皮层烧伤甚至达到皮下、肌或骨骼。创面无水疱,呈蜡白或焦黄色甚至炭化,痛觉消失,局部温度低,皮层凝固性坏死后形成焦痂,触之如皮革。因皮肤及其附件已全部烧毁,无上皮再生的来源,必须靠植皮而愈合。只有很局限的小面积Ⅲ°烧伤,才有可能靠周围健康皮肤的上皮爬行而收缩愈合。

3．烧伤严重性分度

为了对烧伤严重程度有一基本估计，作为设计治疗方案的参考，我国常用下列分度法：

轻度烧伤：Ⅱ°烧伤面积10％以下。

中度烧伤：Ⅱ°烧伤面积11％～30％，或Ⅲ°烧伤面积不足10％。

重度烧伤：烧伤总面积31％～50％；或Ⅲ°烧伤面积11％～20％；或Ⅱ°、Ⅲ°烧伤面积虽不到上述百分比，但已发生休克等并发症、呼吸道烧伤或有较重的复合伤。

特重烧伤：烧伤总面积50％以上；或Ⅲ°烧伤20％以上；或存在较重的吸入性损伤、复合伤等。

4．吸入性损伤

吸入性损伤习惯称为"呼吸道烧伤"，是较危重的烧伤。之所以改称为"吸入性损伤"是因其致伤因素不单纯是热力。燃烧时的烟雾含有大量的化学物质，可被吸入至下呼吸道，这些化学物质有局部腐蚀和全身中毒的作用，如一氧化碳中毒、氰化物等，所以在相对封闭的火灾现场，死于吸入性窒息者多于烧伤，合并严重吸入性损伤者仍为烧伤救治中的突出难题。

吸入性损伤的诊断：

①燃烧现场相对密闭；

②呼吸道刺激，咳出炭末痰，呼吸困难，肺部可能有哮鸣音；

③面、颈、口鼻周常有深度烧伤，鼻毛烧伤，声音嘶哑。

（二）烧伤病理生理和临床分期

根据烧伤病理生理的特点，病程大致可分为三期，但这是人为的分期，各期之间往往互相重叠，分期的目的是突出各阶段临床处理的重点。

1．急性体液渗出期（休克期）

组织烧伤后的立即反应是体液渗出，一般要持续36～48h。小面积浅度烧伤，不影响全身的有效循环血量。烧伤面积大而深者，由于体液的大量渗出和其他血流动力学的变化，可急剧发生休克。烧伤早期的休克基本属于低血容量休克，但与一般急性失血不同之处在于体液的渗出是逐步的，伤后2～3h最为急剧，8h达高峰，随后逐渐减缓，至48h渐趋恢复，故烧伤早期的补液速度应掌握先快后慢的原则。

2．感染期

烧伤水肿回收期一开始，感染就上升为主要矛盾。浅度烧伤如早期创面处理不当，此时可出现创周炎症（如蜂窝织炎）。严重烧伤由于经历休克的打击，全身免疫功能处于低迷状态，对病原菌的易感性很高，早期暴发全身性感染的概率也高，且预后也最严重。我国救治烧伤的一条重要经验，即及时纠正休克，就有抗感染的含义。

感染的威胁将持续到创面愈合。烧伤的特点是广泛的生理屏障损害，又有广泛的坏死组织和渗出，是微生物良好的培养基。伤后2～3周，组织广泛溶解阶段，是全身性感染的另一峰期。肉芽组织屏障多数在2周左右形成，可限制病原菌的侵入。如处理不当，病原菌可侵入邻近的非烧伤组织。大面积的侵入性感染，可形成烧伤创面脓毒症。为此，近年多采用早期切痂或削痂手术，及时进行皮肤移植以消灭创面。当创面基本修复后，并发症明显减少。

3. 修复期

组织烧伤后，在炎症反应的同时，组织修复也已开始。浅度烧伤多能自行修复，深Ⅱ°烧伤靠残存的上皮岛融合修复，Ⅲ°烧伤靠皮肤移植修复。

切除烧伤坏死组织和皮肤移植的工作，目前多数已在感染期进行，修复期实际只对一些残余、零星小创面进行补遗性的修复，并对一些关节、功能部位进行防挛缩、畸形的措施与锻炼。大面积深度烧伤的康复过程需要较长的时间，有的还需要做整形手术。

【治疗】

（一）治疗原则

小面积浅表烧伤按外科原则，清创、保护创面，能自然愈合。

大面积深度烧伤的全身性反应重，治疗原则如下：

①早期及时补液，维持呼吸道通畅，纠正低血容量休克；

②深度烧伤组织是全身性感染的主要来源，应早期切除，自、异体皮移植覆盖；

③及时纠正休克，控制感染是防治多内脏功能障碍的关键；

④重视形态、功能的恢复。

（二）现场急救、转送与初期处理

现场抢救的目标是尽快消除致伤原因，脱离现场和采取救治措施防止危及生命。

1. 迅速脱离热源

如火焰烧伤应尽快脱离火场，脱去燃烧衣物，就地翻滚或是跳入水池，熄灭火焰。互救者可就近用非易燃物品（如棉被、毛毯）覆盖，隔绝灭火。忌奔跑呼叫，以免风助火势，烧伤头面部和呼吸道。也要避免双手扑打火焰，造成重要功能的双手烧伤。热液浸渍的衣裤，可以冷水冲淋后剪开取下，强力剥脱易撕脱水疱皮。小面积烧伤立即用清水连续冲洗或浸泡，既可减痛，又可带走余热。

2. 保护受伤部位

在现场附近，创面只求不再污染、不再损伤，可用干净敷料或布类保护，或进行简单包扎后送医院处理。避免用有色药物涂抹，增加随后深度判定的困难。

3. 维护呼吸道通畅

火焰烧伤常伴呼吸道受烟雾、热力等损伤，特别应注意保持呼吸道通畅。合并一氧化碳中毒者应移至通风处，必要时应吸入氧气。

4. 其他救治措施

（1）大面积严重烧伤早期应避免长途转送，休克期最好就近输液抗休克或加做气管切开，必须转送者应建立静脉输液通道，途中继续输液，保证呼吸道通畅。高度口渴、烦躁不安者常示休克严重，应加快输液，只可少量口服盐水。转送路程较远者，应留置导尿管，观察尿量。

（2）安慰和鼓励受伤者，使其情绪稳定。疼痛剧烈可酌情使用地西泮、哌替啶（杜冷丁）等。已有休克者，需经静脉用药，但应注意避免抑制呼吸中枢。

此外，注意有无复合伤，对大出血、开放性气胸、骨折等应先施行相应的急救处理。

（三）入院后的初步处理：轻重有别

1. 轻度烧伤

轻度烧伤主要为创面处理，包括清洁创周健康皮肤，创面可用1∶1000苯扎溴铵或

1∶2000氯己定清洗、移除异物，浅Ⅱ°水疱皮应保留，水疱大者，可用消毒空针抽去水疱液。深度烧伤的水疱皮应进行清除。如果用包扎疗法，内层用油质纱布，外层用吸水敷料均匀包扎，包扎范围应超过创周5cm。面、颈与会阴部烧伤不适合包扎处，则予以暴露。一般可不用抗生素。

2. 中、重度烧伤

中、重度烧伤应按下列程序处理：

（1）简要了解受伤史后，监测血压、脉搏、呼吸，注意有无呼吸道烧伤及其他合并伤，严重呼吸道烧伤需及早进行气管切开。

（2）立即建立静脉输液通道，开始输液。

（3）留置导尿管，观察每小时尿量、比重、pH，并注意有无血红蛋白尿。

（4）清创，估算烧伤面积、深度。特别应注意有无Ⅲ°环状焦痂的压迫，其在肢体部位可影响血液循环，躯干部可影响呼吸，应切开焦痂减压。

（5）按烧伤面积、深度制定第一个24h的输液计划。

（6）广泛大面积烧伤一般采用暴露疗法。

3. 创面污染重或有深度烧伤者

创面污染重或有深度烧伤者，均应注射破伤风抗毒血清，并用抗生素治疗。

第三篇 航天基地护理常规

第一章 意识障碍护理常规

【概述】

意识障碍（Disturbance of Consciousness）是指对周围环境及自身状态的识别和觉察能力出现障碍。多由于高级神经中枢功能活动（意识、感觉和运动）受损所引起，可表现为谵妄、嗜睡、意识模糊和昏睡，严重的意识障碍为昏迷。

【病情观察与评估】

（1）局限性病变

①脑血管病：脑出血、脑梗死、暂时脑缺血发作等；

②颅内占位性病变：原发性或转移性颅内肿瘤、脑脓肿、脑肉芽肿、脑寄生虫囊肿等；

③颅脑外伤：脑挫裂伤、颅内血肿等。

（2）脑弥漫性病变

①颅内感染性疾病：各种脑炎、脑膜炎、蛛网膜炎等；

②弥漫性颅脑损伤；

③蛛网膜下腔出血；

④脑水肿；

⑤脑变性及脱髓鞘性病变。

（3）检查患者的生命体征及意识状态。

【主要护理问题】

1. 有受伤的危险

有受伤的危险与意识障碍导致脑功能损害有关。

2. 潜在并发症

潜在并发症包括上消化道出血。

3. 自理缺陷

自理缺陷与长期卧床有关。

4. 有使用综合征的危险

有使用综合征的危险与意识障碍、偏瘫所致长期卧床有关。

5. 躯体活动障碍

躯体活动障碍与运动中枢损害致肢体瘫痪有关。

6. 语言沟通障碍

语言沟通障碍与语言中枢损害有关。

【护理措施】

1. 保持呼吸道通畅

（1）舌后坠影响呼吸时，可去枕，使头部充分后仰，开放气道或置入口咽通气导管。

（2）应采取侧卧位或侧俯卧位，头偏向一侧，以利于呼吸道分泌物的引流，也可防止分泌物或呕吐物吸入肺内，预防肺部并发症的发生。

（3）患者分泌物多时，应迅速吸痰，以保持呼吸道通畅，一般每15～30min吸一次，吸痰应注意无菌操作。

2. 迅速建立静脉通路

迅速建立静脉通路，维持有效循环功能。

3. 给氧

给氧的目的在于纠正缺氧及保持组织细胞内的氧张力，根据缺氧的严重程度具体给予氧流量。

4. 安全护理措施

患者意识不清，易发生坠床、烫伤和碰伤等情况，应及时采取保护性措施，如使用床栏、去除假牙、摘掉发卡、剪短指甲，以免抓伤。为防止患者舌咬伤，应准备开口器、舌钳和纱布等，有抽搐时，上下臼齿之间放置牙垫，以防舌咬伤。

5. 密切观察生命体征的变化

注意观察患者昏迷程度是否加重，记录昏迷患者的瞳孔、体温、脉搏、呼吸、血压及抽搐等情况。对病情危重的昏迷患者，伴有血压下降时，应每15～30min观察、测量血压一次并记录，同时监测尿量，及时安放休克卧位，并配合医生积极抢救。

【健康指导】

（1）生活指导：做好基础护理，预防并发症。

（2）安全防护：

①要确保呼吸道通畅，患者取平卧位，肩下垫高并使颈部伸展，头偏向一侧，防止呕吐物被误吸；

②应安装床栏，必要时使用保护带，防止患者坠床、摔伤。

（3）定时翻身拍背吸痰，吸痰时严格执行无菌操作，长期卧床的易发生坠积性肺炎，应密切观察患者体温、呼吸及痰的性质、量、颜色的变化。

（4）指导家属对患者进行被动肢体功能的锻炼，以防止关节僵化和肌肉萎缩。

第二章　疼痛护理常规

【概述】

1979 年，IASP（国际疼痛学会）发表"疼痛"的定义（简称传统定义）为："一种与实际或潜在组织损伤或与这类损伤描述相关的不愉快感觉和情感经历"。1986 年及 1994 年对以上定义进行过两次修订，补充强调"痛觉是人的主观感觉"。

疼痛：作为一个生理性概念，是指由体外或体内的伤害性或潜在伤害性刺激所产生的主观体验，并伴随躯体运动反应、植物神经反应和情绪反应等，是一种不愉快的感觉和情感体验，或用此类损伤有关的词汇来描述的主诉症状。疼痛是一种复杂的生理、心理活动，它包括两个成分：一个是损伤性刺激作用于机体所引起的痛觉；另一个是个体对伤害性刺激的痛反应，并伴随有较强烈的情绪色彩，表现为一系列的躯体运动性反应和植物内脏性反应。

【病情观察与评估】

①评估患者疼痛的部位、性质、程度、发生及持续的时间，疼痛的诱发因素、伴随症状，既往史及患者的心理反应；

②应用疼痛评分表（图 3-1）评估疼痛的严重程度；

③观察患者疼痛时有无伴随症状，如发热、寒战、呕吐、吞咽困难、咳嗽、皮疹、血尿、视力障碍、呼吸困难等变化；

④了解相关的检查化验结果；

⑤评估患者精神、心理状态，有无紧张、焦虑和睡眠障碍等。

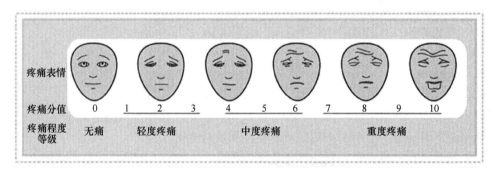

图 3-1　面部表情疼痛评分量表

【护理措施】

①根据疼痛部位协助患者采取舒适的卧位，并创建舒适的休养环境，减少不良刺激；

②通过问诊、触诊等方法评估疼痛发生的部位、性质及既往史、伴随症状，并运用简明疼痛评估量表正确评估疼痛等级；

③轻度疼痛可给予冰敷、热敷及按摩等处理，出血性疼痛禁用按摩；

④按三阶梯止痛原则遵医嘱使用止痛药物，指导患者正确用药并观察疗效及副作用，针对不良反应及时采取有效的护理措施；

⑤术后疼痛遵医嘱及早运用止痛剂，以减轻患者的痛苦；

⑥按时评估止痛的效果及药物不良反应（口服给药 1h 后评估，肌肉、皮下给药 30min 后评估，静脉给药 15min 后评估）；

⑦做好心理护理，可采取放松、分散注意力、音乐疗法等减轻疼痛，促使患者情况稳定，增强对疼痛的耐受力。引导患者了解疼痛可通过药物治疗得到有效控制。

【疼痛数字评分法】

用数字 0～10 代替文字来表示疼痛的程度。将一条直线等分为 10 段，按 0～10 分次序评估疼痛程度。书写方式为：在描述过去 24h 内最严重的疼痛的数字上画圈。

0——无痛；

1～3——轻度疼痛（疼痛不影响睡眠）；

4～6——中度疼痛；

7～9——重度疼痛（不能入睡或者睡眠中痛醒）；

10——剧痛。

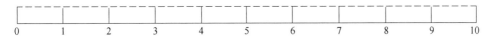

【健康指导】

①告知患者及家属疼痛的原因或诱因及减轻疼痛的方法，包括听音乐、分散注意力等放松疗法。

②告知患者按时服药，缓释片及控释片绝不能切开服用、咀嚼或研磨。

③指导患者及家属出院后获得镇痛专用药品的程序。

④鼓励患者主动向医护人员描述疼痛的程度；止痛治疗是综合治疗的重要部分，忍痛对患者有害无益。

⑤患者应当在医生的指导下进行止痛治疗，规律服药，不宜自行调整止痛药剂量和止痛方案。

⑥教育家属给患者积极支持，帮助患者树立战胜疾病的信心，保持情绪稳定。

第三章　头痛护理常规

【概述】

头痛（Headache）是临床常见的症状，通常将局限于头颅上半部，包括眉弓、耳轮上缘和枕外隆突连线以上部位的疼痛统称头痛。

【病情观察与评估】

（1）评估头痛的原因是否与病情有关，是否与体位和时间有关。

（2）评估头痛的部位、性质、程度、发病速度。

（3）观察有无发热等生命体征变化。

【护理措施】

（1）观察患者头痛的特征及性质、有无头痛前驱症状及其表现，头痛发生时有无伴随的不适症状及程度。严密观察神智、瞳孔、精神状态，注意生命体征变化，注意头部有无外伤，有无颈项强直。

（2）指导患者按医嘱服药，告知药物作用，不良反应，遵医嘱合理使用止痛药但不可过量，避免血压上升。紧张型头痛可选用一般解热镇痛剂。高颅压性疼痛，可遵医嘱使用降颅压药物。

（3）提供并指导患者及家属减轻头痛的方法：

①急性期应卧床休息。

②保持环境舒适，避免光线、温度、声音、气味等不良因素刺激头痛发作。

③保证患者充足的休息和睡眠及良好的睡眠质量，避免过度劳累而增加血氧消耗，造成血管扩张，从而引起头痛。

④对头颈部进行适当的按摩及放松活动，避免头颈部肌肉长期保持一个体位，可减少紧张型头痛发作。

⑤冷热应用：冷敷可阻止神经传导，具有镇静和麻醉解痉等作用，可用于缓解偏头痛。温热敷可促进血液循环使紧张的肌肉得以缓解，适用于紧张型头痛。

⑥适当的卧姿：头部低位，可促进脑血液循环，使因缺血的脑血管收缩得以缓解。但颅压升高者，应抬高头部，降低颅内压，避免颅压上升引起头痛。

⑦保持大便通畅。

⑧保持身心健康。

⑨饮食指导：可食高营养、高蛋白、易消化的食物。戒烟戒酒，饮酒会使血管扩张，引起或加重头痛的症状。

（4）腰椎穿刺后，去枕平卧4～6h，鼓励患者多饮水，补充脑脊液，预防穿刺后低颅压性头痛。

（5）高颅压性头痛应绝对卧床休息，保持病房安静，床头抬高30°，有利于脑静脉回流，减轻脑水肿。

（6）减少颅内压升高的诱发因素：排便不可过猛和用力，避免咳嗽、喷嚏，以免使颅内压升高而发生脑疝。

【健康指导】

（1）保持良好的精神状态，正确对待工作、生活中的事情，积极参加有益的活动，建立健康的生活方式。工作和生活中避免长时间固定一种体位，适当进行体育锻炼，同时保证睡眠质量，减轻精神压力。

（2）心理护理：给患者讲明头痛与精神和心理因素的关系，如人际关系紧张、工作不顺心、压抑等情绪均会诱发头痛，因此应保持积极、乐观、平稳的情绪。护理人员耐心听取患者的主诉，经常与患者交流，对患者提出的疑问做好解释工作，取得患者信任、理解和配合，帮助其解除心理压力，尽快恢复。

第四章　急性胸痛患者护理常规

【概述】

胸痛是急诊科常见的就诊症状，涉及多个器官系统，包括了多种不同诊断，占急诊内科患者的20％～30％，且呈逐渐增加的趋势。引起急性胸痛症状的疾病危险程度不一，如果没有第一时间快速、准确地鉴别诊断和处理，则可能导致严重后果甚至死亡。

【病情观察与评估】

1. 病史

详细询问患者及家属既往病史，此次胸痛开始的时间及持续时间，此次胸痛的强度，部位，性质，有无牵涉痛，与动作、体位有无关系，对硝酸甘油反应如何，进食后胸痛有无改变等。

2. 临床表现

（1）患病年龄：青壮年胸痛应注意结核性胸膜炎、自发性气胸、心肌炎、风心病，40岁以上患者要注意心绞痛、心肌梗死及肺癌等。

（2）胸痛时间：阵发性胸痛多见于平滑肌或血管狭窄缺血；持续性胸痛多见于炎症、肿瘤、血管栓塞、器官梗死。

（3）胸痛部位、胸痛的性质、疼痛时间以及诱发因素：胸骨后疼痛伴有进食吞咽困难者应注意食管及纵隔病变；局部性疼痛、胸壁疼痛应注意肋骨骨折、软骨炎；有水疱成簇沿肋间神经分布，应注意带状疱疹；心前区及胸骨后或剑突疼痛并且疼痛向左肩分散，应注意心绞痛；经休息或服硝酸甘油后疼痛无缓解应注意急性心肌梗死；剧烈胸痛且向下转移到腹部、腰部、两侧腹股沟或下肢，应注意主动脉夹层；如疼痛因呼吸运动或咳嗽加重应考虑胸膜炎；一侧的胸痛应注意自发性气胸、肺梗死。

【主要护理问题】

1. 急性疼痛、心前区疼痛

急性疼痛、心前区疼痛与冠状动脉供血不足、炎症累积心包、胸膜壁层有关。

2. 恐惧

恐惧与剧烈疼痛伴濒死感有关。

3. 睡眠型态改变

睡眠型态改变与疼痛有关。

4. 舒适的改变：胸痛

胸痛与肺部炎症及胸膜有关。

【护理措施】

（1）立即评估病情：对于突发胸痛的患者，首先识别引起胸痛的各种致命性疾病，包括急性心肌梗死、不稳定型心绞痛、主动脉夹层、急性肺栓塞及张力性气胸，其次排除心包炎、肋骨骨折、胸膜炎及胸腔积液等可能威胁生命的疾病，然后再考虑其他病因。

（2）止痛：确诊前慎用镇痛药，以免掩盖病情，明确诊断后，疼痛大于或等于4分的患者，立即采取止痛措施。

（3）严密观察病情变化：

①密切观察患者疼痛的部位、性质及强度等有无变化，并注意镇痛剂的效果；

②持续心电监护，监测患者生命体征变化，严密观察心率、心律、心电图动态改变，以发现缺血和心律失常，注意观察患者的精神状态和面色等。

（4）如存在危及生命的症状和体征，如突发晕厥或呼吸困难、低血压、心率＞100次/min和双肺湿啰音等，应立即建立静脉通路、吸氧、心电监护，稳定患者生命体征。

（5）所有胸痛患者应在10min内完成第一份心电图检查，明确诊断者，按相应疾病处理，如急性心肌梗死患者进行PCI治疗。对于主动脉夹层患者应早期预警，启动流程；密切观察生命体征；医护共同评估、早期诊断，多学科通力协作救治，精心护理，提高抢救成功率，改善患者预后。

（6）未能明确诊断的急性胸痛，在询问病史、心电图检查及体格检查后尽快完成实验室检查、床旁胸片和床旁超声心动图检查。

（7）对于低中位胸痛患者，如没有明确病因，建议请心内科医生会诊。

【健康指导】

（1）针对引起胸痛的疾病知识予以指导，如急性冠脉综合征患者的常见诱因是工作劳累、精神紧张、情绪激动、饱餐、大量饮酒、抽烟等。

（2）生活行为指导：指导患者日常生活中避免劳累、戒烟且避免大量饮酒等。

（3）心理指导：多与患者交谈，从多方面指导患者，使其完全放松，安心治疗，以最佳的心理状态度过生命危险期。

（4）饮食指导：应进食低盐、低脂、清淡易消化饮食，少食多餐，多食新鲜蔬菜、水果，保持大便通畅。

（5）用药指导。

第五章　神经痛护理常规

【概述】

神经痛是神经科常见症状之一，指由于神经器质性或功能性异常引起的投射到其支配部位的疼痛。此种疼痛是指在没有外界刺激的条件下而感到的疼痛，又称为自发痛。自发痛的种类很多，按病变的部位可分为周围神经性痛和中枢神经性痛。病因不明者称为原发性神经痛，有明确病因者称为继发性（或症状性）神经痛。

【病情观察与评估】

（1）询问疼痛的性质，痛起来的感觉像什么，压迫性、波动性还是灼热性，酸痛、灼痛还是闪电样疼痛，放射性、扩散性、牵涉性、发作性还是持续性。

（2）询问疼痛的程度，让患者描述疼痛为轻微、中等、严重还是极度痛苦。

（3）询问疼痛的部位，疼痛首发出现的部位，协助患者指出疼痛部位，如头痛是单侧、双侧还是整个头部。

（4）询问疼痛的规律，白天、晚上、睡眠后、气候和冷暖。

（5）询问疼痛的形式，急性、慢性、持续性、间断性、偶然性的还是反复的。

（6）询问有无前驱症状，打嗝、呕吐、闪光、发音障碍等。

（7）观察引起疼痛的因素。

（8）伴随症状，生理上（如血糖升高、呼吸加快、脉搏加快、心率加快、血压升高）、出汗、面部表情、肢体动作、声音改变、生活习惯的改变、睡眠障碍、体力下降、食欲减退。

（9）心理因素，心理疾病，如抑郁和焦虑会使疼痛恶化。

【护理措施】

（1）遵医嘱严密监测患者的生命体征，每日（中重度疼痛患者定时）评估患者疼痛的程度，了解病变部位疼痛的性质、疼痛的时间、诱发因素。取舒适的体位，协助患者满足生活需要，尽可能去除诱因，减轻疼痛。

（2）用冰袋按摩缓解疼痛，注意防止皮肤冻伤。对于寒冷或劳累引起的神经痛应注意局部皮肤的保暖和避免剧烈劳动。

（3）按三级止痛的方法应用止痛剂，第一阶段从非阿片类镇痛剂开始，如阿司匹林、强痛定（布桂嗪）、平痛新（奈福泮）、吲哚美辛等。若不能缓解，在此基础上，加阿片类镇痛剂，如可待因、丙氧酚等；若疼痛剧烈，则可用强阿片类镇痛剂，如杜冷丁（哌替啶）、美施康定等，现在又有一种新型贴剂多瑞吉，镇痛效果可达到72h。

（4）观察患者生命体征的变化，如有变化立即报告医生，做好抢救准备。

（5）提供舒适的休息环境，便于患者舒适、睡觉和放松。

（6）了解患者的心理因素，积极进行心理干预，耐心听取患者倾诉，给予适当安慰，减轻患者心理负担，提高痛阈。

【健康指导】

（1）生活、饮食要有规律，保证足够的睡眠和休息，避免过度劳累。

（2）教会局部轻轻按摩，如血管性疼痛按摩可放松、减轻疼痛。

（3）避免疼痛的因素有，肢体移动、环境吵闹、温度改变、咳嗽、打喷嚏、睡眠不足、月经前、情绪紧张，压力和饮酒等诱因，导致血管扩张的食物，如巧克力等。

（4）保持情绪稳定，焦虑的情绪易引起疼痛加深。

（5）转移注意力，可看些小说、漫画等分散注意力。

第六章　咳嗽、咳痰护理常规

【概述】

咳嗽（Cough）是因咳嗽感受器受到刺激后引起的突然剧烈的呼气运动，是一种反射性防御动作，具有清除呼吸道分泌物和气道内异物的作用。但长期而频繁的咳嗽则对人体不利，如咳嗽可促使呼吸道内感染扩散，剧烈的咳嗽可导致呼吸道出血，甚至诱发自发性气胸等。咳嗽分为干性咳嗽和湿性咳嗽两类，前者为无痰或痰量甚少的咳嗽，见于咽炎及急性支气管炎、早期肺癌等疾病；后者伴有咳痰，常见于慢性支气管炎及支气管扩张症。

咳痰（Expectoration）是借助支气管黏膜上皮的纤毛运动、支气管平滑肌的收缩及咳嗽反射，将呼吸道分泌物经口腔排出体外的动作。引起咳嗽和咳痰的病因有很多，常见的致病因素为：

（1）感染因素：如上呼吸道感染、支气管炎、支气管扩张症、肺炎、肺结核等。

（2）理化因素：肺癌生长压迫支气管；误吸；各种刺激性气体、粉尘的刺激。

（3）过敏因素：过敏体质者吸入致敏物，如过敏性鼻炎、支气管哮喘等。

（4）其他：如胃食管反流病导致咳嗽，服用β-阻断药或血管紧张素转化酶抑制药后咳嗽，习惯性及心理性咳嗽等。

【病情观察与评估】

1. 病史

（1）病因：询问有无呼吸道感染、刺激性气体或粉尘吸入、服用血管紧张素转化酶抑制药等导致咳嗽的原因。

（2）咳嗽：询问咳嗽发生与持续的时间、规律、性质、程度、音色、伴随症状，咳嗽与体位、气候变化的关系，有无咳嗽无效或不能咳嗽。突然出现的干性或刺激性咳嗽多是急性上、下呼吸道感染初期的表现或与异物吸入、过敏有关；较重的干咳常见于咳嗽变异型哮喘、咽炎、气管异物、胸膜炎、支气管肿瘤、服用血管紧张素转化酶抑制药和胃食管反流等；慢性肺间质病变，尤其是各种原因所致的肺间质纤维化常表现为持续性干咳；犬吠样咳嗽见于会厌、喉部疾患或异物吸入；金属音调咳嗽见于纵隔肿瘤、主动脉瘤或支气管肺癌压迫气管；嘶哑性咳嗽多见于喉炎、喉结核、喉癌和喉返神经麻痹等。咳嗽伴发热提示存在感染；咳嗽伴有胸痛常表示病变已累及胸膜；伴呼吸困难显示有肺通气和（或）换气功能的障碍。咳嗽的发生与时间、体位也有一定的关系。咳嗽变异型哮喘常在夜间咳嗽，慢性支气管炎、支气管扩张症患者往往在清晨起床或夜间刚躺下时咳嗽加剧并咳出较多的痰液。

（3）咳痰：询问痰液的颜色、性质、量、气味和有无肉眼可见的异物等。慢性咳嗽伴咳痰常见于慢性支气管炎、支气管扩张症、肺脓肿和空洞型肺结核等。痰液颜色改变常有重要意义，黄绿色脓痰常为感染的表现；肺结核、肺癌、肺梗死出血时，因痰中含血液或血红蛋白而呈红色或红棕色；铁锈色痰可见于肺炎球菌肺炎；红褐色或巧克力色痰考虑阿米巴肺脓肿；粉红色泡沫痰提示急性肺水肿；砖红色胶冻样痰或带血液者常见于克雷伯杆菌肺炎。痰有恶臭味是厌氧菌感染的特征。痰量少时每天仅数毫升，多时可达数百毫升，一般将24h痰量超过100mL定为大量痰。痰液黏稠难以咳出时要警惕患者是否有体液不足，痰量原来较多而突然减少，伴发热，可能为支气管引流不畅所致。

（4）心理－社会反应：评估患者有无焦虑或抑郁等不良情绪反应，评估是否对患者日常生活和睡眠造成影响。

2. 身体评估

重点检查以下内容：

①生命体征及意识状态：尤其是体温、呼吸形态；

②营养状态及体位：有无消瘦及营养不良，是否存在强迫体位，如端坐呼吸；

③皮肤、黏膜：有无脱水、多汗及发绀；

④胸部：两肺呼吸运动的一致性，是否有肺泡呼吸音改变及异常呼吸音，有无干、湿啰音等。

3. 实验室及其他检查

检查痰液有无致病菌，血气分析结果关注有无 PaO_2 下降和 $PaCO_2$ 升高，X 线胸片、纤维支气管镜检查、肺功能测定。

【护理措施】

一、清理呼吸道无效

（一）病情观察

密切观察咳嗽、咳痰情况，详细记录痰液的颜色、量和性质。

（二）环境与休息

为患者提供安静、舒适的病室环境，保持室内空气清新、洁净，注意通风。维持室温（18～20℃）和湿度（50%～60%），以充分发挥呼吸道的自然防御功能。使患者保持舒适体位，采取坐位或半坐位有助于改善呼吸和咳嗽排痰。

（三）饮食

慢性咳嗽使能量消耗增加，应给予足够热量的饮食。适当增加蛋白质和维生素，尤其是维生素 C 及维生素 E 的摄入；避免油腻、辛辣刺激的食物。如患者无心、肾功能障碍，应给予充足的水分，使每天饮水量达到 1.5～2L，有利于呼吸道黏膜的湿润，使痰液稀释容易排出。

（四）促进有效排痰

有效排痰包括深呼吸、有效咳嗽、气道湿化、胸部叩击、体位引流和机械吸痰等一组胸部物理治疗措施。

（1）深呼吸和有效咳嗽：深呼吸是指胸腹式呼吸联合进行，以排出肺内残气及其代谢产物，增加有效通气的一种呼吸方式。有效咳嗽是在咳嗽时通过加大呼气压力，增强呼气流速，以提高咳嗽的效率，适用于神志清醒、一般状况良好、能够配合的患者。实施的注意事项如下：

①首先应指导患者掌握深呼吸和有效咳嗽的正确方法：患者尽可能采用坐位，先进行深而慢的腹式呼吸 5～6 次，然后深吸气至膈肌完全下降，屏气 3～5s，继而缩唇，缓慢地经口将肺内气体呼出，再深吸一口气屏气 3～5s，身体前倾，从胸腔进行 2～3 次短促有力的咳嗽，咳嗽时同时收缩腹肌，或用手按压上腹部，帮助痰液咳出。也可让患者取俯卧屈膝位，借助膈肌、腹肌收缩，增加腹压，咳出痰液。

②经常变换体位有利于痰液咳出。

③减轻咳嗽时的疼痛：对胸痛不敢咳嗽的患者，应采取相应措施防止因咳嗽加重疼痛，如胸部有伤口可用双手或枕头轻压伤口两侧，使伤口两侧的皮肤及软组织向伤口处皱起，可避免咳嗽时胸廓扩展牵拉伤口而引起疼痛。疼痛剧烈时可遵医嘱给予止痛药，30min后进行有效咳嗽。

（2）气道湿化：适用于痰液黏稠不易咳出者。气道湿化包括湿化治疗和雾化治疗两种方法，湿化治疗法是通过湿化器装置，将水或溶液蒸发成水蒸气或小液滴，以提高吸入气体的湿度，达到湿润气道黏膜、稀释痰液的目的。雾化治疗法又称为气溶液吸入疗法，是应用特制的气溶液装置将水分和药物形成气溶胶的液体微滴或固体颗粒，使之吸入并沉积于呼吸道和肺内，以达到治疗疾病、改善症状的目的。雾化吸入同时也具有一定的湿化稀释气道分泌物的作用。注意事项如下：

①防止窒息：干结的分泌物湿化后膨胀易阻塞支气管，治疗后要帮助患者翻身、拍背，以及时排出痰液，尤其是体弱、无力咳嗽者。

②避免湿化过度：过度湿化可引起黏膜水肿和气道狭窄，使气道阻力增加，甚至诱发支气管痉挛，也可引起水中毒、肺水肿（对心肾功能不全的患者应注意）。湿化时间不宜过长，一般以 10～20min 为宜。

③控制湿化温度：一般将湿化温度控制在 35～37℃，在加热湿化过程中，既要避免温度过高灼伤呼吸道和损害气道黏膜纤毛运动，也要避免温度过低诱发哮喘及寒战反应。

④防止感染：按规定消毒吸入装置和病房环境，严格无菌操作，加强口腔护理，避免呼吸道交叉感染。

⑤避免降低吸入氧浓度：超声雾化吸入因喷雾压力和气流湿度增高，可造成吸入空气量减少，使血氧饱和度降低患者感觉胸闷、气促加重，因此，在给予患者超声雾化吸入时可提高吸氧浓度或改用氧气驱动的喷射式雾化吸入。

（3）胸部叩击：是一种借助叩击所产生的振动和重力作用，使滞留在气道内的分泌物松动，并移行到中心气道，最后通过咳嗽排出体外的方法。该方法适用于久病体弱、长期卧床、排痰无力者。禁用于未经引流的气胸、肋骨骨折、有病理性骨折史、咯血、低血压及肺水肿等患者。方法：患者侧卧位或在他人协助下取坐位，叩击者两手手指弯曲并拢，使手掌呈杯状，以手腕力量，从肺底自下而上、由外向内、迅速而有节律地叩击胸壁，每一肺叶叩击 1～3min，叩击时发出一种空而深的拍击音则表明叩击手法正确。胸部叩击的注意事项：

①评估：叩击前听诊肺部有无呼吸音异常及干、湿啰音，明确痰液潴留部位。

②叩击前准备：用单层薄布覆盖叩击部位，以防止直接叩击引起皮肤发红，但覆盖物不宜过厚，以免降低叩击效果。

③叩击要点：叩击时避开乳房、心脏、骨突部位（如脊椎、肩胛骨、胸骨）及衣服拉链、纽扣等；叩击力量应适中，以患者不感到疼痛为宜，每次叩击时间以 3～5min 为宜，应安排在餐后 2h 至餐前 30min 完成，以避免治疗中引发呕吐；叩击时应密切注意患者反应。

④操作后：嘱患者休息并协助做好口腔护理，去除痰液气味；询问患者的感受，观察痰液情况，复查生命体征、肺部呼吸音及啰音变化。

（4）体位引流：体位引流是利用重力作用使肺、支气管内分泌物排出体外的胸部物理疗法之一，又称为重力引流，适用于肺脓肿、支气管扩张症等有大量痰液排出不畅时。禁用于有明显呼吸困难和发绀、近1～2周内曾有大咯血史、严重心血管疾病或年老体弱不能耐受的患者。

（5）机械吸痰：适用于痰液黏稠无力咳出、意识不清或建立人工气道者。可经患者的口、鼻腔、气管插管或气管切开处进行负压吸痰。注意事项如下：

①每次吸引时间少于15s，两次抽吸间隔时间应超过3min；

②吸痰动作要迅速、轻柔，将不适感降至最低；

③在吸痰前、后适当提高吸入氧浓度，避免吸痰引起低氧血症；

④严格执行无菌操作，避免呼吸道交叉感染。

二、用药护理

遵医嘱给予抗生素、止咳及祛痰药物，用药期间注意观察药物的疗效及不良反应。向湿性咳嗽及排痰困难患者解释并说明可待因等强镇咳药会抑制咳嗽反射，加重痰液的积聚，切勿自行服用。

【健康指导】

（1）注意休息，劳逸结合，生活规律，戒烟。

（2）每日开窗通风保持室内空气新鲜，避免去人多的场所。

（3）进行适当的体育锻炼。

（4）积极处理原发病，遵医嘱按时、按量用药。

（5）指导患者有效咳嗽，进行呼吸功能锻炼。

第七章 咯血护理常规

【概述】

咯血是指气管、支气管及肺组织出血，经口咯出。咯血是一种临床较常见的症状，由于其血液可来自气管、支气管、肺、心血管疾病，某些恶性肿瘤的转移，全身性疾病，血液病等均可引起咯血。

【病情观察】

（1）询问患者有无易引起咳血的基础疾病，如支气管疾病、肺部疾病、心血管疾病、血液病史等，询问既往有无咳血史、有无不良嗜好，注意咳血诱因。

（2）观察患者的神志、呼吸、血压、脉搏、心率、神志、尿量、皮肤及甲床色泽，及时发现休克。

（3）观察咯血的颜色和量，并记录。

（4）观察止血药物的作用及副作用。

（5）观察窒息的先兆症状：咯血停止、紫绀、自感胸闷、心慌、大汗淋漓、喉痒有血腥味及精神高度紧张等情况。

（6）观察患者的心理特点，因患者对自身疾病有不同程度的多疑、焦虑、自卑和脆弱等。

【护理措施】

（1）应卧床休息，保持安静，避免不必要的交谈。及时清除血污物品，保持床单整洁。

（2）护士应向患者做必要的解释，使其放松身心，配合治疗，鼓励患者将血轻轻咳出。

（3）一般应静卧休息，使小量咯血自行停止。大量咯血患者应绝对卧床休息，减少翻动，协助患者取患侧卧位，头偏向一侧，有利于健侧通气，对肺结核患者还可防止病灶扩散。

（4）保证静脉通路通畅，并正确计算每分钟滴速。

（5）准备记录出入量和每小时尿量。

（6）应备齐急救药品和器械，如止血剂、强心剂、呼吸中枢兴奋剂等药物。此外，应备开口器、金属压舌板、舌钳、氧气筒或氧气枕、电动吸引器等急救器械。

（7）药物应用：

①止血药物：咯血量大者常用脑垂体后叶素 50 单位加入 10％葡萄糖 40mL 缓慢静脉推注，或用脑垂体后叶素加入葡萄糖或氯化钠中静滴。注意观察用药不良反应。

②镇静剂：对烦躁不安者常用镇静剂，如地西泮 5～10mg 肌注。禁用吗啡、哌替啶，以免抑制呼吸。

③止咳剂：大咯血伴剧烈咳嗽时可以用少量止咳剂。

（8）大咯血者暂禁食，小咯血者宜进少量流质饮食，避免饮用浓茶、咖啡、酒等刺激性饮料，多饮水及食富含纤维素食物，以保持大便通畅。

（9）窒息的预防及抢救配合：

①应向患者说明咯血时不要屏气，否则易诱发喉头痉挛，如出血引流不畅形成血块，将造成呼吸道阻塞。应尽量将血轻轻咯出，以防窒息。

②准备好抢救用品，如吸痰器、鼻导管、气管插管和气管切开包等。

③一旦出现窒息，开放气道是抢救的关键一环，上开口器立即挖出口腔、鼻腔内血凝块，用吸引器吸出呼吸道内的血液及分泌物。

④迅速抬高患者床脚，使呈头低足高位。

⑤如患者神志清楚，鼓励患者用力咳嗽，并用手轻拍患侧背部促进支气管内淤血排出。

⑥如患者神志不清则应迅速将患者上半身垂于床边并一手托扶，另一手轻拍患侧背部。

⑦清除患者口、鼻腔内的淤血。用压舌板刺激其咽喉部，引起呕吐反射，使能咯出阻塞咽喉部的血块，对牙关紧闭者用开口器及舌钳帮助。

⑧如以上措施不能使血块排出，则应立即用吸引器吸出淤血及血块，必要时立即进行气管插管或气管镜直视下吸取血块。气道通畅后，若患者自主呼吸未恢复，应进行人工呼吸，给高流量吸氧或按医嘱应用呼吸中枢兴奋剂。

【健康指导】

（1）积极治疗支气管、肺、心血管等疾病。

（2）向患者讲解保持大便通畅的重要性。

（3）不要过度劳累，避免剧烈咳嗽。

（4）适当锻炼，避免剧烈运动。

（5）宣传消毒隔离的方法，预防传染。

（6）指导患者合理安排生活，保证充足睡眠和休息时间。注意营养搭配，增强机体抵抗力，避免复发。

第八章 气道异物梗阻护理常规

【概述】

气道异物梗阻（FBAO）是因气道内进入异物导致呼吸道的部分或完全阻塞引起窒息的紧急情况。如不及时解除，数分钟内即可导致死亡。FBAO造成心脏停搏并不常见，但在有意识障碍或吞咽困难的老年人和儿童发生概率相对较多。

【病情观察与评估】

（1）气道部分阻塞：患者有通气，能用力咳嗽，但咳嗽停止时出现喘息声。此时，救助者不宜采取措施妨碍患者自行排出异物，应鼓励患者用力咳嗽，并自主呼吸，但要守护在患者身旁，并监视患者的情况；通气不良，或开始通气好但逐渐恶化，表现乏力、无效咳嗽、吸气时高调噪声、呼吸困难加重、发绀时，须立即采取紧急急救措施。由于气体无法进入肺脏，如不能迅速解除气道阻塞，患者将很快出现意识丧失，甚至死亡。如患者意识已丧失、猝然倒地，应立即实施心肺复苏。

（2）气道完全阻塞：患者不能讲话、呼吸或咳嗽，双手抓住颈部，无法通气。对此征象必须立即明确识别，救助者应马上帮助解除异物。

（3）心电图：用于评估患者是否发生心肌损害（ST–T改变，室性期前收缩传导阻滞等）和心律失常，对于无法明确原因的窒息症状可与其他心脏疾病相鉴别。

（4）动脉血气分析：可出现缺氧和CO_2潴留，二氧化碳分压（$PaCO_2$）升高，表现为呼吸性酸中毒。若缺氧明显，可合并代谢性酸中毒。用于判断窒息缺氧情况。

【主要护理问题】

1. 气体交换受损

气体交换受损与气道异物引发呼吸困难、窒息有关。

2. 急性意识障碍

急性意识障碍与脑组织缺氧、脑功能受损有关。

3. 有感染的危险

有感染的危险与长期卧床，肺部痰液不易排出有关。

4. 焦虑

焦虑与疾病迁延个体健康受威胁有关。

5. 潜在并发症

潜在并发症包括呼吸、心跳骤停。

【护理措施】

1. 意识清醒者处理

（1）腹部冲击法（Heimlich法）：可用于有意识的站位或坐位患者。站在患者身后，双臂环抱患者腰部，一手握拳，握拳手拇指侧紧顶住患者腹部，位于剑突与脐间的腹中线部位，再用另一个手握紧拳头，快速向内、向上使拳头冲击腹部，反复冲击直到把异物取出。

（2）自行腹部冲击法：本人可一手握拳，用拳头拇指侧顶住腹部，另一只手再握紧拳头，用力快速向内、向上使拳头冲击腹部。如不成功，患者应快速将上腹部抵压在一个硬质的物体上，用力冲击腹部，直到将异物排出。

（3）胸部冲击法：当患者是妊娠末期或过度肥胖者，救助者双臂无法环抱患者腰部，可用胸部冲击法代替腹部冲击法。救助者站在患者身后，把上肢放在患者腋下，将胸部环抱住。一个拳的拇指侧放在胸骨中线，避开剑突和肋骨下缘，另一只手握住拳头，向后冲压，直到把异物排出。

2. 意识丧失者处理

意识丧失者立即给予心肺复苏。如可看见口腔内异物，应立即清除口咽部异物。异物清除困难时，应进一步采取抢救措施（环甲膜穿刺/切开术）开通气道。如异物清除、气道开通后患者仍未恢复呼吸，需立即进行辅助通气及高级生命支持（ACLS）。

【健康指导】

（1）养成良好的饮食习惯，进食时应细嚼慢咽，尤其对儿童应避免打闹、嬉笑、打骂和恐吓等，以防异物吸入。

（2）家长应重视发生异物的危害性，加强防范意识。

（3）进食后若发生剧烈阵发性咳嗽、呼吸困难、声嘶等症状应及时来院就诊。

第九章　呼吸困难护理常规

【概述】

呼吸困难（Dyspnea）是指患者主观上感到空气不足、呼吸费力；客观上表现为呼吸运动用力，严重时可出现张口呼吸、鼻翼煽动、端坐呼吸，甚至发绀、呼吸辅助肌参与呼吸运动，并且可有呼吸频率、深度、节律的改变。

肺源性呼吸困难是由于呼吸系统疾病引起通气和（或）换气功能障碍，造成机体缺氧和（或）二氧化碳潴留所致。呼吸困难根据其临床特点分为以下 3 种类型：

（1）吸气性呼吸困难：吸气时呼吸困难显著，其发生与大气道的狭窄和梗阻有关，多见于喉头水肿、喉气管炎症、肿瘤或异物引起的上呼吸道机械性梗阻。发生时常伴干咳及高调吸气性哮鸣音，重者患者可出现"三凹征"，即胸骨上窝、锁骨上窝和肋间隙明显凹陷。

（2）呼气性呼吸困难：表现为呼气费力、缓慢及呼气时间延长，常伴有呼气期哮鸣音，其发生与支气管痉挛、狭窄和肺组织弹性减弱，影响了肺通气功能有关。多见于支气管哮喘和慢性阻塞性肺疾病。

（3）混合性呼吸困难：是由于肺部病变广泛使呼吸面积减少，影响了换气功能所致。此时，吸气与呼气均感费力，呼吸频率增快、深度变浅，常伴有呼吸音减弱或消失。临床常见于重症肺炎、重症肺结核、广泛性肺纤维化、大量胸腔积液和气胸等。

【病情观察与评估】

1. 病史

（1）起病的缓急：突发性呼吸困难多见于呼吸道异物、张力性气胸等，起病较急者应考虑支气管哮喘、气胸、肺炎、肺不张等，起病缓慢者多为慢性阻塞性肺疾病、肺结核、支气管扩张症等。

（2）诱因：支气管哮喘发作可有过敏物质的接触史；与活动有关的呼吸困难可因劳累或活动量过大等因素诱发，如慢性肺源性心脏病和间质性肺疾病；自发性气胸发病前多有过度用力或屏气用力史。

（3）伴随症状：有无咳嗽、咳痰、胸痛、发热、神志改变等。

（4）严重程度：呼吸困难按其严重程度分为轻度、中度和重度。轻度呼吸困难由中度及中度以上体力活动引起；中度呼吸困难由轻度体力活动引起；重度呼吸困难可由洗脸、穿衣等日常活动引起，甚至休息时也有发作。

（5）心理反应：有无紧张、注意力不集中，失眠、抑郁、焦虑或恐惧等。

2. 身体评估

（1）神志：有无烦躁不安、神志恍惚、谵妄或昏迷。

（2）面容与表情：是否存在口唇发绀、表情痛苦、鼻翼煽动、张口或点头呼吸及肺气肿患者表现出的缩唇吹气。

（3）呼吸的频率、深度和节律：轻度呼吸衰竭时呼吸可深而快，严重时则呼吸浅而慢，甚至出现潮式呼吸。

（4）胸部：观察是否有桶状胸和辅助呼吸肌参与呼吸，听诊双肺有无肺泡呼吸音减弱或消失及干、湿啰音等。

3. 实验室及其他检查

动脉血气分析有助于判定缺氧和二氧化碳潴留的程度。肺功能测定可了解肺功能的基本状态，明确肺功能障碍的程度和类型。

【护理措施】

1. 气体交换障碍

（1）病情观察：判断呼吸困难类型并动态评估患者呼吸困难的严重程度。有条件的可监测血氧饱和度的变化。

（2）环境与休息：保持病室环境安静舒适、空气洁净和温湿度适宜。哮喘患者室内避免湿度过高及存在过敏原，如尘螨、刺激性气体、花粉等。病情严重者应住重症监护病房，以便于及时观察并处理病情变化。

（3）保持呼吸道通畅：协助患者清除呼吸道分泌物及异物，指导患者正确使用支气管舒张药以及时缓解支气管痉挛造成的呼吸困难，必要时需建立人工气道，以保证气道通畅。

（4）氧疗和机械通气的护理：根据呼吸困难类型、严重程度的不同，进行合理氧疗或机械通气，以缓解呼吸困难症状。密切观察氧疗的效果及不良反应，记录吸氧方式（鼻塞/鼻导管、面罩、呼吸机）、吸氧浓度及吸氧时间，若吸入高浓度氧或纯氧要严格控制吸氧时间，一般连续给氧不超过 24h。

（5）用药护理：遵医嘱应用支气管舒张药、呼吸兴奋药等，观察药物疗效和不良反应。

（6）心理护理：呼吸困难会使患者产生烦躁不安、焦虑甚至恐惧等不良情绪反应，从而进一步加重呼吸困难。医护人员应安慰患者，在患者呼叫时及时出现在患者身边并给予心理支持，以增强其安全感，保持其情绪稳定。

2. 活动无耐力

（1）保证充分地休息：患者休息时尽量减少不必要的护理操作并保持病室环境的安静和舒适。采取的体位以患者自觉舒适为原则，对于因呼吸困难而不能平卧者可采取半卧位或坐位身体前倾，并使用枕头、靠背架或床边桌等支撑物增加患者的舒适度。指导患者穿着宽松的衣服并避免盖被过厚而造成胸部压迫等加重不适。

（2）呼吸训练：指导慢性阻塞性肺气肿患者做腹式呼吸和缩唇呼气训练，以提高呼气相支气管内压力，防止小气道过早陷闭，有利于肺内气体的排出。

（3）逐步提高活动耐力：在保证充足睡眠的基础上，与患者协商并制定日间休息与活动计划，以不感觉疲乏为宜。如病情允许，可有计划地逐步增加每天活动量并鼓励患者尝试一些适宜的有氧运动，如室内走动、室外散步、快走、慢跑、太极拳、体操等，以逐步提高肺活量和活动耐力。

（4）给予心理护理，保证患者心情舒畅。

【健康指导】

（1）卧床休息，保持病室环境舒适、安静，空气新鲜和温湿度适宜。

（2）积极治疗原发病，按时按量用药。

（3）加强营养，进食高蛋白、高热量、低脂肪饮食。

（4）指导患者有效咳嗽和坚持呼吸锻炼，以改善肺功能。

（5）逐步提高患者活动耐力，制定休息计划，以不感觉疲劳为宜。

【主要护理问题】

（1）气体交换受损与疾病致肺通气/换气障碍有关。

（2）清理呼吸道无效与痰液黏稠、不易咳出有关。

（3）活动无耐力与呼吸困难造成的低氧有关。

第十章　恶心、呕吐护理常规

【概述】

恶心和呕吐两者可单独发生，但多数患者先有恶心（Nausea），继而呕吐（Vomiting）。引起恶心与呕吐的病因有很多，其中消化系统的常见病因有：

①胃炎、消化性溃疡并发幽门梗阻、胃癌。

②肝、胆囊、胆管、胰、腹膜的急性炎症。

③胃肠功能紊乱引起的心理性呕吐。呕吐出现的时间、频度、呕吐物的量与性状因病种而异。上消化道出血时呕吐物呈咖啡色甚至鲜红色，消化性溃疡并发幽门梗阻时呕吐常在餐后发生，呕吐量大，呕吐物含酸性发酵宿食；低位肠梗阻时呕吐物带粪臭味；急性胰腺炎可出现频繁剧烈的呕吐，吐出胃内容物甚至胆汁。呕吐频繁且量大者可引起水电解质紊乱、代谢性碱中毒；长期呕吐伴畏食者可致营养不良；昏迷患者呕吐时易发生误吸，引起肺部感染和窒息等。

【病情观察】

（1）观察恶心与呕吐发生的时间、频率、原因或诱因，与进食的关系，伴随症状；呕吐量大者注意有无电解质紊乱、酸碱平衡失调。

（2）观察患者生命体征、神志、营养状况、有无失水的表现；腹部体征：有无腹胀、腹肌紧张、压痛、反跳痛及其部位、程度，肠鸣音是否正常。

（3）观察呕吐物的性质、量，必要时送实验室检查。

【护理措施】

（1）定时测量和记录生命体征直至稳定。

血容量不足时可发生心动过速、呼吸急促、血压降低，特别是直立性低血压；持续呕吐导致大量胃液丢失，发生代谢性酸中毒时，患者呼吸可变浅、变慢。

（2）观察患者有无失水现象。

准确测量和记录每日出入量、尿比重、体重；依失水程度的不同，患者可出现烦躁、神志不清甚至昏迷，软弱无力、口渴、皮肤黏膜干燥、弹性降低，尿量减少、尿比重增高等症状。疑有肠梗阻时应禁食、禁水，并进行胃肠减压。对不能经口摄取营养、水和电解质的患者，应通过静脉输液给予补充。

（3）观察患者有无继续呕吐，记录呕吐的次数，呕吐物的性质和量、颜色、气味；动态观察实验室检查结果，例如血清电解质、酸碱平衡状态。患者呕吐时应帮助其坐起或侧位，头偏向一侧，以免误吸。吐毕给予漱口，更换污染衣物、被褥，开窗通风，以去除异味。

（4）按医嘱应用止吐药及其他治疗，促使患者逐步恢复正常饮食和体力。

（5）按治疗计划口服或静脉输液补充水分和电解质。剧烈呕吐不能进食或严重水电解质失衡时，主要通过静脉输液给予纠正。口服补液时，应少量多次饮用，以免引起恶心、呕吐。如口服补液未能达到所需补液量时，仍需静脉输液，以恢复和保持机体的液体平衡状态。

（6）告诉患者突然起身时可能出现头晕、心悸等不适。坐起或站起时应动作缓慢，以免发生直立性低血压。

（7）向患者解释精神紧张不利于呕吐的缓解，特别是有时呕吐与精神因素有关，紧张、焦虑还会影响食欲和消化能力，而治病的信心及情绪的稳定则有利于症状的缓解。

（8）指导患者运用深呼吸、转移注意力等放松技术，减少呕吐的发生。

（9）关心患者，了解其心理状态，耐心解答患者及家属提出的问题。

（10）鼓励患者进行日常生活自理活动，必要时给予帮助。

【健康指导】

（1）向患者及家属讲解恶心、呕吐的原因、症状。

（2）注意饮食卫生及个人卫生。

（3）发生恶心、呕吐时及时就医，配合治疗，并保留呕吐物化验。

第十一章 腹泻护理常规

【概述】

腹泻是指排便次数增多，粪便稀薄或带有黏液、脓血或未消化的食物。临床上，每日排稀液状便 3 次以上，或每天粪便总量超过 200g，其中水分含量大于 80%，则认为是腹泻。

【病情观察与评估】

（1）观察大便的量、颜色、性状及气味，排便的次数。

（2）大便稀薄，有泡沫，绿色有酸醋气味，呈酸性反应，表示碳水化合物进入较多，以致发酵；有腐败臭味，表示蛋白质消化不良；粪便上有油腻发亮，表示脂肪消化不良；感染性腹泻时，大便次数多，色深黄或带绿色，稀薄可带有黏液；金黄色葡萄球菌所致的腹泻，带有腥臭味暗绿色的水样便，量多；霉菌性腹泻时，大便往往呈豆腐渣样，色灰白。

（3）观察患者生命体征的变化，评估患者有无脱水的情况，水、电解质紊乱。每小时要监测出入量情况，同时注意观察患者的神志及生命体征变化，观察有无口渴、口唇黏膜干燥、皮肤弹性下降、神志淡漠、尿量减少等脱水症状；有无腹胀、肠麻痹、心律不齐等低钾表现。

（4）观察肛周皮肤，有无潮红、糜烂。

（5）观察患者腹痛、肠鸣音情况，是否伴有恶心、呕吐等症状。

【护理措施】

（1）严格消毒隔离，防止交叉感染。医护人员注意手卫生，做好床边隔离。

（2）环境舒适。保持病室清洁、安静，空气清新，开窗通风 2 次/天。紫外线消毒 2 次/天，每次 30min。固定拖把及抹布，250mg/L 健之素溶液擦拭桌面、地面 2 次/天。

（3）正确留取和及时送检粪便标本。准确记录大便的量、颜色、性状及气味，排便的次数，24h 出入量。防止水、电解质紊乱及酸碱失衡。

（4）皮肤护理。根据具体情况做好压力性损伤评分。每次患者排便后，都必须用温水清洗后拭干。防止纸巾频繁摩擦刺激皮肤，可用高浓度氧气吹干肛周皮肤。保持肛周皮肤清洁、干燥和舒适。局部涂擦防潮软膏，如氧化锌软膏等，对于中重度腹泻，软膏最好涂到 5~6mm 的厚度，以防止酶对皮肤的侵袭。

（5）大便不能控制的患者，通过直肠保留软肛管，粪便从肛管流出，不直接接触皮肤，避免粪便对皮肤的刺激及反复擦洗。

（6）遵医嘱给予止泻药，遵医嘱静脉补充液体和热量。定期检测血电解质、生化结果。

（7）饮食指导：以清淡、少渣、低脂、易消化，有营养的流质、半流质饮食为主，避免生冷、多纤维、味道浓烈的刺激性食物，避免易产气的食物，如牛奶、豆浆。鼓励少食多餐，并注意饮食卫生和保持适宜的温度。

（8）重度腹泻患者应暂禁食，并结合血钠、血钾的结果，经静脉补充钠、钾及水分等，以维持体内水、电解质、酸碱平衡。

（9）心理护理：了解患者的心理状态，及时讲解腹泻的原因、检查化验结果、好转程度，介绍治愈的病例，取得患者的信任和配合，增强治愈的信心。

（10）减少肠蠕动，卧床休息，避免腹部按摩、压迫和腹压增高等机械性刺激，调整好患者所用的被服及衣物，特别是应注意对腹部的保暖，禁止对腹部的冷热刺激。

【健康指导】

（1）讲解腹泻的病因、治疗及护理过程和疾病的发展与预后。

（2）告知患者腹泻时腹部要注意保暖，如腹部受寒，会增加腹泻时肠蠕动速度，从而加重病情。告知患者多卧床休息，减少体力消耗和肠蠕动次数。

（3）如为感染性腹泻者，告知患者及家人床边隔离的重要性。上厕所时使用一次性坐垫，以防发生交叉感染，饭前、饭后要及时清洁手。饮食保持卫生、安全。

（4）勿滥用止泻药，避免药物依赖。

（5）建立良好的生活方式、生活规律，劳逸结合，避免暴饮暴食，饭前便后勤洗手。

第十二章 便秘护理常规

【概述】

便秘是临床常见的复杂症状，而不是一种疾病，主要是指排便次数减少、粪便量减少、粪便干结、排便费力等。

【病情观察与评估】

(1) 观察患者有无便意少，便次也少；排便艰难、费力；排便不畅；大便干结、硬便，排便不净感；便秘伴有腹痛或腹部不适。上述症状同时存在 2 种以上时，可诊断为症状性便秘。通常以排便频率减少为主，一般每 2～3 天或更长时间排便一次（或每周＜3次）即为便秘。

(2) 观察患者有无伴有失眠、烦躁、多梦、抑郁、焦虑等精神心理障碍。

(3) 便秘的发生与年龄、生活方式有关，尤其是液体摄入量、膳食纤维摄入量、泻剂使用史、静坐生活方式和有便意时未及时排便。

(4) 便秘的"报警"征象：便血、贫血、消瘦、发热、黑便、腹痛等和肿瘤家族史。如果出现报警征象应马上去医院就诊，做进一步检查。

【护理措施】

(1) 饮食护理：根据病情制定合理的饮食，使患者及家属配合。饮食应以低盐、低胆固醇、清淡易消化食物为主，少食多餐为原则。避免过饱，选用适量蛋白质、充足纤维素（蔬菜、水果等）和维生素食物，并保证每日饮水 1500～2000mL，睡前喝一杯蜂蜜水或清晨空腹饮一杯淡盐开水均有助于大便通畅。

(2) 心理护理：排便是通过神经反射来完成的，焦虑、恐惧等因素均可造成便秘。应仔细观察患者的心理活动，使患者尽快适应环境，以稳定的情绪积极面对疾病配合治疗。

(3) 指导患者在床上排便：由于环境及排便习惯方式的改变，多数患者开始常不习惯于卧床排便或有人在床边。此时，护理人员要耐心向患者反复说明在床上排便的重要性，以取得患者配合。床上排便时用屏风遮挡，如患者不能适应卧床排便，可将床头抬高20°～30°，增加患者舒适感。排便时叮嘱患者放松，张口哈气，勿屏气和用力排便，心梗患者必要时可预防性含服硝酸甘油片或消心痛，并做好旁边监护，以免发生意外。同时，保护患者的隐私，处理好排泄音和臭味，便器的保温、舒适物品的应用都要适合患者。

(4) 按摩通便：卧床的患者要定时给予腹部按摩，按摩时可用双手食指、中指和无名指重叠在腹部，按肠走行方向，由结肠向横结肠、降结肠至乙状结肠做顺时针环形按摩，每日 2～3 次，每次 15～20min。

(5) 穴位护理：按压天枢穴对缓解便秘具有良好的效果，降低了使用缓泻剂的比例。穴位按揉时间越长，便秘的各项症状改善越佳，效果越持久。耳穴贴压治疗，通过刺激耳穴能调整经脉，使人体各部的功能活动得到调整，以保持平衡而达到治疗疾病的目的且治疗便秘具有良好的效果。

(6) 排便训练：定时进行排便训练及肛周肌肉收缩训练，每日于腹部按摩后 30min 及定时排便前做缩肛、提肛训练。指导患者先有意识地提肛、缩肛，以锻炼肛周、会阴部肌肉的收缩力，可指导家属进行肛门牵引技术。定时进行肛周皮肤刺激，患者或家属刺激肛周皮肤，牵拉肛门，一紧一松，以促进肛门括约肌的恢复。定时进行肛门牵引，食指或中指戴指套，涂润滑油，缓缓插入肛门，把直肠壁向肛门一侧缓慢持续地牵拉，可以有效地缓解肛门内外括约肌痉挛，同时扩大直肠腔，诱发肠道反射，促进粪便排出。

（7）用药护理：遵医嘱给予药物治疗，常用口服缓泻药，如酚酞、通便灵等。应用缓泻剂应注意药物起作用的时间，避免影响患者休息。直肠常用药有甘油灌肠剂、开塞露等。使用时应注意尽量使药液在肠道内保留 15～20min，以达到疗效。注意观察用药后的排便情况。

【健康指导】

（1）分析便秘的原因，解除思想顾虑和心理负担，做一些生活和疾病调理的指导，使其对一些常见的疾病与便秘有关的知识有所了解，更好地与医护人员配合。

（2）养成良好的排便习惯，定时起居，生活规律。不管有无便意，定时排便，使消化道的活动有节奏地控制消化器官的生理功能。

（3）排便时要用力，注意力集中，不要排便时听音乐，看报纸、杂志，养成良好的排便习惯。

（4）排便时最好采取蹲姿，增加腹肌张力，促进肠蠕动。长期卧床患者应按时给予便器，刺激排便；提供隐蔽的排便环境；最好采取坐姿或适当抬高床头，以增加腹内压利于排便。

（5）调整饮食结构：增加含纤维素多的食物，以刺激肠壁蠕动，促进排便。

（6）活动锻炼：在体力允许的情况下，指导其做适量的体育锻炼，增加肠蠕动。

（7）按摩：按摩对防治便秘有一定的辅助作用，腹部按摩对有习惯性便秘者特别是长期卧床者有较好的防治作用。

第十三章　尿潴留护理常规

【概述】

尿潴留——尿液大量存留在膀胱内而不能自主排出。尿潴留分为急性与慢性两种。

【病情观察与评估】

(1) 观察下腹部是否膨隆、疼痛及压痛、有无排尿延迟，尿线无力、变细、滴沥等。正常成年人膀胱容量为 350～500mL，膀胱残余尿＜5mL。尿潴留时膀胱高度膨胀至脐部。可用残余尿量检测仪查看患者膀胱尿量。

(2) 评估引起患者尿潴留的因素，是否有前列腺肥大、肿瘤等引起尿道梗阻因素。

(3) 观察有无尿痛及出现的时间，腹部、会阴部术后患者是否有因伤口疼痛不敢用力排尿、习惯改变（环境、体位的改变）、焦虑、窘迫、麻醉剂的影响因素。

(4) 尿潴留患者有无体温升高、脉搏增快及血压变化浅昏迷患者的躁动。

【护理措施】

(1) 心理护理：消除其焦虑和紧张情绪。

(2) 维持排尿习惯：提供隐蔽的排尿环境，无机械性梗阻及卧床者，取坐位以增加腹压感，或调整姿势，术前训练床上排尿。

(3) 诱导排尿：将室内水龙头稍稍开启形成滴水声，以诱发排尿反应。温水冲洗外阴或温水坐浴，或用热水袋热敷下腹部，刺激膀胱肌肉收缩。

(4) 针灸：中极、曲骨、三阴交。

(5) 按摩：在膀胱尚未十分胀满时帮助患者轻轻按摩下腹部，护理者手掌按其下腹部，轻轻向左右推揉膨胀的膀胱 10～20 次，促进腹肌松弛，然后以一掌自患者膀胱底部向下推移按压，用力均匀，逐渐加大压力，但用力不可过猛，以免膀胱破裂，另一手以全掌按压关元、中极穴位，以促进排尿，当尿液排出时不可松手，应等尿液排完再缓缓松手，此法对年老体弱及高血压患者应谨慎。

(6) 药物治疗：卡巴可、新斯的明。

(7) 导尿术：如上述方法均不奏效，急性尿潴留尿量超过 300mL 或排尿后残余尿＞100mL，应及时请医生进行导尿处理，患者导尿时注意卫生，避免感染。按尿管护理常规护理。

(8) 排尿意识训练：每次尿管放尿前 5min，患者卧于床上，指导全身放松，并试图自己排尿，然后缓缓放尿，强调患者利用全部感觉。

(9) 训练膀胱：意识清楚，有排尿感觉（有尿意时）的长期留置尿管患者，夹闭导尿管，定时每 4h 开放 10～15min。再夹闭，尽量延长两次排尿之间的时间，至少延长到每 2～3h 开放导尿管 1 次，可恢复膀胱收缩舒张的功能。

【健康指导】

(1) 嘱其多摄取维生素 C、五谷类、肉类、绿叶蔬菜、水果汁等酸化尿液，可降低细菌的繁殖，并可预防尿路结石。

（2）给患者讲解引起尿潴留的因素，减少患者的紧张、焦虑。

（3）教会患者和家属诱导排尿的方法。

（4）有尿感时不要憋尿，注意会阴部卫生，养成良好的卫生习惯，避免盆浴。

（5）留置尿管患者给其讲解夹闭尿管，定期开放，训练膀胱功能。

（6）不能自行解决的排尿困难及时就医，不可强行按压膀胱区。

第十四章　尿失禁护理常规

【概述】

尿失禁指膀胱括约肌损伤或神经功能障碍而丧失排尿的控制能力，尿液不由自主地流出。

【病情观察与评估】

（1）尿失禁的分类：

①无抑制性神经源性膀胱：表现为尿频、尿失禁，见于脑卒中、脑肿瘤。

②松弛型尿失禁：见于脊髓损伤、脊髓休克、脊髓炎症、脊髓肿瘤等。

③充盈性尿失禁：尿潴留，见于脑卒中。

④反射性尿失禁：膀胱内压力增加而容量减少。见于脊髓损伤、炎症和肿瘤。

⑤功能性尿失禁：没有器质性排尿困难，但因智能下降导致认知障碍，而无法自行到厕所或无法表达排尿要求。

⑥感觉麻痹性尿失禁：支配膀胱的神经受损。见于糖尿病。

（2）尿失禁的程度：

轻度失禁：患者仅在咳嗽、打喷嚏、担抬重物时出现。中度失禁：在站立、行走、轻度用力时出现。重度失禁：卧位或直立时均可发生。

（3）观察是否伴有大便失禁或便秘，是否伴有肢体瘫痪、肌张力增高、腱反射亢进，是否伴有多饮、多尿和体重减轻。

（4）观察排尿次数、频率、时间、尿量和颜色等，排尿是否困难、排尿痛、烧灼感、余尿、尿失禁、神经损伤的程度。

（5）用药护理：神经源性膀胱失禁患者常使用 M 受体阻滞剂，如托特罗定和琥珀酸索利那新；压力性尿失禁者常使用 α-肾上腺素受体激动剂、雌激素等。观察患者有无恶心、呕吐、口干、视力模糊、血压升高、心悸、便秘、尿潴留等不良反应。观察患者排尿异常症状改善情况。

【护理措施】

（1）关心理解患者。减少尿失禁患者常饮水的顾虑，减少尿路感染的机会，糖尿病患者要规律排尿。

（2）制定膀胱功能训练计划，指导患者每日数次做阴部肌肉收缩和放松锻炼，持续收缩盆底肌（提肛运动）2～6s，松弛休息 2～6s，如此反复训练。指导患者有尿意时不要立即排尿，放松膀胱，抑制尿意，延长排尿间隔时间，改善尿失禁症状。

（3）观察患者排尿反应，协助定时排尿。开始时 2～3h 一次，以后逐渐拉长间隔时间，以帮助其恢复控制功能。

（4）保持皮肤清洁卫生。尿液长期浸湿皮肤可使皮肤角质层变软而失去正常防御功能。加之尿中氨对皮肤的刺激，易引起皮疹，甚至发生褥疮。要保持皮肤清洁、干燥，及时清水清洗，勤换衣裤、尿垫、床单。皮肤可涂适量油膏保护。

（5）外引流。对部分不能控制尿失禁的患者可采取外引流法，防止漏尿。男患者可用带胶管的阴茎套接尿，女患者可用吸乳器连接胶管接尿。也可定时让患者坐便器，有意识地控制或引起排尿。

【健康指导】

（1）防止泌尿系统感染，保持摄入液体每日在2000～3000L。睡前限制饮水，以减少夜间尿量，饮食多样化，宜清淡、高纤维素，避免饮用茶、咖啡、西瓜汁、玉米汁等利尿性饮品及酸辣等刺激性食物。

（2）加强对皮肤清洁，被服保持干燥、清洁。

（3）如出现尿颜色、性状和每天尿量明显减少要及时就医。

第十五章　高热护理常规

【概述】

高热（High Fever）是指由各种原因引起的产热过多或散热过少从而使体温高于正常范围的一种现象。体温 39.1～41℃ 称为高热。超高热体温超过 41℃。

【病情观察与评估】

1. 病史

注意患者发病的地区、季节、接触史等流行病学特点，重点观察发热的诱因、起病急缓、时间、发热的程度、热型的特点、持续时间、伴随症状及热退情况。是否伴有其他症状、体征，如发热伴皮疹、黄疸、腹泻、食欲不振、恶心、呕吐、头痛、肌肉酸痛甚至谵妄、抽搐等。不同的伴随症状有助于诊断和鉴别诊断。

2. 身体评估

进行全面的体格检查，包括患者的一般情况、生命体征等。重点检查患者的面容是否潮红，观察皮肤的颜色、弹性，有无伤口、焦痂、溃疡，有无皮疹，全身浅表淋巴结及肝脾有无肿大，其他重要脏器，如心、肺、肾、中枢神经系统的检查是否异常，有无抽搐和惊厥。

3. 实验室及其他检查

对感染性发热的患者进行血常规检查、粪便常规检查和病原学检查尤为重要。另外，结合病史还可以进行脑脊液检查、血清学检查，必要时进行活体组织病理检查、X 线检查、B 超检查、CT 检查等。

【护理措施】

（1）疑似传染病时，先进行一般隔离，确诊后按传染病隔离要求隔离。

（2）严密监测病情变化：严密监测患者的生命体征，重点观察体温的变化。注意发热的过程、热型、持续时间、伴随症状。根据病情确定体温测量的间隔时间。

（3）采取有效降温措施：通常应用物理降温方法，如用冰帽、冰袋冷敷头部或大动脉走行处，可有效降低头部温度，适用于中枢神经系统传染性疾病；对高热、烦躁的患者可用 25％～50％ 的酒精擦浴；对高热伴寒战、四肢肢端厥冷的患者采用 32～35℃ 的温水擦浴；冷（温）盐水灌肠适用于中毒性痢疾患者；高热惊厥患者可遵医嘱采用冬眠疗法或亚冬眠疗法。降温时应注意：

①冷敷时，避免持续长时间冰敷在同一部位，以防局部冻伤；

②注意周围循环情况，如脉搏细速、面色苍白、四肢厥冷的患者，禁用冷敷和酒精擦浴；

③全身发疹或有出血倾向的患者禁忌酒精擦浴；

④应用药物降温时，注意不可在短时间内将体温降得过低，以免大汗导致虚脱；

⑤应用冬眠疗法降温前，应先补充血容量，用药过程中避免搬动患者，观察生命体征，特别是血压的变化，并保持呼吸道通畅。

（4）加强基础护理：发热患者应注意休息，高热患者应绝对卧床休息，以减少耗氧量。保持病室适宜的温湿度，定期通风换气，保持空气清新和流通。

（5）补充营养和水分：每天应保证足够的热量和液体的摄入。可给予高热量、高蛋白、高维生素，易消化的流质或半流质食物，保证每天摄 2000mL 液体，以维持水、电解质的平衡。必要时遵医嘱静脉输液，以补充水分。

（6）口腔、皮肤护理：发热患者易并发口腔感染，应指导并协助患者在餐前、餐后、睡前漱口。病情严重或昏迷的患者，给予特殊口腔护理。高热患者大量出汗后，应及时用温水擦拭，更换浸湿的床单、被褥和衣裤，以保持皮肤的清洁、干燥，使患者舒适，防止皮肤继发感染。病情严重或昏迷的患者，应协助改变体位，防止压力性损伤的出现。

（7）做好患者心理护理。

【健康指导】

（1）解释儿童和老年人的发热危险性高。

（2）向患者及家属介绍发热和中暑的早期征象，如皮肤潮红、头痛、意识模糊、食欲下降。

（3）指导患者用冰块或冷湿毛巾敷于皮肤，尤其是腋下和腹股沟处促进散热。

（4）向患者解释在高温季节应避免饮酒、喝咖啡，暴饮暴食。

（5）告诉患者如体温持续升高及时报告。

（6）指导患者卧床休息，保持室内温度适宜，定时开窗通风。

（7）鼓励患者多饮水，进食前后漱口，保持口腔清洁；及时更换汗湿衣物，保持皮肤清洁。

（8）用药指导。

第十六章　水肿护理常规

【概述】

水肿是指血管外的组织间隙中有过多的体液积聚，为临床常见症状之一。水肿表现为手指按压皮下组织少的部位（如小腿前侧）时，有明显的凹陷。水肿按分布范围可分为全身性水肿和局部性水肿，常按其原因而命名，如心源性水肿、肝源性水肿、肾源性水肿、炎症性水肿等。

【病情观察与评估】

（1）评估水肿产生的原因：心源性、肝源性、营养不良性水肿等。

（2）观察水肿的伴随症状。

（3）水肿伴有颈静脉怒张多为心源性水肿。

（4）水肿伴有重度蛋白尿多为肾源性水肿。

（5）水肿伴有呼吸困难与发绀常提示由于心脏病、上腔静脉综合征等所致。

（6）评估水肿与月经周期有无相关性。

【护理措施】

（1）饮食：应根据营养学的原则，严格控制摄入量。

（2）休息：对轻度水肿患者，应限制活动；对高度水肿患者，特别是有心、肝、肾功能不全时，应卧床休息，以增加肝、肾血流量，使尿量增多，有利于水肿的消退。对下肢水肿患者，抬高肢体可减轻水肿。腹水患者可抬高床头 $30°$，以减轻呼吸困难。

（3）皮肤护理：水肿患者皮肤状态差，极易出现皮肤破溃等，因此护理十分重要。

①按时协助患者更换体位，在骨隆凸部位垫上海绵垫等。床铺要清洁、干燥、平整。衣着应宽大柔软，以防皮肤擦伤及出现压力性损伤。

②阴囊水肿时可用清洁棉布垫于两侧腹股沟处，使其与股内面隔开，并尽量将阴囊垫高，以免摩擦破溃。有会阴水肿者，应保持局部皮肤清洁，每天会阴冲洗一次，防止尿路感染。

（4）预防感染

①保持室内清洁，空气新鲜，定期消毒，限制探视人员出入。

②在给水肿患者进行肌肉注射和静脉穿刺时，应严格遵守无菌操作规程。在静脉注射前，应先推开皮下水分或指压局部片刻，使静脉露出易于进针；肌肉注射前也应先推开水分并将组织推向一边再进针，使穿刺点不在各层组织的同一线上，针头拔出后各层组织恢复原位，使针孔被逐层组织覆盖，避免药液及液体外渗。穿刺后用无菌干棉球按压，以防止药液外渗及感染。

③对肝硬化腹水患者，当放腹水时，应于穿刺完毕将穿刺部位按压超过 10min，以纱布覆盖后再用胶布固定，以防腹水外渗及因此而引起的感染。留置腹腔引流管患者用透明敷料固定，保持管路通畅，观察引流情况。

（5）测量体重：通过体重可以了解水肿程度和治疗效果，尤其对隐性水肿者，需每天测量体重一次，注意每次测量体重的时间、衣着、排泄、饮食等情况均应一致。准确记录体重增减的数据。

（6）腹水患者监测腹围，每日一次。

【健康指导】

（1）注意休息，劳逸结合。

（2）避免到人群密集的地方，预防感冒。

（3）定期测量体重，了解水肿程度。

（4）饮食护理：水肿明显者，需限制钠、水的摄入，水的摄取量为每天 300～500mL，食盐的摄入量为每天 1～2g，轻度水肿者食盐的摄入量每天为 3～4g。水肿期间，应补充适量的蛋白质、纠正贫血，改善毛细血管的通透性，提高血浆蛋白含量，从而减轻水肿。但肝、肾功能低下者，则不宜给予高蛋白饮食，否则有诱发肝性脑病和尿毒症的危险。肝脏疾病患者禁止饮酒。心、肝、肾疾病者应限制脂肪的摄入。

第十七章　休克护理常规

【概述】

休克：各种原因（包括感染、出血、脱水、心泵衰竭、过敏、严重创伤等）导致有效循环血量急剧减少，导致全身微循环功能障碍，使脏器的血流灌注不足，引起缺血、缺氧、代谢障碍及重要脏器的损害，直至细胞死亡为特征的病理综合征。

【病情观察与评估】

1. 观察

（1）神经系统的观察：休克早期，当中枢神经细胞轻度乏氧时，患者表现出烦躁不安或兴奋，甚至狂躁。当患者精神不振、表情淡漠、意识不清，甚至昏迷时，提示休克加重。

（2）呼吸系统的观察：当休克患者呼吸增速变浅呈过度通气或不规则，说明病情恶化。呼吸困难，咯血性泡沫痰，提示心力衰竭，应及时报告医师处理。

（3）循环系统的观察：使用心电监护仪，休克时通常血压低于 80/50mmHg、脉压 ≥20mmHg，且患者四肢皮肤湿冷。若血压回升至 80/50mmHg、脉压≥20mmHg，说明病情好转。休克早期脉搏增快，随病情变化，可变为细速直至不清。

2. 不同病因休克患者的观察

（1）低血容量性休克：密切监测血容量丢失的病因。

（2）感染性休克：高度重视体温监测，及时处理感染创面。

（3）过敏性休克：患者常累及皮肤、呼吸系统、心血管等，观察皮肤是否有荨麻疹，是否胸闷，有无急性喉头水肿，以防窒息。

（4）心源性休克：重视心电和血流动力学监测，尤其是 PAMP 及心排血量的监测。

3. 体温的观察

体温低于正常时要保暖，但避免应用电热毯或热水袋，高温时应进行物理降温，避免体温骤降，以免虚脱加重休克。

4. 尿量的观察

尿量的多少直接反映肾血流量情况，间接提示全身血容量充足与否。注意尿量、颜色、比重、pH 值，病情重或尿少者应留置尿管，详细准确记录出入量，如尿量在 15mL/h 以下或尿闭、血压脉搏恢复正常，而尿量仍少，应及时报告医师处理，以防急性肾功能衰竭。尿量恢复到 30mL/h，为提示休克好转指标。

5. 皮肤色泽及肢端温度的观察

如面色苍白、四肢厥冷，表示休克加重。口唇或指甲发绀说明微循环血流不足或瘀滞。当皮肤出现瘀点、瘀斑，胸前或腹壁有出血时，提示弥漫性血管内凝血的出现。

6. 中心静脉压的监测

中心静脉压可作为调整血容量及心功能的标志。休克期中心静脉压在 10cmH$_2$O 以下应补充血容量，不宜使其超过 12~15cmH$_2$O，否则有发生肺水肿的危险，如中心静脉压高 15cmH$_2$O，而休克尚未纠正者，应给予强心药。休克患者根据病情立即抽血验血常规、血型、血钾、钠、氯、二氧化碳结合力和血浆蛋白、红细胞比积等，作为抗休克治疗的用药依据。

7. 观察

观察患者心理状况。

【护理措施】

（1）取休克卧位（头躯干抬高 15°～20°，下肢抬高 20°～30°），心源性休克同时伴有心力衰竭的患者取半卧位。

（2）建立静脉通道，输液扩容是抗休克治疗的首要措施。对于严重的患者，应建立 2～3 条静脉通道。合理安排输液顺序（先快后慢，先盐后糖，先晶后胶，见尿补钾），遵医嘱及时、正确给药。输血前应注意将库存血复温后再输入。

（3）维持呼吸通畅，及时吸痰、给氧，必要时给予人工呼吸、气管插管或气管切开。

（4）尽快消除休克原因：如止血，包扎固定，镇静、镇痛（有呼吸困难者禁用吗啡），抗过敏，抗感染。

（5）可给予高热量、高维生素的流质饮食，不能进食者给予鼻饲。

（6）绝对卧床休息，避免不必要的搬动，应取平卧位或头和脚抬高 30°，注意保温。

（7）保持环境安静，减少焦虑，空气新鲜，室内温湿度适宜，防止交叉感染。若出现精神神经症状，如烦躁不安等，须加强防护，防坠床。

（8）做好口腔、皮肤、管道和褥疮护理。注意四肢保暖，改善末梢循环。

（9）持续监测意识、瞳孔、皮肤温度及颜色、血压、心率、呼吸、尿量，详细记录病情变化及液体出入量。用升压药期间密切观察血压变化，并防止液体外渗。监测心、肺、肾、脑、水、电解质、酸碱平衡等情况。

（10）严重休克的患者早期一般有尿失禁的情况，而大手术或严重创伤的患者则有尿潴留的可能，及早插尿管，可有助于排尿。密切监测出入量，尤其尿量和尿比重，了解肾功能。

（11）烦躁不安者给予适量镇静剂。疼痛者给予哌替啶 50～100mg 或吗啡 5～10mg，肌肉注射或静脉推注。但必须在诊断不需要做精神系统体征观察时使用。

（12）心源性休克：给予心电监护，出现异常时，立即处理。备好各种抗心律失常药，随时做好除颤和起搏的准备，分秒必争，以挽救患者的生命。

（13）过敏性休克的急救措施

①立即停药或去除过敏原，使患者平卧。患者未脱离危险期前不宜搬动。

②立即皮下注射 0.1% 肾上腺素 0.5～1mL，小儿剂量酌减。如症状不缓解，可每隔 0.5h 皮下注射或静脉注射该药 0.5mL，直至脱离危险期。

③氧气吸入，改善缺氧症状呼吸抑制时，应立即口对口人工呼吸，静脉注射尼可刹米、洛贝林等呼吸兴奋剂。喉头水肿影响呼吸时，尽快施行气管插管或气管切开。

④抗过敏遵医嘱静注地塞米松 5～10mg 或氢化可的松 200mg 加入 5%～10% 葡萄糖溶液 500mL 内静滴。

⑤纠正酸中毒和遵医嘱给予抗组胺类药物。

⑥若发生心脏骤停，立即进行心肺复苏。

（14）心理护理：安慰患者，缓解患者紧张、恐惧的心理，使患者积极配合治疗和护理。

【健康指导】

（1）饮食、休息及运动、用药等。

（2）指导患者采取适宜的体位，抬高头部和下肢。

（3）指导患者注意保暖，高热的患者采取物理降温法，以免药物降温引起出汗过多而加重休克。

（4）心脏病史的患者，应注意避免一切诱发因素。

【主要护理问题】

（1）循环血容量减少与体液或血液流失引起的血容量减少有关。

（2）心排血量减少与心肌收缩力减弱、血容量减少及回心血量减少有关。

（3）组织灌注不足（心脏、脑组织、周围组织）与心排血量减少有关。

第十八章　焦虑护理常规

【概述】

广泛性焦虑又称为慢性焦虑，是以慢性的、弥漫性的对生活情景不现实的过度紧张和担心。其紧张程度与现实事件不相符，是最常见的焦虑表现形式。

【病情观察与评估】

（一）生命体征

监测生命体征，观察有无心率增快。

（二）症状体征

（1）观察有无坐立不安，来回踱步、搓手顿足、全身紧张、肌肉震颤、小动作增多，外观表情紧张、唉声叹气、面部紧绷、眉头紧皱等运动性不安表现。

（2）观察有无手心出汗、手抖、胸闷气短、头晕头痛、皮肤潮红、口干、咽部不适、咽部异物感、各种消化道症状、尿频、性功能障碍及月经紊乱、自主神经功能亢进表现。

（3）观察有无注意力难以集中且易受干扰，难以入睡且睡中易惊醒等过度警觉表现。

【护理措施】

（一）心理护理

（1）患者诉躯体不适时，给予陪伴、安慰和解释。

（2）正视患者不适体验，接纳患者。

（3）与患者共同探讨与焦虑相关的压力源、冲突的应对方式，鼓励患者按可控制和可接受的方式表达焦虑。

（4）和患者一起寻找不合理的认知，矫正认知障碍。

（5）保持睡眠环境良好，指导患者促进睡眠的技巧。

（6）指导患者缓慢深呼吸、听音乐、慢跑、练气功、打太极拳以及利用生物反馈仪训练肌肉放松等应对技巧，减轻焦虑。

（二）用药护理

（1）观察苯二氮䓬类药物使用的量和时间，注意患者对药物耐受性和成瘾性。

（2）观察有无口干、便秘、心动过速、直立性低血压等药物不良反应，及时告知医生，协助处理。

【健康指导】

（一）住院期

（1）告知患者和家属疾病诱因、表现及治疗方法，对疾病发生有正确的认识。

（2）告知患者坚持服药的重要性。

（二）居家期

（1）遵医嘱服药，勿自行加、减药量或停药，避免突然停药诱发癫痫。

（2）家属理解患者的痛苦和困境，关心和尊重患者，减少不良情绪对患者的影响。

（3）帮助患者改变不良的生活方式，保证充足的营养和睡眠，保持良好的心境。

（4）定期复查，门诊随访。

第十九章 睡眠形态紊乱护理常规

【概述】

睡眠形态紊乱是指由于心理和环境因素的影响，或各种精神疾病、神经系统疾病、躯体疾病以及各种药物和精神活性物质的影响所致的睡眠和觉醒障碍。

【病情观察与评估】

（1）评估以往的睡眠时间、方式、睡眠量、睡眠程度、睡眠习惯。

（2）评估容易影响患者睡眠的各种干扰和排除方式。

（3）观察患者是否精神萎靡、倦怠。

（4）观察和记录治疗、护理对患者睡眠干扰的程度和患者的心理状态。

【护理措施】

（1）评估导致患者睡眠形态紊乱的具体原因（病理、生理、心理或情境哪一方面的因素）。患者睡眠形态紊乱，如早醒、入睡困难、易醒、多梦等，尽量减少或消除影响患者睡眠形态的相关因素，如治疗躯体、精神不适和疾病；及时妥善处理好患者的生理不适，如疼痛、头晕和排泄等问题；合理安排患者的治疗、护理措施及给予时间避免夜间过多地打扰患者休息。

（2）观察患者睡眠障碍发作的症状、时间、内容及情绪变化，判断睡眠障碍类型，必要时给予睡眠监测，监测患者具体睡眠时数。

（3）用药护理：协助医生调整影响睡眠规律的药物种类、剂量或给药时间。

（4）环境和运动：为患者安排合理的运动、活动及减少白天卧床、睡眠。帮助患者适应生活方式或环境的改变。夜间患者睡眠时，除必要的观察和操作外，不宜干扰患者睡眠。详细介绍环境，以帮助患者适应病室环境；减少噪声、降低病室亮度等创造适合睡眠的环境。

（5）心理护理措施：通过进行有针对性的心理护理，减轻患者的焦虑、恐惧、抑郁，及兴奋程度，从而改善患者的睡眠。

（6）安全护理，预防跌倒/坠床。

【健康指导】

向患者和照顾者介绍有关睡眠和失眠的知识；让他们知道成年人特别是老年人睡眠形态紊乱为常见的主诉；同时，让他们了解影响睡眠规律的因素有哪些，教给患者诱导睡眠的技巧等；指导鼾症者适当运动，控制饮食和体重。

第四篇　航天基地常备药品

第一章　抗微生物药物

抗微生物药物，即抗感染药物，即杀灭或者抑制微生物生长或繁殖的药物，包括抗菌药物和抗病毒药物。其中，抗菌药物主要包括青霉素类、头孢菌素类、氨基糖苷类、大环内酯类、四环素类、氯霉素类、多肽类、林可霉素类、氟喹酮类、磷霉素类和磺胺类等。常用的抗微生物药物包括青霉素 V 钾、哌拉西林、阿莫西林克拉维酸钾、头孢氨苄、头孢拉定、头孢呋辛、头孢克洛、硫酸阿米卡星、红霉素、复方磺胺甲噁唑、左氧氟沙星、甲硝唑、氟康唑、阿昔洛韦等，本章主要介绍阿莫西林克拉维酸钾、头孢克洛、红霉素和左氧氟沙星。

阿莫西林克拉维酸钾

【临床应用】

阿莫西林克拉维酸钾适用于治疗对本药敏感但对阿莫西林、氨苄西林或第一代头孢菌素耐药的产酶耐药菌引起的下列感染：

（1）上呼吸道感染，如扁桃体炎、鼻窦炎、咽炎。

（2）下呼吸道感染，如急性支气管炎、慢性支气管炎急性发作、肺炎、肺脓肿和支气管扩张合并感染。

（3）泌尿、生殖系统感染，如膀胱炎、尿道炎、肾盂肾炎、前列腺炎、盆腔炎、淋病奈瑟菌尿路感染、产后感染。

（4）皮肤和软组织感染，如疖、脓肿、蜂窝组织炎、外伤感染。

（5）骨和关节感染，如骨髓炎。

（6）其他感染，如腹内脓毒症、败血症、腹膜炎、中耳炎、术后感染等。

【注意事项】

禁忌证如下：

（1）对本药或其他青霉素类药过敏者。

（2）传染性单核细胞增多症患者。

【不良反应】

本药耐受性良好，绝大多数不良反应轻微而短暂。不良反应发生率，尤其是腹泻发生率与给药剂量呈正相关。主要包括胃肠道症状，其发生率高于单独使用阿莫西林。其他包括过敏反应、肝毒性，长期用药后可出现由念珠菌或耐药菌引起的二重感染。

【给药说明】

（1）用药前须详细询问患者过去病史，包括用药史、过敏反应史，以及有无家族变态反应疾病史。

（2）给药（包括口服给药）前必须做皮肤过敏试验。可用青霉素皮试液，也可将本药配制成 $500\mu g/mL$ 皮试液，皮内注射 $0.05\sim0.1mL$，$20min$ 后观察结果。皮试阳性反应者不能使用。

（3）克拉维酸钾单次剂量不宜超过 $0.2g$，每日剂量不宜超过 $0.4g$。

（4）本药宜饭后口服，以减少胃肠道反应。

【用法用量】

口服给药如下：

（1）轻至中度感染：每次 $375mg$（阿莫西林 $250mg$，克拉维酸钾 $125mg$），每 $8h$ 一次，疗程为 $7\sim10$ 日。

（2）肺炎及其他严重感染：每次 $625mg$（阿莫西林 $500mg$，克拉维酸钾 $125mg$），每 $8h$ 一次，疗程为 $7\sim10$ 日。

头 孢 克 洛

【临床应用】

头孢克洛主要适用于敏感菌所致的下列感染：

（1）上呼吸道感染，包括咽炎、扁桃体炎、中耳炎和气管炎、鼻窦炎等。

（2）下呼吸道感染，包括由流感杆菌、肺炎球菌、化脓性链球菌引起的肺炎。

（3）尿路感染，包括肾盂肾炎、膀胱炎及淋球菌尿道炎。

（4）皮肤、软组织感染等。

【注意事项】

禁忌证：对本药或其他头孢菌素类药过敏者。

【不良反应】

不良反应主要包括过敏反应、胃肠道反应、肝肾毒性和菌群失调等。

【给药说明】

（1）头孢克洛宜空腹给药。

（2）药物过量的表现及处理：

①用药过量的症状包括恶心、呕吐及腹泻。对严重腹泻需补充水分、电解质及蛋白质者不宜使用减少肠蠕动的止泻剂，但可以口服万古霉素、甲硝唑、杆菌肽或考来烯胺；

②对严重的急性过敏反应需使用肾上腺素或其他拟肾上腺素类药物、抗组胺药物或肾上腺皮质激素类药物，必要时加用抗惊厥药。

【用法用量】

口服给药：常用量为每次 $250mg$，每 $8h$ 一次；重症感染或敏感性较差的细菌引起的感染，剂量可加倍，但每日总量不超过 $4g$。

红 霉 素

【临床应用】

红霉素在临床上可作为下列感染的选用药物：

（1）溶血性链球菌、肺炎链球菌等所致的急性扁桃体炎、急性咽炎、鼻窦炎。

（2）溶血性链球菌所致的猩红热、蜂窝织炎。

（3）肺炎支原体肺炎、肺炎衣原体肺炎。

（4）气性坏疽、炭疽、破伤风。

（5）白喉（辅助治疗）及白喉带菌者。

（6）沙眼衣原体结膜炎。

（7）衣原体属、支原体属所致泌尿生殖系统感染。

（8）李斯特菌病。

（9）军团菌病。

（10）淋球菌感染。

（11）空肠弯曲菌肠炎。

（12）厌氧菌所致口腔感染。

（13）百日咳。

（14）放线菌病。

（15）梅毒。

【注意事项】

禁忌证：对本药及其他大环内酯类药过敏者。

【不良反应】

不良反应主要包括胃肠道反应、肝肾毒性、过敏反应、静脉炎和二重感染等，老年患者用药后可能引起耳毒性。

【给药说明】

（1）红霉素治疗溶血性链球菌感染时至少需持续 10 日，以防止急性风湿热的发生。

（2）为获得较高的血药浓度，红霉素宜空腹（餐前 1h 或餐后 3～4h）服用。口服时应整片吞服，以免使药物受胃酸破坏而发生降效。

（3）红霉素不宜与酸性药物合用或加入酸性输液中使用。

【用法用量】

口服给药如下：

（1）常用剂量：每日 0.75～2g，分 3～4 次服用。

（2）军团菌病：每次 0.5～1g，每日 4 次。

（3）风湿热复发的预防：每次 0.25g，每日 2 次。

（4）感染性心内膜炎的预防：术前 1h 口服 1g，术后 6h 再服用 0.5g。

左氧氟沙星

【临床应用】

左氧氟沙星可用于敏感菌所致的下列感染：

（1）泌尿生殖系统感染：包括单纯性或复杂性尿路感染、细菌性前列腺炎、淋菌性尿道炎、肾盂肾炎、宫颈炎（包括产酶株所致者）等。

（2）呼吸系统感染：包括急性咽喉炎、扁桃腺炎、急性支气管炎、慢性支气管炎急性发作、各型肺炎等。

（3）消化系统感染：包括感染性肠炎、胆囊炎、肛周脓肿等。

（4）其他：还可用于伤寒及其他沙门菌属感染、骨和关节感染、皮肤软组织感染以及败血症等。

【注意事项】

禁忌证：对喹诺酮类药物过敏者。

【不良反应】

本药不良反应较氧氟沙星少见且轻微。主要有消化系统症状、中枢神经系统症状、肾毒性和皮疹等，也可致间质性肺炎，偶有引起跟腱炎或跟腱断裂的报道。

【给药说明】

（1）本药宜餐后服用，以减少胃肠道反应。

（2）尿 pH 值在 7 以上时易出现结晶尿，除应避免同用碱化剂外，每日饮水量须充足。服用本药时宜同时饮水 250mL，每日尿量应保持在 1200～1500mL 以上。

【用法用量】

口服给药：常用量为每日 300～400mg，分 2～3 次服用，如感染较重或感染病原敏感性较差者（如铜绿假单胞菌属感染）剂量可增至每日 600mg，分 3 次服。

（1）呼吸道感染：每次 200mg，每日 2 次；或每次 100mg，每日 3 次，疗程为 7～14 日。

（2）急性单纯性下尿路感染：每次 100mg，每日 2 次，疗程为 5～7 日。

（3）复杂性尿路感染：每次 200mg，每日 2 次；或每次 100mg，每日 3 次，疗程为 10～14 日。

（4）细菌性前列腺炎：每次 200mg，每日 2 次，疗程为 6 周。

（5）静脉滴注：常用量为每次 100～200mg，每日 2 次。重度感染患者或病原菌对本药敏感性较差者（如铜绿假单胞菌），每日剂量可增至 600mg，分 2 次静脉滴注。

甲　硝　唑

【药理学】

甲硝唑除用于抗滴虫和抗阿米巴原虫外，近年来，还广泛地应用于抗厌氧菌感染。本品的硝基，在无氧环境中还原成氨基而显示抗厌氧菌作用，对需氧菌或兼性需氧菌则无效。对下列厌氧菌有较好的抗菌作用：

①拟杆菌属，包括脆弱拟杆菌；

②梭形杆菌属；

③梭状芽孢杆菌属，包括破伤风杆菌；

④部分真杆菌；

⑤消化球菌和消化链球菌等。口服吸收良好（＞80%），口服 250mg 或 500mg，1～2h 血清药物浓度达峰，分别为 6μg/mL 和 12μg/mL。静脉滴注本品 15mg/kg，以后每 6h 滴注 7.5mg/kg，血浆药物浓度达稳态时峰浓度为 25μg/mL，谷浓度可达 18μg/mL。本品在体内分布广泛，既可进入唾液、乳汁、肝脓肿的脓液中，也可进入脑脊液（正常人脑脊液中的浓度可达血液的 50%）。在体内，经侧链氧化或与葡萄糖醛酸结合而代谢，有 20%药物则不经代谢。其代谢物也有一定活性。甲硝唑及其代谢物大量由尿排泄（占总量的 60%～80%），少量由粪排出（6%～15%）。半衰期约为 8h。

【适应证】

甲硝唑主要用于治疗或预防上述厌氧菌引起的系统或局部感染，如腹腔、消化道、女性生殖系统、下呼吸道、皮肤及软组织、骨和关节等部位的厌氧菌感染，对败血症、心内膜炎、脑膜感染以及使用抗生素引起的结肠炎也有效。还可用于口腔厌氧菌感染。治疗破伤风常与破伤风抗毒素（TAT）联用。

【用法和用量】

甲硝唑由于剂型及规格不同，用法、用量请仔细阅读药品说明书或遵医嘱。

【不良反应】

甲硝唑的不良反应以消化道反应最为常见，包括恶心、呕吐、食欲不振、腹部绞痛，一般不影响治疗；神经系统症状有头痛、眩晕，偶有感觉异常、肢体麻木、共济失调、多发性神经炎等，大剂量可致抽搐。少数病例发生荨麻疹、潮红、瘙痒、膀胱炎、排尿困难、口中金属味及白细胞减少等，均属可逆性，停药后自行恢复。

【禁忌证】

有活动性中枢神经系统疾患和血液病患者禁用。妊娠期妇女及哺乳期妇女禁用。

【注意事项】

（1）经肝代谢，肝功能不全者药物可蓄积，应酌情减量。

（2）应用期间应减少钠盐摄入量，如食盐过多可引起钠潴留。

（3）可诱发白色念珠菌病，必要时可并用抗念珠菌药。

（4）可引起周围神经炎和惊厥，遇此情况应考虑停药（或减量）。

（5）可致血象改变、白细胞减少等，应予注意。本品的代谢产物可使尿液呈深红色。

【药物相互作用】

（1）本品可减缓口服抗凝血药（如华法林等）的代谢，而加强其作用，使凝血酶原时间延长。

（2）西咪替丁等肝酶诱导剂可使本品加速消除而降效。

（3）本品可抑制乙醛脱氢酶，因而可加强乙醇的作用，导致双硫仑反应。在用药期间和停药后1周内，禁用含乙醇饮料或药品。

第二章　解热镇痛、抗焦虑药物

解热镇痛药为一类具有解热、镇痛药理作用，同时具有显著抗炎、抗风湿作用的药物。因此，本类药物又称为解热镇痛抗炎药。鉴于其抗炎作用与糖皮质激素的不同，国际上将这类药物归入非甾体抗炎药。常用的药物包括阿司匹林、吲哚美辛、对乙酰氨基酚和复方盐酸伪麻黄碱及酚麻美敏等复方制剂，复方制剂一般用于感冒的对症治疗。抗焦虑药又称为弱安定剂，是一组主要用以消除紧张和焦虑症状的药物。特别是苯二氮卓类在治疗时具有镇静、抗焦虑、抗癫痫和松弛肌肉的作用，剂量较高时有催眠的作用。代表药物有地西泮和艾司唑等。本节主要介绍对乙酰氨基酚、复方盐酸伪麻黄碱和艾司唑仑。

对乙酰氨基酚

【临床应用】

对乙酰氨基酚适用于缓解轻至中度疼痛，如头痛、关节痛、神经痛、肌肉痛、偏头痛、牙痛及痛经等；也可用于退热，如感冒发热等。

【注意事项】

禁忌证：对本药过敏者。

【不良反应】

不良反应主要包括呼吸系统反应、神经精神系统和消化系统症状、肾毒性、内分泌/代谢紊乱、过敏反应，罕见中毒性表皮坏死松解。

【给药说明】

（1）本药用于解热和镇痛是对症治疗，必要时还须同时应用其他治疗解除疼痛或发热的病因。

（2）用药过量的反应

①过量服用（包括中毒量）时，可很快出现苍白、食欲缺乏、恶心、呕吐、胃痛或胃痉挛、腹泻、畏食、多汗等症状，且可持续24h。在用药的第1～4天内可出现腹痛、肝脏肿大和压痛、氨基转移酶升高及黄疸。第4～6天可出现明显的肝功能衰竭（暴发性肝衰竭），表现为肝性脑病（精神、意识障碍、躁动、嗜睡）、惊厥、呼吸抑制、昏迷等症状，以及凝血障碍、胃肠道出血、弥漫性血管内凝血、低血糖、酸中毒、心律失常、循环衰竭、肾小管坏死直至死亡。

②有些患者表现不典型，只有腹痛、代谢性酸中毒或昏迷、高度换气及呼吸抑制。过量的患者中约12%出现肾衰竭，但并不都伴有肝功能衰竭。

③曾有用药过量后引起心肌损害的报道。

【用法用量】

口服给药：每次0.3～0.6g，每4h一次或每日4次；一日量不宜超过2g。用于退热时疗程一般不超过3日，用于镇痛时疗程不宜超过10日。服用缓释片时，每次0.65～1.3g（即1～2片），每8h一次。一日量不超过4g（即6片）。

复方盐酸伪麻黄碱

【临床应用】

本药可减轻由普通感冒、流行性感冒引起的上呼吸道症状以及鼻窦炎、枯草热所致的各种症状（如打喷嚏、流涕、鼻塞等），特别适用于缓解上述疾病的早期临床症状。

【注意事项】

1. 禁忌证

（1）对本药中任一组分过敏者。

（2）严重冠状动脉疾病患者。

（3）有精神病史者。

（4）严重高血压患者。

2. 慎用

（1）肝、肾功能不全者。

（2）孕妇。

（3）哺乳妇女。

（4）心脏病患者。

（5）甲状腺疾病患者。

（6）糖尿病。

（7）前列腺增生患者。

【不良反应】

不良反应有困倦、口干、胃部不适、乏力、头晕、大便干燥等。

【给药说明】

（1）本药每日剂量不得超过2粒，疗程不应超过3～7天。

（2）服用本药期间禁止饮酒。

（3）不应与成分和本药相似的其他抗感冒药合用。

（4）驾驶、操作机器以及高空作业者工作时间禁用本药。

【用法与用量】

口服给药：每12h 1粒，24h内不应超过2粒。

艾 司 唑 仑

【临床应用】

（1）艾司唑仑主要用于失眠、焦虑、紧张、恐惧。

（2）艾司唑仑还可用于癫痫和惊厥。

【注意事项】

禁忌证：对本药过敏者、重症肌无力患者、孕妇。

【不良反应】

本药使用常规剂量时无明显不良反应。用量过大时，可出现轻微乏力、口干、嗜睡、头胀、头晕等，减小剂量可自行消失。

【给药说明】

（1）对本药耐受量小的患者初始剂量宜小。

（2）应避免长期大量使用而成瘾；长期使用本药，停药前应逐渐减量，不要骤停。

（3）用药过量的处理：超量或中毒时，宜及早进行对症处理，包括催吐或洗胃等，以及呼吸和循环方面的支持疗法；如出现兴奋异常，不能用巴比妥类药，以免中枢性兴奋加剧或延长中枢神经系统的抑制。

【用法与用量】

口服给药：

（1）镇静：每次 1～2mg，每日 3 次。

（2）催眠：每次 1～2mg，睡前服。

（3）抗癫痫、抗惊厥：每次 2～4mg，每日 3 次。

第三章　抗胆碱药物

抗胆碱药是具有阻滞胆碱受体，使递质乙酰胆碱不能与受体结合而呈现与拟胆碱药相反作用的药物，根据作用受体不同，可分为：

（1）阻滞 M 胆碱受体的药物，可呈现抑制腺体分泌、散大瞳孔、加速心率、松弛支气管平滑肌和胃肠道平滑肌等作用，临床上用作散瞳药、制止分泌药和解痉止痛药等。

（2）阻断骨骼肌运动终板内的 N 胆碱受体的药物，具有骨骼肌松弛作用，临床用作肌松剂。

（3）阻滞神经节内 N 胆碱受体的药物，主要具有降低血压的作用，临床用于治疗重症高血压病。代表药物有硫酸阿托品和山莨菪碱。

硫酸阿托品

【临床应用】

（1）硫酸阿托品用于各种内脏绞痛，对胃肠绞痛、膀胱刺激症状（如尿频、尿急等）疗效较好，但对胆绞痛或肾绞痛疗效较差。

（2）用于治疗迷走神经过度兴奋所致的窦房传导阻滞、房室传导阻滞等缓慢性心律失常，也可用于继发于窦房结功能低下而出现的室性异位节律。

（3）改善微循环，用于抗休克治疗。

（4）作为解毒剂，可用于锑剂中毒引起的阿－斯综合征、有机磷中毒以及急性毒蕈中毒。

【注意事项】

1. 禁忌证

（1）青光眼。

（2）前列腺增生（可引起排尿困难）。

（3）高热。

2. 慎用

（1）心脏病，特别是心律失常、充血性心力衰竭、冠心病、左房室瓣狭窄、心动过速等。

（2）反流性食管炎、胃幽门梗阻、食管与胃的运动减弱、下食管括约肌松弛（因本药可使胃排空延迟，从而促成胃潴留，并增加胃－食管的反流）。

【不良反应】

不良反应常见的有：便秘、出汗减少（排汗受阻可致高热）、口鼻咽喉干燥、视力模糊、皮肤潮红、排尿困难（尤其是老年患者有发生急性尿潴留的危险）、胃肠动力低下、胃－食管反流。

【给药说明】

一般情况下，本药口服极量为每次 1mg；皮下或静脉注射极量为每次 2mg。用于抢救感染性中毒性休克、治疗锑剂引起的阿－斯综合征和治疗有机磷中毒时，往往需用至接近中毒的大剂量，使之达到有效阿托品化。此时，即出现瞳孔中度散大、面颊潮红、口干、心率加快、轻度不安等症状。

【用法与用量】

1. 口服给药

口服给药每次 0.3～0.6mg，每日 3 次。极量：每次 1mg，每日 3mg。

2. 静脉注射

（1）一般情况：每次 0.3～0.5mg，每日 0.5～3mg。一次用药的极量为 2mg。

（2）抗休克改善微循环：每次 0.02～0.05mg/kg，用 50% 葡萄糖注射液稀释后于 5～10min 静注，每 10～20min 静注 1 次，直到患者四肢温暖，收缩压在 10kPa（75mmHg）以上时，逐渐减量至停药。

（3）抗心律失常：每次 0.5～1mg，按需可每 1～2h 一次，最大用量为 2mg。

（4）解毒

①锑剂引起的阿-斯综合征：静脉注射 1～2mg，15～30min 后再注射 1mg，如患者未再发作，按需每 3～4h 皮下或肌肉注射 1mg；

②有机磷中毒：肌注或静脉注射 1～2mg（严重有机磷中毒时可加大 5～10 倍），每 10～20min 重复 1 次，至紫绀消失，继续用药至病情稳定后用维持量，有时需连用 2～3 日。

山 莨 菪 碱

【临床应用】

（1）山莨菪碱用于缓解胃肠道、胆管、胰管、输尿管等痉挛引起的绞痛。

（2）血管痉挛和栓塞引起的循环障碍，如感染中毒性休克、脑血栓形成、脑栓塞、瘫痪、脑血管痉挛、血管神经性头痛、血栓闭塞性脉管炎等。

（3）抢救有机磷中毒，但效果不如阿托品好。

（4）各种神经痛，如三叉神经痛、坐骨神经痛等。

（5）眩晕症。

（6）眼底疾病：中心性视网膜炎、视网膜色素变性、视网膜动脉血栓等。

（7）突发性耳聋，配合新针疗法可治疗其他耳聋（小剂量穴位注射）。

【禁忌证】

（1）颅内压增高。

（2）出血性疾病（如脑出血急性期等）。

（3）青光眼。

（4）前列腺增生。

（5）尿潴留。

【不良反应】

本药不良反应与阿托品相似，但毒性较低。可有口干、面红、轻度扩瞳、视近物模糊等症状。个别患者有心率加快及排尿困难等，多在 1～3h 内消失。用量过大时可有阿托品样中毒症状，但本药排泄快（半衰期为 40min），无蓄积作用，对肝肾无损害。

【给药说明】

（1）山莨菪碱不宜与地西泮在同一注射器中应用，为配伍禁忌。

（2）治疗感染性休克时，在应用本药的同时，其他治疗措施（如与抗菌药合用）不能减少。

（3）若口干明显时可口含酸梅或维生素 C 缓解。在静滴过程中，若排尿困难，可肌注新斯的明 0.5～1mg 或氢溴酸加兰他敏 2.5～5mg，以解除症状。

（4）用量过大时可出现阿托品样中毒症状，可用新斯的明或氢溴酸加兰他敏解除症状。

【用法与用量】

1. 口服给药

（1）一般用法：每次 5～10mg，每日 3 次。

（2）胃肠道痉挛绞痛：服用本药氢溴酸盐，每次 5mg，疼痛时服，必要时 4h 后可重复 1 次。

2. 肌肉注射

（1）一般慢性疾病：每次 5～10mg，每日 1～2 次，可连用 1 个月以上。

（2）严重三叉神经痛：必要时可加大剂量至每次 5～20mg。

3. 静脉注射

（1）抢救感染中毒性休克：根据病情决定剂量，每次 10～40mg 静注。需要时每隔 10～30min 重复给药，随着病情好转逐渐延长给药间隔时间，直至停药。如病情无好转可加量。

（2）血栓闭塞性脉管炎：每次静注 10～15mg，每日 1 次。

4. 静脉滴注

脑血栓：每日 30～40mg，加入 5％葡萄糖溶液中静滴。

第四章　防治心绞痛、降血压、抗休克的血管活性药物

本章介绍的药物有硝酸酯类的防治心绞痛药物、不同作用机制的降压药物和通过改变血管功能和改善微循环、血流灌注而达到抗休克目的的血管活性药物。防治心绞痛药物主要包括硝酸甘油、硝酸异山梨酯和单硝酸异山梨酯等；降压药物主要包括β-阻断剂（如美托洛尔、比索洛尔等）、钙通道阻滞剂（如硝苯地平、苯磺酸氨氯地平等）、血管紧张素转换酶抑制剂（如卡托普利、贝那普利、福辛普利等）、血管紧张素Ⅱ受体拮抗剂（如氯沙坦、缬沙坦等）；血管活性药物包括肾上腺素、去甲肾上腺素、多巴胺、间羟胺和多巴酚丁胺等。

硝酸甘油

【临床应用】

（1）硝酸甘油用于治疗和预防心绞痛。

（2）用于急性心肌梗死。早期（最初 24h）应用，可减少前壁梗死的死亡率和并发症，对左心室长、短径的扩张和室壁变薄起有益作用。

（3）用于充血性心力衰竭。

（4）可用于治疗高血压。

【注意事项】

禁忌证：

（1）早期心肌梗死伴严重低血压及心动过速时。

（2）严重贫血。

（3）青光眼。

（4）脑出血、颅内压增高。

【不良反应】

1. 心血管系统

常见直立性低血压引起的眩晕、晕厥、面颊和颈部潮红等，严重时可出现心动过速。

2. 血液系统

大剂量可引起高铁血红蛋白血症，表现为紫绀。

3. 消化系统

可见恶心、呕吐等，少见口干。

4. 其他

其他可见头痛、烦躁、视物模糊、耳鸣、皮疹等。

【给药说明】

（1）按不同患者的需要和耐受性调整用量。

（2）除本药缓释片外，其他剂型不可吞服。

（3）长期连续服用可产生耐药性。

（4）药物过量表现为口唇指甲紫绀、眩晕、头胀、气短、高度乏力、心率快而弱、发热，甚至抽搐等。

(5) 因药物过量而发生低血压时，应抬高两腿，以利静脉血液回流。

【用法与用量】

1. 舌下给药

(1) 片剂：用于心绞痛，每次 0.25～0.5mg 舌下含服，每 5min 可重复 1 次，直至疼痛缓解。每日总量不超过 2mg。

(2) 溶液剂：1% 溶液舌下给药，每次 0.05～0.1mL，每日 2mL。

2. 静脉滴注

开始剂量为 5μg/min，宜用输液泵滴注，若左室充盈压或肺毛细血管嵌压正常或低于正常者（如无其他并发症的心绞痛患者），可能已充分有效或过量。用于控制性降压或治疗心力衰竭时，可每 3～5min 增加 5μg/min，以达满意疗效。如在 20μg/min 时无效可以 10μg/min 递增，以后可以 20μg/min 递增，一旦有效则逐渐减量和延长给药间隔。静脉滴注用量应个体化，无固定适合剂量，每个患者须按所要求的血流动力学确定所需剂量，故须监测血压、心率及其他血流动力学参数（如肺嵌压）等。

3. 喷雾给药

心绞痛发作时，用本药气雾剂向口腔舌下黏膜喷射 1～2 次（相当于硝酸甘油量0.5～1mg）。使用时先将喷雾帽取下，将罩壳套在喷雾头上，瓶身倒置，把罩壳对准口腔舌下黏膜撳压阀门，药液即呈雾状喷入口腔内。

4. 经黏膜给药

本药控释口颊片，每次 1mg，放置于口颊犬齿龈上（勿置于舌下），使其在 3～5h 内稳定溶解，每日 3～4 次。如果不慎咽下，应再置 1mg。需要时可增至每次 2.5mg，每日 3～4 次。因有吸入的危险，故不主张在就寝时使用。

硝 苯 地 平

【临床应用】

(1) 硝苯地平预防和治疗冠心病的多种类型心绞痛，包括冠状动脉痉挛所致心绞痛、变异型心绞痛以及由于冠状动脉狭窄所致的静息性心绞痛或劳力性心绞痛。对呼吸道功能无不良影响，也适用于伴有呼吸道阻塞性疾患的心绞痛患者。

(2) 治疗高血压，可单用或与其他降压药合用。注射液用于高血压危象。

【注意事项】

禁忌证：

(1) 对本药或其他钙通道阻滞药过敏。

(2) 严重主动脉狭窄。

(3) 低血压。

(4) 心源性休克。

【不良反应】

初服者常见面部潮红，其次有心悸、窦性心动过速。较多见踝、足与小腿肿胀，反应短暂，用利尿药可消退；较少见呼吸困难、咳嗽、哮鸣、心悸（由于降压后交感活性反射性增强）；罕见胸痛、昏厥（血压过低所致）、胆石症、过敏性肝炎。个别患者有舌根麻木、口干、发汗、头痛、恶心、食欲缺乏等。

【给药说明】

（1）本药速释剂不适宜用于高血压长期治疗，也不适宜用于高血压急症、急性心肌梗死或急性冠状动脉综合征。

（2）缓释剂型或控释剂型不能掰开、粉碎、咬碎或嚼烂服用。某些缓释剂型要求空腹服用。

（3）本药剂量应视患者的耐受性和对心绞痛的控制情况逐渐调整。过量服用可导致低血压。

（4）用药后应注意降压后是否有反射性交感兴奋、心率加快甚至加剧心绞痛。引起皮肤持续反应时，有可能发展为多形性红斑或剥脱性皮炎，此时应停药。

（5）长期给药不宜骤停，以避免发生停药综合征而出现反跳现象，如心绞痛发作。

（6）本药可降低心脏后负荷，因此也可用于治疗心力衰竭，但仅适用于由高血压、冠心病所致的左心衰竭，使用时还须注意是否有心肌抑制的表现。

（7）使用β-受体阻滞药的心衰患者加用本药可加重心衰。本药对β-受体阻滞药突然撤药引起的反跳现象无保护作用。

【用法与用量】

口服给药：从小剂量开始服用，一般起始剂量为每次 10mg，每日 3 次；常用的维持剂量为每次 10～20mg，每日 3 次。部分有明显冠脉痉挛的患者，可用至每次 20～30mg，每日 3～4 次。每日最大剂量不宜超过 120mg。如果病情紧急，可嚼碎服或舌下含服每次 10mg，根据患者对药物的反应，决定再次给药。

卡 托 普 利

【临床应用】

（1）卡托普利用于高血压，可单独应用或与其他降压药（如利尿药）合用。注射液可用于治疗高血压急症。

（2）用于充血性心力衰竭，可单独应用或与强心药、利尿药合用。

（3）用于急性心肌梗死和肺动脉高压。

【注意事项】

禁忌证

（1）对本药或其他 ACE 抑制药过敏者。

（2）使用其他 ACE 抑制药曾出现血管神经性水肿者。

（3）使用其他 ACE 抑制药曾出现肾衰竭者。

【不良反应】

较常见的不良反应有：

（1）皮疹，可伴有瘙痒和发热，常发生于治疗 4 周内，呈斑丘疹或荨麻疹，减量、停药或给予抗组胺药后可消失。7％～10％的患者伴嗜酸粒细胞增多或抗核抗体阳性。

（2）心悸、心动过速、胸痛。

（3）咳嗽。

（4）味觉迟钝。

【给药说明】

（1）给药剂量须遵循个体化原则，按疗效予以调整。服药时间最好在餐前 1h。

（2）开始用药前建议停用其他降压药 1 周。对恶性或重度高血压，在停用其他药物后立即给予本药最小剂量，在密切观察下每 24h 递增剂量，直至疗效充分或达最大剂量。

（3）肾功能不全者应采用小剂量或减少给药次数，缓慢递增。若需合用利尿药，建议用呋塞米而不用噻嗪类利尿药。血尿素氮和肌酐增高时，本药应减量，同时应停用利尿药。

（4）用药时若蛋白尿渐增多，应暂停用药或减少用量。

（5）用药时若白细胞计数降低，暂停用药可以恢复。

（6）在手术或麻醉时用本药如发生低血压，可用扩容纠正。

（7）血管性水肿一旦出现应立即停药，并迅速加以处理，皮下注射 1∶1000 的肾上腺素注射液 0.3～0.5mL。

（8）过量可致低血压，应立即停药，并扩容以纠正。

【用法与用量】

口服给药：高血压每次 12.5mg，每日 2～3 次，按需要在 1～2 周时间内增至每次 50mg，每日 2～3 次。疗效仍不满意时可加用其他降压药。

酒石酸美托洛尔片

【商品名称】

倍他乐克。

【成分】

主要组成成分：酒石酸美托洛尔。

【性状】

本品为白色片。

【临床应用】

酒石酸美托洛尔片用于治疗高血压、心绞痛、心肌梗死、肥厚型心肌病、主动脉夹层、心律失常、甲状腺功能亢进、心脏神经官能症等。近年来尚用于心力衰竭的治疗，此时应在有经验的医师指导下使用。

【规格】

25mg。

【用法用量】

治疗高血压 100～200mg/次，一日 2 次，在血流动力学稳定后立即使用。急性心肌梗死主张在早期，即最初的几小时内使用，因为即刻使用在未能溶栓的患者中可减小梗死范围，降低短期（15 天）死亡率（此作用在用药后 24h 即出现）。在已经溶栓的患者中可降低再梗死率与再缺血率，若在 2h 内用药还可以降低死亡率。一般用法：可先静脉注射美托洛尔 2.5～5mg/次（2min 内），每 5min 一次，共 3 次 10～15mg。之后，15min 开始口服 25～50mg，每 6～12h 一次，共 24～48h，然后口服 50～100mg/次，一日 2 次。不稳定型心绞痛：也主张早期使用，用法用量可参照急性心肌梗死。急性心肌梗死发生颤动时若无禁忌可静脉使用美托洛尔，其方法同上。心肌梗死后若无禁忌应长期使用，因为已经证明这样做可以降低心源性死亡率，包括猝死。一般一次 50～100mg，一日 2 次。在治疗高血压、心绞痛、心律失常、肥厚型心肌病、甲状腺功能亢进等症时一般一次 25～50mg，一日 2～3 次，或一次 100mg，一日 2 次。心力衰竭：应在使用洋地黄和（或）利尿剂等抗心力衰竭的治疗基础上使用本药。起初一次 6.25mg，一日 2～3 次，以后视临床情况每数日至一周一次增加 6.25～12.5mg，一日 2～3 次，最大剂量可用至一次 50～100mg，一日 2 次。最大剂量一日不超过 300～400mg。

【不良反应】

不良反应的发生率约为 10%，通常与剂量有关。常见（＞1/100），一般副作用：疲劳、头痛、头晕；循环系统：肢端发冷、心动过缓、心悸；胃肠系统：腹痛、恶心、呕吐、腹泻和便秘。少见，一般副作用：胸痛、体重增加；循环系统：心力衰竭暂时恶化；神经系统：睡眠障碍、感觉异常；呼吸系统：气急，支气管哮喘或有气喘症状者可发生支气管痉挛。罕见（＜1/1000），一般副作用：多汗、脱发、味觉改变、可逆性性功能异常；血液系统：血小板减少、房室传导时间延长、心律失常、水肿、晕厥；神经系统：梦魇、抑郁、记忆力损害、精神错乱、神经质、焦虑、幻觉；皮肤：皮肤过敏反应、银屑病加重、光过敏；肝：转氨酶升高；眼：视觉损害、眼干和/或眼刺激；耳：耳鸣，偶有关节痛、肝炎、肌肉疼痛性痉挛、口干、结膜、炎样症状、鼻炎和注意力损害以及在伴有血管疾病的患者中出现坏疽的病例报道。

【禁忌证】

心源性休克。病态窦房结综合征。Ⅱ、Ⅲ度房室传导阻滞，不稳定的，失代偿性心力衰竭患者（肺水肿、低灌注或低血压），持续地或间歇地接受 β-受体激动剂正变力性治疗的患者。有症状的心动过缓或低血压。本品不可给予心率＜45 次/min、P－Q 间期＞0.24s 或收缩压＜100mmHg 的怀疑急性心肌梗死的患者，伴有坏疽危险的严重外周血管疾病患者。对本品中任何成分或其他 β-受体阻断剂过敏者。

【注意事项】

肾功能损害：肾功能对本品清除率无明显影响，因此肾功能损害患者无须调整剂量。肝功能损害：通常，肝硬化患者所用美托洛尔的剂量与肝功能正常者相同。仅在肝功能非常严重损害（如旁路手术患者）时才需考虑减少剂量（详见说明书）。

【孕妇及哺乳期妇女用药】

妊娠期使用 β-受体阻断剂可引起各种胎儿问题，包括胎儿发育迟缓。β-阻断剂对胎儿和新生儿可产生不利影响，尤其是心动过缓，因此在妊娠或分娩期间不宜使用。

【儿童用药】

儿童使用本品的经验有限。

【老年用药】

老年人药物代谢动力学与年轻人相比无明显改变，因而老年患者用量无须调整。

【药物相互作用】

美托洛尔是一种 CYP2D6 的作用底物。抑制 CYP2D6 的药物可影响美托洛尔的血浆浓度。抑制 CYP2D6 的药物如奎尼丁、特比萘芬、帕罗西汀、氟西汀、舍曲林、塞来昔布、普罗帕酮和苯海拉明。对于服用本品的患者，在开始上述药物的治疗开始应减少本品的剂量（详见说明书）。

【药物过量】

毒性：美托洛尔 7.5g 可引起成人致死性中毒。一例 5 岁儿童误服 100mg 经洗胃后无任何症状。12 岁儿童给予 450mg 可引起中度中毒，成人给予 1.4g 可引起中度中毒、给予 2.5g 可引起重度中毒、给予 7.5g 可引起极重度中毒（详见说明书）。

【药理毒理】

美托洛尔是一种选择性的 β_1-受体阻断剂，其对心脏 β_1-受体产生作用所需剂量低于其对外周血管和支气管上的 β_2-受体产生作用所需剂量。随剂量的增加，β_1-受体选择性可能降低（详见说明书）。

【药物代谢动力学】

本品的生物利用度为 40%～50%，在服药后 1～2h 达到最大的 β-受体阻滞作用。每日一次口服 100mg 后，对心律失常的作用在 12h 后仍显著。美托洛尔主要在肝脏有 CYP2D6 代谢，3 个主要的代谢物已被确定，均无具有临床意义的 β-受体阻滞作用，血浆半衰期为 3～5h。约 5% 的美托洛尔以原型由肾排泄，其余的均被代谢。

【贮藏】

遮光，密封保存。

肾 上 腺 素

【临床应用】

（1）肾上腺素用于抢救过敏性休克（如青霉素引起的过敏性休克）。由于本药具有兴奋心肌、升高血压、松弛支气管等作用，故可缓解过敏性休克引起的心跳微弱、血压下降、呼吸困难等症状。

（2）用于麻醉和手术意外、药物中毒或心脏传导阻滞等原因引起的心脏骤停，与电除颤仪或利多卡因等配合可进行心脏复苏抢救。

（3）用于治疗支气管哮喘，效果迅速但不持久。

（4）与局麻药联用可减少局麻药的吸收而延长其药效，并减少不良反应，也可减少手术部位的出血。

【注意事项】

1. 交叉过敏

对其他拟交感胺类药（如麻黄碱、异丙肾上腺素、去甲肾上腺素、去氧肾上腺素等）过敏者，对本药也可能过敏。

2. 禁忌证

（1）高血压。

（2）心脑血管病（包括心绞痛、心律失常、心脏扩大、缺血性心脏病、心源性哮喘、脑血管硬化等）。

（3）器质性脑损害。

（4）糖尿病。

（5）洋地黄中毒。

（6）心源性、外伤性或失血性休克。

（7）甲状腺功能亢进。

（8）帕金森病（可使僵硬与震颤症状暂时性加重）。

（9）闭角型青光眼。

【不良反应】

不良反应主要包括心血管系统反应和眼科滴眼时引起的各种不适。

【给药说明】

（1）本药遇氧化物、碱类、光线及热均可分解变色，其水溶液露置于空气及光线中即分解变为红色，不宜使用。

（2）用 1∶1000（1mg/mL）浓度的本药注射液做心内或静脉注射前必须稀释。由于可引起血管剧烈收缩而导致组织坏死，故不推荐动脉内注射。

（3）反复在同一部位给药可导致组织坏死，注射部位必须轮换。

（4）使用时必须严格控制药物剂量，静脉注射应稀释后缓慢给药。

（5）用于过敏性休克时，由于血管的通透性增加，有效血容量不足，必须同时补充血容量。

（6）下列反应持续存在时须引起注意：头痛、焦虑不安、烦躁、失眠、面色苍白、恐惧、震颤、眩晕、多汗、心跳异常增快或沉重感。

【用法与用量】

1. 皮下注射

（1）抗过敏：初始剂量为 0.2～0.5mg，必要时可每隔 10～15min 重复给药 1 次，用量可逐渐增至每次 1mg。

（2）支气管痉挛：初始剂量为 0.2～0.5mg，必要时可每隔 20min 至 4h 重复 1 次，逐渐增量至每次 1mg。

（3）支气管哮喘：每次 0.25～0.5mg，3～5min 即可见效，但仅能维持 1h。必要时可重复注射 1 次。

（4）极量：每次 1mg。

2. 静脉注射

（1）抢救过敏性休克：本药 0.1～0.5mg 缓慢静注（以 0.9％氯化钠注射液稀释至10mL）。如疗效不好，可改用 4～8mg 静滴（溶于 5％葡萄糖液 500～1000mL）。

（2）用于心跳骤停：本药 1mg 静脉注射，同时进行心脏按压、人工呼吸、纠正酸中毒。

3. 心内注射

肾上腺素用于心跳骤停：本药 1mg 静脉注射，同时进行心脏按压、人工呼吸和纠正酸中毒。

多 巴 胺

【临床应用】

（1）多巴胺用于心肌梗死、创伤、内毒素败血症、心脏手术、肾衰竭、充血性心力衰竭等引起的休克综合征。

（2）多巴胺用于补充血容量疗效不佳的休克，尤其是少尿及周围血管阻力正常或较低的休克。

（3）由于本药可增加心排出量，也用于洋地黄及利尿药无效的心功能不全。

【注意事项】

1. 禁忌证

（1）嗜铬细胞瘤患者。

（2）环丙烷麻醉者。

2. 慎用

（1）肢端循环不良患者。

（2）频繁的室性心律失常患者。

（3）孕妇。

（4）闭塞性血管病（包括动脉栓塞、动脉粥样硬化、血栓闭塞性脉管炎、糖尿病性动脉内膜炎、雷诺病等）或有既往史者。

【不良反应】

（1）本药不良反应较轻，常见的有胸痛、呼吸困难、心律失常（尤其是大剂量时）、心搏快而有力、全身软弱无力；少见的有心跳缓慢、头痛、恶心、呕吐。

（2）长期大剂量或小剂量用于外周血管病患者，可出现手足疼痛或手足发冷，外周血管长期收缩可能导致局部组织坏死或坏疽。还有报道可引起氮质血症、血压升高或下降。

【给药说明】

（1）应用本药治疗前必须先纠正低血容量及酸中毒。

（2）在静脉滴注前必须稀释，稀释液的浓度取决于剂量及个体需要的液量。若不需扩容，可用 0.8mg/mL 溶液；如有液体潴留，可用 1.6～3.2mg/mL 溶液。

（3）应选用粗大的静脉进行静注或静滴，同时防止药液外溢而致组织坏死；如发现输入部位的皮肤变色，应更改静注或静滴部位，并将酚妥拉明 5～10mg 用生理盐水稀释后在渗漏部位浸润注射。

（4）静脉滴注时，应根据血压、心率、尿量、外周血管灌注以及异位搏动出现与否等控制滴速和时间。当休克纠正后应减慢滴速，遇有外周血管过度收缩而引起舒张压不成比例升高以至脉压减小或出现尿量减少、心率增快甚至心律失常时，滴速必须减慢或暂停滴注。

（5）在滴注本药时，血压若继续下降或剂量调整后仍无改善，应停用本药，并改用更强的血管收缩药。

（6）突然停药可产生严重低血压，因此应逐渐递减，以至完全停药。

（7）过量或静滴速度过快可出现呼吸急促、心动过速甚至诱发心律失常、头痛和严重高血压，此时应减慢滴速或停药，必要时给予 α-受体阻滞药。

【用法与用量】

静脉滴注：剂量应根据患者的反应（如心率、血压、尿量、异位心律、中心静脉压、肺毛细血管楔压及心排出量）进行调整。

（1）一般情况：开始时每分钟 1～5μg/kg，每 10～30min 增加 1～4μg/（kg·min），直至出现满意疗效。

（2）休克：开始剂量为每分钟 5μg/kg，逐渐增至每分钟 5～10μg/kg，最大剂量为每分钟 20μg/kg。停药时应逐渐减量，防止低血压再度发生。

（3）危重患者：先按每分钟 $5\mu g/kg$ 滴注，然后按每分钟 $5\sim10\mu g/kg$ 递增直至 $20\sim50\mu g/kg$，以达到满意疗效。或本药 20mg 加入 5％葡萄糖注射液 $200\sim300mL$ 中静滴，开始时按每分钟 $75\sim100\mu g$ 滴入，以后根据血压情况可加快速度或加大浓度，但最大剂量不超过每分钟 $500\mu g$。

第五章　呼吸系统的药物

　　作用于呼吸系统的药物主要包括祛痰药、镇咳药和平喘药 3 类，常用的药物主要有盐酸氨溴索、复方甘草片、强力枇杷露、可待因、异丙肾上腺素、沙丁胺醇、麻黄碱、氨茶碱、布地奈德吸入剂和异丙托溴铵吸入剂等。本节主要介绍盐酸氨溴索和复方甘草片。

盐酸氨溴索

【临床应用】

　　盐酸氨溴索适用于急、慢性呼吸系统疾病（如急慢性支气管炎、支气管哮喘、支气管扩张、肺结核等）引起的痰液黏稠、咳痰困难。

【注意事项】

　　1. 禁忌证

　　（1）对本药过敏者。

　　（2）妊娠前 3 个月。

　　2. 慎用

　　（1）孕妇及哺乳妇女。

　　（2）胃溃疡患者。

　　（3）恶性纤毛综合征患者（支气管纤毛运动功能受阻及呼吸道大量分泌物）。

　　（4）青光眼患者。

　　（5）肝、肾功能不全者。

【不良反应】

　　本药通常耐受性良好，极少数患者口服后有轻度的胃肠不适（如恶心、呕吐、消化不良、胃痛、腹泻）及过敏反应（如皮疹、罕见血管性水肿），罕见头痛及眩晕等。

【给药说明】

　　（1）长期服用本药，单次剂量不变，可减为每日 2 次给药。

　　（2）应避免联用强力镇咳药，因咳嗽反射受抑制时易出现分泌物阻塞。

【用法与用量】

　　口服给药：每次 30～60mg，每日 3 次，餐后服用。

复方甘草片

【临床应用】

　　复方甘草片用于镇咳祛痰。

【用法用量】

　　口服或含化。成人一次 3～4 片，一日 3 次。

【不良反应】

　　有轻微的恶心、呕吐反应。

【注意事项】

　　（1）本品不宜长期服用，如服用 3～7 天症状未缓解，请即时咨询医师。

（2）对本品成分过敏者禁用。

（3）胃炎及胃溃疡患者慎用。

（4）当本品性状发生改变时禁用。

第六章 消化系统的药物

消化系统用药主要包括抑酸药等抗溃疡药物、胃肠动力药物、肝胆系统药物和调节肠道菌群药物。其中，抑酸药主要包括 H2 受体拮抗剂的法莫替丁和质子泵抑制剂的奥美拉唑，胃黏膜保护剂硫糖铝等；胃肠动力药物主要包括甲氧氯普胺、莫沙必利等；肝胆系统药物主要包括硫普罗宁、葡醛内酯、消炎利胆片等；菌群失调调节药物主要包括整肠生、美常安等。本节主要介绍奥美拉唑和甲氧氯普胺。

奥 美 拉 唑

【临床应用】

（1）奥美拉唑用于胃、十二指肠溃疡等消化性溃疡。

（2）用于反流性食管炎、胃泌素瘤。

（3）本药注射剂可用于：

①消化道出血，如消化性溃疡出血、吻合口溃疡出血等。

②应激状态时并发或由非甾体类抗炎药引起的急性胃黏膜损伤。

③全身麻醉或大手术后以及昏迷患者，以防止胃酸反流及吸入性肺炎。

【禁忌证】

（1）对本药过敏者。

（2）严重肾功能不全者慎用。

【不良反应】

本药的耐受性良好，不良反应少。主要包括消化系统症状、精神神经系统反应、代谢/内分泌系统异常，长期用药还可发生胃部类癌。

【给药说明】

（1）本药的口服制剂是缓释胶囊或肠溶片，服用应整粒吞服，不应咀嚼，以防药物颗粒过早在胃内释放而影响疗效。

（2）配制静脉滴注液时，应先用专用溶剂溶解，再加入生理盐水或 5％葡萄糖注射液 100mL，本药每 40mg 稀释后的滴注时间不少于 20min。

（3）本药抑制胃酸分泌的作用强，持续时间长，故应用本药时不宜同时服用其他抗酸药或抑制胃酸分泌药。

【用法与用量】

1. 口服给药

（1）胃、十二指肠溃疡：每次 20mg，晨起顿服或早晚各 1 次。十二指肠溃疡疗程通常为 2～4 周，胃溃疡的疗程为 4～8 周。

（2）反流性食管炎：每日 20～60mg，晨起顿服或早晚各 1 次，疗程通常为 4～8 周。

2. 静脉注射

消化性溃疡出血，每次 40mg，每 12h 一次，连用 3 日。首次剂量可加倍。

甲氧氯普胺

【临床应用】

（1）甲氧氯普胺用于各种原因（如胃肠疾患、放化疗、手术、颅脑损伤、海空作业以及药物等）所致恶心、呕吐、嗳气、消化不良、胃部胀满等症状的对症治疗。

（2）用于胃食管反流性疾病：反流性食管炎、胆汁反流性胃炎、功能性胃滞留、胃下垂等。

（3）用于残胃排空延迟症、迷走神经切除后胃排空延缓。

（4）用于糖尿病性胃轻瘫、尿毒症以及硬皮病等胶原疾患所致的胃排空障碍。

（5）可用于幽门梗阻及对常规治疗无效的十二指肠溃疡。

（6）用于十二指肠插管、胃肠钡剂 X 线检查，可减轻检查时的恶心、呕吐反应，促进钡剂通过，并有助于顺利插管；可增加食管括约肌压力，从而减少全身麻醉时胃肠道反流所致吸入性肺炎的发生率。

【注意事项】

禁忌证：

（1）对普鲁卡因或普鲁卡因胺过敏者。

（2）癫痫患者（因癫痫发作的频率及严重性均可因用药而增加）。

（3）胃肠道出血、机械性梗阻或穿孔患者（本药可使胃肠道的动力增加，使前述疾病病情加重）。

（4）嗜铬细胞瘤患者（可因用药而出现高血压危象）。

（5）进行放疗或化疗的乳癌患者。

（6）有抗精神病药致迟发性运动功能障碍史者。

【不良反应】

本药不良反应主要包括消化系统症状、精神神经系统反应、代谢/内分泌系统异常；注射给药可引起直立性低血压。

【给药说明】

（1）本药具有中枢镇静的作用，并能促进胃排空，故对胃溃疡胃窦潴留者或十二指肠球部溃疡合并胃窦部炎症者有益。但对一般消化性溃疡的治疗效果不明显，不宜用于一般的十二指肠溃疡。

（2）静脉注射本药时速度须慢，于 1～2min 注完，快速给药可出现躁动不安，随即进入昏睡状态。

【用法与用量】

每日剂量不宜超过 0.5mg/kg，否则易引起锥体外系反应。

1. 口服给药

一般性治疗：每次 5～10mg，每日 3 次，餐前 30min 服用。

2. 肌肉注射

肌肉注射用于不能口服或急性呕吐：每次 10～20mg。

第七章　抗组胺药物

抗组胺药主要为 H1 受体拮抗剂，包括异丙嗪、氯苯那敏、西替利嗪和氯雷他定等，本节主要介绍氯雷他定。

氯 雷 他 定

【临床应用】

氯雷他定适用于各种由 IgE 介导的变态反应疾病，包括急慢性荨麻疹、冷性荨麻疹、血管性水肿、特应性皮炎、婴儿湿疹、接触性皮炎、光敏性皮炎、皮肤划痕症、过敏性鼻炎、过敏性结膜炎、花粉症、食物变态反应、药物变态反应、昆虫变态反应、过敏性咳嗽等。对支气管哮喘的延缓反应也有一定的辅助治疗作用。

【注意事项】

禁忌证：对本药过敏者。

【不良反应】

极少数患者可出现皮疹、皮肤瘙痒、头痛、嗜睡、疲乏、口干、恶心、呕吐等反应。据报道，本药尚可导致肝功能损害、脱发、晕厥、心悸等。

【给药说明】

（1）本药的常规日剂量为 10mg，如无特殊情况，不应擅自增加用量。出现耐药时，可暂时中断治疗。

（2）服药期间如出现皮疹、皮肤瘙痒、恶心、呕吐等过敏反应，应及时停药，换用其他药物。

（3）本药控制鼻塞症状的疗效较差，必要时可加用血管收缩药，如麻黄碱、伪麻黄碱等。

（4）高空作业者、驾驶人员、参赛前的运动员等需要精神高度集中者，用药量应严格控制在安全范围内。

【用法与用量】

口服给药：每次口服 10mg，空腹服用，每日 1 次。过敏反应定时发作者，可根据病情，于发作前 1h 服药；对晚间发作者，可于临睡前服药；日夜均有发作者，可每次 5mg，每日晨、晚各服用 1 次。

第八章　电解质平衡调节药及葡萄糖

电解质平衡调节药物主要包括糖、盐和各种微量元素等，本节主要介绍氯化钾和葡萄糖酸钙等。

氯　化　钾

【临床应用】

（1）氯化钾可预防低钾血症。当患者存在失钾情况，尤其是发生低钾血症对患者危害较大（如洋地黄化的患者）时，或有进食不足、严重或慢性腹泻、长期服用肾上腺皮质激素、失钾性肾病、Bartter's综合征时，需预防性补充钾盐。

（2）治疗各种原因引起的低钾血症，如进食不足、呕吐、严重腹泻、应用排钾利尿药、低钾性家族性周期性麻痹、长期应用糖皮质激素和使用高渗葡萄糖等。

【注意事项】

1. 禁忌证

（1）高钾血症。

（2）急、慢性肾功能不全者。

（3）严重脱水者。

2. 慎用

（1）代谢性酸中毒并伴有少尿者。

（2）肾上腺皮质功能减弱者。

（3）急性脱水（严重时可致尿量减少）患者。

（4）传导阻滞性心律失常，尤其是应用洋地黄类药物者。

【不良反应】

（1）口服可有刺激症状，如恶心、呕吐、咽部不适、胸痛（食管刺激）、腹痛、腹泻，甚至消化性溃疡及胃肠道出血。空腹服用、剂量较大或原有胃肠道疾病者更易发生。

（2）静脉滴注浓度较高、速度较快或滴注的静脉较细小时，患者常感疼痛。

（3）过量应用本药、滴注速度较快或原有肾功能不全时易导致高钾血症，临床表现为软弱乏力、手足口唇麻木、不明原因的焦虑、意识模糊、呼吸困难、心率减慢、心律失常、传导阻滞甚至心脏骤停；心电图表现为高而尖的T波，并逐渐出现PR间期延长、P波消失、QRS波变宽、正弦波等。

【给药说明】

（1）静脉滴注适用于严重低钾血症或不能口服者。轻型低钾血症或预防性用药，以及胃肠道可耐受者，尽量口服给药。

（2）静脉补钾同时滴注钠盐和高浓度葡萄糖可降低钾的作用，故需迅速纠正低钾血症时，应以5％葡萄糖溶液稀释本药。

（3）为减少本药对胃肠道的刺激，可餐后服用；片剂应整片吞服，不得嚼碎。

（4）合用含钾药物和保钾利尿药时，发生高钾血症的机会增多，尤其是肾功能不全者，应予以注意。

（5）静脉补钾浓度一般不超过 40mmol/L（0.3％），速度不超过 0.75g/h（10mmol/h），否则不仅可引起局部剧痛，且有导致心脏停搏的危险。在使用高浓度钾治疗体内缺钾引起的严重快速性室性心律失常时，应在心电图监护下给药。

（6）在低血钾未得到纠正前，尤其是应用洋地黄类药物治疗时，不应突然停止补钾。

（7）出现高钾血症时，应做以下处理：

①立即停止补钾，避免进食含钾食物，避免使用含钾药物及保钾利尿药。

②静脉滴注高浓度葡萄糖注射液和胰岛素，以促使 K^+ 进入细胞内（可每小时使用 10％或 25％葡萄糖注射液 300～500mL，每 20g 葡萄糖中加入正规胰岛素 10U）。

③若伴有代谢性酸中毒，应立即使用 5％碳酸氢钠注射液，若尚未伴有酸中毒或肝功能正常者可使用 11.2％乳酸钠注射液，特别是 QRS 波增宽者。

④应用钙剂对抗 K^+ 的心脏毒性。当心电图提示 P 波缺失、QRS 波变宽、心律失常但未使用洋地黄类药物时，给予 10％葡萄糖酸钙注射液 10mL 静脉注射，必要时可间隔 2min 重复使用。

⑤应用袢利尿药，必要时同时补充生理盐水。

【用法与用量】

低钾血症：

（1）一般用法为将 10％氯化钾注射液 10～15mL 加入 5％葡萄糖液 500mL 中滴注。每日补钾量为 3～4.5g。

（2）体内缺钾引起的严重快速室性异位心律失常（如尖端扭转型室性心动过速，短暂、反复发作多形性室性心动过速、心室扑动等威胁生命的严重心律失常），补钾浓度要高（可达 0.5％，甚至 1％）、滴速要快，以 1.5g/h（20mmol/h）滴注，补钾量可达每日 10g 或更高。如病情危急，补钾浓度和速度可超过上述规定，但需严密动态观察血钾及心电图等，防止高钾血症的发生。

葡萄糖酸钙

【临床应用】

（1）葡萄糖酸钙用于治疗钙缺乏。

（2）用于治疗过敏性疾病，如虫咬性皮炎、药物过敏等。

（3）葡萄糖酸钙作为强心剂，用于心脏复苏，如高血钾或低血钙或钙通道阻滞及心脏手术等原因引起的心功能异常的解救。

【注意事项】

1. 禁忌证

（1）高钙血症及高钙尿症患者。

（2）患有含钙肾结石或有肾结石病史者。

2. 慎用

（1）慢性肾功能不全者。

（2）呼吸性酸中毒者。

【不良反应】

（1）静脉注射给药可出现全身发热。如静脉注射过快可产生恶心、呕吐、血压下降、心律失常甚至心跳停止，同时使用洋地黄类药治疗的患者反应尤其明显。静脉注射时如药液外漏，可致静脉炎及注射部位皮肤发红、皮疹和疼痛，随后可出现脱皮和皮肤坏死。

（2）用药过量或注射过快可致血钙过高，早期可表现为便秘、嗜睡、持续头痛、食欲缺乏、口腔金属味、异常口干等，晚期表现为精神错乱、高血压、眼和皮肤对光敏感、恶心、呕吐、心律失常等。

（3）口服本药胃肠刺激性较小，可有胃肠不适，偶引起便秘。

【给药说明】

（1）使用强心苷者或洋地黄中毒时禁用本药注射液。

（2）本药有强烈刺激性，不宜皮下或肌肉注射。应缓慢静脉注射或静脉滴注，本药10％注射液注射速度应低于 5mL/min，以免血钙升高过快而引起心律失常。

（3）脱水或低钾血症等电解质紊乱时应先纠正低钾，再纠正低钙，以免增加心肌应激性。

（4）若注射时药液漏出血管外，应立即停用，并用氯化钠注射液进行局部冲洗，局部给予氢化可的松、1％利多卡因或玻璃酸，热敷并抬高肢体。

（5）本药口服制剂宜餐后服用。

（6）静脉注射：当患者出现不适或有明显心电图异常时，应立即停用，待心电图异常消失后再缓慢注射。

（7）使用本药10％注射液时，加等量 5％～25％葡萄糖液稀释后缓慢注射。

【用法与用量】

1. 口服给药

（1）钙缺乏：每次 0.5～2g，每日 3 次，餐后服用。

（2）氟中毒的解救：服用本药1％口服溶液，使氟化物成为不溶性氟化钙。

2. 静脉注射

（1）急性低钙血症和过敏性疾病：每次1g（10％葡萄糖酸钙 10mL），必要时可重复。

（2）高镁血症和高钾血症：首剂应用 1～2g，必要时可重复，每日最大剂量不超过 10g。

第九章　解毒药、外用药物

解毒药物是指能排除或中和毒物，对抗毒性作用，减弱毒性反应，解除或减轻中毒症状，降低中毒死亡，以治疗中毒为目的的药物。可分为特异性（即专属性）和非特异性（专属性低）两类药物，如二巯基丙磺酸钠、二硫基丙醇对砷中毒的治疗；胆碱酯酶复活剂对有机磷农药中毒的治疗，均为特异性解毒药。常用的解毒药物有纳洛酮、碘解磷定和亚甲蓝等。

外用药物主要包括眼科、皮肤科、五官科等，其他如酒精、安尔碘、氯己定等皮肤黏膜消毒用药物也可归为此列。眼科有玻璃酸钠滴眼液和左氧氟沙星滴眼液等，皮肤科有莫匹罗星软膏、硝酸咪康唑乳膏、曲安奈德益康唑乳膏和卤米松乳膏等，其他还有盐酸羟甲唑啉喷雾剂、高锰酸钾和聚维酮碘等。

本节主要介绍纳洛酮、莫匹罗星软膏和玻璃酸钠等。

纳　洛　酮

【临床应用】

（1）纳洛酮解救麻醉性镇痛和非麻醉性镇痛药过量中毒。

（2）解除阿片类药物麻醉术后的呼吸抑制。

（3）用于阿片类药物成瘾者的试验性诊断。

（4）用于急性乙醇中毒、安眠药中毒、休克等。

（5）用于急性呼吸衰竭、老年性痴呆、慢性阻塞性肺病等。

【注意事项】

1. 禁忌证

（1）对本药过敏者。

（2）对吗啡、海洛因等依赖或正在使用阿片类镇痛剂者。

2. 慎用

（1）高血压患者。

（2）动脉硬化及心功能不全患者。

【不良反应】

（1）偶有一过性恶心、呕吐，多发生在用药后 5min。

（2）罕见血压升高、心律失常、惊厥、急性心肌梗死、急性肺水肿。

（3）大剂量可引起行为方面的改变，也可出现四肢麻木或针刺感、头晕等，一般在用药后 15～30min 消失，以后可出现出汗、呵欠等。用量达 50mg 可出现癫痫样发作。

（4）此外，有引起喉痉挛的报道。

【给药说明】

（1）本药口服无效，常用给药途径有静脉、皮下或肌肉注射，其中静脉给药为首选。当患者处于灌注不良或不易建立静脉途径时，可肌肉注射或皮下给药，也可舌下或气管内给药。

（2）本药为吗啡完全拮抗药，可逆转阿片激动剂所有作用，包括镇痛，故应特别注意掌握用量和给药速度，本药用量可从一次 $20\sim40\mu g$ 静脉注射开始，逐步加量，直至患者呼吸恢复而无明显疼痛感。

（3）由于本药半衰期较短，当用作逆转长效 μ 受体激动剂引起的呼吸抑制作用时，可有呼吸抑制再次出现。如麻醉期间用吗啡 $1.25\sim1.5mg/kg$，术后用本药 $5\sim10\mu g/kg$ 逆转吗啡呼吸抑制，所有病人呼吸抑制均再度出现。若先静脉注射本药 $5\mu g/kg$，待 $15min$ 后再肌肉注射 $10\mu g/kg$ 则不发生呼吸抑制再现。

（4）对阿片类药物依赖者，使用本药可迅速激发严重的戒断症状，故应注意病人的用药史。

【用法与用量】

（1）一般用法：$400\sim800\mu g$ 加生理盐水或葡萄糖液稀释静脉注射，必要时可重复给药甚至连续静脉给药。

（2）促使吗啡或芬太尼全麻后自发呼吸恢复：按体重 $1.3\sim3\mu g/kg$ 给药。

（3）治疗阿片类急性中毒：每次注射 $400\mu g$ 或按体重 $10\mu g/kg$，需要时 $2\sim3min$ 可重复 1 次。

莫匹罗星软膏

【临床应用】

（1）莫匹罗星软膏适用于多种细菌（尤其是革兰阳性球菌）引起的皮肤感染，如脓疱病、疖病、毛囊炎及湿疹、皮炎、溃疡和创伤等继发细菌感染。

（2）用于预防和治疗外科手术后伤口感染化脓。

【注意事项】

禁忌证：对本药过敏者。

【不良反应】

局部应用一般无不良反应，仅偶见皮肤烧灼感、蛰刺感、瘙痒等，一般轻微，不需停药。

【给药说明】

（1）本药软膏不适于眼内或鼻内使用，如误入眼内应用水冲洗。

（2）本药赋形剂聚乙二醇有潜在的肾毒性，用于大面积烧伤、营养性溃疡等情况时可能增加吸收，需特别注意。

【用法与用量】

外用涂于患处，必要时可用敷料包扎或覆盖，每日 $2\sim3$ 次，5 日为 1 疗程。必要时可重复 1 疗程。

玻璃酸钠

【临床应用】

（1）玻璃酸钠作为眼科手术的辅助用药，可用于白内障囊内、囊外摘除术，抗青光眼手术，角膜移植手术、视网膜手术、眼前节重建手术等。

（2）可用于干燥性角结膜炎。

（3）可作为骨关节炎的辅助用药。

【注意事项】

禁忌证：

（1）对本药过敏。

（2）关节腔感染的急性期禁用关节腔注射。

【不良反应】

（1）局部滴眼有时可有刺激感、异物感、瘙痒感。

（2）个别患者还可出现皮疹、瘙痒等过敏症状。

【给药说明】

（1）不要在未取下角膜接触镜的情况下使用本药。

（2）用于骨关节病时如加用泼尼松龙，可缓解疼痛，有利于关节功能的恢复。

（3）关节腔积液时，应先将积液抽出，然后在严格无菌条件下注入本药。

（4）本药与含苯扎氯铵的药物接触时，可以产生混浊，若出现，则禁止使用。

【用法与用量】

1. 经眼给药

（1）用于角膜内皮的保护：0.1%～0.3%的滴眼剂滴眼，每日数次。

（2）治疗干燥性角结膜炎：0.1%～0.3%的滴眼剂滴眼，每日数次。

2. 关节腔内注射

骨关节炎：每次注射 1% 的本药 2mL，每周 1 次，5 周为 1 疗程。

第十章　中成药

板蓝根冲剂

【适应证】

板蓝根冲剂具有清热解毒的功效。用于病毒性感冒、咽喉肿痛。

【注意事项】

（1）忌烟、酒及辛辣、生冷、油腻食物。

（2）不宜在服药期间同时服用滋补性中成药。

（3）风寒感冒者不适用，其表现为恶寒重，发热轻，无汗，鼻塞流清涕，口不渴，咳吐稀白痰。

（4）有高血压、心脏病、肝病、糖尿病、肾病等慢性病严重者、孕妇或正在接受其他治疗的患者，均应在医师指导下服用。

（5）服药3天后，症状无改善，或出现发热、咳嗽加重，并有其他症状（如胸闷、心悸等）时应去医院就诊。

【用法与用量】

口服，一次1～2袋，一日3～4次。

藿香正气软胶囊

【适应证】

藿香正气软胶囊具有解表祛湿、化湿和中的功效。用于外感风寒、内伤湿滞或夏伤暑湿所致的感冒，症见头痛昏重、胸膈痞闷、脘腹胀痛、呕吐泄泻；胃肠型感冒。

【用法与用量】

口服，一次2～4粒，一日2次。

【注意事项】

（1）饮食宜清淡。

（2）不宜在服药期间同时服用滋补性中成药。

（3）有高血压、心脏病、肝病、糖尿病、肾病等慢性病严重者、孕妇或正在接受其他治疗的患者，均应在医师的指导下服用。

（4）服药3天后症状未改善，或出现吐泻明显，并有其他严重症状时应去医院就诊。

六味安消胶囊

【适应证】

六味安消胶囊具有和胃健脾、导滞消积、行血止痛的功效。

六味安消胶囊主治胃痛胀满，消化不良，便秘，痛经。症见：胃痛胀满，食欲不振，饭后饱胀，胃灼热，打嗝反酸，腹胀，腹痛，便秘，痛经。

【用法用量】

口服：一次3～6粒，一日2～3次。

推荐剂量如下：中老年、体质弱者、病情轻者：一次 2～3 粒，一日 2～3 次。青壮年、体质强壮者、病情较重者：一次 4～6 粒，一日 3 次。

【不良反应】

对本品敏感或体质虚弱的病人，服用本品后可能出现大便次数增多或轻微腹泻，一般毋需特殊处理。

关节止痛膏

【适应证】

关节止痛膏具有活血散瘀、温经镇痛的功效。用于寒湿瘀阻经络所致风湿关节痛及关节扭伤。

【注意事项】

本品含有刺激性药物，忌贴于创伤处，有皮肤病者慎用，皮肤过敏者停用。

本品含有盐酸苯海拉明。哺乳期妇女慎用。青光眼、前列腺肥大患者应在医师指导下使用。

【用法用量】

外用，贴患处。一次 1～2 片，持续 12h，一日 1 次。

云南白药气雾剂

【功能与主治】

云南白药气雾剂具有活血散瘀、消肿止痛的功效。用于跌打损伤、瘀血肿痛、肌肉酸痛及风湿疼痛。

【注意事项】

（1）本品只限于外用，切勿喷入口、眼、鼻。

（2）皮肤过敏者停用。

（3）使用云南白药气雾剂保险液时先振摇，喷嘴离皮肤 5～10cm，喷射时间应限制在 3～5s，以防止局部冻伤。

（4）皮肤受损者勿用。

（5）使用时勿近明火，切勿受热，应置于阴凉处保存。

（6）酒精过敏者禁用。

【用法与用量】

外用，喷于伤患处，使用云南白药气雾剂，一日 3～5 次。凡遇较重闭合性跌打损伤者，先喷云南白药气雾剂保险液，若剧烈疼痛仍不缓解，可间隔 1～2min 重复给药，一天使用不得超过 3 次。喷云南白药气雾剂保险液间隔 3min 后，再喷云南白药气雾剂。

小 檗 碱

【临床应用】

（1）小檗碱主要用于治疗敏感病原菌所致的胃肠炎、细菌性痢疾等胃肠道感染。

（2）可用于治疗眼结膜炎、化脓性中耳炎等。

【注意事项】

禁忌证：葡萄糖-6-磷酸脱氢酶缺乏的儿童禁用（因可引起溶血性贫血而致黄疸）。

【不良反应】

口服不良反应较少，偶有恶心、呕吐、皮疹和药物热，但停药后立即消失。

【用法与用量】

（1）抗菌：每次 0.1～0.3g，每日 0.3～0.9g。

（2）抗心律失常：每次 0.6～1.0g，每日 3 次。

第五篇　基地医疗保障岗位职责及卫生突发事件应急预案

一、总则

（一）目的

为进一步加强二院大型外场试验医疗保障工作，促进二院大型外场试验医疗保障工作规范化和制度化，牢固树立一切为了试验、一切围绕试验、一切服从试验、一切服务试验的指导思想，应试验所急，为试验所需，提供安全、优质、高效的医疗保障和服务，积极防范、有效控制和降低航天基地医疗保障卫生突发事件的危害，切实做到"一个不倒，一个不少，人人健康"，建立健全医院航天基地医疗保障卫生突发事件应急体系，提高对基地医疗保障卫生突发事件的应对能力，切实保障医院正常的工作秩序和基地工作人员生命健康，特制定基地医疗保障岗位职责及突发事件应急预案。

（二）编制依据

根据《中华人民共和国传染病防治法》《突发公共卫生事件应急条例》《突发公共卫生事件与传染病疫情监测信息报告管理办法》等法律法规和航天系统职工健康保障体系医疗保障相关文件的精神和要求，结合医院实际情况制定。

（三）适用范围

航天基地医疗保障人员及在工作中受各类突发事件的影响，其生命健康受到严重损害且需要进行紧急医疗救治的各种事件适用本预案。

（四）工作原则

对航天基地医疗保障的工作原则是依法管理、健全制度，预防为主、常备不懈，统一领导、各司其责，分级控制、抓住重点，快速反应、措施果断，依靠科技、有效配合。

二、基地医疗保障岗位职责

（1）到达试验基地后根据试验队驻地情况，快速建立相应的医疗保障服务场所，并在医护室门口张贴醒目标识，拟定医疗保健服务流程，提供全天候保健服务。严格按药品使用和存放要求，实行药品分类管理，确保医疗药品存放和使用。

（2）随队医生应在试验队领导的统一调派和领导下，承担传染性疾病的防护、防控、现场处置、疫情上报、流行病学调查和宣传，协助和指导相关人员完成现场的清消与防控工作。

（3）随队医护人员应深入一线，听从试验队统一安排，无其他任务时，应同试验人员一同去阵地，为试验人员提供医疗保障。

（4）实行巡诊制度，定期为参试人员进行医疗巡查。建立重点人员监护档案（专家、特殊病人），注意观察病情和提醒按时用药。

（5）随队医护人员应负责食堂食品卫生的监督，指导科学健康的生活方式，宣传科学防病治病方法。

（6）突发公共卫生事件或紧急情况时，随队医生应立即赶赴现场，同时报告医院主管部门，医院主管部门向院主管部门报告，立即启动基地医疗保障应急预案。

（7）随队医生严格按照外场试验保卫、保密管理等有关规定执行。

三、卫生突发事件应急预案

航天工作有其显著的工作特点：

（1）外场基地任务多，大型试验任务多，危险作业多。

（2）外场试验基地的科研人员工作繁重，高血压、心脑血管病发病率高。

（3）外场基地周边医疗机构医疗技术、仪器设备、诊疗水平有限，技术缺乏。

（4）几十年的基地医疗保障工作表明，发生突发事件造成人员伤害及工作人员突然发病的可能性大，概率高。

四、组织机构

（1）医院应急管理委员会（以下简称：委员会）为医院应对航天基地医疗保障卫生突发事件的总指挥部。

（2）航天基地医疗保障卫生突发事件的日常管理机构为医务部。

五、日常管理与防范

（一）培训

加强应急队伍建设和培训，使医务人员熟练掌握各项常见航天基地医疗保障卫生突发事件的处理技能。

（二）演练

加强全院医务人员的防范意识，每年联合组织一次航天基地医疗保障卫生突发事件的模拟演练。

（三）监督落实

医务部作为应对航天基地医疗保障卫生突发事件的日常管理机构，负责对全院职工进行各种航天基地医疗保障卫生突发事件的培训，熟练掌握医院的应急预案，组织学习并贯彻落实《突发公共卫生事件应急条例》等相关法律法规和航天系统职工健康保障体系相关材料。医务部要经常对医院防控体系的运行情况和应急设施、设备、药物和器械的储备情况进行检查，并进行分析评价，就存在的问题向委员会汇报，提出整改措施，并监督改进落实情况。

（四）应急物资准备

（1）医院后勤保障处、药剂科按照应急物资贮备管理标准，确保各类救援药品、器械等物资的配置充足，日常维护良好，并做到及时补充、更换。

（2）根据各类突发事件处置的需要，应急储备的设备、设施、器材、装备等物资，实行快速反应联动机制，确保应急抢险救援工作的需要。当突发事件发生时，应急救援资源调拨和紧急配送由医务部统一指挥。

六、预警与应急

（一）危险源监控

对于因各种原因造成的外场试验基地工作人员生命健康受到损害的突发医疗卫生事件，外场基地医疗保健的医务人员对伤患工作人员进行实时监护，配合当地医疗机构的医务人员共同诊治，确保生命健康，同时与医院保持密切联系，上报伤患病情进展，通报突发事件发生情况、事态发展、处理结果及伤患救治情况。

（二）预警分级

基地突发医疗卫生事件的三级预警：各种原因造成的外场试验基地工作人员生命健康受到损害，需要医务人员进行远程医疗救治的事件。

基地突发医疗卫生事件的二级预警：各种原因造成的外场试验基地工作人员生命健康受到损害，需要委派医务人员到当地医疗机构进行救治的事件。

基地突发医疗卫生事件的一级预警：各种原因造成的外场试验基地工作人员生命健康受到损害，需要委派医务人员将其护送回我院接受进一步救治的事件。

（三）预警程序

航天基地医疗保障卫生突发事件发生后，根据预警等级分别启动相应的组织领导机构。

1. 预警行动

三级预警行动：发生外场试验基地工作人员生命健康受到损害，需要我院医务人员进行远程医疗救治的事件时，医院进入三级预警状态。

（1）各工作组暂不启动，但应做好启动二级预警的相应准备。全院保持正常的医疗运转和生活秩序。

（2）随时与基地医疗保健医师、当地医疗机构主管医师进行联系，随时了解伤患病情进展、事态发展、处理结果及伤患救治情况。

二级预警行动：发生外场试验基地工作人员生命健康受到损害，需要医院委派医务人员到当地医疗机构进行救治的事件时，医院进入二级预警状态。

（1）医院应急系统全面启动，各工作组立刻进入工作状态，并做好启动一级预警的准备。

（2）通知全体院领导，医院办公室、医务部、护理部主任。

（3）相关工作小组应在委员会统一指挥下，做好各自的应急工作，及时调配医疗及有关资源。

（4）相关专业专家随时做好奔赴基地救治伤员的准备。

一级预警行动：发生外场试验基地工作人员生命健康受到损害，需要医院委派医务人员将其护送回我院接受进一步救治的事件时，医院进入一级预警状态。

（1）通知全体院领导，医院办公室、医务部、护理部及相关职能部门主任。

（2）相关工作小组应在委员会统一指挥下，做好各自的应急工作，及时调配医疗及有关资源。

（3）相关职能部门协调临床科室准备专业医疗救治组、护理组及仪器设备，病区准备床位为基地伤员入院救治做好准备。

2. 预警解除

根据事态发展和医院对航天基地医疗保障卫生突发事件的处置结果，有关情况证明突发事件不可能发生或危险已经解除，医务部经委员会批准后，做出相应的降低预警等级或终止预警的决定。

七、应急响应

（一）响应程序

基地医疗保障卫生突发事件应急预案响应流程如图5-1所示。

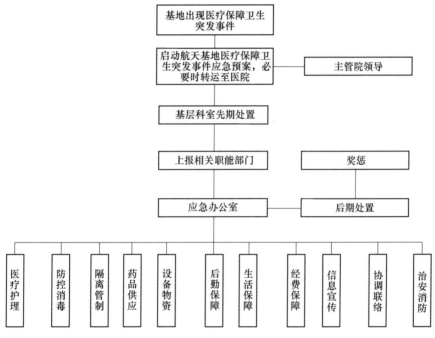

图5-1 基地医疗保障卫生突发事件应急预案响应流程

（二）先期处置

发生外场试验基地工作人员生命健康受到损害的事件时，针对突发事件的不同性质，以医务部、护理部等主管机关和相关专业科室为应对的主体，在委员会的指挥下，负责突发事件的处理工作。相关工作小组应在委员会统一指挥下，做好各自的应急工作，及时调配医疗及有关资源。

如需要组建突发事件救治专家组时，医务部、护理部在全院范围内协调相关科室业务骨干组建救治专家组，尽快赶到当地伤患救治的医疗机构进行现场救治。

（三）分级响应

1. 三级响应

发生外场试验基地工作人员生命健康受到损害，需要我院医务人员进行远程医疗救治的事件时，医院进入三级响应状态。

（1）针对不同性质的突发事件，医务部、护理部等职能部门和相关专业科室为应对的主体，在委员会的指挥下，医务部、护理部负责突发事件的处理工作。

（2）根据基地伤患病情，组建突发事件专家组，远程联系外场基地医疗保健医师及当地医疗机构主管医师，随时了解伤患病情的进展，并随时向委员会和医务部、护理部通报突发事件的事态发展、处理结果及伤患救治情况。

（3）防疫消毒组远程指导事件的调查，指挥基地工作人员进行消毒防疫。

2. 二级响应

发生外场试验基地工作人员生命健康受到损害，需要医院委派医务人员到当地医疗机构进行救治的事件时，医院进入二级响应状态。

（1）医院应急系统全面启动，各工作组立刻进入工作状态，并做好启动一级预警的准备。

（2）针对不同性质的突发事件，医务部、护理部等职能部门和相关专业科室为应对的主体，在委员会的指挥下，医务部、护理部负责突发事件的处理工作。

（3）根据基地伤患病情，由相关科室业务骨干组建突发事件专家组，尽快赶到当地伤患救治的医疗机构进行现场救治，随时联系外场基地医疗保健医师及当地医疗机构主管医师了解伤患病情进展，并随时向委员会和医务部、护理部通报突发事件的事态发展、处理结果及伤患救治情况。

（4）必要时防疫消毒组现场指导事件的调查，指挥基地工作人员进行消毒防疫。

（5）相关工作小组应在委员会统一指挥下，做好各自的应急工作，及时调配医疗及有关资源。

3. 一级响应

发生外场试验基地工作人员生命健康受到损害，需要我院委派医务人员将其护送回我院接受进一步救治的事件时，医院进入一级响应状态。

（1）针对不同性质的突发事件，医务部、护理部等职能部门和相关专业科室为应对的主体，在委员会的指挥下，医务部、护理部负责突发事件的处理工作。

（2）根据基地伤患病情，由相关科室业务骨干组建突发事件专家组，尽快赶到当地伤患救治的医疗机构进行现场救治并根据伤患病情尽快转运回医院接受进一步诊治，在转运途中随时向委员会和医务部、护理部通报突发事件的事态发展、处理结果及伤患救治情况。

（3）相关工作小组应在委员会统一指挥下，做好各自的应急工作，及时调配医疗及有关资源。

（4）医院根据伤患病情准备救治专家组、护理组、病房、仪器设备，为伤患来院后的进一步诊治做好准备。

（5）必要时防疫消毒组现场指导事件的调查，指挥基地工作人员进行消毒防疫。

（6）在委员会统一领导下，各工作小组、各科室及每一位工作人员应服从医院统一指挥，在各自的职责范围内做好应急处置的有关工作。各工作小组应在已预警的基础上，相互协调配合，尽全力保障救治工作的顺利进行。

（四）应急调整与结束

针对不同性质的航天基地医疗保障卫生突发事件，各工作小组、各科室及每一位工作人员应服从医院统一指挥，在各自的职责范围内做好应急处置的有关工作。

根据实际情况，全院或部分科室停止正常工作，进入应急处理工作状态，经委员会讨论通过，由委员会指定专人宣布应急结束。

八、后期处置

（一）恢复与重建

医院在完成医疗卫生突发事件紧急处置之后，相关科室完成紧急救治工作，严格控制各危险因素。

（二）调查与评估

突发事件结束后，相关医护人员及时对事件应急准备和响应的全过程进行总结和评价，以改正不足，总结经验，做到持续改进。

相应的工作组也应根据评估结果完成总结报告，总结经验教训，并提出进一步工作的改进建议等。

九、报告与信息发布

（1）发生航天基地医疗保障卫生突发事件后，发现人立即向医务部报告，夜间和节假日期间报告医院总值班人员。

任何人不得瞒报、缓报、谎报基地医疗保障卫生突发事件。应急办公室接到发生突发事件报告后，应立即了解突发事件的初步情况（事件发生的时间、地点、单位、人数，简要经过、初步性质、级别分类、可能危害、事故原因的初步判断、事件处理中的阶段性信息、报告部门、报告人、报告时间及联系方式等），进行记录，并根据情况和预案要求通知相关人员到岗开展应急处置工作。

突发事件应急办公室接到报告后，根据事件具体情况，决定是否向委员会报告。

（2）报告时限及方式：20分钟之内电话、1小时之内书面向二院行政保卫处报告。电话：×××××××××。

（3）委员会接到报告后，根据报告情况，判定突发事件程度，决定是否启动应急预案、预警等级、医院是否进入预警状态、是否向有关卫生行政管理部门和疾控中心通报。

（4）院内信息由委员会批准后统一发布。

对卫生行政管理部门的信息通报由医务部得到委员会批准后在规定时限内统一发布。

疾控中心通报工作由防控消毒组经委员会批准后，按规范在要求时限内统一上报。对外宣传由信息宣传动员组经委员会批准后统一面对媒体发布。

十、安全防护

（1）应急人员在现场进行干预处理时，应首先了解航天基地医疗保障卫生突发事件的现实危险，在确保自己的人身安全及健康的前提下开展工作。

（2）应急人员应针对不同类型的医疗卫生突发事件，有针对性地采取防护措施，进行正确防护。

（3）医院应提供防护所需的各种防护用品。

（4）应急人员在现场进行干预时，应针对不同类型的航天基地医疗保障卫生突发事件，对重点人群特别是型号两总等加以保护与处理。同时，宣传相关防护知识，开展社区防护，协助相关部门及时疏散遭受突发事件的群众，控制和减缓突发事件的进展。

十一、奖惩

（1）对在事故处理过程中，积极主动、措施得力、表现突出的集体或个人给予表彰奖励。

（2）对在事故处理过程中，擅作主张、不听指挥、行动迟缓、工作不力的集体和个人，要根据情节轻重，分别给予通报批评，党纪、政纪处分，触犯刑律的将移交司法机关处理。

作 者 简 介

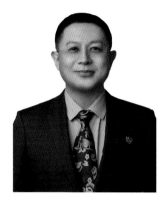

　　王旭东,中共党员,主任医师,硕士研究生导师,北京大学急诊医学系委员,急诊科/感染疾病科主任兼党支部书记,沈阳航天医院党总支副书记、副院长,北京市海淀区急诊质控中心主任,航天急危重症医生联盟主席,中国国企医院急诊专科医联体主席,享受国务院政府津贴,中国航天奖及中国急诊特殊贡献奖获得者,中国大健康风云人物,航天十大健康卫士。

　　学术任职:中国医师协会急诊医师分会常委,中华医学会急诊医学分会第十届委员会生命支持学组委员,中华医学会急诊医学分会第十届委员会复苏学组委员,中华医学会急诊医学分会第十届委员会创伤学组委员,中国医学救援协会急诊分会副会长,中国医师协会急诊医师分会人文学组副主任委员,中国老年医学学会急诊分会常委(ECMO工作委员会主任委员),中国医疗保健国际交流促进会重症医学分会常委,世界华人急诊医学会委员,北京急诊医学学会生命支持分会主任委员,北京急诊外科学会副主任委员,北京医学会急诊分会委员,北京医学会肠外肠内营养学分会委员,《中国医刊》《中国临床医生》编委。